科学出版社"十四五"普通高等教育本科规划教材

社会医学

主　　编　严　非

副 主 编　付朝伟　王　颖

编　　委（按姓氏笔画排序）

王　伟　复旦大学公共卫生学院
王　颖　复旦大学公共卫生学院
王红妹　浙江大学公共卫生学院
牛　璐　中南大学湘雅公共卫生学院
龙　倩　昆山杜克大学全球健康研究中心
付朝伟　复旦大学公共卫生学院
任晓晖　四川大学华西公共卫生学院（华西第四医院）
刘晓云　北京大学中国卫生发展研究中心
孙　亮　郑州大学公共卫生学院
严　非　复旦大学公共卫生学院
李　莉　浙大城市学院法学院
肖水源　中南大学湘雅公共卫生学院
张冬梅　安徽医科大学卫生管理学院
张明吉　上海交通大学公共卫生学院
陈家应　南京医科大学康达学院
周成超　山东大学公共卫生学院
周忠良　西安交通大学公共政策与管理学院
赵新平　复旦大学公共卫生学院
侯志远　复旦大学公共卫生学院
殷晓旭　华中科技大学同济医学院公共卫生学院
黄存瑞　清华大学万科公共卫生与健康学院

秘　　书　王　伟　赵新平

科学出版社

北　京

内 容 简 介

本教材吸纳整理社会医学新成果，在学科理论和创新观点基础上，聚焦影响健康的社会决定因素、关键问题和热点问题。全书共二十章。第一章至第四章，包括概论、医学模式、社会医学的常用理论及健康社会决定因素等。第五章至第八章，讲述社会医学定量研究方法、社会医学定性研究方法、健康管理与健康危险因素评估和生命质量评价。第九章至第十二章，描述了社会卫生状况、社会因素与健康、环境因素与健康及行为心理与健康。第十三章至第二十章，介绍了社会卫生策略、卫生服务体系、卫生服务研究、社区卫生服务、社会病及防治、健康老龄化、流动人口健康管理以及全球卫生治理。

本教材主要供医学院校的预防医学专业、公共卫生管理专业本科生和硕士研究生使用，也可供临床医学、药学和护理等专业学生学习使用。

图书在版编目（CIP）数据

社会医学 / 严非主编 . —北京：科学出版社，2023.7

科学出版社“十四五”普通高等教育本科规划教材

ISBN 978-7-03-074541-5

Ⅰ.①社… Ⅱ.①严… Ⅲ.①社会医学—医学院校—教材 Ⅳ.①R1

中国国家版本馆 CIP 数据核字（2023）第 006456 号

责任编辑：朱 华 钟 慧 / 责任校对：宁辉彩

责任印制：李 彤 / 封面设计：陈 敬

科学出版社 出版

北京东黄城根北街 16 号

邮政编码：100717

http://www.sciencep.com

北京科印技术咨询服务有限公司数码印刷分部印刷

科学出版社发行 各地新华书店经销

*

2023 年 7 月第 一 版 开本：787×1092 1/16

2024 年 7 月第 三 次印刷 印张：18

字数：532 000

定价：75.00 元

（如有印装质量问题，我社负责调换）

前　言

社会医学的发展与我国改革开放的进程同步。从1978年《中国医学百科全书·社会医学与卫生事业管理学分卷》出版以来，我国社会医学学科经历了40余年的发展历史。从学科诞生，到成长壮大，再到发展成熟，社会医学已经成为一门体系相对完整、拥有基本理论框架和研究方法，重视社会视角和人文关怀，学术成果累累的社会科学与医学的交叉学科，在预防医学领域中占有重要的学科地位。

20世纪90年代初，由顾杏元教授主编的《社会医学》对我国社会医学的教学与研究工作产生了深远影响。复旦大学出版社分别于2005年、2009年出版的、由龚幼龙教授和严非教授主编，以复旦大学公共卫生学院教师为编写主体的《社会医学》（第2版）和《社会医学》（第3版），进一步体现了社会医学领域的基本理论、基本知识、基本方法和学科的发展。但是社会发展永不停步，社会医学学科发展亦日新月异，不断提高的健康需求和不断推进的中国卫生改革也对社会医学学科发展提出了新的要求，原有的《社会医学》教材需要进一步更新与完善。因此，我们决定吸纳近年来社会医学学科发展的一些成就，在中国社会医学工作者响应联合国和世界卫生组织倡导建立的学科理论和创新观点基础上，聚焦影响健康的社会决定因素、健康管理与评估、卫生服务体系与能力、老年与流动人口等弱势人群健康与服务、社会卫生策略与全球卫生治理等关键问题和热点问题，将相关研究的新鲜经验充实更新到教材中，以适应时代发展的要求。

本教材充分贯彻党的二十大报告中关于教育、科技、人才是全面建设社会主义现代化国家的基础性、战略性思想支撑。

本教材内容涵盖了概论、医学模式、社会医学的常用理论、健康社会决定因素、社会医学定量研究方法、社会医学定性研究方法、健康管理与健康危险因素评估、生命质量评价、社会卫生状况、社会因素与健康、环境因素与健康、行为心理与健康、社会卫生策略、卫生服务体系、卫生服务研究、社区卫生服务、社会病及防治、健康老龄化、流动人口健康管理和全球卫生治理共二十个章节。本次编写团队除了复旦大学公共卫生学院社会医学教研室的六位教师（严非、付朝伟、王颖、王伟、赵新平、侯志远）外，还邀请了国内学术领域权威专家或活跃的中青年骨干共同参与编写，包括北京大学刘晓云、上海交通大学张明吉、华中科技大学殷晓旭、四川大学任晓晖、浙江大学王红妹、郑州大学孙亮、西安交通大学周忠良、清华大学黄存瑞、浙江中医药大学李莉、南京医科大学陈家应、安徽医科大学张冬梅、中南大学肖水源和牛璐、山东大学周成超、昆山杜克大学龙倩。他们高超的学术造诣和丰富的教学经验在本教材相关章节中得以充分体现。本教研室王伟、赵新平承担了秘书工作，研究生林函伊、袁颖、王艺园参与了格式统稿工作。科学出版社对本教材的出版给予了大力支持。谨对帮助、支持、关心本教材出版的领导、专家致以衷心感谢！

社会医学依然是一门相对年轻的学科，由于我们学识的局限性，难免存在疏漏与不足，恳请业内同仁和广大读者批评指正。

复旦大学公共卫生学院　严　非

2023年4月

前　言

目　　录

第一章　概　　论

社会医学是预防与治疗疾病、维护与促进健康、提高生命质量的科学。医学研究的对象是具有自然属性和社会属性的人群，社会属性是人类区别于其他生物的本质特征。人类的社会特征深刻影响其对疾病与健康的认识，影响疾病的发生、发展和转归，以及预防、保健、治疗和康复的成效。人类的生命和健康，受到社会的政治、经济、文化、环境、社会保障、行为生活方式及卫生服务等众多因素的影响。世界卫生组织（World Health Organization，WHO）提出的“健康社会决定因素”（social determinant for health）概括论述了社会因素对健康的决定性影响。

第一节　社会医学的性质与任务

社会医学（social medicine）是从社会的角度研究医学和卫生问题的一门交叉学科。它研究社会因素与个体及群体健康和疾病之间相互作用及其规律，以制订相应的社会措施，保护和增进人群的身心健康和社会活动能力，提高生命质量，充分发挥健康的社会功能，提高人群的健康水平。

随着社会生产的发展和科学技术的进步，学科发展呈现出高度分化和高度综合两个特点。学科分化是适应科学探索、发展和创新的需要，许多经典学科不断分化并产生分支学科。学科综合是为解决学科发展中的实际问题，需要促进多学科理论、方法和知识的交叉和融合，正如钱学森指出的，“交叉学科发展是历史的必然，具有强大的生命力”。

社会医学是医学与社会科学相互融合的一门交叉学科，它的知识基础主要有两个来源：一方面是医学科学，包括基础医学、临床医学和预防医学；另一方面是社会科学，包括社会学、政治学、经济学、伦理学和管理学等。因此，社会医学是从医学的角度研究医学的社会问题，它连接着医学科学和社会科学两大领域，将社会科学的理论和方法应用于医学科学领域。社会医学主要研究人类健康和疾病的现象，研究社会因素对人群健康的影响，探讨提高人群健康水平需采取的社会策略。因此，社会医学是从医学领域中分化发展起来的一门学科。但是，在社会医学研究中采用的理论与方法，又是借鉴了许多社会科学的学科成就，社会医学的研究结果和提出的改善健康采取的策略，又需要通过公众参与和社会动员的途径来实现。因此，社会医学是具有社会科学特征，又属于管理科学范畴的一门应用学科。

医学发展是向微观和宏观两个方向发展的。微观方向是指从人体组织结构向细胞分子生物学发展。例如，人类疾病既可以从反应器官的功能或生理生化指标上发现异常，又可以从分子生物学水平上找到结构缺陷；还可以从患者家庭发现遗传倾向，或是人际关系出现障碍；进一步还可以从人的行为生活方式或社会因素中发现致病的因素。社会因素和生物因素的互相融合或交叉作用是多数患者致病的共同原因，因此社会因素在疾病发生和发展中的作用不能忽视。生物、心理、社会因素的综合作用，导致了疾病发生和发展的综合性和复杂性，人们不仅要认识生物因素的重要性，还要从心理因素和社会因素两种因素中寻找预防和治疗疾病及维护健康的策略。这就从客观上要求医学与社会科学之间相互渗透，共同促进医学的进一步发展。由于人类具有生物和社会的双重属性，疾病的发生和发展既具有生物学的依据，又具有社会学的特征。因此，对于生命的本质，疾病和健康的转化，也需要从生物和社会两个维度加以探索研究。健康不仅仅指躯体没有疾病，还包含身体、心理和社会适应能力三方面的完美状态。新的健康观超越了单纯生物医学的范畴，还必须从心理和社会的角度认识疾病和健康的关系。医学模式已经从单纯的生物医学模式演变为生物 - 心理 - 社会医学模式。因此，在新健康观和医学模式演变的条件下，社会医学作为一门新兴学科应运而生。

医学的基本任务是维护和促进人群健康。社会医学重视社会因素对人群健康和疾病的影响；重视那些主要由社会因素引起的疾病的研究；重视突发公共卫生事件的发生、发展和流行规律及其控制策略的研究；重视社会病因研究并制订相应的防治策略；重视对高危人群、高危疾病和高危因素的研究，特别是对弱势人群（vulnerable population）即老年人、妇女、儿童、残疾人和低收入人群等的卫生服务供给和疾病防治策略的研究。

社会医学的基本任务可以概括为：通过社会卫生状况调查，掌握社会卫生状况及人群健康状况，分析人群健康水平及其变动规律；分析社会卫生问题及其影响因素，尤其是重视社会因素对健康的作用；提出改善社会卫生状况，即促进人群健康的策略和措施，为改善卫生事业提供决策依据，包括为政府管理和决策部门制定工作的方针政策；确定卫生工作重点，科学组织卫生服务，加强卫生监督和评价。我国社会医学重视研究中国的社会卫生问题，同时，还通过研究世界各国卫生状况及发展规律，了解全球面临的社会卫生问题及全球卫生策略，借鉴国际组织和世界各国卫生事业发展的经验和教训，以适应全球卫生发展的潮流，也为全球健康作出贡献。

我国社会医学的基本任务有下列四项：

（一）倡导积极的健康观和现代医学模式

WHO 提出健康的定义是：健康不仅仅是没有疾病或虚弱，而且是一种身体、心理和社会适应能力三方面的完美状态。上述定义表明，应该从生理、心理和社会三个维度维护和促进健康。伴随着积极健康观的出现，现代医学模式即生物 - 心理 - 社会医学模式替代了传统的生物医学模式。为了倡导积极的健康观和现代医学模式，在防治疾病的实践和医学教育中，需要强调影响健康的因素既有生物因素，又有心理因素和社会因素，其中社会因素起决定作用。强调健康的社会决定因素，推行积极的健康观和现代医学模式，转变医疗服务的理念，全面解释疾病发生和发展的原因，有效指导医疗保健服务，控制疾病的发生和发展，推动和发展社会医学学科的建设。

（二）改善社会卫生状况，提高人群健康水平

社会卫生状况由人群健康状况及影响人群健康状况的因素两部分组成。通过系统分析社会卫生状况的现状、特征、变化及演变趋势，从宏观和微观两个方面分析社会经济、卫生政策、卫生资源、卫生服务及行为生活方式对人群健康状况的影响，提出社会卫生状况存在的主要问题，并通过地区间和国家间的比较研究，找出我国社会卫生问题存在的差距，进一步提出改善社会卫生状况和提高人群健康水平的策略和措施。

（三）制定社会卫生策略和措施

通过发现社会卫生问题和分析产生社会卫生问题的原因，提出解决问题的社会卫生策略和措施，是社会医学的基本研究思路，也是制定卫生政策和策略的技术路线。因此，在社会医学领域不仅拥有广泛的社会卫生问题的研究内容，同样可以为卫生行政部门开展政策研究、从事决策分析，以及制定区域卫生规划等提供理论基础和方法学指导。社会医学的研究内容与卫生政策分析紧密结合是推动社会医学学科发展的源泉。

（四）注重弱势人群保健和社会病控制

弱势人群是指处于健康高危状态下的人群，如老年人、妇女、儿童、残疾人、低收入人群、流动人口和有害作业职工等。由于特殊的生产、生活方式及缺乏医疗保障，这些人群的医疗照顾应该予以特别关注，应采取针对性的社会卫生策略和措施，保障弱势人群健康和保健的公平性。社会病是一组疾病或病理现象的统称，如意外伤害、精神障碍、酗酒、吸毒、青少年妊娠、性传播疾病等。社会因素对这些疾病或病理现象的发生发展起重要作用，现代社会方式和行为与其密切相关，因此，需要通过综合性的社会动员和社会突破才能奏效。注重弱势人群健康保健和社会病控制成为社会医学研究的又一个重要领域。

第二节 社会医学的研究对象和内容

随着生产社会化及科学技术现代化，越来越多的科学技术成就阐明了社会因素对疾病和健康的决定性作用。由于人口老龄化进程加速，疾病谱从传染病向慢性非传染性疾病（简称慢性病）转变，医学模式从传统的生物医学模式向生物 - 心理 - 社会医学模式转变，与此相适应的医疗卫生服务需要向四个方面扩大，即从单纯的医疗服务向预防保健服务扩大，从生理服务扩大到心理服务，从医院服务扩大到家庭和社区服务，从单纯的医疗技术措施扩大到综合性的社会服务。为适应医学模式转变而出现的四个服务内容的扩大，是医学社会化的必然趋势，也是社会医学学科兴起的客观依据。社会医学的研究内容包含以下三个方面：

（一）研究社会卫生状况

社会医学以群体为研究对象，应用社会调查的方法，研究社会卫生状况，主要是人群健康状况，寻找主要的社会卫生问题，发现高危人群及脆弱人群，确定防治工作的重点，找出危害人群健康的主要危险因素及应对策略，对社会卫生问题作出社会医学的"诊断"。

（二）研究影响人群健康的因素

社会医学应用现况调查、回顾性调查及前瞻性调查等多种研究方法，特别是应用社会卫生调查的方法研究各种因素，如社会制度、经济状况、文化因素、人口发展、生活劳动条件、医疗保障制度、行为生活方式、医疗卫生服务及卫生政策等众多社会因素，分析这些因素对健康产生的积极和消极的作用，对现有的社会卫生问题进行社会病因学分析，为制定社会卫生政策提供依据。

（三）研究社会卫生策略与措施

社会医学研究的目的不仅要通过社会卫生调查及社会病因分析找出当前存在的主要社会卫生问题及其严重程度，更重要的是针对存在的卫生问题找出问题的原因，提出改善社会卫生状况、提高人群健康水平的综合性社会卫生策略和措施，提出改善卫生状况的"社会处方"。社会医学所指的社会卫生策略和措施不是单纯的医疗卫生技术措施，而是涵盖了卫生发展的一系列战略与策略、目标与指标、政策与措施等，通常包括合理配置卫生资源、科学组织常规卫生服务和应对突发公共卫生事件的应急机制，为提高卫生服务水平和效率采取的一系列政治、经济、法律和文化教育等方面的综合性策略与措施。

社会医学的研究对象与内容因社会经济发展状况及各国的具体情况不同而有所区别。历史上医疗卫生事业发展经历了不同目标与任务演变的三次卫生革命，不同历史时期的研究对象与重点不同。第一次卫生革命以传染病、寄生虫病和地方病为主要防治对象。倡导的社会卫生策略主要为制定国家卫生措施和环境卫生工程措施，提供有效疫苗和生物制品，推行广泛免疫接种计划，开展消毒、杀虫、灭鼠计划等。通过实施综合性卫生措施，急、慢性传染病发病率和死亡率大幅度下降，人口平均期望寿命显著延长。第二次卫生革命以慢性病为主攻目标，主要是心脑血管疾病、恶性肿瘤、糖尿病、精神疾病和意外伤害。推行综合性社会卫生措施，发展早期诊断技术，提倡三级预防，及时发现和及时治疗，特别是控制与疾病发生发展密切相关的危险因素，提倡健康的行为生活方式，控制吸烟、吸毒、酗酒，提倡合理膳食和体育锻炼，大力推行各种健康促进和健康教育计划，推行综合性社会干预计划，使慢性病防治工作取得了显著成效。第三次卫生革命以提高生命质量、促进全人类健康长寿和实现人人享有卫生保健为目标。这反映了人类对健康的不断追求，在提高平均期望寿命的同时提高生命质量，改善健康的公平程度，使每个社会成员在其所处的社会经济环境下最大程度地获得健康。必须树立新的健康观，树立大卫生观念，改善环境、促进健康，部门间协调、协商和互利，与贫困做斗争，实现卫生系统可持续发展。

第三节　社会医学的发展

一、社会医学的萌芽

社会医学科学理论的形成，是工业革命和资本主义发展的结果，并非工业革命和资本主义推动了社会医学的产生，而是社会工业化和资本主义社会带来的严重社会问题，诸如贫困、失业、环境卫生问题和职业卫生问题等，引导医学家们从社会学的视角去思考和解决医学的社会问题。

社会医学作为一门学科，是在19世纪中叶随着资本主义的兴盛而发展起来的，社会因素对疾病发生和发展的影响引起了医学家们的注意。古希腊名医希波克拉底（Hippocrates，公元前450～前370年）注意到人们的生活环境与健康的关系，要求医生熟悉患者的生活环境及生活方式。他认为“知道是什么样的人患病比知道这个人患什么病更重要”“医生医治的不仅是疾病，更重要的是患者”。古罗马医生盖伦（Galen，公元129～199年）重视心理社会因素的治病作用，强调了人体健康与心理因素之间的关系。阿拉伯医学家阿维森纳（Avicenna，980～1037年）认为土壤和水源可以传播疾病，而精神感情活动对机体健康也有影响。限于当时的社会经济条件及医学科技水平，古代医学家们对人类健康、疾病与社会因素之间的关系还缺乏客观的科学论据来证实他们的认识，医学活动基本上是患者与医生间的个人医疗行为。

18世纪欧洲产业革命兴起后，手工业生产方式逐步被大工业生产所代替，生产的社会化促进了医学的社会化进程。资本主义早期发展带来社会卫生状况的恶化，促进了人们进一步认识到医学的社会问题，即人类疾病和健康与社会条件密切相关。瑞士医生帕拉塞尔苏斯（Paracelsus，1493～1541年），考察了铜银矿山工人的职业病，于1534年发表了《水银病》一文。德国卫生学家弗兰克（Frank，1745～1821年）提出“居民悲惨生活是产生疾病的温床”的观点，他在《全国医学监督体制》一书中提出了用医学监督计划使政府采取措施来保护个人和公众健康的主张。这种“健康、疾病与社会因素密切相关”的观点，在公共卫生和社会医学发展阶段具有里程碑的作用，他和其他医学家提出的“国家和社会应对人民健康负责”的观点，在当时具有启蒙作用。

资本主义发展和人口城市化带来了一系列社会卫生问题，如传染病流行、环境卫生、食品卫生、职业病及妇幼卫生问题等。仅靠医疗机构及医生的努力已经力不从心，必须动员社会力量和采取社会行动，才有可能加以控制并解决问题。医学必须从个人诊治转向社会诊治，从技术控制转向社会行动。改善卫生体制，颁布社会健康法规，制定控制传染病流行和劳动保护的卫生立法。1847年英国利物浦市设立了世界上第一个卫生官。次年，伦敦市任命西蒙（Simon，1816～1904年）为卫生官，他专门研究了伦敦的食品卫生、住宅和工厂卫生，认为这些因素与伦敦市民的不良健康状况密切相关。他还在《论伦敦的卫生状况》调查报告中，建议成立卫生检查机构，改善下水道环境，将防治疾病列为国家的任务。恩格斯在《英国工人阶级状况》一书中指出：英国的工业是建立在破坏工人健康的基础上发展起来的。工人运动促进了社会卫生组织的建立与社会卫生措施的逐步完善。

二、西方国家社会医学的创立与发展

“社会医学”一词最早出现在19世纪中叶。1848年法国医生介朗（Guérin，1801～1886年）首次提出把医学监督、公共卫生和法医学等构成一门整体的学科，统称为“社会医学”。他把社会医学分为四个部分：社会生理学、社会病理学、社会卫生学及社会治疗学。社会生理学研究人群的身体和精神状态及其与社会制度、法律及风俗习惯的关系；社会病理学研究健康和疾病发生、发展与社会问题的联系；社会卫生学研究各种增进健康和预防疾病的措施；社会治疗学则研究应对社会异常情况时采取的各种社会卫生措施。

19世纪后半期，由于细菌学的成就使得医学家们只重视生物病原体的致病作用而忽视了社会因素对疾病和健康的作用。但是，不少医学家不同意过分夸大细菌的致病作用。德国医学家诺依曼（Neumann，1813～1908年）及病理学家菲尔绍（Virchow，1821～1902年）都强调社会经济

条件对健康和疾病的重要作用，提出“医学科学的核心是社会科学”“医学是一门社会科学，任何社会都应对居民的健康负责”等观点。菲尔绍还亲自参加斑疹伤寒的流行病学调查，指出斑疹伤寒流行的社会属性，提出了“单纯治疗而不搞社会预防是不能控制斑疹伤寒流行”的观点。德国的格罗蒂扬（Grotjahn，1869 ～ 1931 年）根据社会科学的原理进行调查研究，提出了社会卫生学一整套理论和概念。他在《社会病理学》一书中，提出用社会科学的观点研究疾病的原则。他认为社会状况恶化导致疾病传播，疾病又通过它的后果影响社会发展。这种疾病与社会因素之间双向作用的理论在当时是相当先进的理念。他还进一步应用统计学、人口学、经济学和社会学的方法开展社会调查，主张将社会卫生学列入医学课程，1920 年他首次在柏林大学开设社会卫生学课程。

德国是社会医学的发源地。在第二次世界大战以前，“社会医学”与“社会卫生学”这两个名词并用，而以“社会卫生学”为主，二战后逐渐改用“社会医学”。德国社会医学的主要内容是心脑血管疾病和肿瘤防治，探讨生活方式、职业及环境污染与健康的关系，以及健康保险等。

19 世纪末叶，英国开设了公共卫生学课程，20 世纪 40 年代改称社会医学。1943 年牛津大学成立了第一个“社会医学研究院”。英国社会医学是指有关人群的医学，泛指疾病的控制及有关增进人群健康的社会因素等研究。牛津大学社会医学教授赖尔（Ryle）则认为公共卫生、工业卫生、社区卫生服务及公共医疗事业都属于社会医学的范畴。20 世纪 60 年代，为了适应英国国家卫生服务制度改革的需要，将“社会医学”改称“社区医学”，内容包括社区卫生服务的理论与实践，如人口学、社会卫生状况、职业和营养与健康、健康教育、保健组织、妇幼保健及结核病和性病防治等。

美国的社会经济制度及文化传统决定了它不发展欧洲国家倡导的社会卫生措施，但是重视研究社会学、经济学及管理学与医学的关系。美国主要发展了医学社会学，其属于社会学的一门重要分支。美国的医学社会学运用社会学的观点、理论与方法，研究人类健康与疾病有关的现象。1959 年美国社会学会成立了医学社会学分会。有的学者甚至将“医学社会学”改称“健康社会学”，研究领域从医疗扩大到预防保健，扩大到社区及整个社会。美国医学社会学的研究内容包括：特定人群的疾病与死亡的特征及其发展过程、健康与疾病的文化特征及反映、患者与医生的关系、医疗保健组织、医院的社会问题、保健行业社会学、医学教育社会学、卫生服务利用、美国社会的医学化、社会心理学与精神卫生、社会政策和卫生保健制度等。在美国，社会医学系作为学术机构存在于综合性大学的医学院，如哈佛大学医学院社会医学系，主要从事与临床相关的社会学教学和研究，研究内容涉及社会学、健康政策、卫生保健、医学人类学、医学伦理和医学史等，随着研究范围和目标的全球化，现在更名为全球健康与社会医学系。有关社会医学的内容主要在卫生管理学和卫生政策课程中讲授。

日本的社会医学概念更为广泛，与基础医学、临床医学并列为医学三大门类，包括公共卫生学、环境医学、卫生统计学、法医学、医院管理学和保健心理学，学科范畴与我国预防医学相似。

苏联于 1922 年在莫斯科大学医学院成立了“社会卫生学教研室”，由当时的保健部部长谢马什科和索洛维约夫授课。1923 年成立了“社会卫生学研究所”，后改称“社会卫生与保健组织学研究所”。苏联社会卫生学的基本任务是研究环境对人群健康的影响，以及为消除这些影响所采取的社会卫生措施。1930 年后，苏联社会卫生学转向研究医疗卫生组织及服务问题。1941 年“社会卫生学”改名为“保健组织学”，以保健理论、保健史、卫生统计及保健组织为主要内容。20 世纪 60 年代又改称“社会卫生与保健组织学”，以加强社会医学问题的研究。

三、我国社会医学的发展

我国社会医学的思想源远流长。我国传统医学中就有“天人合一”的思想，这是一种朴素的环境与人的健康和谐发展的社会医学观。“上医治未病”的观点深刻体现了重视疾病预防的理念。中国最早的医书《黄帝内经》中指出，政治地位、经济条件、气候变化、居住环境、饮食起居和精神状态都与疾病有关。西周初期，我国已经建立了“社会医事组织”，以医师为“众医之长，掌医之政令”，并制定了医师考核制度，根据医术高低定其俸给。汉初设立了为平民治病的医疗机构。南朝宋元嘉二十年（公元443年）设“医学”，设太医博士及助教，是我国最早的医学院。但在漫长的封建社会里，只有朝廷才有“医事组织”，在民间只有坐堂的个体医生为群众看病。在我国古代小农经济的环境下，生产手工化导致医学的社会化程度低下，社会医学不可能发展。

西方医学的传入对近代中国的卫生事业产生了一定的影响。1820年英国医生马利逊(Marrison)和莱温斯顿（Levingstone）在澳门开办了第一家西医院。1834年，英国教会医生帕克（Parker）在广州开设眼科医院。1866年，美国医学传教会在广州开办博济医学堂，是我国最早的西医学校。1898年，上海公共租界工部局卫生处是我国最早成立的地方卫生行政机构。1905年，清政府在警政部警保司下设卫生科，次年改属内政部，1907年改称卫生司，是我国最早建立的中央卫生行政机构。1910年，东北鼠疫流行，伍连德医师在山海关设立实行卫生检疫的检疫所，是我国自己举办的卫生防疫机构。1928年在上海吴淞、高桥建立农村卫生示范区。1931年在山东邹平、河北定县、南京晓庄等地建立乡村卫生实验区，开展农村卫生和防疫工作。1939年成立中央卫生设施实验处，1941年改为中央卫生实验院，同年还设立了社会医事处，主要负责医务人员考试和登记。在1949年前，一些医学家曾积极倡导“公医制”，试着建立社会卫生组织，由于受当时社会经济条件制约，成效甚微。

中华人民共和国成立后，从中央到地方建立了全国性卫生行政组织和医疗服务系统，“发展卫生事业，保障人民健康”成为各级政府的责任。1949年，中国医科大学建立了公共卫生学院并设立了卫生行政学科，开设卫生行政学。1952年，引进苏联的《保健组织学》，将其列为医学生的一门必修课。1954年起，先后在一些医学院校举办卫生行政进修班、保健组织进修班及工农干部卫生系，培训卫生管理干部。20世纪50年代中期，各医学院校纷纷设立保健组织学教研室，开展教学研究工作。1956年，卫生部成立中央卫生干部进修学院，负责培训省市卫生管理干部。1957年卫生部举办第一届保健组织师资班，交流保健组织教学和研究工作经验，编写了《保健组织学》教材。1964年，在上海召开了由20多所院校保健组织教师参加的研讨会。但受“文化大革命”的影响，一度顺利发展的保健组织教学研究工作停顿了十多年。

十一届三中全会以后，我国的社会经济发展进入了一个新的时期，教育科技事业蓬勃发展，社会医学也进入了一个迅猛发展的时期。1978年，钱信忠主持编写的《中国医学百科全书》中，列出了《社会医学与卫生事业管理学分卷》，社会医学开始成为一门正式学科。1980年，卫生部提出了《关于加强社会医学与卫生事业管理教学研究工作的意见》，要求有条件的医学院校成立社会医学教研室，开展教学研究工作，培训各级卫生管理人员。20世纪80年代初，卫生部在六所院校成立“卫生管理干部培训中心”，举办各种类型的管理干部培训班，有力推动了社会医学学科建设和各级卫生管理人才的加速培养。在《医学与哲学》杂志及其他刊物上开辟了“医学、健康与社会”“医学模式转变”“卫生发展战略”等专题讨论，探讨医学与社会发展的双向关系，对促进社会医学学术发展起着重要的推动作用。1983年，卫生部在武汉医学院举办了第一届社会医学与卫生事业管理高级师资班。1984年，在成都召开了第一届全国社会医学与卫生管理学术研讨会。社会医学的专门刊物《国外医学·社会医学分册》（1984年）及《中国社会医学》（1985年）杂志相继创刊。1985年，部分医学院校开始招收第一批社会医学硕士生。1988年，在西安召开了首届全国社会医学学术会议，成立了“中华预防医学会社会医学分会”，顾杏元教授任第一、二届主任委员，龚幼龙教授任第三、四届主任委员，李鲁教授任第五、六届主任委员，卢祖洵教授是现任主任委员，我国社会医学分会的学术会议对推动社会医学的学科建设和促进学术交流发挥了重要作用。1994年，第一个社会医学博士研究生学科点在上海医科大学设立。至今全国已有50余所院校设立了社会医学硕士生学科点，20余所院校招收社会医学博士研究生。1999年，国家医学考试中心将“社会医学”列为公共卫生执业医师资格考试的必考科目。2002年，复旦大学公共卫生学院社会医学学科进入国家重点学科，“社会医学”第一次成为软科学领域的一个重点学科。目前，全国已有多所院校的社会医学教研室列为国家级重点实验室，有近百所院校开设了“社会医学”课程，一支以医学院校、研究机构和卫生行政机构管理人员为主体的、有相当规模的教学和科研队伍已经形成。

在社会医学教材编写方面，梁浩材主编的第一本《社会医学》教材于1988年出版。在“社会医学”创立以后，学术繁荣，流派纷呈，先后共有多版《社会医学》教材问世，充分显示了社会医学创立阶段蓬勃发展的学术氛围。

在学术研究方面，社会医学工作者与卫生行政部门密切合作，联系社会发展焦点和卫生工作实际，应用社会医学的基本理论和方法，研究人群健康及其相关社会因素，探讨社会卫生策略，促进社会医学学科和医疗卫生事业的发展。几十年来，社会医学工作者积极参与制定区域卫生规划和卫生发展战略，参与基本卫生保健战略与策略的制定、实施和评价，参与重大疾病防治策略咨询，在社会病、传染病、非传染性疾病防治工作中发挥了重要作用。此外，社会医学工作者还积极参与国际合作交流，如在世界银行对我国的10个卫生贷款项目，以及世界卫生组织和其他许多国际合作项目中所取得的成果，都体现出社会医学工作者的努力和有益贡献。近年来，中国社会医学工作者，响应联合国和世界卫生组织号召，在学科理论和创新观点基础上，对影响健康的社会决定因素、健康管理与评估、加强基层卫生服务能力、提供基本卫生服务和基本医疗保健制度、保障弱势人群卫生服务可得性与可及性等方面进行深入研究，并不断拓展社会发展与健康的研究主题，同时充分发挥在社会卫生策略研究及卫生服务评价方面的优势，积极研究医改中的关键问题和热点问题，将研究成果上升为政策建议和措施，为实现“健康中国2030”建言献策；还积极参与全球健康治理，进一步促进全球卫生合作与发展。

尤为值得一提的是，一些由社会医学学者率先从国际引入并在国内积极倡导的“生物-心理-社会医学模式”“积极健康观”“健康社会决定因素”“健康公平性”等现代医学观和先进健康理念，已被国内医药卫生界认同和推崇，并对我国医疗卫生实践产生引领作用。

第四节　社会医学的特色理论和创新观点

社会医学是一门医学与社会科学相互融合的交叉学科，形成的理论体系仍在不断完善。在社会医学的发展历程中，逐步形成了一些具有本学科特色的理论和创新的观点。这些理论与观点是社会医学基础研究与实践经验相结合的科学总结，同时也借鉴了相关学科的成果经验，不仅对社会科学发展具有指导作用，而且在一定程度上推动着整个医学的发展。

一、卫生事业与社会协调发展

卫生事业是以社会发展，尤其是国民经济的发展为基础，卫生事业发展的规模与速度直接受社会发展的制约。只有社会全面发展，包括社会、经济、科技、文化、教育等方面的发展，才能给卫生事业的发展提供强有力的基础。因此，卫生事业发展必须与国民经济和社会发展相协调，人民健康保障的水平必须与经济发展水平相适应。

我国仍是发展中国家，还处于社会主义初级阶段，人口多，资源缺，卫生事业发展面临许多困难与问题，人民健康保障水平也受到很多因素的制约。1997年，我国政府对于卫生改革与发展的文件中就明确指出，我国卫生事业是政府实行一定福利政策的社会公益事业。2009年，《中共中央 国务院关于深化医药卫生体制改革的意见》再次强调“坚持公共医疗卫生的公益性质”和“建立健全覆盖城乡居民的基本医疗卫生制度”。卫生事业的发展必须从当地社会发展水平的实际情况出发，实事求是地制定卫生策略，同当地的社会经济发展相适应并纳入总体规划，相互促进，协调发展。卫生事业的目标是实现人人享有基本卫生保健服务。如果卫生事业的发展超越了社会经济的发展，不仅卫生事业本身达不到可持续发展，还会给社会经济的发展带来众多负面效应。同样，如果卫生事业的发展滞后于社会经济发展，人民的健康得不到保证，不仅影响社会生产力的提高，而且会因疾病负担造成严重的经济损失，影响社会经济的协调发展，影响社会的和谐稳定。

二、健康与社会经济发展的双向作用

社会经济是人类生存和健康保障的基本条件。社会经济的发展包含了社会进步、经济发展、教育普及、物质生活丰富、文化水平提高、卫生服务完善等内容，是维护与促进人群健康的根本保证。大量研究表明，全球人群健康状况的普遍提高，主要得益于全球社会经济的持续发展；当前各国和各地区之间健康状况的明显差距，主要是由各地社会经济发展不平衡造成的。

在强调社会经济发展对人群健康水平提高的基础性作用的同时，也应该认识到人群健康水平的提高对社会经济发展的促进作用。世界卫生组织将“社会经济发展推动了卫生事业，卫生事业也同样推动着社会经济的发展”作为在实践中认识到的一个基本真理。社会经济的发展从根本上讲是生产力发展的结果。生产力的核心是具有一定体力、智力和生产技能的健康人，人的健康状态对生产力的发展起着重要的、不可替代的作用。人群寿命的延长，体力、耐久力、精力的维持，有利于提高劳动生产率。人群健康状况通过影响劳动力市场的供给、自然资源的利用、教育收益的实现和疾病的直接或间接损失，从而促进或阻碍社会经济的发展。世界银行（World Bank，WB）在 1993 年发布的《世界发展报告》中明确提出，良好的健康状况可以提高个人的劳动生产率，提高各国的经济增长率。美国的经济学家舒尔茨（Schultz）等分析发现，健康人力资源作为一种生产要素对美国经济增长的贡献超过了其他一切形态的资源。巴尔加瓦（Bhargava）等研究证实，健康指标每提高 1%，国民经济增长率提高 0.05%。20 世纪 80 年代中期，国内学者研究同样发现，我国国内生产总值的增加，至少有 20% 是通过人群健康状况改善而获得的。

三、生理、心理、社会积极健康的观点

整体医学观认为，人体不是系统、器官、细胞、分子的简单堆砌，而是一个多层次、多功能、相互联系、相互作用、相互制约的有机整体。人同时有生理和心理活动，不仅具有自然属性，同时具有社会属性。因此，研究健康与疾病时，不能停留在“见病不见人”的生物层次，而要全面考虑到人的整体性，同时注意生理、心理和社会因素对健康与疾病的影响。

在传统的生物医学模式下，患病就意味着失去了健康，疾病治愈则是重新获得了健康。这种以传染病的发生、变化和转归为依据，“没有病”就是健康的观念，被称为消极的健康观。随着社会经济的发展和医疗技术的进步，人类疾病谱和死因谱逐渐从传染病向慢性退行性疾病转变，患者的疾病表现和疾病负担是多方面的，包括生理功能、心理功能和社会功能三个方面。世界卫生组织提出：健康不仅仅是没有疾病或虚弱，而且是一种身体、心理和社会适应能力三方面的完美状况。根据积极的健康观，健康可被理解为生物学、心理学和社会学的三维组合。从生物角度看人的健康，主要是检查器官功能和各项指标是否正常；从心理、精神角度观察人的健康，主要是看有无自我控制能力、能否正确对待外界影响、是否处于心理平衡的状态；从社会学角度衡量人的健康，主要涉及个体的社会适应性、良好的工作和生活习惯、人际关系和应对各种突发事件的能力。与积极的健康观相适应，人们的健康需求日益提高和多样化，已不满足于疾病的防治，而是积极地要求提高生命质量和健康水平、祛病延年，要求建立有利于身心健康的人际关系和社会心理氛围，保持心理平衡，活得更有意义和更有价值。

四、关注高危险性

世界卫生组织提出高危险性分析，即以高危险性观点来找出卫生工作的主要问题，采取重点防治措施，改善人群的健康水平。在卫生资源有限的情况下，研究并按照高危险性理论指导疾病的防治工作，使卫生工作有所侧重地开展，具有重要的现实意义。

高危险性主要包括高危人群、高危环境、高危因素及高危反应。高危人群是指容易受疾病侵扰的人群，包括处于高危环境的人群、对环境有高危反应的人群，以及有高危行为的人群，如妇女、儿童、老年人及处于职业危害、生活环境污染下者或外来务工者。高危因素是指对健康构成威胁

的因素，如吸烟、酗酒、吸毒等不良行为。高危环境包括存在危险因素的心理、社会和自然环境，如人际关系紧张、失业、离婚、丧偶等属于高危心理环境；战争、政治动乱、经济危机、社会保障缺乏、公共事业落后等属于高危社会环境；地震、水灾、环境污染、自然疫源性病原体和地球化学元素含量异常等属于高危自然环境。高危反应是指机体对刺激缺乏适应或耐受，当身心和社会刺激达到一定程度和持续时间，如登高、考试、拔牙、接触花粉等后所发生的一些疾病，这往往又与个体的生物遗传、健康状态和生活经历等有关。高危人群、高危因素、高危环境和高危反应都有其特定的生理和心理的作用机制，可通过中枢神经、内分泌和免疫系统作用，降低机体的防御能力，引起机体与环境平衡失调，导致疾病的发生。

五、疾病防治中社会因素的决定作用

慢性病是多种致病因素长期综合作用的结果。随着病因学及流行病学研究的进展，人们逐渐认识到心脑血管疾病和恶性肿瘤等慢性病的发生、发展，与社会经济、生活条件、行为生活方式及环境中存在的多种危险因素密切有关。这种多因单果、多因多果的疾病流行模式，使疾病的因果关系更加复杂，要谋求防治这类疾病，获得健康，就不能单纯依赖生物治疗，要更多地依靠社会措施。特别是通过社会卫生调查找出存在的卫生问题，分析其社会病因，针对这些致病因素，采取社会干预措施，降低和消除各种健康危险因素；同时制定增进健康的社会保健“处方”，以达到个体和群体的身心平衡，并与社会协调一致，从而获得健康。不仅如此，许多急性传染病的有效防治也离不开社会措施。面对全球每天约 4 万儿童死于可以预防的传染病和营养不良，联合国儿童基金会（UNICEF）提出需要实现两个突破：一为技术突破，二为社会突破，并且强调“社会突破是决定性的”。社会病，如性病、自杀、吸毒、车祸等的高发或流行，社会因素起了决定作用。无论是多因多果的慢性退行性疾病，还是单因单果的急性传染病，采取社会防治措施成为主要且更有效的政策和技术选择。

六、全社会参与的大卫生观

随着社会经济的发展与人民生活水平的提高，全社会越来越关注疾病与健康，关心人群健康成为各级政府的重要责任。卫生工作涉及社会各方面，关系到每一个人的各个生命时期，关系到人们的生、老、病、死。卫生事业本质上是一种“人人需要、共同受益”的社会公益事业，提高人群的健康水平需要全社会的积极行动和参与，这也被称为“大卫生观”。

传统的卫生观习惯采用生物医学方法防治疾病，由卫生部门包办全民的健康问题。但人们疾病的发生与传播是在社会环境中进行的，疾病的防治涉及社会各方面的配合与协作，不是卫生部门能够独自完成的。每一个卫生任务都与社会各部门发生着各种直接或间接的联系，必须要求社会各部门共同参与、共同计划、共同实施才能取得成功。早在 1981 年，第 34 届世界卫生大会通过的“2000 年人人健康全球战略”强调，全球人人健康策略只靠卫生部门是不可能实现的，需要社会各部门协调一致地工作，特别是与农业、工业、教育、公共管理、交通等部门的协作，并将此作为八大基本原则之一。社会参与程度直接影响到卫生工作的实施效果，21 世纪初世界卫生组织指出，社会各部门间在卫生行动方面不协调是实施全球卫生策略进程的主要障碍之一。2003 年，我国对严重急性呼吸综合征（SARS）流行采取的全社会行动，以及 2019 年新型冠状病毒肺炎在我国的控制，是对大卫生观的很好的诠释。2016 年，《“健康中国 2030”规划纲要》确立了“以人民健康为中心”的大卫生观和大健康观，并提出将健康融入所有政策，人民共建共享的卫生与健康工作方针。

第五节 社会医学的相关学科

社会医学与不少学科相互联系、相互交叉。与社会医学相关的学科主要有社区医学、医学社会学、卫生管理学、预防医学及医学心理学等。

一、社区医学

社区是指在一个地区内的社会群体及社会组织，是社会的基层组织，也是开展社区卫生服务的基本单位。社区医学（community medicine）重点研究社区内的卫生服务及社区卫生管理。社区医学一词最早在英国使用。英国的卫生保健强调以社区为基础，组织综合性卫生服务，包括预防保健及医疗康复。为了培养医学生的社区卫生服务能力，英国及一些英联邦国家在医学院成立社区医学教研室，开设社区医学课程。内容主要有医学人口学、居民健康状况、健康教育、社区疾病防治、妇幼保健、老年保健、精神卫生、行为医学及卫生管理等。社区医学与社会医学均以人群为对象，以保障人民健康为目的。社会医学的研究范围更广泛，而社区医学则比较具体且实践性更强。

二、医学社会学

医学社会学（medical sociology）是社会学的一个重要分支，是与社会医学既有联系又有区别的一门学科。医学社会学是从社会学的角度研究社会环境、社会结构、社会变动及社会行为等因素与医学的关系，研究医学职业、医疗组织及医疗活动中的人际关系。社会医学是从医学的角度探索医学与社会学的关系。它们均是医学与社会学相结合的学科，研究内容在许多方面相互补充。基本目的都是改善人们的医疗卫生服务，推动卫生事业发展，达到保护人群健康的目的，进而促进社会发展。两门学科虽然均以社会人群为研究对象，但是重点有所不同。社会医学的重点是研究人群健康和疾病与社会因素的关系，而医学社会学则着重研究医疗卫生活动中的人际关系。社会调查和卫生统计、心理和经济分析等则是这两门学科都采用的方法。

三、卫生管理学

在20世纪80年代初期，我国同时提出社会医学和卫生管理学这两门学科。经过近40年的努力，这两门密切联系的学科已经分别发展为两门独立的学科。在中华预防医学会中分别成立了社会医学分会和卫生管理学分会。这两门学科的基本任务都是根据社会卫生服务需求，合理利用卫生资源，科学组织卫生服务，提高卫生服务利用的公平和效率，提高卫生事业的科学管理水平与卫生事业的社会效益和经济效益。社会医学研究社会卫生状况及采取的社会卫生措施，为卫生事业科学决策与科学组织卫生事业提供依据；卫生管理学则应用管理学的原理与方法研究卫生事业的计划、组织与管理，以提高卫生事业的科学管理水平，提高卫生服务效益。这两门学科的基本目的和任务是一致的，学科内容相互联系、相互补充。

四、预防医学

社会医学是从预防医学（preventive medicine）中发展起来的一门学科。狭义的预防医学，研究范畴集中于预防和控制疾病；广义的预防医学，既要研究控制和消灭疾病的策略，又要研究影响疾病和健康的因素，保护和增进健康，提高生命质量，延长寿命。因此，广义的预防医学其研究目的和内容与社会医学具有相同之处。但是社会医学侧重于社会预防，重点研究社会环境、卫生服务、行为生活方式等因素与疾病和健康的关系，制订综合性的社会预防策略和措施。生物医学的发展，特别是病原微生物和免疫学发展，为预防医学的发展奠定了科学基础。预防医学的发展，大大改善了人们的生产、生活环境。当前，心脑血管疾病、肿瘤、糖尿病和意外伤害已经成为人类健康的主要威胁，这些疾病的主要致病因素不是单纯的生物病原体，而是生物、心理和社会因素综合作用的结果，特别是社会因素、心理因素和行为生活方式对慢性病的发生和发展有着决定性的影响。社会医学正是在这种背景下，从预防医学中发展起来，是在适应疾病谱变化和医学模式转变的状态下发展起来的，是预防医学发展的必然产物。因此，社会医学起源于预防医学而又丰富了预防医学的研究内涵，是推动预防医学向社会科学领域发展的一门学科。

五、医学心理学

20 世纪前，生物医学在医学领域占统治地位，单纯用生物医学观点来解释生命过程和疾病发生发展的规律，忽视了心理和社会因素对人体健康的影响。20 世纪 40 年代以后，随着社会的发展和科学的进步，人们逐渐认识到影响人类健康的众多因素中，不仅有生物因素的作用，还有心理和社会因素。许多疾病的发生、发展及防治措施的实施，都涉及心理和社会因素，所以社会医学和医学心理学都是社会经济发展和科学技术进步的产物。医学心理学（medical psychology）是心理学的一个分支，主要研究心理因素在疾病发生和发展、诊断和治疗中的作用。医学心理学的主要内容有病理心理学、心理临床诊断、心理治疗和心理卫生等，其中心理卫生和心理咨询正处于长足进展中，与社会医学的关系尤为密切。社会医学与医学心理学的研究内容有许多融合交叉之点，社会医学倡导的新健康观念和医学模式转变，包含心理健康和社会健康的内容。心理社会因素又是社会医学和医学心理学共同研究的内容。两门学科的共同目的都是防治身心疾病，培养健全人格，提高社会活动能力和生命质量。

此外，在社会医学的研究工作中，常常要应用流行病学、卫生统计学、医学人口学、行为医学、社会学及管理学等学科的理论和方法，与这些学科的关系非常密切。

（严 非）

思 考 题

1. 简述社会医学的性质和任务。
2. 简述社会医学的研究对象和内容。
3. 简述社会医学的发展及其挑战。

第二章　医学模式

医学模式是指导医学实践的思想观念和思维方法，本章将介绍医学模式的概念及演变，重点介绍现代医学模式的背景、内容及对医疗实践和医学教育的影响等。

第一节　概　述

一、医学模式的概念

模式（model）是指从事物中抽象出某些特征，构成事物的标准形式。模式最初是一个数理逻辑概念，即用一系列公式来表示系统中不同事物之间的内在联系。哲学中使用并延伸了模式的概念，用于分析事物的本质及相互间的关系。模式也是自然科学和人文社会科学的世界观和方法论的核心，科学研究通过建立模式来认识事物的本质和相互关系，模式可以对人们认识、思考和解决问题提供指导，因此模式也可以理解为人们认识和解决问题的思想和行为方式。

医学模式（medical model）的概念是在医学理论发展和医学实践过程中逐渐形成的一种医学观，是人类在与疾病做斗争和认识自身生命规律的过程中得出的对医学的总体认识，是对健康和疾病的本质、医学的属性、医学的发展规律等内容做出的高度理论概括。这种高度概括与抽象的思想观念和思维方法既表达了人们对医学总体特征的认识水平，又指导了医学实践的基本观点。医学模式属于自然辩证法领域，以医学为对象的自然观和方法论，即人们按照一定的观点和方法去观察、分析和解决有关健康和疾病的问题。

二、医学模式的特点

（一）医学模式的社会性

医学模式的产生和演变不是个别人的主观判断和随意选择，而是与社会的发展息息相关，与生产力发展水平、生产关系的性质、政治与文化背景、科技发展水平及哲学思想等相适应。人类在进步的过程中，其世界观、方法论、探索自然的手段会不断创新和发展，相应的社会环境也会逐渐演变，这些变化必然对医学发展产生影响，进而影响医学模式的发展与演变。

（二）医学模式的普遍性和广泛性

医学模式是在社会发展到一定时期形成的对医学学科的高度概括和总结。这种高度概括和总结一旦形成，就会普遍存在于人们的思想中。整个人类，不管是医务工作者，还是普通的患者和居民，在医学模式的影响下，对健康和疾病都会产生一定的认识和态度，这种认识是普遍存在的。医学模式对医学实践和健康相关行为产生的影响是广泛的，无所不在的。

（三）医学模式的动态性和稳定性

医学模式的发展是动态的、渐进的。医学模式的产生和演变与社会发展水平相适应。由于人类社会的物质文明和精神文明是不断发展的，医学模式的发展也是动态的。新的医学模式是在旧的医学模式发展到一定程度的基础上，伴随着社会的发展和医学实践的发展，产生新的飞跃和突破，这是一个从量变到质变的过程，一个不断扬弃和提高的过程。这个过程可以概括为“医学实践—医学模式的建立—医学再实践—新医学模式的建立”。

医学模式的发展也具有相对稳定性。医学模式受到社会经济和文化发展水平的影响，在一定时间、一定范围之内，医学模式是相对稳定的。占主导地位的医学模式在相当长一段时间内发挥主导作用。

三、医学模式的作用和影响

（一）医学模式推动医学理论研究

医学模式对医学理论和科学研究具有显著的推动作用。在自然哲学医学模式的推动下，我国的中医发展了阴阳五行学说、脏腑理论、经络理论等理论。机械论医学模式推动了血液循环等领域的研究。生物医学模式促进了免疫学、细胞学、微生物学、遗传学等众多现代医学学科的发展。现代医学模式则促使了社会医学、医学伦理学等交叉学科的产生。

（二）医学模式指导医学实践

医学模式是医学实践的总结，反过来又指导医学实践。在神灵主义医学模式的指导下，求神问卜成为人们治疗疾病的主要手段。输血疗法和放血疗法体现了自然哲学医学模式对医学实践的指导。在生物医学模式下，外科手术、抗生素及免疫接种等成为现代医学实践的主要办法。

除了对疾病诊断治疗提供指导外，医学模式还能为卫生事业发展战略提供指导。尤其是在现代医学模式下，人们逐渐认识到社会因素对健康的重要作用，也逐渐动员全社会参与，以促进卫生事业的发展。

（三）医学模式促进医学教育

随着医学模式的演变，医学教育的内容和形式也必然随之改变。生物医学模式促进了现代医学教育基本构架的形成，在这种模式下，医学分科越来越细，形成了庞大的医学和医学教育体系。而现代医学模式则促进了社会学、心理学等学科在医学教育中的重要作用。

第二节　医学模式的演变

医学模式的演变是一个漫长而曲折的过程，是随着社会的发展、医学学科的发展和人类对健康需求的不断变化而发展的。在不同的历史和社会文化背景下，产生不同的医学模式，特别是在新旧模式转换阶段，他们之间的冲突和相互渗透是难免的。每种医学模式在发展过程中也有一个充实和完善的过程，其中也可能有部分质变的过程，即使新医学模式取得了支配性地位，旧医学模式也不会立即消失，它仍然会继续发挥作用。

这一节主要介绍现代医学模式出现之前的几种医学模式的演变过程及其对医学实践的指导，包括神灵主义医学模式、自然哲学医学模式、机械论医学模式和生物医学模式。

一、神灵主义医学模式

在人类社会发展的早期，生产力发展水平很低，原始的人类对客观世界的认识不足，不能解释风雨雷电、山洪地震等自然现象，更无法解释疾病、死亡等生理现象。他们用超自然的力量来解释疾病和健康，认为生命和健康是上帝神灵所赐，疾病和灾祸则是天谴神罚。这就是神灵主义医学模式（spiritualism medical model）。

在神灵主义医学模式的理论基础上，人们保护健康和防治疾病主要依赖求神问卜，祈祷神灵的宽恕和保佑。医术和巫术交织在一起。虽然也采用一些自然界中有效的植物和矿物作为药物使用，但大多以催吐或导泻等猛烈的方法，其主导思想仍然是驱逐瘟神疫鬼。尽管神灵主义医学模式是一种古老、落后、不科学的医学模式，但在现代社会仍产生着一定的影响。

二、自然哲学医学模式

随着社会生产力的发展和科学技术水平的提高，人们对宏观宇宙、世界万物有了较粗浅的认识与理性的概括，对健康和疾病也有了初步的观察和了解。这促使人们对健康和疾病的看法发生改变，不再认为健康和生命受到神秘力量的支配。人们开始用自然原因解释疾病的发生，把哲学思想与医学实践直接联系起来。这种把健康、疾病和人类生活的自然环境和社会环境联系起来观察和思考的朴素、辩证和整体的医学观念，称为自然哲学医学模式（natural philosophical medical model）。古希腊医学和中医学说都属于自然哲学医学模式范畴。

古希腊兴盛的哲学思想与医学对人之本体及疾病本原的认识是一致的。被称为“医学之父”的古希腊医生希波克拉底依据万物之源的水、火、土、气“四元素说”，提出了“四体液学说”，认为水、火、土、气与人体的黏液、血液、黑胆汁和黄胆汁相对应，人体的健康、疾病和性格是四种体液混合比例变化的结果，包括气候、土壤、水在内的环境、生活方式和营养会导致四种体液失衡，这是导致身体生病的主要原因。

我国的中医学依据“易经”及儒学、道学的认识论和方法学，建立了阴阳五行病理学说及内因（七情：喜、怒、忧、思、悲、恐、惊）和外因（六淫：风、寒、暑、湿、燥、火）的病因学说，《黄帝内经》认为，人体正常的生命活动过程体现了阴阳平衡。疾病就是内因和外因破坏了人体的阴阳平衡而导致的。“夫百病之生也，皆生于风寒暑湿燥火”，即“六淫”致病。“七情”在一般情况下属于正常的生理现象，但波动过于激烈或持续时间过长，就会导致身体阴阳失衡而生病。

在自然哲学医学模式的指导下，医学实践也发生了显著变化。古希腊的“四体液学说”强调体液平衡，曾经风靡一时的输血疗法和放血疗法就是当时自然哲学医学模式对医学实践指导的具体体现。中医的治疗原则包括“治病求本”“调整阴阳”“急则治其标，缓则治其本”“治未病”“扶正祛邪”等。

三、机械论医学模式

15世纪以来，欧洲文艺复兴运动推动了自然科学的进步，带来了工业革命的高潮和实验科学的兴起。著名的哲学家和科学家培根提出“用实验方法研究自然”，认为新时代的哲学必须是归纳的、实验的和实用的，必须建立在科学观察和实验的基础上。在实验思想的影响下，机械学和物理学有了长足的进步。法国哲学家笛卡儿和拉美特利分别撰写了机械论医学模式的代表作《动物是机器》《人是机器》，把机体的一切复杂运动简单地归纳为物理化学变化，甚至思维活动也认为是一种机械运动。他们认为人体自己发动自己的机器，疾病就是机器出现故障和失灵，需要修补和完善。这种基于机械唯物主义观点，以机械运动来解释一切生命现象的医学观和方法论，就是机械论医学模式（mechanistic medical model）。

机械论医学模式极大地促进了当时的医学研究和医学学科发展。英国医生哈维发现了血液循环，意大利病理解剖学家发表了《论疾病的位置和原因》，推动了病理解剖学的发展，德国病理学家菲尔绍倡导了细胞病理学，提出“一切疾病都是由细胞发生”“细胞的不正常活动是各种疾病的起源”。机械论医学模式可以被看作现代生物医学的初级阶段。

机械论医学模式以机械唯物主义的观点，批驳了唯心主义的生命观和医学观，把医学带入了实验医学阶段，对医学的发展发挥了重要的作用。但是机械论医学模式简单地把人比作机器，忽视了人体的生物复杂性和社会复杂性，这是机械论医学模式的片面性和局限性。

四、生物医学模式

自然科学在19世纪进入蓬勃发展的时期。工业革命的完成，生产力水平的提高，为科学研究提供了物质基础，推动了自然科学的迅速发展，为辩证唯物主义哲学观的形成奠定了基础。自然科学的迅速发展和哲学观的转变，为医学提供了科学的思维方法，使医学取得了前所未有的进步。与此同时，资产阶级工业革命浪潮一方面造就了城市化，另一方面带来了传染病的蔓延。19世纪40年代霍乱、伤寒大流行，促使法国化学家巴斯德和德国微生物学家科赫等开始了细菌学的开拓性研究，奠定了疾病的细菌学病因理论。与此同时，一批基础医学学科如生理学、解剖学、组织学、胚胎学、免疫学、病理学、遗传学和生物学等相继问世，为解决临床医学和预防医学的一些重大难题提供了科学基础，推动了整个医学由经验向科学的转变。

生物医学模式（biomedical model）是指从生物学的角度认识健康和疾病，反映病因、宿主和自然环境三者内在联系的医学观和方法论。在生物医学模式指导下，人们对生命、疾病和健康有了新的认识：健康就是要维持宿主、环境和病原体三者之间的动态平衡，平衡破坏就会生病。这就是符合传染病为主的疾病谱的著名“流行病学三角模式”。这种保持生态平衡的观点，称为生态学模式（ecological model）。

生物医学的观点主要集中在两个理论上：二元论和还原论。二元论认为人的躯体和精神存在着精密的分工，疾病具有微观的生物学基础，疾病的产生必然可以在躯体上找到病理变化，可以通过精密的技术来测量细胞生物学的变化，不关注人的心理社会状况。还原论进一步把人体分解为不同的系统、器官、细胞、分子，认为疾病具有微观的物理和化学基础，疾病最终都需要通过物理和化学方法进行治疗。

生物医学的发展，为解决临床医学和预防医学的一些重大难题提供了基础。在临床医学方面，发现了抗菌药物，实现了外科手术的无菌化，攻克了外科手术中的疼痛、感染和失血三大难关，大大提高了手术的成功率。在预防医学领域，采用杀菌灭虫、预防接种和抗菌药物三大武器，有效地控制了急性传染病和寄生虫病，取得了人类第一次卫生革命的胜利，大大降低了婴儿死亡率，人类的平均期望寿命显著延长。这是 19 世纪末 20 世纪初生物医学模式的重大成就。

随着疾病谱和死因谱的转变，心脑血管疾病、恶性肿瘤、意外伤害、呼吸系统疾病成为危害人类健康的主要疾病，这些慢性非传染性疾病的致病因素已不是单纯的生物学因素，还有许多社会环境因素、个人行为和生活方式因素等。生物医学模式已无法完全解释和有效解决这些疾病的发生和发展。即使以生物因素为主要病因的传染病（如结核病和艾滋病）的流行和防治，也受到社会心理、行为方式等诸因素的制约。许多疾病的生物因素通过社会和心理因素而起作用。疾病的表现形式已由单因单果向多因多果形式发展。医学的进一步发展将形成更加完善的医学模式。

第三节 生物 - 心理 - 社会医学模式

一、生物 - 心理 - 社会医学模式产生的背景

（一）疾病谱和死因谱的转变

疾病谱是指疾病按其发病率的高低而排列的顺序。死因谱是指各种死亡原因占总死亡原因的百分比由高到低的顺序。在生物医学模式的指导下，传染病防治技术取得了重大突破，一些烈性传染病得到了有效控制。有的烈性传染病（如天花）已经被消灭，或即将被消灭（如麻风病、脊髓灰质炎等）。以控制传染病为主要任务的第一次卫生革命取得了阶段性的胜利。全球范围内疾病谱和死因谱发生了重大变化。影响人群健康的主要疾病已由传染病转变为慢性非传染性疾病，恶性肿瘤、心脑血管疾病占据了疾病谱和死因谱的主要位置。控制慢性非传染性疾病的流行，是第二次卫生革命的主要任务。

表 2-1 显示了我国城市人群从 1957 年到 2018 年死因谱的转变。1957 年传染病为死因谱的第二位，1985 年后退出了前五位死因谱。呼吸系统疾病 1957 年排在死因谱的第一位，1975 年下降为第三位，1985 年下降为第四位。相反，心血管疾病和脑血管疾病由 1957 年的第四位、第五位逐渐上升为 1985 年的第一和第二位。恶性肿瘤在 1957 年不是前五位死因，但到 1990 年，它已成为危害中国城市居民健康的首位死因。农村地区的死亡谱也出现了类似的变化。

表 2-1 我国部分城市死因谱前五位的变化

顺位	1957 年			1975 年		
	死因	死亡率（1/10 万）	构成比（%）	死因	死亡率（1/10 万）	构成比（%）
1	呼吸系统疾病	120.3	16.9	脑血管疾病	127.1	21.6
2	传染病	111.2	15.4	恶性肿瘤	111.5	18.8
3	消化系统疾病	52.1	7.3	呼吸系统疾病	109.8	18.6
4	心血管疾病	57.2	6.6	心血管疾病	69.2	11.7
5	脑血管疾病	39.0	5.5	传染病	34.2	5.8
顺位	1985 年			1990 年		
	死因	死亡率（1/10 万）	构成比（%）	死因	死亡率（1/10 万）	构成比（%）
1	心血管疾病	131.0	23.3	恶性肿瘤	128.0	21.9
2	脑血管疾病	117.5	21.0	脑血管疾病	121.8	20.8
3	恶性肿瘤	113.9	20.3	心脏病	92.5	15.8
4	呼吸系统疾病	50.9	9.1	呼吸系统疾病	92.2	15.8
5	消化系统疾病	23.3	4.2	损伤、中毒	40.4	6.9
顺位	2015 年			2021 年		
	死因	死亡率（1/10 万）	构成比（%）	死因	死亡率（1/10 万）	构成比（%）
1	恶性肿瘤	165.4	26.4	心脏病	159.4	28.8
2	心脏病	136.6	22.0	脑血管病	124.5	22.5
3	脑血管疾病	128.2	20.6	恶性肿瘤	116.8	21.1
4	呼吸系统疾病	73.4	11.8	呼吸系统疾病	41.5	7.5
5	损伤、中毒	37.6	6.1	损伤、中毒和其他外部原因	27.4	4.9

（资料来源：《2022 中国卫生健康统计年鉴》）

但随着疾病谱和死因谱的改变，人们逐渐认识到，慢性非传染性疾病和遗传因素、生活方式、环境和卫生服务等多种因素密切相关，与社会经济和文化等多种因素存在紧密联系。传染病占据疾病谱和死因谱的主要位置时，人们专注于探讨特异性生物因素和有针对性的治疗方法，忽视心理和社会因素的作用。促使人们把视角从单纯考虑生物因素转向综合的生物、心理和社会因素。这一转变并不是完全否认生物因素的作用。研究证据表明，15% 的恶性肿瘤能通过预防相关传染病而被控制，如人乳头瘤病毒感染在子宫颈癌的致病因素中占比更是高达 95% 以上。

（二）健康需求的提高

随着社会经济的发展和生活水平的提高，人们的健康需求也日益多样化。人们不满足于疾病的防治，而是更积极地期望提高生活质量，保持心理平衡，期望有利于身心健康的人际关系和社会心理氛围。这就要求扩大卫生服务的范围，从治疗服务扩大到预防保健服务，从生理服务扩大到心理服务，从医院内服务扩大到医院外服务，从技术服务扩大到社会服务；要求卫生工作者必须面对多样化的健康需求。这种需求会随着社会发展进一步扩展，成为推动医学模式改变的力量。

（三）医学的社会化

医学是社会性的事业，整个社会系统都承担着维护健康的职能。但长期以来，卫生事业局限于个体疾病的预防和治疗，限制了其他社会系统的参与，也限制了卫生服务的范围。随着城市化的发展，生产和消费活动的进一步社会化，公共卫生和社会保健问题日益突出，人类与疾病的斗争日益突破个人活动的局限，成为整个社会关注的重大民生问题。只有把卫生事业纳入社会大系统内，采取社会卫生策略，公共卫生和社会保健问题才能较好地得到解决。人们越来越认识到人类具有许多共同的健康利益，健康服务全球化和一体化的趋势正是这种共同健康利益作用的必然结果。人人享有健康、健康是基本人权已成为全球共识。生态环境保护问题，一些传染性和非传染性疾病的全球化趋势，以及卫生法规的颁布、政府行政措施的实施、经济的支持等促进了社会化健康服务的进一步发展，推动了医学的进一步社会化。

（四）医学学科的内部融合与外部交叉发展

随着医学认识手段的现代化，人们对疾病的认识在一定程度上不再过分依赖个体经验，加强了分工协作，不同专业人员共同参与对疾病的考察，以及他们之间实现认识上的互补，为多学科参与医学实践提供了可能，为心理学家和社会学家参与医学认识与实践提供了可能。

现代医学中分子生物学、免疫学、遗传学的发展，揭示了宏观活动整体性的基础。特别是信息观点的引入，发现在人体内部，人体与环境之间广泛存在着信息传递及交流，心理应激现象与激素分泌之间的联系，以心理活动为中介引起的社会因素与人体活动之间的联系，都促进了用生物、心理、社会因素综合考虑。

所有这些医学学科内部的融合和外部的交叉，都把现代自然科学和社会科学的理论和技术带入医学领域，将人们观察健康与疾病问题的视角向社会和心理领域延伸和拓展。

二、生物 - 心理 - 社会医学模式的内容

生物 - 心理 - 社会医学模式（bio-psycho-social medical model）是指从生物、心理和社会等方面来观察、分析和处理健康和疾病相关问题的医学观和方法论，又称现代医学模式。

在生物 - 心理 - 社会医学模式提出的过程中，出现了几种医学模式的类似观点，逐步形成了最终的现代医学模式。

（一）环境健康医学模式

1974 年，布卢姆（Blum）提出了环境健康医学模式。他认为环境因素，特别是社会环境因素，对人们健康、精神和体质发育有重要影响，提出了包括环境、生物遗传、行为生活方式及医疗卫生服务这四个因素的环境健康医学模式。环境因素包括社会环境和自然因素，是影响健康的最重要的因素。图 2-1 中各因素的箭头粗细表示各因素对健康作用的强弱程度。

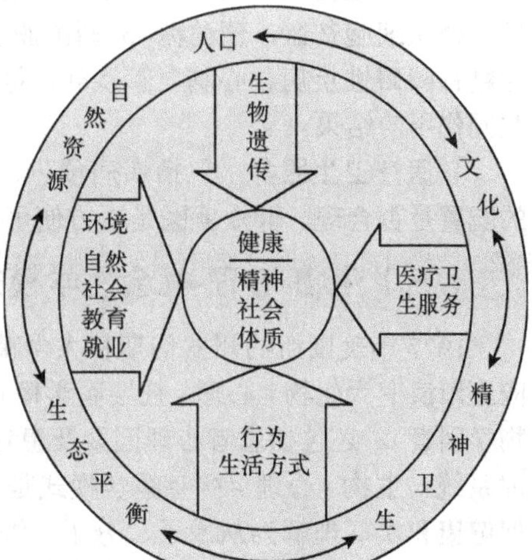

图 2-1 环境健康医学模式

（二）综合健康医学模式

为了更加广泛地说明疾病发生的原因，拉隆德（Lalonde）和德韦（Dever）对环境健康医学模式进行修正和补充，提出了卫生服务和政策分析相结合的综合健康医学模式，系统地论述了疾病流行病学和社会学因素的相关性，为制定卫生政策、指导卫生保健工作提供了理论基础。该模式认为，影响人类健康的四类因素，每一类又包括三个因素，共计 12 个因素（图 2-2）。不同疾病的影响因素是不同的，如心脑血管疾病的主要影响因素是行为生活方式，意外死亡的主要影响因素则是环境，医疗卫生服务则是传染病发生的主要影响因素。

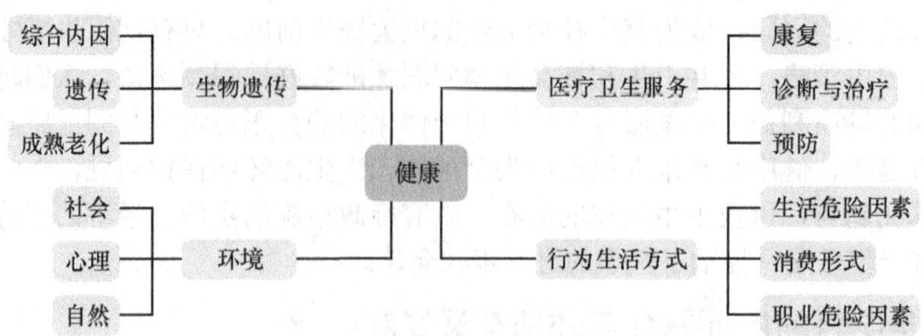

图 2-2 综合健康医学模式

根据综合健康医学模式，影响人类健康及疾病的主要因素有四大类。

1. 环境 人群的健康和疾病与环境因素密切相关。自然环境中的有害因素可以引起疾病从而影响健康。水、空气、食品等污染，生产环境中的职业性危害，不安全的公路设计等均构成对人体健康的威胁。人们在改造环境的同时，往往也会制造出许多新的危害健康的因素。

社会环境包括社会地位、经济收入、居住条件、营养状况及文化程度等均对健康产生重要的影响。贫困者面临的健康危险要超过非贫困者，文化程度低的人群比文化程度高的人群受更多健康危险因素的侵害。社会带来的工作紧张、生活压力及人际关系紧张等均能危害健康。

2. 行为生活方式 个体的生活方式和行为习惯对健康有重要的影响。吸烟、酗酒、滥用药物、缺乏体育锻炼及不良性行为等，均对健康有直接或间接的影响。改变生活方式和行为，如戒烟限酒、参加体育活动、注意合理营养、保持乐观情绪等，可明显降低心血管疾病、恶性肿瘤的发病率和死亡率。

3. 生物遗传 生物遗传因素是理解生命活动和疾病损伤及康复过程的基础。有些疾病如血友病、镰状细胞贫血、葡萄糖 -6- 磷酸脱氢酶缺乏症（蚕豆病）等直接与遗传因素有关，但多数疾病如精神障碍性疾病、心脑血管疾病、糖尿病和部分肿瘤则是遗传因素和环境因素、生活行为因素共同作用的结果。

4. 医疗卫生服务 包括疾病预防、诊断与治疗、康复等，对健康也有着重要作用。卫生资源的配置是否合理、群众就医是否方便可及、医疗卫生服务质量的高低都会影响疾病的发生和转归。

（三）生物-心理-社会医学模式

1977 年美国纽约州罗切斯特大学精神病学和内科学恩格尔（Engel）教授指出，生物医学模式应逐渐演变为生物 - 心理 - 社会医学模式。人们对健康和疾病的了解，不仅仅包括疾病的生理（生物学因素），还包括患者心理因素及患者所处的自然环境和社会环境，以及帮助治疗疾病的医疗保健系统。生物 - 心理 - 社会医学模式是根据系统论的原则建立起来的。在这个系统框架中，可以把健康和疾病理解为从原子、分子、细胞、组织系统到个体，以及由个体、家庭、社区和社会构成的概念化和相互联系的生态系统。在这个系统中，不再是二元论和还原论的简单线性因果模型，而是互为因果、协同制约的立体化网络模型。健康为系统内、系统间高水平协调的反映，恢复健康不是回到疾病前状态，而是代表一种不同于生病之前的新的协调状态。

（四）生物-心理-社会医学模式与生物医学模式的关系

生物 - 心理 - 社会医学模式在强调心理和社会因素的同时，也肯定生物因素的作用。社会因素对人体的影响，最终还是通过个体生理和心理变化发挥作用。过去 100 多年中，人类依赖生物医学手段，在疾病控制、医疗保健领域取得了辉煌的成就，生物医学手段将在新医学模式的指导下，发挥其不可替代的作用。

生物 - 心理 - 社会医学模式不是对生物因素进行简单的否定，而是生物医学模式的继承和发展。既重视人的生命活动的生物学基础，又强调了人作为社会人，其生理活动与心理活动相互依存的关系，充分肯定了心理因素和社会因素对人类疾病，特别是慢性非传染性疾病的重大影响，确立了心理因素和社会因素在健康领域的应有地位。

人的健康与疾病离不开社会和心理因素的影响，而健康的恢复也离不开社会和心理因素的支持。是否把人置于社会关系中去考虑，是否把健康问题看作一个社会问题，是新旧医学模式的分水岭。生物因素和社会因素紧密附着在一起，生物因素是在一定的社会条件下对个人和群体发生作用，疾病诊治和健康保护都是在人际关系中进行的，都会涉及一定的人群。孤立地采取生物医学措施，还是在社会支持下使用生物医学措施，这两者的指导思想不同，产生的效果也会大不相同。

三、生物 - 心理 - 社会医学模式的影响

（一）对临床医学的影响

疾病既是一种生物现象，也是一种社会现象。长期以来，受生物医学模式的影响，临床医学对病因的分析，只重视生物病因，忽视疾病发生的心理社会因素。

现代医学模式要求临床医师在了解患者疾病的同时，还应从患者的社会背景和心理状态出发，对患者所患疾病进行全面的分析和诊断，从而制订有效的、综合的治疗方案。通过对患者心理社会因素的观察和分析，提高治疗效果。这就使临床医学逐步脱离孤立的生物医学思维，改变过去“只见疾病，不见患者”“头痛医头，脚痛医脚”的倾向。

世界卫生组织提出医生必须是“五星级”医生，即：

医疗服务的提供者：医生能够根据患者对预防、治疗和康复的总体需要提供医疗保健服务。

决策者：从伦理、费用与患者的需要等多方面综合考虑各种治疗技术的使用。

信息传播者：主动有效地进行健康教育，促进健康生活方式，增进个体和群体健康保护意识。

社区领导者：平衡协调个人、社区和社会的关系，以满足卫生保健需求。

卫生服务管理者：在卫生部门内部和卫生领域外其他社会机构之间协调工作。

（二）对预防医学的影响

在人群观念的基础上，更深入地理解社会大系统对预防工作的作用。用“社会大卫生”的观念开展预防工作，需要全社会多部门参与，同时也进一步明确了预防医学事业本身就是社会事业。生物 - 心理 - 社会医学模式要求预防医学从生物病因为主的预防保健扩大到生物、心理、社会综合的预防策略和措施，从而更全面、有效地提高预防效果。

现代医学模式对预防医学的另一个影响体现为个体预防。随着大量的传染病、寄生虫病和地方病被控制和消灭，慢性非传染性疾病和一些新发 / 复发的传染病成为威胁人类健康的主要疾病负担。慢性非传染性疾病涉及每个人的行为，新发和复发的传染病如结核病、艾滋病等均与个体行为有着密切的联系。行为的干预和改变一方面依赖社会卫生措施，如群体的健康教育；另一方面还需要针对性地进行个体预防，如通过社会支持使高危人群不仅在知识和态度方面有所改变，更重要的是通过健康促进使其行为发生改变。传统的预防医学手段仍然有效，但其内涵应当有相当大的变化。

（三）对卫生服务的影响

生物 - 心理 - 社会医学模式对卫生服务的影响，主要表现为“四个扩大”，即：

1. 从治疗服务扩大到预防保健服务 将医疗服务工作纳入预防的轨道，使卫生工作由医疗型向预防保健型过渡。将预防保健的思想贯穿在生命的全过程和疾病的全过程当中。重视三级预防，即一级预防，在疾病未发生时采取有效的措施避免疾病的发生；二级预防，在疾病发生初期，做到早期发现、及时治疗；三级预防，在患病后做好疾病的治疗和康复工作，防止残疾。

2. 从技术服务扩大到社会服务 医师应当具有医学知识和人文科学知识，并具备一定的科学

研究能力。除诊治疾病外，还应该通过社会医学诊断，发现居民的健康问题，找出危害居民健康的危险因素，进行健康指导和健康促进，指导人们通过改变生活习惯和行为方式，开展劳动保护，开展生活咨询和健康教育；促进居民的心理健康，降低由心理因素导致疾病的发生；发现影响健康的社会因素，及时向有关部门提出进行社会防治的政策建议。

3. 从院内服务扩大到院外服务 医院由传统的封闭式院内服务，逐步向院外开展社会服务。基层卫生服务机构，要注意发挥贴近居民的优势，根据居民不断增长的卫生服务需要，适应疾病谱的转变，培训社区卫生服务人员，深入社区开展以预防、医疗、保健、康复、健康教育、计划生育等社区卫生服务，向居民提供可及的、连续的、综合的基本卫生保健服务，如建立以家庭为单位的居民健康档案，开展慢性非传染性疾病防治，组织人群自我保健活动。基层卫生服务机构和大医院之间建立整合的服务系统，建立双向转诊制度。

4. 从生理服务扩大到心理服务 传统的生物医学模式只注意人们的生理和病理变化，很少注意人们的心理和社会因素对健康的影响。现代医学模式要求卫生服务的整体性，所以在进行躯体照顾的同时，也要对普通人群和患者进行心理服务，了解影响患者的心理因素，积极开展心理卫生工作，调节和平衡心理刺激，缓解生活事件和工作紧张所带来的压力，加强心理护理和心理康复工作，不断丰富心理服务的内容和措施。

（四）对医学教育的影响

生物 - 心理 - 社会医学模式提供了弥合裂痕、改革医学教育的理论依据。开放式医学教育体系应以人为本，基础医学、临床医学和预防医学融会贯通，人文科学与医学相互交叉。近年来国内一些医学院校并入综合性大学，为医学生吸收其他学科的知识提供了良好的条件。此外，开展社会医学实践第二课堂，让医学生接触人群，认识社会，学会社会诊断和提出社会治疗处方，从而培养出一大批“五星级”医生。

（刘晓云）

思 考 题

生物 - 心理 - 社会医学模式对当今中国卫生健康事业发展的指导意义体现在哪些方面？

第三章 社会医学的常用理论

人对健康的认识是随着社会发展而变化的。当前，健康不仅仅是没有疾病或虚弱，而且是一种身体、心理和社会上的完好状态。健康是基本人权，是社会发展的目的之一。健康和卫生服务都与社会息息相关，具有强烈的社会属性。健康的主要价值观是公平，那么怎么理解公平呢？人的社会属性也是社会医学关注的重要内容，社会属性如何影响健康呢？我们应突破从医疗卫生领域来理解健康的思维窠臼，看到现代化、城市化、市场经济等社会宏大结构对健康基调的塑造。本章主要介绍健康的社会性、社会资本、社会分层和消费主义这几个常用理论，来解释这些问题。

第一节 健康的社会性

一、健康的内涵

（一）健康的定义

健康的定义在不断变化。曾经人们以为健康就是身体没有疾病，或是能够顺利完成各方面的生活功能，或是没有感到不适。世界卫生组织早在 1948 年提出，健康不仅是没有疾病或虚弱，而且是身体、心理和社会适应能力三方面的完美状态。该定义有三个特点：第一，改变了健康的指向，由否定疾病转为“正向”界定健康；第二，健康涉及生理、心理和社会三个层面，首次从完整的“人”的角度来定义健康，扩大了对人们生活的指导意义，将对健康的认识提升到一个新的境界；第三，定义从社会角度考虑健康，因为健康离不开特定社会环境的影响。WHO 的健康观在肯定人的自然属性的同时，强调了人的社会属性，更为全面和切中时代特征。1978 年 WHO 在《阿拉木图宣言》中重申了该定义。1986 年，WHO 在渥太华第一届国际健康促进大会上（the 1st International Conference on Health Promotion）进一步说明“健康是日常生活的一项资源，而非生活本身的目的。健康是有关个人性的和社会性资源的积极概念，也是身体的功能”。健康的定义越来越全面、准确和积极。当然，对健康的理解依然有深入的余地，并会随着社会的发展而变化。

（二）健康与社会的关系

1. 健康是社会发展的目的 虽然人类社会依然有不少国家存在着剥削与不平等，但无法否认人类文明发展的目标应该是人的全面发展，而全面发展的基础是全体人类的福祉，即让大多数人都能在社会发展中享有健康、幸福和有价值的生命。正是基于这种“以人为中心”的健康理念，习近平提出“人民对美好生活的向往，就是我们的奋斗目标”“没有全民健康，就没有全面小康”。

因此，健康被视为基本的人权。世界卫生组织章程指出“享有可以获得的最高程度健康是每一个人的基本权利”。国家和政府作为人类公共事务的主要责任者，有义务去提供健康和卫生的基本公共服务，提供足够的资源，降低危害健康的社会因素，避免人们的健康损害，提高人们的健康水平，减少人与人的健康不平等。

2. 健康对社会发展的影响 健康在现代文明发展的初期即被视为人力资源的基础。健康的人力资源是经济发展、社会财富增加的必要条件。这种理解虽然是正确的，但是我们不能仅仅将健康视作一个手段而忽略健康作为社会发展目的的重要性。

不健康带来的结果：第一个结果是引起人群总体生活质量下降。第二个结果是对社会经济的影响。劳动力的健康受到损害会给患者本人、家庭及社会带来经济负担，降低劳动生产能力，减少整个社会的财富创造；疾病造成的早死也减少了劳动力的工作时间。同时，治疗疾病需要消耗大量的卫生资源。第三个结果是对社会内部安定发展的影响。某些严重的健康问题极大地影响了人的正常生活，造成人群的巨大痛苦，进而可能引发对一个国家、政府存在和发展的基本意义的挑战，会在政治上、信念上、经济上、生活质量上、安全上全方位地阻碍社会发展，甚至导致社会的崩溃，如吸毒、艾滋病及更多可能发生的恶性传染病和大范围的健康问题。第四个结果是严重的健康问题还可能影响国际政治格局。尤其是全球大流行导致各国国力变化，政治矛盾受到激化，其影响早已超过医学范畴，是人类文明和社会安定的重大问题。

3. 健康的意义由社会发展界定 人们对健康的认识是在不断变化的，并且这种变化实际上是由社会发展的状况决定的。随着工业文明的进展和资本主义的扩张，人类对自然的介入越来越深入，人与自然的关系更深刻地影响了人类的生存。例如，微塑料遍布全球，通过食物链在人体内累积，这将缓慢影响包括生殖在内的人的多种生物功能。因应时代的变化，2009 年 *Lancet* 的文章将健康定义为应对威胁和虚弱的一种能力。WHO 对健康的定义是在第二次世界大战后形成的。距彼时，当今世界已发生了巨大的变化，我们不能仅从结果表现来定义健康，而更多的是需要思考健康的本质及健康在形成过程中的关键特征，包括生态、社会、生物、心理、科技等多方面。

随着医学的进步，人类可以在更细微的层面上理解身体的机制。于是，越来越多的身体不良状况被认为是健康问题，如未有明显症状的糖尿病和高血压等慢性病、甲状腺良性肿瘤等。骨质疏松、阿尔茨海默病等既往被认为是衰老的自然表现，目前也已成为毋庸置疑的健康问题而需要得到解决。可见，人类的健康水平在提高、技术在提高，人类对健康的标准也在不断提高。随着健康寿命的延长，是否有一天自然衰老带来的社会功能退化也被认为是一种健康问题呢？那么人类能否拥有更长久且稳定的健康寿命呢？实际上，中华医学会老年医学分会在 2022 年发布的《老年人衰弱预防中国专家共识（2022）》中将衰弱定义为老年人以肌少症为基本特征的全身多系统（神经、代谢内分泌及免疫等）构成的稳态网体系受损，导致生理储备下降、抗打击能力减退及应激后恢复能力下降的非特异性状态，是最具临床意义的老年综合征。并且从预防角度指出衰弱是一个早期可逆的过程，早期识别和积极干预可以延缓健康、衰弱前期老年人走向衰弱和失能状态。可见，自古以来视为正常生命历程的“年老体衰”目前已被视为衰弱综合征而纳入了医学专业处理的范围。另外，当人类意识到人体的病理机制无法完全避免，某些不健康是环境适应的必然过程，那么人类是否会更加包容地看待疾病与健康的关系及它们共存对人体的意义？某些疾病也会逐渐从一种需要消灭的灾难而变成与人类共存甚至人类进化中的必要组成呢？这些都有待未来健康技术的进展、社会与医学哲学的发展。

4. 健康影响因素的社会性 较多疾病的发病机制与社会影响因素相关，而且随着现代文明的深化发展，人类健康受社会影响的程度在加深。一方面，人类更深入地改变了所处物质生存环境；另一方面，人类也在更剧烈地改变社会结构与自身的行为心理。据研究，从 1990 到 2019 年，疾病负担增长较快的疾病之一是糖尿病，其在疾病负担位次中从第 20 名（占全球疾病负担的 1.1%）上升到第 8 名（占全球疾病负担的 2.8%）。而糖尿病患病率增加又有较多社会影响因素，越是社会阶层低的人群，糖尿病的患病率越高，并且阶层之间的患病率差距相比 21 世纪初更大了。另一方面，传统的传染病抬头、新发传染病社会危害的加深也与经济全球化进展、人类轨迹越加介入自然、国际性的人员流动等社会影响因素相关。伤害、不良生活方式与行为绝大多数都是社会原因导致的。近年来大众谈论的“996 工作制”“过劳死”“内卷”等问题都会影响人的身心健康。

二、卫生服务系统与卫生服务

（一）卫生服务体系的社会性

卫生服务体系的技术水平、服务能力取决于其所在社会的经济水平、科学技术水平和社会整体发展水平。在发达国家，医疗技术水平得到科技发展的支撑，其药物、医疗器械、医疗教育乃至医疗卫生的治理水平都能够达到世界一流。发展中国家的医疗卫生技术水平和服务能力就相对落后。电影《我不是药神》就反映了由于药品知识产权和定价权归属于发达国家和国际大型制药企业而造成的不同国家的患者同病不同药、药品定价昂贵而难以获得有效治疗的沉重现实。

卫生服务体系也受政治体制与制度的影响。我国在20世纪50～70年代发展的集体化农村卫生服务体系成为基本卫生保健的早期典范，是资本主义制度下绝不会出现的卫生服务体系设置。

（二）卫生服务价值的社会性

卫生服务体系设置的基础是卫生服务及健康的价值观念，而后者是整个社会的政治理念和意识形态决定的。在美国，政治价值观和意识形态普遍认为政府权力应尽可能得小，进而将健康更多地认作是个人责任，政府不应该过分干预个人的健康事务。这种价值观决定了美国的医疗服务绝大部分是由市场机制决定的，以私有制为主导，从而导致医疗服务主要是为经济水平高的人服务，医疗服务获取的贫富差距明显。在英国，其政治观念更注重集体，因而发展了国家统一管理的国家卫生服务体系（National Health Service）。

在我国，卫生事业的社会属性是“公益性”。“公益”是指人人需要、共同受益、各方尽责。公益性事业就是依靠政府和社会力量举办的、非营利性的、为人民群众服务的事业。卫生事业的公益性决定了医疗机构的主体是非营利性的，它们可以获得合理的经济补偿以保证机构生存与发展。公益性意味着政府对卫生事业负有重要责任，应保障公民获得基本医疗卫生服务、提高健康水平的权利。《中华人民共和国基本医疗卫生与健康促进法》规定“国家建立基本医疗卫生制度，建立健全医疗卫生服务体系，保护和实现公民获得基本医疗卫生服务的权利”“各级人民政府应当把人民健康放在优先发展的战略地位”。

总之，卫生服务体系本身作为社会大系统的子系统，受到其他子系统的影响，与之协调发展。因此，一个社会的技术、价值观、政治体制都在影响卫生服务体系。卫生服务体系不可能屏蔽社会的偏好、价值观、发展水平和文化特征而对健康有普世、客观的认知与服务提供。

三、健康的公平性理念

公平程度是社会文明的重要指标之一。健康是人的基本权利，健康是其他权利的前提，承认这些价值观就意味着对健康公平的追求。消除健康的不公平是各国政府卫生改革与发展的重点目标。健康的公平不仅涉及健康结果，也涉及健康的机会，包括对各类健康影响因素的控制。2015年12月，联合国大会通过了17个可持续发展目标（sustainable development goal）作为全球2030年前共同协作的目标，其中有较多目标关系到健康公平，如第一个目标是终结贫困，第二个目标是终结饥饿并保证食物安全与营养，第三个目标是保证健康的生活并促进各年龄段人群的福祉，第五个目标是性别平等和女性赋能，第六个目标是水和洁净设施的可获得与可持续管理，第十个目标是减少国家之间的不平等。

（一）健康公平的概念

健康公平可以分结果公平与机会公平两方面。从结果而言，健康公平（health equity）是指一个社会的所有成员，不分收入、种族、年龄、性别，都具有同样或类似的健康水平。总体上，我们可以用健康结果的分布是否均等来衡量健康公平，主要用平均期望寿命、患病率、死亡率、婴儿死亡率、五岁以下儿童死亡率、孕产妇死亡率等指标来评价。WHO在《2000年世界卫生报告》中还提出，将伤残调整生命年分布和儿童成活率分布指数作为健康状况公平性的重要指标。

健康的机会公平是指所有成员均能够获得同样水平的健康机会，包括健康相关的服务、信息、制度、文化、设施和环境；各群体获得健康机会的资格、能力也不应该有差别。健康机会体现于生活方式、行为的过程之中，是健康结果的原因。如果健康机会完全实现了公平，那么不同成员或者不同群体之间就不存在可通过外力弥补的健康差异了。反过来说，当健康机会公平完全实现时，健康结果的不一致要么是少部分个体的主观选择，要么是不可改变的生物原因和环境原因所导致的。

由此可见，健康公平是健康机会的公平以及健康结果的尽量相近。健康公平不等于健康无差异，只有当造成健康差异的原因是可改变的环境不平等、资源不平等或机会不平等时，健康差异才属于健康不公平的范畴。

（二）卫生服务的公平性

健康机会公平的主要内容之一是卫生服务的公平性。卫生服务的公平性是指不同个体或群体之间卫生服务资源的分配和利用是平等而合理的。公平的卫生服务应具有广泛的、同等的可及性，并且在不同收入的阶层之间对卫生筹资的负担进行公平分配。卫生服务的公平性包括卫生服务提供中的公平性和卫生服务筹资中的公平性。

卫生服务提供中存在着横向公平和纵向公平。横向公平是指所有具有同样卫生服务需要的人可以获得完全相同的卫生服务；纵向公平则是卫生服务需求较大的人群应比那些需求较小的人群获得更多所需的卫生服务。我们一般用卫生服务的可获得性（availability）来衡量卫生服务的公平性。卫生服务筹资中的公平性也存在着横向公平与纵向公平。其中横向公平是指具有同等支付能力的人应对卫生服务提供同等的支付；纵向公平则是指支付应当与支付能力呈正相关，即支付能力高的人应当多支付。WHO认为筹资的公平性主要表现在两个层面：一是健康人群与非健康人群之间的风险分担；二是不同经济收入水平人群之间的风险分担，即每个人的贡献不一定相同，经济状况越好，其贡献就应越大。可见，筹资公平性的一个延伸意义是避免因病致贫或因病返贫。我们一般用费用的可负担性（affordability）来衡量筹资的公平性。

总之，在对公平性的理解中，卫生领域更强调卫生服务提供中的横向公平和卫生筹资中的纵向公平，即一个公平的卫生系统应当是在一定的经济水平下，根据人们的支付能力进行卫生筹资，按照人们的需要提供卫生服务，同时应达到理想的满意度。

第二节　社会资本

一、社会资本的概念

20世纪70年代以来，科尔曼（Coleman）、格拉诺维特（Granovetter）和林南等提出并发展了“社会资本”（social capital）理论，主要研究个人的社会网络与其拥有的社会资源。

古典的资本理论认为资本是期望在市场中获得回报的投资。亚当·斯密也将一个国家中人口所拥有的能力归为资本的一部分，从而逐渐出现了人力资本的概念。同样，社会资本是在市场中可以得到回报的社会关系上的资源。林南认为，社会资本是在有意图的行动中被获取的和被动员的、嵌入在社会结构中的资源。个人可以通过直接或间接的社会关系获取社会资源，这些社会资源包括物质财富（土地、房屋、汽车、金钱等）和象征财富（如教育、某种资格和身份、尊重与声望等）。

社会资本所谓的社会资源是个人可以利用的，是属于个人所处的社会网络的。在社会资本理论中个人本身也并非单独的个体，而是属于某个社会网络、具备某个群体身份的个人，而社会资源就是这个网络中的、因个人在此网络中的身份而可以使用的资源。因此，社会资本中的资源具备关系性，是不能完全化约为个人的。

然而，若仅从社会资源而论社会资本，分析视角偏重其最终指向的内容及存在的方式，却并没有表达出社会资本独特的内涵。社会资本的独特之处在于其分配、获得、动员社会资源的过程中所表现的社会关系运作机制，以及该社会关系运作体现的社会功能。科尔曼、布尔迪厄（Bourdieu）、林南等实际上都更关注此运作机制，尤其是其中起作用的象征符号，包括信任、规范、制度、文化等。

因此，我们将嵌入在社会关系和社会结构之中，能够影响资源分配、获得、动员的符号性资本称为社会资本。

二、社会资本的内涵

在个人层面，社会资本蕴含在个人的社会网络和社会关系之中，表现为社会网络之中基于身份认同（identity）的信任、规范和呼应（reciprocity，也译为互惠）。一个社会网络因为长期的互动和情感分享，会发展出特定的文化，包括成员彼此认同在此网络之中的归属身份，彼此信任协作，拥有共识的行为规范，指导和约束成员的行为并惩罚失范行为；成员之间有互助的义务，如以人情的方式；一方的信任与付出会得到另一方同等的呼应，从而形成互惠，共同支持该网络的凝聚和延续。个人层面的社会资本也必然带来“社会支持”（social support），即人际关系中得到的情感、事务、物质等方面的支持。

儿童如果生活在社会资本丰富的邻里关系中，会有熟悉而信任的玩伴、安全的环境，监护人之外其他长辈的教育和照顾，会得到更为多元、宽广、快乐的生活，这些将有益于儿童人格健全、能力发展和身心健康。并且，这些陪伴、照顾、玩耍和其环境资源，都是社会资本提供的，基本不需要货币支付。

在社会层面，人们组成非正式群体、社会组织，并开展社会群体联络，人们通过组织互动和联络的强度与频次影响了社会的整合程度。这种社会自愿联属（association）的程度即社会层面的社会资本。在社会联属中人们形成组织互动和联络，也同样产生了人际的呼应、规范和信任。美国政治学家帕特南（Putnam）认为社会群体的自愿联属、形成组织的程度正向影响了一个地区的社会治理状况。因为社会资本提供了一种人群之间信息共享、合作及集体决策的非正式制度框架，人们可以通过它获取社会资源、协助决策，解决“集体行动的困境”，避免投机与搭便车行为，从而有助于经济发展、社会公平。

以养老为例，如果社会具有较多的养老照护、人群服务的志愿组织，如果社区和家庭能够与志愿组织之间产生更多联络互动，那么失能老人和空巢老人的需求会更快得到回应，老年人的社交也会更为丰富和广阔，也会得到更多元的照护服务。

正式制度与社会资本也紧密相关。首先，社会资本与正式制度存在互补替代的关系。科尔曼认为最初的社会是由个人层面、社会层面的社会资本替代正式制度而维持社会运转。社会网络及其文化可能逐渐巩固、体制化、理论化而形成正式制度，中国古代的宗族伦理社会即典型案例。因此，科尔曼也将个人和社会层面的社会资本称为“原始的社会资本”而正式制度层面的社会资本是“人工的社会资本”。以儿童的教育为例，在现代社会中，因为父母工作压力的增加和邻里社区中人际关系的淡漠，为儿童提供的原始社会资本日益减少，而正式制度设立的“法人行动者”（幼儿园、学校等）又无法提供足够的成人关注和与成人的互动，使得儿童缺乏足够的社会化。因此，需要教育部门的正式制度来加强学前教育对儿童心理、成人陪伴的投入，即使用人工社会资本来修复原始社会资本的不足。

其次，正式制度形成的等级制结构并非理性而纯粹的，其中的个人形成了复杂的社会关系，将正式制度融入社会网络并带来社会资源。东亚社会在官僚体制中存在明显的家族联姻、同乡、校友网络，此即正式制度受原始社会资本影响的典型。下文的同质性互动也说明同一职业、地位等级的人群更容易形成社会网络。最后，体制的文化资本可以侵入大众的社会网络中，影响社会资本。布尔迪厄认为统治阶级将有利于自身的规范、信念形成文化，并通过学校和家庭教育灌输给社会大众，使社会大众在耳濡目染之后，将之误识为自身文化，从而将体制文化融入到社会网络之中。

以乡村医生为例，在“赤脚医生”正式制度形成前，农村就广泛存在走街串巷的江湖游医，他们多以中医医术见长，治疗村民的常见疾病。原来农村帮助居家生产的接生婆、稳婆则在新世纪逐渐被住院分娩的正式制度取代。传统的原始社会资本中酒文化逐渐侵入正式制度，又借助正式制度中影响力较高的人群进一步得到加强，让社会大众对此产生认可，也深刻影响了大众的生活方式和健康。

三、社会资源的分配、获取与动员

社会资源是在不同社会位置组成的社会结构中进行分配的。社会结构按其正式化的程度可以分为等级制结构、非正式组织、自愿性社团三大类。

1. 等级制结构 是最正式的结构，常见于国家机关、企业。在等级制结构中，社会位置被权威控制链连接起来。高位者可以指导低位者如何理解规则和程序，并重新分配较低位置上的资源。同时，等级制会通过资源交换趋向于多种资源的一致，即一种资源上的高位者也倾向于在其他资源上占据较高位置。

2. 非正式组织 形成的原因多种多样，如共同的兴趣、经历、地缘、血缘、业缘等。社会组织的资源是互相链接的，即社会组织中的个人可以使用组织中其他位置（行动者）的资源，包括该位置在其他社会组织上的资源。

3. 自愿性社团 正式程度介于前两者之间，它是出于一个成员基于自愿共识且明确表达的组织目标而设立的具有一定正式程度的组织结构，但内部较为平等，角色的灵活性较高。

以上三类社会结构都形成了各自的社会网络，即它们在满足组织原有意义之外，也同样是一种人际的交互网络。资源的获取是通过行动者在社会网络上的互动发生的。其中最常发生的是同质性互动。霍曼斯（Homans）提出在社会关系中互动越多，就越容易共享情感，反过来又越可能参加集体活动。因此，活动/互动与情感之间呈正相关。林南根据同质原则，认为社会互动倾向于在有相似生活方式和社会经济特征的个体间发生。因此，不同类型资源的占有者如果拥有相似的位置，就更容易发生互动和产生情感共享。这也解释了资源在社会结构上的一致性趋向。地位群体、职业群体、阶层均由此而生成。

另外也存在异质性互动。异质性互动发生在资源拥有程度存在差异的双方间。在异质性互动中，双方都要付出更多的努力，因为资源相对丰富者需要考虑自己在关系中的获益。我们假设行动者具有维持既有有价资源和获得更多有价资源两种动机，那么异质性互动虽然需要付出更多努力，但有利于资源相对不足者获得更多的资源。

前述两类互动又可以通过弱关系和强关系来理解。同质性互动最常发生，多发生在地位相似的人之中，因此形成了强关系，即在关系强度、亲密度、交往频率都高。一方面，强关系是个人日常生活中主要的人际互动、社会交往。显然，强关系容易维持和强化既有资源格局。另一方面，弱关系的互动容易获得更好的社会资源。弱关系是社会网络边缘的位置与该社会网络中个体的关系，弱关系所能联系到的间接关系显然更多、更广。因为个体有联系更高声望者的天然倾向，所以弱关系更有机会联系到高位者，增强了获得更好资源的可能性。

那么，社会资本是如何动员社会资源的呢？它通过四种形式发挥作用。第一，社会资本促使了信息流动。社会关系能够为个人提供其他方式不易获得的关于机会和选择的有用信息，可以为组织提供资源渠道的信息，降低交易成本。第二，影响决策。社会资本可以通过规范和权威对个人施加影响，如通过处于关键位置和地位的社会关系“说句话”“打个招呼”来影响决策。第三，信用背书。个人的社会关系可以被视为一种社会信用（social credential）的证明，即通过对一个人“背景”“朋友圈”的了解而认定此人获取资源的能力，以及他的个人风格、人品与行为方式。第四，身份资格。身份认同不仅为个人提供了情感支持，而且为个人获得某些资源和权利提供了公共认可，确认一种使用的资格。

家庭医生服务刚进入社区时并非那么受居民欢迎，但通过医民关系的建设和稳固，居民更知晓和熟悉家庭医生，医生与居民之间产生了很好的社会资本，从而家庭医生服务资源也通过社会资本网络进入了居民之中。

四、社会资本与健康

社会资本主要通过以下机制来改善健康状况。第一，心理支持。社会资本可以形成有益的社会交往和相互信任的社会环境，给予个人情感支持，从而降低个人面临的心理压力。第二，物质支持。通过社会资本可以获得更多生活和物质上的支持，避免因物质资源困境而影响健康的生活方式。第三，信息支持。社会资本有助于个人获得更多关于健康行为和健康生产的信息，提高个人健康生产的效率。第四，行为规范。社会资本容易产生集体性的行为规范，良好的规范可以产生对自己和他人的责任感，从而降低危险行为发生的可能性。第五，互动与活动。在社会资本丰富的关系网络中，人与人有充分的互动，如开展集体活动，可充实生活，有益身心健康。

但是社会资本也可能有负面影响。第一，社会资本与社会地位的不平等是密切相关的。社会资本的同质性互动也指出拥有类似资源、类似地位的人更容易形成强关系的社会网络。弱势人群为了获得更好的资源，其策略性行为需要超出他们通常的社会圈子去寻找弱关系，如在美国墨西哥血统的学生需要找非墨西哥血统的关系或者与老师、辅导员等制度性代理人建立关系。在健康方面，也会因为不同群体的社会资本差异而带来健康相关资源的不平等。第二，社会网络中的文化、规范可能引发健康危害行为。社会网络内的规范是为了维护社会关系和身份认同，但不一定有利于健康，如纹身、吸烟、酒文化、麻将、高频次的聚餐、电子游戏、夜生活甚至飙车等其他非法行为都可能是维护社会关系身份认同的行为。一些法律边缘的群体，尤其借助有害健康甚至非法行为作为内部团结的手段。第三，不利于健康的信息、生活方式、商品也可以借助社会资本得到传播。比如 2010 年“权健”等伪科学健康养生产品就是利用社会网络在社区、亲朋之间宣传与销售的。

总之，社会资本是与现实社会结构不可分割的，它能够引导和约束人的行为，影响人的观念和生活方式，对健康的影响有正有负。当前的研究普遍认为社会资本对健康的正向作用更为显著。

第三节 社会分层

一、社会分层的定义和作用

社会分化是指社会要素在人群中的分布差异会不断增加，日益远离均匀分布。社会分化可以分为横向的功能分化，即社会分工的细化；纵向的等级分化，即人群中经济、政治、社会和文化资源分布的离散趋势。狭义上，我们仅将社会分工、角色的细化作为社会分化；而将纵向的等级分化，如阶级、地位、权力和财富的分化称为社会分层（social stratification）。后文我们使用这种狭义的概念界定。社会分层中所“分”的内容是“有价值的”社会资源。这里的“有价资源”不仅指货币价值，而且包含多种社会可欲性的维度，如政治地位、财富、收入、文化地位等。

因此，社会分化不会使得一个社会单元对另一个社会单元具有更高的地位、特殊的权利，而社会分层却有此作用，具体表现为资源占有、生活方式、文化规范、权力支配上的地位差异。

社会不平等不仅指社会分层导致了有价资源分布的不均等，更意味着这种分布是不公正的。人类历史各阶段都存在社会分层和社会不平等，但各个历史阶段的不平等程度又有所不同。健康不公平也是一种有价资源分布的不平等。

社会分层对社会和人群而言是好的吗，是必要的吗？这里存在两类事实：一是各阶层形成了社会整合的和谐秩序，使得社会得以实现其功能；二是阶层之间差异突显、冲突不断，导致竞争、对抗和无序。对这两类事实的侧重分别对应了社会学的功能主义范式和冲突论范式。

功能主义的领军人物塔尔科特·帕森斯（Talcott Parsons）认为社会分层对工业社会具有功能上的必要性，他认为人们享有一套共同的价值体系来划分等级，从而确保重要的位置由有能力的人来承担。金斯利·戴维斯（Kingsley Davis）和威尔伯·摩尔（Wilber Moore）认为社会体系必须合理合法地将不同个体置于不同位置，激励个体扮演好社会角色并给予差异化的报酬，从而使人尽其才，这具有社会结构和谐与良性运作的功能必要性。由此产生的社会分层自然也是必须而合理的。

但是冲突论的学者梅尔文·图明（Melvin Tumin）不认为存在绝对的角色重要性。在某些时候，社会更需要蓝领工人而不是白领工人，然而社会分层却无法在相应时段让工人阶级拥有更高地位。同时，即使承认角色重要性所需的报酬差异是必要的，但当前社会分层的报酬差异已经过大了。而且报酬往往不是由其个人贡献决定，资本收益让人可以不劳而获。最后，社会分层导致的不平等让较低阶层的人受教育有限、难以开发天赋，功能主义所谓有天赋的人获得训练后在重要位置上发挥作用也并非事实。事实上，获得重要位置的人可能仅因为他们的社会资本具有更好的资源和机会而获得了该位置，即出现了阶层的固化。相反，以上几点都使得社会分层产生了负功能，限制了社会发展，产生了社会不平等、社会冲突。

二、社会分层的依据

那么，我们凭之而区分社会层级的有价资源中最核心的是什么呢？传统的马克思主义认为，居于核心地位的有价值资源是产权，是生产资料的占有关系决定了其他资源的支配并决定上层建筑，从而形成了统治与被统治的阶级。之后马克思主义者扩展了阶级理论，用职业、权威、资本三者来划分阶级，区分了五大阶级类型：上层阶级、公司管理阶级、中间阶级、工人阶级和下层阶级。上层阶级是拥有最大量财富的人群和家族；公司管理阶级是拥有公司或公共部门管理权的决策层，如董事、总裁等；中间阶级是资产不多却有中上等职业地位的薪酬阶层，主要是脑力工作者，如经理人、医生、教师等专业人员及中下层的白领；工人阶级是几乎没有财产却有稳定职业的薪酬阶层；下层阶级是指无任何财产、经常失业、无稳定工作的人。

韦伯主义的观点指出，核心的有价资源是权力（power）与声望（prestige）。因为社会大众所给予的声望差异，不同群体形成了地位等级，不同地位的群体拥有不同的生活方式。与马克思主义不同，韦伯主义不认为权力是物质资源所有权的附生现象，而是本身即一种基础性的资源。

涂尔干学派认为核心的有价资源聚集于职业团体之中，是职业分工导致了社会分层和社会不平等。因此，在其看来，社会分化也会影响甚至决定社会分层。涂尔干学派强调一种微观上可操作的阶层分析，即劳动技术分工形成的“小型阶级”，不同职业会形塑个体的道德观、生活方式、政治组织和资源获取。布尔迪厄通过引入“惯习”（habitus）、“生活风格”（life style）的概念，强调文化资本（cultural capital）作为核心有价资源的重要性。他在《区隔》（*Distinction*）一书中，将阶级定义为具有相同惯习的个体的集合。惯习是长期生活经验在个人思想、心理和行为图式中积淀形成的内在化了的观念和行为规范。个人会凭惯习自然地、不假思索地、习惯性地产生对社会现象的认知、反应，即形成了对社会现象的特定的解码方式。惯习作为一种解码方式和解码能力，它来自文化资本，后者又受制于家庭背景和教育。正是差异化的文化资本对个人的长期熏习，使得不同惯习的人群形成了阶层。

三、当代社会分层特点

特里·尼科尔斯·克拉克（Terry Nichols Clark）与西摩·马丁·李普塞特（Seymour Martin Lipset）在1991年的“Are Social Classes Dying”一文中指出了现代社会中阶级正在分化，阶级的作用正在弱化，社会分层的新差异正在增强。扬·帕库斯基（Jan Pakulski）和马尔科姆·沃特斯（Malcolm Waters）认为20世纪的前四分之三是划分清晰的阶级社会，但之后更适合定义为身份惯常化的社会。经济方面，生产资料更加丰富，分配向着更平等的方向发展。政治方面，第二次世界大战后阶级政治在欧美边缘化了。文化方面，消费成为身份认同的主要形成方式，阶级身份认同在削弱。丹尼尔·贝尔发现在后工业时代，知识工作者正在成为一个中产阶级，他们有着消费主义所提倡的生活方式，享受着后工业时代大规模的服务与产品。

然而21世纪以来，全球大多数资本主义国家的贫富差距重新开始拉大。2015年，在经济合作与发展组织（OECD）国家内，收入的不平等高于过去半个世纪的任何时候。在所有经济合作与发展组织国家里，最富裕10%人群的平均收入是最贫穷10%人群的9倍，而25年前还是7倍。

美国社会学家赖特·米尔斯（Wright Mills）认为上层的精英是那些拥有资源最多的人，但他们不是阶层俱乐部的永久会员，而是通过职业活动穿梭协调。威廉·多姆霍夫（William Domhoff）发现美国上层阶级有自己的生活圈子，包括一整套核心的社会机构——私立学校、精英大学、绅士俱乐部。这些机构让上层人士保持了社会生活的联系和他们的生活传统。他们通过股票所有权去控制大公司从而控制国家经济命脉。他们直接参与政治活动，内阁成员多来自上层阶级，或得到上层阶级的资助。他们通过商业团体和律师团体作为最突出的游说者，通过资助政策研究来向政府提出建议影响政策偏好。

当经济结构从制造业转向服务业和信息业，下层人群的雇佣关系也有了改变，他们缺乏技能去承担高收入、高技能的工作，大量短时、无技术工作涌现，让他们失去了稳定可期的收入，使低收入人群增多，而高精尖工作又创造了富裕人群的更高收入，造成贫富差距加大。

查尔斯·艾伦·墨雷（Charls Alan Murray）关注了社会失范的美国底层人群，发现贫困不仅是低收入，其特点有单亲家庭、犯罪行为、辍学。在英国和美国的底层人群中，传统的婚姻家庭和道德规范缺失了，造成他们的行为没有充分社会化。美国的人类学家奥斯卡·路易斯（Oscar Lewis）发现低收入人群为了应对生活中的种种问题，会有一些独特的生活方式，形成了共同的价值观、态度和行为，是低收入人群对所处社会结构边缘位置的一种适应或反应。例如，低收入人群极易满足，不计划未来，也不善于利用机会，导致穷者越穷，阶级无法向上流动。这些社会结构造成的贫困现象又进而成为低收入人群被歧视的理由，贫困不仅让低收入人群难以健康，而且受到心灵的伤害。

四、社会分层的健康影响

社会分层对健康的影响可以等同于社会不平等（social inequality）的健康影响。而社会不平等主要是在具体的各个社会因素之中展现的，这些因素也属于健康的社会影响因素（social determinant of health）。因此，社会分层对健康的影响实质上就是因为社会分层引发了各阶层在多种健康的社会影响因素上的不平等，进而造成健康机会和健康结果的不均衡分布。

已有大量的研究证实了社会分层通过社会因素带来健康影响。社会分层的健康影响被认为主要表现为底层人群的贫困导致他们较低的健康水平。因此，全民健康提升重要的因素之一是贫困的消除，而非仅致力于卫生服务。

具体而言，社会分层对健康的影响可以从分层本身、各阶层资源绝对数量，即相对的社会距离与绝对的资源数量两个方面展开。这两个方面也可以表述为相对贫困与绝对贫困，或称为不平等与贫困。

（一）资源绝对数量对健康的影响

社会分层造成健康相关资源的分布不均衡，使得底层贫困人群缺乏必要的健康资源，带来健康不平等。

影响健康的各类资源之中，最具研究共识的是收入。据 2014 年的研究，在加纳、印度、危地马拉等国家，出生在最贫穷 20% 家庭之中的婴儿在出生第一年之中的死亡风险是最富裕 20% 家庭婴儿的 2 倍以上。在高收入国家也有同样的规律。据 2011 年的研究，在美国，与收入达联邦贫困线 4 倍的人群相比，收入在贫困线以下的人口自评健康状况为“一般或不好”的概率在前者的 5 倍以上。

以上说明了各方面资源的数量差距与健康之间的关系是存在的，那么它们为什么会影响健康，是通过什么样的机制在影响健康呢？资源的绝对数量对健康的影响路径是通过生活方式、行为、心理而影响生物学因素，最终影响健康。具体而言，由于资源的差异，各阶层在居住环境和生活设施、交通、饮食、睡眠、教育程度与健康素养、工作内容与职业环境、休闲娱乐、卫生服务等都有具体差异。虽然具体因素对健康的影响是有差别的，但总体上富人因为资源富足，其生活方式和环境条件都更有益于健康。

（二）各阶层的相对差异造成的健康影响

不仅社会各阶层拥有的资源绝对数量会影响健康，社会分层本身也会对健康造成影响，即因为人群的地位分别、社会距离等相对差异而造成人在行为、感受、认知上的分歧和差别，从而影响健康。大量研究证实不平等本身就会恶化健康，在收入差距更大的国家，人民的健康水平总体上更低。因此，有学者认为不平等本身就是一种恶，是大多数公共健康问题的根本原因。

但是，社会分层影响健康的作用机制研究共识相对缺乏。总体上，有两个解释路径：社会不平等造成了社会资本减少，进而导致人的心理压力变大，引发有害健康的情绪和行为；另外，社会不平等导致公共资源减少，低收入人群难以获得公共资源的保护。

第一，社会资本和社会团结的角度。社会不平等的扩大减少了社会信任、社会团结（social cohesion），造成了人群的割裂、社会的不信任，从而进一步增加了社会压力（social stress），造成心理压力（stress）和焦虑。心理压力本身也会影响健康，如降低免疫力、增高高血压和心血管疾病的患病风险，也会影响内分泌系统和激素分泌。研究发现，人际关系的亲密程度可能会对机体伤口的愈合、感冒恢复产生积极影响；当人面临社会地位和尊严的威胁时，皮质醇分泌也会增多。神经影像学研究发现，社会排斥作为一种社会性的痛苦，与身体性的疼痛会激发同一脑部区域。社会排斥的体验会使得前扣带回皮质（anterior cingulate cortex）比平时更为活跃并与自评抑郁呈正相关。种种研究证据都说明社会分层以社会关系及人的行为、认知和心理为桥梁，经由社会 - 身 - 心内在关联机制而影响健康。

此外，社会团结、信任的减少又进一步降低了社会规范、制度约束的力量，大量边缘、失意人群失去对规范的尊重，加上心理压力的外化，于是出现种种失范行为，其中包括了大量的健康危险行为，如吸毒、赌博、酗酒、家庭暴力都会随社会不平等而上升。这些行为的结果不仅是健康危害，也覆盖了诸多其他社会问题，包括平均期望寿命、心理疾病、肥胖、婴儿死亡率、青少年妊娠、自杀、犯罪、社会流动性降低等。

第二，社会分层造成的绝对资源差异关注的是个人财富，但实际上社会不平等还会造成公共资源的减少。公共资源不足即不能形成对中下层人群的充分保护，不能使他们免于环境有害物质、健康危险行为、传染病、社会暴力等因素的健康侵害。这些公共资源既包括卫生资源，也包括各类生活必需资源。

（三）医学人类学家的解释

前文对健康不平等的解释多来自流行病学、经济学、卫生管理等学科，除此之外，医学人类学也提出了自己独特的对健康不平等的解释。人类学解释的特点在于它将社会现象当作在历史中由本土社会建构的文化结果，而不是“理所当然”的存在。

人类学家认为医学对疾病的分类并不能涵盖全部的人类病痛，主观和客观的病痛进入医学专业系统而成为“疾病”的过程及治疗技术的形成过程本身也是社会建构的，即也是受已有的社会不平等影响的，而非客观的、外在于社会结构的。例如，重医疗轻公共卫生，以及重西方现代医学轻传统医学的现象就是制度性不平等的一部分。相比公共卫生和传统医学，西方现代医学关注个体健康且更为昂贵、更依赖科学技术整体水平，普通大众的可获得性更差，也更容易造成国家之间的不平等。因此，人类学家批判到，卫生系统虽意在解决健康不平等，但本身也在造成健康不平等。

人类学家从“身体”的视角审视社会制度在身体上施加的痕迹，从而研究其健康影响。这种社会制度、认知心理最终作用于身体，在身体上的显现和表达也被称为具身化（embodiment）。比如古代社会对纹身、身体装饰的等级化规定与当代社会身体保养、健身和运动类型在不同阶层中的差异就可以进行比较研究。

从暴力、风险与罪责（blame）方面来解释社会不平等的健康影响。这种观点首先认为健康是基本的人权，因此由于社会结构性不平等施加的健康风险就是一种制度性的“暴力”。卫生系统本身作为社会制度的一部分，当然也是不可避免具有不平等的特点。由于持续的社会不平等造成了某些人群的长期病痛困扰，大众容易将此误解为某些人群自身的问题，即发生了因果的倒置，从而产生了对某些人群的罪责，如艾滋病人群是自身不检点、贫困人口应为脏乱差负责等观点。而针对这些问题的卫生工作往往仅关注卫生问题本身而忽略社会根源，这反而更强化了大众对这些弱势人群的罪责。罪责的产生更加强化了对低阶层人群和弱势人群的结构性暴力。

健康和身体的商品化。马克思在对劳动的论述中早已提到无产者将自身劳动当作商品出售给资本家。社会不平等的健康影响也包括了低收入人群将身体当作获取资源的商品，如人体器官、性服务、人口贩卖，以及在基因技术不断进展后带来的人体生物材料和生物数据的出售。因此，不平等的社会制度下，科技快速发展更可能加速人群的健康不平等。

第四节　消费主义

一、消费主义的概念

消费只是一种单纯的商品购买行为。对普通大众而言，消费的目的是满足生活需要，商品生产的意义是实现其使用价值。一方面，消费由于是个人自主决定而发生的，因此本身是分散决策而不具备一种系统性倾向。另一方面，交易的完成让生产和流通环节的所有市场主体最终实现了利润的增长，完成了一个经济循环。因而，生产和流通环节的市场主体具有强烈的利益动机，可影响甚至操纵消费行为，加速利润变现。因此，当资本突然开始为了利润增值而有意引导和操控消费行为，消费行为就不再是单纯的出于消费者自主意愿的购买，而成为资本控制下的系统性的一种意识形态和生活规范，即消费主义。

在消费主义中，商品不再只是单纯的使用价值的承载品，而是被赋予了人生的、社会的意义，形成了系统性的意义符号体系并支配人类的生活和社会总体。此时，对于消费者而言，他的生活就出现了商品与个人关系的一种主客倒置，不是商品为人服务，而是人为商品服务。

二、消费主义与健康的关系

传统的社会医学并没有消费主义的理论，那为什么理解社会对健康的影响时消费主义是必要的一个理论资源呢？消费主义与健康的关系是怎样的呢？

（一）消费对生活的全面影响

市场经济是全球性的经济制度，全世界绝大多数地区都已经卷入了全球化的资本主义经济活动之中。人类生活之所需，包括物品、服务和信息等，绝大部分都需要通过消费来获得。因此，消费在生活中无处不在，构成了不可忽视的生活内容。而资本对消费的精细诱导，又使消费主义越来越深刻地影响甚至形塑着我们的生活面貌。可以说，人的饮食、娱乐与社交形式、使用的器具和设施、身体管理无一不受消费的影响。消费主义影响着较多生活方式，最终影响了人的身心健康。实际上，现代生活中普遍存在的糖尿病、高血压高发以及体力活动不足的现象，与饮食、娱乐等方面的消费有着不可忽略的关系。

地位消费、符号性消费、炫耀性消费成为一种生活方式，使得身心健康和幸福的本身规律被忽略，不可避免地造成对健康的负面影响。例如，为了买到苹果手机而卖肾的少年，以及诸多为了地位消费而在各类贷款平台或信用卡上负债累累的人群。

在资本的诱导下，儿童课外培训成为一个新兴产业。资本说服家长，让孩子参加系统化的能力训练才是对孩子最好的，其结果是减少了自由社会交往与游戏的时间。《儿童蓝皮书：中国儿童发展报告（2019）：儿童校外生活状况》调查显示，66.5% 的儿童在上学日报了“学科辅导”类课外班，上学日五天参与课外班的累计时间为 3.4 小时。

2022 年，教育部将“双减”（即减轻义务教育阶段学生作业负担和校外培训负担）和“五项管理”（即手机、睡眠、读物、作业、体质管理）作为“一号工程”。在政策的压力下，校外培训产业才得到遏制。

人天然的能力也被宣称需要商品的辅助，如奶粉生产商投入大量广告宣传奶粉对婴幼儿喂养的好处，以致很多有婴幼儿的家庭误以为1岁以前的婴幼儿必须吃奶粉。

总体上，商品的丰富使人们生活更加便利，幸福感更强，也为身心健康创造了更好的环境条件。比如健康手环、体检服务及诸多将人从繁重劳作中解放出来的生活设备。然而社会总体的商品消费行为往往带有消费主义“意识形态”的影响，将消费当作必需的，逐渐偏离了自主的理性的掌控。于是，人们的精神和时间都更多地被引导于消费，忽略了对健康生活的合理自主安排。

（二）消费主义生活观与健康生活观的差异

消费主义的目的是资本增值，由资本推动和控制。它希望塑造具有这样生活观念的人：他的生活和工作动力是在商品的消费中追求地位符号、文化格调、时尚和流行文化符号以及资本塑造的其他意义，他想要以某种特色的消费作为生活方式来形成身份认同。比如电子烟促成的亚文化，有蒸汽大赛、花式烟圈秀及各种口味的电子烟体验。文化的格调和趣味表象掩盖了健康损害的实质。

健康追求的是一种符合人本身需要的生活，因而也构成一套意在对生活整体作出安排的价值体系。健康包括身体、心理与社会三方面的和谐与完好。身体的健康须遵循客观的自然规律，如少油少盐的饮食；而消费主义出于某种文化格调，可能会倾向于某些高油高盐的菜系，如与社交聚会紧密相关的火锅、烧烤。心理健康注重的是情绪的调适力、心境的乐观和平静，但显然消费主义希望人具有一种永不满足的物质需求，维持一种心理上的“饥饿”状态，即使买到了心仪的电子产品，也会在不久后被宣传吸引而又转向更新的型号。社会性的健康也具有人性上的自然特点。据研究，人的幸福主要来自和谐的社会关系、社会支持，如家庭生活和朋友交往；在同一国家内，财富的差异与幸福仅有微弱的正相关，个人财富的增加不一定导致幸福感的增加。消费主义则通过广告构造了一个伪境，宣称拥有商品就握有通向幸福的钥匙。

总之，消费主义指向无餍物质追求的生活观，这与身心社会健康的生活观在本质上是两个不同取向的价值体系。这两者并非完全对立，但显然消费主义服务的是资本而不是健康，因此必然存在诸多冲突。概言之，健康的饮食、适度运动、戒烟限酒、心理平衡、良好睡眠、和谐的人际关系就足以构成大体上的健康。如果真有人追求这样的健康生活，那么消费主义的机器就无法开动。

三、消费主义的表现

消费主义对生活各方面的影响有以下表现。

（一）浪费与丰盛的展示

消费主义意图展现一种物品过剩、丰盛的感觉和形象，从而激发对物质的需求。生产商都希望人们快速地淘汰手中的商品，购买更多新产品，于是他们希望人们浪费而不是节约。浪费本身也是丰盛的展示，在消费主义者思想中意味着物质的富裕和心态的安全。消费主义鼓励人们需求更多、购买更多。当然，在这些“更多”的追求里，人们也消耗了更多的精力和时间，不断维持着心理上的紧张感。

（二）人的异化

消费越来越多地替代了劳动的作用。例如，我们很少需要自己去制作或维修工具、器物，一切都可以在网络、商店里买到。我们的社交生活更多地在商场里开展，商场代替了广场、弄堂、公园等自然的公共空间而成为社交关系展开的主要场所。于是，消费行为变成了人际关系展开的形式。我们的私人时间也更多地花在手机屏幕上，减少了自然的独处和面对面的相处。我们的文化生活也是以消费为形式的，无论是歌曲、话剧、电影或者是角色扮演（cosplay）这样的亚文化，都必须通过消费得以实现。

（三）资本获取了对价值的定义权

因此，在消费主义对生活深度介入的背后，是资本对社会价值的定义权在增强，即资本而不是人自己在定义什么是好的、美的、必需的，甚至是道德的。如医美行业、娱乐行业都在与人争夺对美好外貌的定义权，并让我们越来越多地对自身的身体感到不满意。需要重申的是，此处并非否定丰富商品的益处，而是当消费者将资本推崇的消费视为天然正确和必要时，他们的选择实际上是被资本控制的，人们失去了对生活自主安排的权力，失去了消费主义之外的选择。而当人们失去对自主理性的掌控时，生活方式就不是掌握在个人手中，而是资本的手中，那么健康就难以保证了。

（四）消费符号的制度化

消费主义逻辑下的商品是成系列的符号。一个商品并非以使用价值为功能的单独存在，而是以符号为功能的成系列商品中的一个存在。例如，买名牌包的消费者不大会跳进抢购物网站的优惠券战斗中。资本在商品上粘贴了文化、格调、地位的符号，人们根据自己的品位、阶层和财富进行自主选择。最能体现符号特点的商品是服装、饰品和箱包。因为这三类商品的消费选择主要不是出于使用价值，而是商品附着的文化、格调和地位符号的差异。因此，人们自主参与到成系列的符号消费中，形成了身份认同，逐渐自发地将人群分为不同的亚文化群体、阶层。即人们消费的商品作为一种符号和地位特征，向外展现了社会分层和文化分群。故而，消费主义成为一种人群区分的社会制度。消费主义与社会分层的关联以及消费主义本身制造的心理上的物质缺乏状态，都造成了人心理的紧张，不利于健康。

研究证实，当自我认同提升时，消费者会通过地位消费作为对自己的褒奖（维持性的自我赠礼行为）；当人们受到自我认同的威胁时，出于补偿性的自我赠礼行为，消费意愿和出价水平会增加，其中地位消费行为也会增加，以帮助消费者修复心情、转移注意力。并且高权力距离信念（对权力和地位差异更敏感，也更重视）的消费者在经历自我认同威胁后会产生更大的地位需求，更热衷地位消费。很难认为以消费作为心理调整的方式对健康是有益的，尤其是考虑到广大中下层人群有限的收入、消费对时间的占据并取代了其他更有益的休闲方式，更何况较多心理宣泄的行为往往是有害健康的消费（游戏、奶茶、饮酒、吸烟和熬夜泡吧等）。

四、消费主义的内在逻辑

最初，市场经济的逻辑是发现人们的需求、设计和生产产品，经由流通将产品送到消费者手中，完成购买和使用，从而满足人们的需求。在这个需求 - 生产 - 消费的循环里，市场经济能够发现和满足人们越来越多的生活需求，于是使得人们越来越幸福。同时，生产和消费的循环也能创造更多财富，让更多人拥有生活所需的物质财富。现代以来，资本逐步修改了这个循环的最前端，它不是试图满足人们已有的需求，而是无止境地发掘与创造需求；同时，它操控消费理念和人们的生活价值，让人们认同它设计的需求。从而资本控制了这个循环的每个环节，使得这个循环可以永远运行下去，利润可以不断增长。这个循环过程，是通过消费主义对人们生活的控制实现的。

正面而言，不断运行的需求 - 生产 - 消费的循环，使得资本帮助社会持续地创造财富，有助于国强民富。反面而言，欧美等发达国家目前不断拉大的贫富差距也提示我们警惕资本扩张造成社会的不平等，资本所创造的财富更可能只属于少数人。此外，在物质财富创造过程中，消费主义对人们价值体系的修改和篡夺，也必须受到人们更大的注意，避免人沦为资本和消费的机器。毕竟，人不应为了消费和物质而存在，而应为了实现健康、幸福、有价值的生命而活着。

（张明吉）

思考题

1. 请使用学到的理论分析当前中小学生的身心健康是如何受到社会影响的。

2. 请用社会资本理论来分析人们平常选择医疗资源时，侧重于考虑就诊医院综合水平还是就诊医生的治病能力。

3. 请通过更深入的文献回顾来讨论医疗服务、经济状况、社会平等中哪个对公众健康的影响更大。

4. 请综合消费主义、社会资本、社会分层的理论，讨论社会因素影响健康的整体框架。

第四章 健康社会决定因素

健康是人类的基本需求，也是每个人的基本权利。健康不公平已成为全球健康的焦点问题。《2020 世界卫生统计报告》显示，2016 年低收入国家居民的预期寿命比高收入国家低 18.1 岁，1500 万例过早死亡中有 85% 发生在低收入和中等收入国家。健康社会决定因素是造成全球健康不平等和疾病负担过重的主要原因。因此，解决健康问题的关键在于改善人们的日常生活环境以及改变权力、收入和资源分配不均等社会结构性问题。

第一节 概 述

一、健康社会决定因素概念

健康社会决定因素被认为是决定人们健康和疾病的根本原因，即“原因的原因”（cause of cause），其所反映的是人们在社会分层体系中的不同地位。2005 年，世界卫生组织将“健康社会决定因素”定义为人们居住和工作的社会环境。2008 年，WHO 进一步丰富了“健康社会决定因素”的内涵，将其界定为在直接导致疾病的因素之外，由人们居住和工作环境中社会分层的基本结构和社会决定性条件产生的影响健康的因素，包括经济水平、社会关系、居住条件、工作环境以及全球化等不同方面。健康社会决定因素的核心观点是健康公平。

二、健康社会决定因素理论的发展历程

（一）健康社会决定因素的起源

WHO 所倡导的健康理念和人权价值取向是健康社会决定因素的思想基础。世界卫生组织早在 1948 年将健康定义为“一种身体、心理和社会适应能力三方面的完美状态”，并提出健康是一项基本人权，不因种族、宗教、政治信仰、经济或者社会情境不同而有差异。WHO 明确指出，卫生部门需要与农业、教育、住房和社会保障等开展多部门协作，探讨社会政治和经济环境对健康的影响，以促进健康水平的改善。20 世纪 50 ～ 60 年代，抗生素、疫苗等一系列前所未有的生物医学突破使得人们坚信生物技术是解决全球健康问题的主要途径。这一时期的国际公共卫生领域忽视社会因素对人类健康的重要性，转向单纯以医疗技术为导向和以特定疾病为目标的垂直干预，强调以小范围、技术引导的方式促进健康，健康社会决定因素的观点和思想逐渐被边缘化。

（二）基于社区的预防保健模式在发展中国家兴起

尽管生物医学技术飞速发展，但发展中国家的健康状况仍远落后于发达国家。20 世纪 70 年代初期，技术主导的健康促进方式宣告失败，人们开始重新审视社会因素对健康的重要意义。WHO 和联合国儿童基金会（United Nations International Children’s Emergency Fund，UNICEF）于 1975 年共同发表了《满足发展中国家基本卫生需要的经验》报告，该报告指出“垂直”运动的缺陷在于过度依赖技术而忽视了社会力量，同时强调了改善社会因素如贫困状况、住房、教育等的重要性。各国根据自身的卫生体制和社会经济发展水平，开始了一系列以社区为基础的预防保健模式的探索与尝试。“赤脚医生”制度是我国早期建立基本卫生保健体系的一次有益尝试，被 WHO 誉为发展中国家实施基本卫生保健的典范。随后，以社区为基础的预防保健模式也逐步在印度、菲律宾等国家发展起来。

（三）《阿拉木图宣言》和基本卫生保健

1978 年 9 月，WHO 和 UNICEF 在哈萨克斯坦的阿拉木图联合发表《阿拉木图宣言》，正式提出了“基本卫生保健”（primary health care，PHC）的概念。基本卫生保健是实现“2000 年人人享有卫生保健”这一目标的基本策略和关键途径，也是《阿拉木图宣言》的核心内容。《阿拉木图宣言》重新强调健康社会决定因素理念，指出需要通过多部门合作，共同关注社会环境来促进健康公平。

然而，基本卫生保健受到各国经济危机和财政保守主义经济政策的消极影响而发展受阻，并未在全球范围内取得预期的成功。直到 20 世纪 80 年代中期，健康社会决定因素和健康促进理念开始有机地结合和发展。1986 年第一届全球健康促进大会通过了《渥太华宪章》，它第一次正式提出“健康促进”的概念，并将“制定健康的公共政策”作为五大行动纲领之一，这一行动纲领明确提出与经济社会发展密切相关的部门均须承担健康责任。会议列出了 8 个健康的关键性决定因素，即安全、社会保障、教育、食品安全、收入、生态环境、可持续的资源、社会公正。

（四）以健康为核心的千年发展目标

随着社会经济的发展，人们认识到健康问题不仅仅是公共卫生问题，更是社会和政治问题。健康公平成为影响健康的关键因素，尤其是在发展中国家。在 2000 年 9 月举行的联合国千年首脑会议上，189 个成员国共同签署《联合国千年宣言》。世界各国领导人一致同意制定一套有时限但能够测量的目标和指标，目的在于消除贫穷、饥饿、疾病、文盲、环境恶化和对女性的歧视。这些目标和指标被认为是全球议程的核心，统称为千年发展目标（Millennium Development Goals，MDGs）。“千年发展目标”的 8 个目标中有 3 项与健康直接相关，包括降低儿童死亡率、改善孕产妇健康以及对抗艾滋病病毒 / 艾滋病、疟疾及其他疾病。其余 5 项目标均是健康的社会决定因素，即消除贫困、普及教育、减少性别歧视、环境保护和加强国际合作，这些社会发展指标在一定程度上均会影响健康和健康公平。

（五）健康社会决定因素委员会的成立

2005 年 3 月，在 WHO 总干事李钟郁博士提议下，由来自 16 个国家的专家学者和政府官员组成的“健康社会决定因素委员会”（Commission on Social Determinants of Health，CSDH）正式成立，伦敦大学学院教授迈克尔 · 马莫特（Michael Marmot）爵士担任委员会主席，北京大学郭岩教授是其成员之一。CSDH 致力于国民健康社会影响因素方面的工作，倡导“从现在开始采取行动，这不仅仅是因为健康可以带来经济效益，也不仅仅是因为公平的生活条件有助于维护国家和社会稳定，健康更意味着每个人对自身福祉的追求”。

在成立的 3 年时间内，CSDH 以促进健康公平为目标，采取了一系列卓有成效的措施，包括在全球范围内搜集决策证据、建立全球知识网络、推动国家间合作和各国公民社会运动等。2008 年，CSDH 完成报告《用一代人时间弥合差距——健康社会决定因素理论及其国际经验以实现健康公平》。该报告的核心观点是：造成健康不公平的因素主要是个人出生、生长、生活、工作和养老的环境不公平，以及造成这些日常生活环境的结构性因素（权力、财富和资源分配不合理），其根源在于全球、国家、地区层面上广泛存在着政治、经济、社会和文化等制度性缺陷。同时，报告确立了健康社会决定因素的概念框架和行动计划，呼吁针对健康的社会决定因素采取全球行动，倡导从根本上消除健康不公平。

（六）围绕健康社会决定因素的全球行动

近年来，在 WHO 的积极倡导和呼吁下，各国围绕健康社会决定因素积极采取健康促进行动并开展相关合作。2009 年，第六十二届世界卫生大会通过关于“针对健康问题社会决定因素采取行动以减少卫生不公平”的决议，要求开展全球性活动以采取措施解决健康不公平的趋势。2010 年，WHO 和南澳大利亚政府联合发表了关于“将卫生纳入所有政策”的阿德莱德声明，倡导将健康纳入所有政策和采取多部门措施增进健康和健康公平。同年，WHO 启动了健康问题社会决定因素行动，旨在成立一个以互联网为基础的同业交流圈，为各国各部门提供指导、促进讨论和分享行动经验，强调社会决定因素方针对实现其他部门目标的促进作用。2011 年，健康社会决定因素全球大会在巴西里约热内卢召开，会议通过了《健康问题社会决定因素里约政治宣言》。该宣言重申了《世界卫生组织组织法》、《阿拉木图宣言》和《渥太华宪章》的原则和规定，呼吁全球采取健康社会决定因素干预来减少健康不公平现象，同时批准了五个行动领域，号召各国在领域内采取全球和国家行动。2021 年，第七十四届世界卫生大会提出处理健康问题的社会决定因素这一决议。该决议的目标是采取更加有力的行动，解决在健康方面具有突出作用的社会决定因素，由此减少因新型冠状病毒肺炎期间再次暴露出的社会和健康不平等问题。

三、健康社会决定因素理论对社会医学的意义

社会医学从社会视角出发，分析和研究健康与卫生问题，体现了多学科交叉的特点，反映了社会因素与个体、群体健康与疾病之间的相互作用及其规律。随着人类疾病谱和现代医学模式的转变，社会因素对于健康的重要性越发突显。健康社会决定因素理论的提出和发展对于社会医学学科具有重大意义。

（一）丰富社会医学学科理论基础

社会因素对健康存在广泛性及因果联系的多元性。因此，必须采取协调一致的行动，找到根本性决定因素，从而促进健康发展、预防疾病和延长寿命。作为社会医学基本理论之一的健康社会决定因素理论透过疾病的直接诱因而更关注“诱因背后的原因”。例如，吸烟、肥胖、饮酒、久坐等生活方式都是疾病的诱因，而健康社会决定因素理论则是要探究产生这些诱因的根源性因素。健康社会决定因素理论强化了从社会因素角度出发，分析健康与疾病关系的社会医学学科视角，丰富了社会医学的理论基础。

（二）深化社会医学学科内涵

社会医学围绕社会地位和社会资源分配不公平导致的健康不平等问题，提出改善社会卫生状况以及保护人群健康状况的策略与措施。其中，社会因素对健康的影响是社会医学研究的核心内容。健康社会决定因素理论对医学模式、卫生状况、健康和疾病影响机制进行深入研究，把以往分散的经验事实提升为系统化的理论观点，为社会医学提供了重要的理论支撑。健康社会决定因素理论将健康与社会因素联系起来，认为社会因素是导致健康不平等性的重要原因，这与社会医学所持有的核心理念高度一致，进一步深化了社会医学的学科内涵。

（三）明确社会医学学科发展方向

随着社会进步和医学模式转变，社会医学学科发展面临着新的挑战和机遇。健康社会决定因素理论帮助社会医学明确影响群体健康的结构性因素和健康促进的重点干预方向，并对社会医学的学科发展提出了更高的要求。社会医学在今后势必要进一步借鉴和融合政治学、管理学、经济学、社会学等多门学科先进的研究理论、研究方法和教育理念，并从社会运行和经济发展角度出发，更加科学准确地衡量社会因素对人群健康的影响及评估干预措施的实际效果。

第二节　健康社会决定因素理论

一、健康社会决定因素的理论模型

为了更好地阐明社会因素对人类健康的影响方式与作用路径，各国学者依照自己的研究和理解，提出了不同的健康社会决定因素理论模型。这些理论模型对于开展全球性健康促进行动以及健康社会决定因素相关研究具有重要指导意义。下文将对常见的健康社会决定因素理论模型进行简要介绍。

（一）健康多重决定因素模型

随着全球传染病死亡率和发病率的持续下降，大量研究证实健康是多种因素综合作用的结果。20 世纪 70 年代，拉隆德（Lalonde）和德韦（Dever）提出了综合健康医学模式。在此基础上，埃文斯（Evans）和斯托达德（Stodard）于 1990 年将拉隆德报告中影响健康的四大因素进行了进一步拓展，形成健康的多重决定因素模型（图 4-1）。这些因素包括环境因素（社会环境和物质环境）、生物遗传因素、卫生服务因素、个体行为因素等。其中，社会环境起着至关重要的作用，其涵盖政治、经济收入、文化、教育、居住环境、工作等与人类健康息息相关的诸多方面。

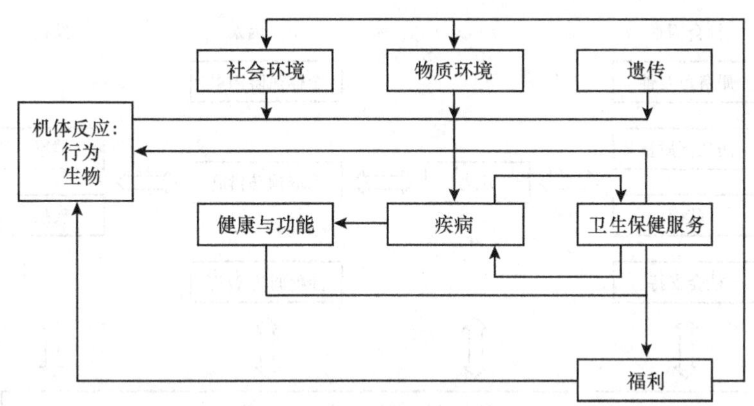

图 4-1 健康多重决定因素模型

（二）健康社会决定因素分层模型

1991 年，戈兰·达尔格伦（Goran Dahlgren）和玛格丽特·怀特黑德（Margaret Whitehead）所构建的健康社会决定因素分层模型被认为是健康社会决定因素理论中最为经典的模型。该模型从内而外分别代表影响个体健康的主要因素，内层因素会受到外层因素的影响，如图 4-2 所示。第一层代表不同的个体，其所具有的年龄、性别、遗传等因素是先天且难以被改变的；第二层是个体行为与生活方式，不同生活方式的个体间的健康状况存在着显著差异。例如，不吸烟、爱运动的人更有可能比爱吸烟、不运动的人具有健康的体魄；第三层展示了社会支持与社区网络对个体健康的影响，正向的社会支持能够促进个体健康，反之则会产生负面影响；第四层展示了社会结构性因素对健康的影响，包括教育机会、工作环境、生活条件、卫生服务等因素；第五层展示了外部宏观因素对个体健康的作用，包括社会经济、社会文化和宏观环境。随着模型逐步向外扩展，健康影响因素也逐渐从内在微观变成外在宏观。

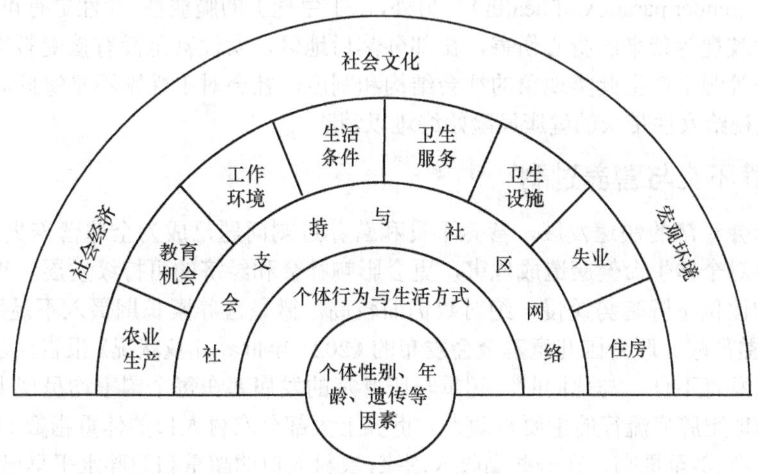

图 4-2 健康社会决定因素分层模型

（三）哈莱姆社会决定因素的一般模型

2002 年，纽约市城市研究中心（the Urban Research Center，URC）在哈莱姆（Harlem）社区健康问题调查的基础上构建了社会决定因素的一般模型（图 4-3），并指出解决非个人因素的机构和组织问题（如服务可及性）有助于促进人们的健康和福祉。该模型显示健康与疾病的主要决定因素包括个人因素、压力、社会因素以及财富、权力和声誉等基本因素，其中财富、权力和声誉等基本因素与社会因素、压力、个人因素间存在密切的双向关系。不同层次上运行的社会因素对个体既可能是有益的，也可能引发压力和应激反应。

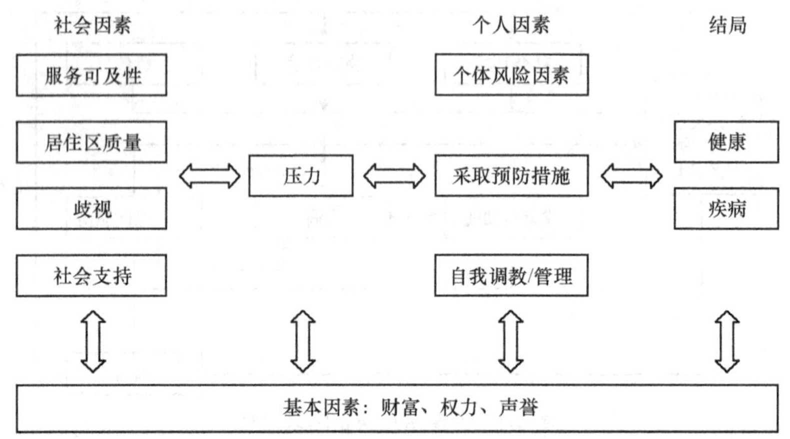

图 4-3 纽约市城市研究中心社会决定因素的一般模型

二、健康社会决定因素的基本内容

健康社会决定因素涵盖内容较为丰富，主要包括性别差异与性别歧视，营养不良与营养过剩，社会支持与社会排斥，社会经济地位，宏观社会政治、文化和环境以及其他健康社会决定因素，以下将分别进行具体阐述。

（一）性别差异与性别歧视

由于生理和生物学上的差异，不同个体的健康状况不尽相同，女性群体在健康问题上长期处于弱势地位。尽管随着社会的发展与进步，女性的社会地位和社会权益得到了极大提升，但性别差异所导致的健康差异问题在全球仍然普遍存在。研究表明，尽管女性的平均预期寿命比男性更长，但她们自我报告的健康状况相较于男性更差，健康寿命年也短于男性，此类现象被称为“健康的性别悖论”（gender paradox of health）。另外，由于生理上的脆弱性，女性更有可能遭受性暴力、家庭暴力与职业歧视等带来的身心伤害，在部分落后地区，女性甚至没有接受教育的权利。性别相关的健康不平等源于产生此类现象的社会结构和制度，社会对于性别不平等问题的重视程度不够，因而性别歧视给女性带来的健康风险始终难以消除。

（二）营养不良与营养过剩

随着全球社会经济的快速发展，营养不良和营养过剩问题已成为全球营养失衡的双重负担。营养失衡不仅会对个体生命健康造成危害，更会影响社会和经济的可持续发展。当前全球成人与儿童营养不良的比例下降趋势缓慢，绝对数仍旧较高。微量营养素长期摄入不足所导致的“隐性饥饿”现象也日益严峻。联合国儿童基金会发布的《2021 年世界儿童状况》报告显示，全球有 22% 的 5 岁以下儿童发育不良。与此同时，超重与肥胖症的发病率在每个国家均呈现上升态势。农村人口成为当前全球肥胖症流行的主要驱动力。世界上大部分农村人口的体重指数（BMI）增长率与城市发展水平相当，甚至更高。在一些高收入国家，农村人口的超重和肥胖水平早已高于城市人口。

因此，若要改变全球营养失衡现状，各国应定期开展国民营养与健康状况调查与监测，并据此制定相应的社会发展政策，以改善国民的营养状况。

（三）社会支持与社会排斥

个体出生后便处于各类社会关系网络之中。社会支持（social support）指的是个体从自己身处的社会网络中获得的各类援助。我国学者肖水源将社会支持分为客观支持、主观支持及对社会支持的利用程度。早期研究表明，社会支持作为压力与健康的中介变量，对于缓解压力和维持健康方面有着重要的作用。另外，相关研究指出，社会支持对癌症和其他疾病患者的健康恢复和情绪调节具有直接的缓冲作用。

社会排斥（social exclusion）是指个体由于失业、收入低下等原因致使其处于一种相对贫困的状态，并被社会边缘化。社会排斥会造成某一群体与社会的割裂，导致其生理和心理的双重伤害。例如，残疾人是被边缘化程度最严重的群体之一，长期面临着各类社会排斥。社会结构的不均衡以及社会政策的倾斜均可能导致社会排斥的发生。因此，要解决社会排斥现象，必须了解造成社会排斥的内在原因，并向社会弱势人群提供充分的社会支持。

（四）社会经济地位

社会经济地位（socio-economic status，SES）是指个体在社会分层（social stratification）体系中所处的地位。各类健康指标与个体的社会经济地位之间均存在着显著关联。例如，在欧美地区开展的相关研究中，两者的关联呈现梯形结构，即随着个体社会地位的提高，其健康水平也会逐渐升高。社会经济地位的测量指标非常多，可划分为单指标和多指标，其中收入、教育程度和职业等级是最常用的几个指标。

收入会直接影响个体的生活环境和生活质量，从而对健康状况产生影响。2021年，国家卫生健康委发布的《2018第六次国家卫生服务统计调查报告》显示，相较于全人口，低收入人口的两周患病率和慢性病患病率均较高。另外，由受教育机会不平等所导致的预期寿命差距自20世纪80年代初就持续上升。因此，必须让更多的人获得受教育的机会，尤其要保障女性接受教育的权利。

（五）宏观社会政治、文化和环境

政治因素能够决定一个国家社会资源尤其是卫生资源的分配，因而会对健康的公平性和可及性产生重要影响。政治主要通过意识形态、卫生政策、卫生法律影响社会生活的各个层面，进而在卫生健康领域中发挥作用。在不同的制度背景下，政府所采取的卫生政策不尽相同，导致各国国民健康水平存在差异。例如，在新型冠状病毒肺炎疫情中，我国政府在全国范围内采取联防联控的防控策略，快速遏制了其蔓延与传播，而部分国家则消极防控，导致疫情失控，严重危害居民健康和生命。

文化、价值观和社会规范都是社会和群体在长期发展过程中逐步形成的，对人们的行为具有潜移默化的影响。我国自1949年以来便大力推行爱国卫生运动，创造性地将卫生与爱国联系起来，具有发展精神文明和物质文明、移风易俗、改造社会的深远意义。相关研究表明，不同社会文化下群体的消费习惯、生活习惯、饮食文化存在差异，健康教育和健康促进应当在特定的社会文化框架下开展。

全球环境的恶化给人类生命健康造成了巨大威胁。根据WHO《2006年世界卫生报告》，世界范围内大约24%的疾病负担（健康寿命年损失）和23%的死亡（早逝）可归因于环境因素。环境恶化将会加剧人群的健康不平等，贫困人口、地理条件恶劣地区的居民以及其他弱势人群是最容易受到影响的。解决引起环境恶化的社会因素是改善当前环境问题的重要手段。

（六）其他健康社会决定因素

除上述提到的健康社会决定因素外，还有许多健康社会决定因素也会影响到个体的健康。例如，工作或居住环境中存在的物理、化学、生物等因素均会对身处其中的个体健康产生影响。另外，快速城市化对发展中国家造成了一系列不良后果，尤其是对流动人口和城市贫民而言，由于难以获得基本的医疗服务和卫生设施，导致他们的健康水平普遍较低。此外，卫生服务可及性和卫生服务质量对个体健康的意义重大，一个高健康水平的国家势必要有强大的卫生服务体系作为支撑。

三、健康社会决定因素的作用机制

2010年，WHO发布的《关于健康的社会决定因素的行动概念框架》（A Conceptual Framework for Action on the Social Determinants of Health）从社会选择、社会因果和生命历程三个不同的视角对健康社会决定因素影响健康的路径和机制进行了阐释。

（一）社会选择视角

社会选择视角认为社会经济地位是由健康决定的，即身体健康的人能够获得更加有利的社会地位，而身体欠佳的人只能获得较低的社会地位。一种健康相关的社会流动模式便由此产生。社会流动指的是个体社会地位在一生中所发生的变化，无论这变化是与父辈的社会地位相比（代际流动性），还是与自身早期的社会地位相比（代内流动性）。通过这种社会流动，不健康的个体沿着社会梯度向下流动，健康的个体则向上流动。

研究表明，社会流动性会受到个体健康状况的影响，然而此类与健康有关的社会流动可能并非是造成健康不平等的主要原因。克里斯·鲍尔（Chris Power）等对1958年出生的英国儿童进行了三次追踪随访，发现健康状况直接或间接地影响着代内流动性，但由此带来的社会流动却对健康不平等没有显著影响。这可能是因为那些由于健康状况变差而向社会底层流动的人仍然比其所流向的阶层拥有更好的健康状况，反而提升了较低阶层的健康水平。同样地，在社会经济地位上升的人群中，他们所融入阶层的平均健康水平会被降低。由此可见，社会流动是对健康社会决定因素的选择，而不是对健康本身的选择。

（二）社会因果视角

从社会因果视角看，社会经济地位会通过中介因素决定个体的健康。健康差异正是中介因素在不同社会阶层之间分布不均所致。社会经济地位会决定个体的行为、物质生活条件等，而这些因素会导致某些疾病高发或低发。其中，物质因素、心理社会因素和行为因素被认为是造成健康不平等的主要中介因素。

物质因素方面，经济困难或与周围环境中有害因素的接触都可能导致健康水平的降低。个体健康差异源自对这些物质因素不同程度的暴露。那些具有较高知识水平、权力和财富以及声望的群体能够更好地规避这些风险，并及时采取有效的防护措施。心理社会因素方面，压力性的生活和工作环境、缺乏社会支持等非物质因素均可能导致某些疾病高发。另外，个人会和社会经济地位高于自己的人进行比较，从而实现社会地位的自我认知。但是这种社会比较可能会给经济地位较低者带来一种“相对匮乏”（relative deprivation）的感受，使其消极情绪逐渐累积，导致心血管疾病和抑郁症等疾病。行为因素方面，不良行为如吸烟、饮酒、暴饮暴食或缺乏锻炼均会导致健康问题。一般认为低经济社会地位的个体更有可能出现不良行为。然而，也有研究显示，高收入地区或高收入群体的吸烟率较高。

（三）生命历程视角

生命历程视角认为时间对于理解个体生命历程、代际交流和健康结果之间的因果关系以及人口疾病趋势具有重要意义。生命历程的核心观点为，健康社会决定因素是如何在个体生长发育的各个阶段（幼儿期、儿童期、青春期和成年期）发挥作用并为将来的健康或疾病奠定基础的。约阿夫·本·什洛莫（YoavBen Shlomo）和戴安娜·库（Diana Kuh）将生命过程机制划分为两类主要模型。

第一类是关键时期模型（the critical period model），该模型认为特定时期的暴露会对个体的器官、组织和系统的结构或功能产生持久或终生的影响，因此该模型也被称作生物规划模型或潜伏期模型。这一概念基于成人疾病的胎儿起源假说，如低出生体重与成人期冠心病、高血压和胰岛素抵抗之间存在显著联系。第二类是风险积累模型（the accumulation of risk model），该模型认为那些增加患病风险或促进健康的因素可能会在生命过程中逐渐积累，随着暴露次数或持续时间的增加而对个体的健康状况产生影响。这些风险因素往往以社会模式聚集在一起，通过风险链进行累积和传播。例如，那些生活在不良童年社会环境中的个体更有可能出现不良饮食和被动吸烟等一系列问题。因此，生命过程视角的研究不应仅仅局限于单个世代内的个体，而是应该将代际间社会风险因素的传播联系起来。

第三节　健康社会决定因素的行动框架与行动实践

一、健康社会决定因素的行动框架

CSDH 在《用一代人时间弥合差距——健康社会决定因素理论及其国际经验以实现健康公平》的报告中构建了健康社会决定因素的行动框架（图 4-4），在全球范围内整合有关健康的社会决定因素，阐明了各因素与健康之间的关联，并提出有针对性的行动策略。该框架将健康社会决定因素划分为两个方面：日常生活环境（daily living condition）和社会结构性因素（social structural driver）。

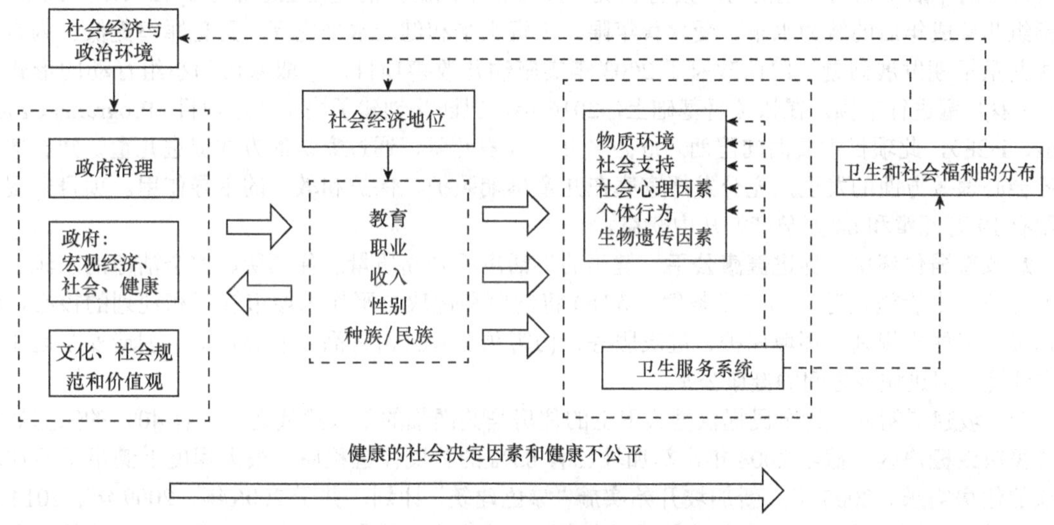

图 4-4　健康社会决定因素行动框架

1. 日常生活环境　是人们在成长、生活和工作学习过程中所处的周围环境，可分为两个部分。一是与社会分层有关的健康影响因素，包括物质环境、社会支持网络、心理社会因素、行为因素、生物遗传因素等，如儿童早期发展面临的致病影响因素、社会和物质环境及职业环境；二是所在国家的卫生服务系统，其独立于上述因素之外，包括健康促进、疾病预防、医疗服务等。

2. 社会结构性因素　是日常生活环境的决定因素，体现了权力、财富和资源的不同分配方式。微观个体层面的社会结构性因素即社会经济地位，主要包括教育、职业、收入、性别、种族 / 民族。宏观社会层面的结构性因素则指的是社会经济与政治环境，包括政府治理、社会政策和文化、社会规范与价值观。

CSDH 的工作主题囊括与全球问题、卫生体系水平问题和健康的生命周期路径相关的九大知识领域，包括儿童早期发展、就业状况、城市规划、社会排斥、妇女和性别公平、全球化、卫生体系、公共卫生优先领域，以及测量与证据。基于以上行动框架，CSDH 针对全球、国家、地方和个人层面提出 3 条主要行动建议：①改善各类人群日常生活环境，重点改善女童和妇女的健康环境及所有儿童的早期发展和教育环境，为所有居民创造健康的生活和工作环境，同时营造良好的老年生活环境，并形成完备的社会保障政策。②从决定日常生活环境的社会结构性因素出发，着力解决各个社会层面的权力、财富和社会资源分配不公平问题。③衡量健康不公平问题，评估行动策略的影响力，通过培训扩充卫生领域各类人员的知识储备，提高公众对健康社会决定因素的认识。

二、健康社会决定因素的行动实践

（一）改善日常生活环境

1. 关注起点公平，促进儿童早期健康发展 儿童早期发展是指从胎儿到 8 岁这段时期内儿童的发展，该时期通常被视为个人一生当中最重要的发展阶段，不仅对儿童今后的健康与发展至关重要，更与其生命历程的各个阶段密切相关。根据儿童早期的心理和生理特点采取干预行动，能够促进儿童在体格、情感、认知以及社会适应性等方面的健康发展。

针对儿童营养失衡问题，牙买加在 20 世纪 80 年代开展了一项为期两年的儿童早期发展项目，为低收入家庭中发育迟缓的 9 ～ 24 月龄儿童提供社会心理刺激和营养补充干预。该项目采用随机对照试验方法，将来自贫困社区的 129 名儿童随机分配到四组：对照组、仅营养补充组、仅接受心理干预组、营养补充加心理干预组。四组儿童每周均会接受一次来自当地社区卫生助理的家庭探访。试验发现，积极的社会心理干预和营养补充在短期内明显改善了贫困儿童的发育迟缓问题，项目开展两年后干预组儿童的身心发育状况与发育正常同龄人的差距显著缩小。在长期效果方面，干预组儿童成年后的智力水平、受教育年限、工资水平和健康水平更高，且犯罪率更低。为有效解决儿童早期发展问题，巴西政府于 2003 年实施幼儿改善项目，采取家访和小组行动的形式对 0 ～ 3 岁儿童进行干预。在该项目基础上，2016 年，巴西又创建了快乐儿童项目（Programa Criana Feliz，PCF），此项目主要面向巴西 400 万名 0 ～ 6 岁儿童，通过家访的方式促进儿童认知、情感和社会心理等方面的发展，充分发挥家庭在儿童早期照护、保护和教育的主导作用。项目开展当年便有 19 万儿童和 64 万孕产妇从中获益。

2. 改善居住环境，促进健康公平 健康的生活离不开高质量居住场所、安全洁净的水源、完备的环境卫生设施及适宜的气候条件。WHO 将健康和健康公平作为城市管理和规划的核心，通过积极开展住房规划、环境保护、健康服务、伤害预防和打击毒品犯罪等行动，创造安全健康的城乡环境，促进城乡之间的健康公平。

新加坡建国初期，为全民提供健康卫生的住房是其面临的重大挑战之一，有 40% 的家庭居住在贫民窟或棚户区。截至 2008 年，新加坡已有 85% 的公民住进租屋，很大程度上满足了新加坡民众的住房需求。2005 年，新加坡开始实施“绿色建筑”计划，并于 2006 年、2009 年、2014 年和 2021 年先后推行了四版《绿色建筑总体规划》，以节能、节水、室内环境质量、环境保护和创新作为考核指标，保障绿色建筑充分符合当地气候与环境条件。2021 年发布的新加坡《绿色建筑总体规划》是《新加坡 2030 年绿色发展蓝图》的重要部分，倡导“共同建设我们的绿色未来”，旨在达到更高层级可持续性的建筑环境标准。经过半个多世纪的发展，新加坡成为国际上绿色城市国家的典范，被誉为“亚洲最绿城市”。由此可见，新加坡通过推行高效的住房和建筑环境政策，不仅解决了城市人口的住房问题，而且打造了有益人们健康和福祉的高素质生活环境。

3. 提高就业公平性，改善工作环境 就业和工作环境对于人们获得经济保障、社会地位、个人发展、社会关系以及保持个人生理和心理健康状态等有着至关重要的影响。工作环境不仅包括危险物质暴露，还包括工作压力和行为等因素，若不加以控制，这些因素极有可能对劳动人员身心健康造成危害。因此，各国应将全民就业、公平就业和体面工作纳入国家发展战略的核心，保障弱势人群的权益，并通过改善劳动人群的工作环境，减轻其面临的生理、心理以及社会危险因素，保障其身心健康。

德国是极其重视就业问题的发达国家之一，长期以来积累了很多促进就业的有效经验，为失业人员、弱势人群等提供充分的就业扶持。主要措施包括创造和开发更多的就业岗位、资金支持就业培训、制定和实施劳动力保护政策等。对于农村地区则采用“逆城市化”措施，通过为农村吸引更多大企业，使小城镇和乡村人群的就业得到保障。英国通过制定并落实严格的法律法规达到保障职业健康与安全的目的，面对严重的违法违规成本，企业负责人必然会严格遵守职业安全标准，因而英国企业很少会出现违反生产安全和职业健康的问题。

4. 健全社会保障制度，提高社会保障水平 社会保障制度是各个国家用以控制收入差距的重要手段，起着维护社会公平的关键作用，极大减少了公众在疾病、失业、年老等方面所面临的风险。各国政府应加快建立多层次、全方位的社会保障制度，充分保障妇女、儿童、老年人、贫困人口、残疾人等弱势人群的基本权益，从而改善其生活状况和健康水平。

我国始终坚持“公平优先、兼顾效率”的社会保障原则，通过医疗保险、教育福利和失业保险等提供社会救助，并运用社会生产资料再分配，缩小城乡收入差距。医疗保障方面，自2009年新医改启动以来，我国全民医保制度持续完善。截至2019年底，全国基本医疗保险参保率稳定在95%以上，同时医保扶贫综合保障政策惠及贫困人口近2亿人次，帮助418万因病致贫人口精准脱贫，切实减轻了城乡居民的疾病负担。养老保障方面，我国先后建立了农村和城市居民养老保险制度，并积极推进城乡居民养老保险制度的整合，同时规定每年根据工资上涨及物价变动情况来调整退休人员的养老金。与此同时，我国也越来越重视老年人健康管理服务的可获得性，确保老年人享有健康幸福的晚年。

5. 推进医疗卫生体制改革，实现基本卫生保健目标 基本卫生保健是医疗卫生服务系统的基石。针对卫生保健这一重要健康社会决定因素，各国应以公平、疾病预防和健康促进为原则，建立全民覆盖的医疗卫生服务体系，以实现人人享有基本卫生保健的目标。许多国家均开展了医疗卫生制度改革，不断丰富着基本卫生保健的内涵和实践。

我国以“保基本、强基层、建机制”作为当前医疗卫生体制改革重点，并将加强基层医疗卫生服务能力、实现基本公共卫生服务均等化、建立健全基本医疗保障制度、建立基本药物制度等作为重点任务。“十二五”以来，我国政府累计投资2000亿元用以医疗卫生服务体系建设，重点向基层和中西部地区倾斜，尤其是对县级及以下医疗卫生机构。与此同时，我国政府不断推进“基层首诊、双向转诊、急慢分治、上下联动”的分级诊疗模式。2017年，我国在4个直辖市和其他266个城市开展分级诊疗试点。2019年起，我国着力推进医疗联合体建设，在全国建设100个城市医疗集团和500个县域医疗共同体。自新医改以来，我国人均预期寿命从2011年的74.8岁提高到2021年的78.2岁，婴儿死亡率从13.8‰下降到5.0‰，居民主要健康指标已优于中高收入国家平均水平。

（二）关注社会结构性因素，改善权利、财富和社会资源分配不公平

1. 各级政府协调一致，将健康公平融入所有政策 2013年，WHO在第八届国际健康促进大会上提出“将健康融入所有政策”（Health in All Policies，HiAP）的发展理念，并于2014年发布《实施“将健康融入所有政策”的国家行动框架》报告。该健康发展理念的核心是基于人群健康和健康公平的原则，呼吁各国关注公共政策制定过程中的健康影响，倡导通过跨部门合作减少健康隐患。各国政府需将健康公平作为衡量社会进步的指标，确保各部门在健康公平上的政策一致性。

为实施健康中国战略，我国于2016年发布《“健康中国2030”规划纲要》（以下简称《纲要》），首次明确“把健康融入所有政策，加快转变健康领域发展方式，全方位、全周期维护和保障人民健康，大幅提高健康水平，显著改善健康公平”。《纲要》确立了“以促进健康为中心”的大健康观和大卫生观，并将这一理念融入公共政策制定实施的全过程，以应对广泛的健康社会决定因素，从而全方位、全生命周期地维护人民群众健康。近年来，我国从供给和需求两侧同时着手，建立了由卫生、农业、教育、环境、人力资源社会保障等多部门共同参与的公共健康治理协调机制。同时，以普及健康生活、优化健康服务、完善健康保障、建设健康环境、发展健康产业为重点，稳步推进健康中国建设，使健康政策融入全局、健康服务贯穿全程、健康福祉惠及全民。

2. 提高卫生筹资公平性，合理进行资源分配 卫生筹资与健康社会决定因素关联密切，政府对各类日常生活环境和社会结构性因素的资金分配影响健康和社会的公平性。2000年，WHO提出将“卫生筹资公平性”作为衡量各成员国卫生工作的指标之一，各国政府需采取积极行动，提高筹资能力，促进公平卫生筹资。

发达国家在卫生筹资方面有着可供借鉴的经验，主要包括控制医疗费用和成本、完善卫生筹资政策和加强保障体系等方面。1991年，法国开始以缴纳社会基本分摊金的方式来加强社会保障的筹资水平。该项目以收入为依据，包括工资、资本所得、养老金以及其他福利性收入，缴费率

则视收入情况而定。由于收入能够更加全面真实地反映个人或家庭（尤其是高收入人群）的经济能力，因而该缴费方式有效地改善了卫生筹资的公平性，减轻了低收入人群的缴费负担。1999 年，法国提出对营业额超过 76 万欧元的公司征收污染行为特种税，进一步拓展了卫生筹资渠道。

3. 强化市场责任，加强健康管理 良好的市场环境是人们提高生活水平不可缺少的条件，健康状况的提升也必然离不开市场的积极作用。如今越来越多的健康社会决定因素市场化、商品化，如水电等生活资源以及卫生服务等。由于监管机制不健全，市场提供的很多商品或服务与健康促进原则相违背，如不健康食品、烟草、酒类产品等。因此，必须强化市场责任，规范商品或服务供给，确保医疗服务、食品等与居民健康息息相关的公共物品公平可及，同时控制有害健康的产品或服务的生产和供给。

酒类产品、烟草等带来的疾病每年可造成大量人群死亡，给全球各国造成了极大的疾病负担。WHO 提出，通过对酒类产品进行严格控制，采取提升酒类价格、设置法定购买年龄、政府对零售的垄断进行控制等措施，一定程度上能够减少酒类产品对人群健康造成的危害。在控烟问题上，WHO 敦促各国将烟草从贸易条约中取消。例如，泰国政府对进口和国内烟草进行严格限制，主要政策包括价格提升、按价征税、宣传禁止等。

4. 消除性别不平等，保证女性合法权利 作为健康社会决定因素的重要部分，性别不平等问题对健康的影响不容忽视，由性别歧视所导致的女性在社会地位、社会保障、教育机会等方面的问题亟待解决。各国政府需要在国家政策层面上促进性别平等，在社会结构中消除性别偏见，从而改善人群整体健康水平。

冰岛在追求性别平等上一直处于全球领先地位。世界经济论坛（World Economic Forum，WEF）发布的《2020 年全球性别差距报告》显示，冰岛已连续 11 年位列全球性别平等指数排行榜榜首。冰岛也是世界上第一个赋予女性被选举权的国家，该国女性在一个世纪前便获得参政的权力。2018 年，冰岛通过立法强制实施男女“同工同酬”，从法律层面保障女性获得与男性平等的收入。我国很早便开始关注女性的教育问题。1949 年，我国颁布的第一份宪法性文件《中国人民政治协商会议共同纲领》中就明确提出男女之间应享有平等的受教育权。随后出台的《中华人民共和国义务教育法》《中华人民共和国妇女权益保障法》《中国妇女发展纲要（2021—2030 年）》均不同程度地体现着保障女性受教育权利的基本思想。上述法律文件的出台极大地消除了两性在受教育机会上的差距，对女性社会地位的提升乃至社会经济的发展均具有重大意义。

5. 构建全球治理机制，促进全球健康公平 全球健康不平等现象仍然较为突出，2019 年，低收入国家人均预期寿命为 65.1 岁，健康预期寿命为 56.7 岁，而高收入国家的预期寿命为 80.9 岁，健康预期寿命为 69.8 岁。全球化的背景为实现健康公平提供了前所未有的机遇和挑战，亟须构建有效的国际治理模式，营造良好的全球卫生治理环境，将健康公平作为全球发展目标的核心。WHO 等国际组织在建立全球治理机制、推动构建人类命运共同体、促进全球健康公平等及改善全球卫生问题中发挥着重要作用。例如，在新型冠状病毒肺炎疫情防控中，WHO 作为国际上最大的公共卫生组织，通过及时发布预警，倡导全球合作防疫，有效遏制了疫情的进一步恶化。各国之间应加强国际合作和政策协调。发达国家需要承担起国际义务与责任，加强对发展中国家的援助；发展中国家也应当加快自身社会发展，把握经济全球化的发展机遇。中国作为最大的发展中国家，应逐步实现参与者向引领者的转变，以更加稳健的姿态参与到全球治理中，在促进全球健康公平方面发挥更具决定性的作用。

（殷晓旭）

思考题

1. 阐述健康社会决定因素的概念。
2. 简述健康社会决定因素在日常生活中的体现。
3. 简述如何基于健康社会决定因素改善公众的健康状况。

第五章　社会医学定量研究方法

定量研究方法是社会医学的主要研究方法之一，与定性研究方法互为补充，主要描述人群健康相关事件或因素的数量指标和（或）探讨各种因素与健康相关事件的数量关系，进而去验证、分析和解释这些健康相关问题与现象。

第一节　概　　述

一、定量研究概念及特点

1. 概念　社会医学的研究内容广泛，研究因素复杂，研究方法多样。一般而言，社会医学的研究按照研究方法的性质可以分为定量研究和定性研究。其中，主要描述人群健康相关事件或因素的数量指标和（或）探讨各种因素与健康相关事件的数量关系的研究类型被称为定量研究（quantitative research）。即定量研究是将健康相关问题与现象用数量来表示，进而去验证、分析和解释这些健康相关问题与现象，从而获得公共卫生或医学意义的研究方法和过程。以上的数量指标可以包括绝对数和相对数。定量研究相关资料收集的过程称为定量调查。

2. 特点　定量研究的特点：①研究结果用数量指标表示，标准化和精确化程度较高，具有较高的客观性和科学性，有较强的说服力；②通常采用概率抽样方法获得研究样本，可以使用概率统计的方法进行检验，可检验性强；③注重研究定量关系，逻辑推理比较严谨，分析比较精准，结果代表性较好；④与定性研究相比，研究者与调查对象接触时间一般较短。

同时，定量研究也具有一定的局限性，首先，往往需要较大样本人群，需要花费较多的人力、财力、时间；其次，定量调查一般不允许在实施过程中更改调查内容，较少能收集到新信息；再次，社会因素的多样性与健康相关事件的复杂性，使得一些社会因素与健康相关事件的关系很难用定量结果加以表示和解释。

二、定量研究方法类型

定量研究方法有多种类型，根据研究方式的不同，可分为描述性研究、分析性研究、实验性研究和理论研究。其中，描述性研究和分析性研究统称为观察性研究。

1. 描述性研究　描述性研究是流行病学研究中最基本、最常见的一类方法，既是流行病学研究工作的起点，又是流行病学其他研究方法的基础，主要包括历史或常规资料的收集和分析、病例调查（个案调查）、暴发调查、现况研究、生态学研究等。

现况研究是最常见的一类描述性研究，是指在特定时间和特定范围人群中，以个体为基本单位收集和描述健康相关事件及相关因素分布特征与状况，从而为进一步的研究提供病因线索的研究类型，又称为横断面调查（cross-sectional study）或患病率调查。由于所收集的资料来源既不是回顾性调查，也不是前瞻性随访，而是调查当时疾病或健康状况及相关因素在调查人群中的分布，故称为现况研究。根据调查范围的不同，可分为全面调查（或称普查，census）和抽样调查（sampling survey）。

现况研究特点如下：①关注某一特定时间点或特定时期内（通常是较短的时期）的分布特征；②收集调查当时的信息，用现在的暴露（特征）来替代或估计过去情况，一般只能确定患病或不患病，故也称患病率调查；③无法区分暴露（特征）与疾病的时间顺序关系，只能初步分析相关因素与结局的相关性，这是其主要的方法学局限。

描述性研究通常关注疾病或健康状态或暴露因素在人群中、时间和空间分布及其变动趋势等信息，可以用于描述疾病或健康状态在人群中的分布及其特征或进行社区卫生诊断（community health diagnosis）；分析某些因素与疾病或健康状态之间的联系，从而为进一步研究疾病病因、危险因素提供线索；评价疾病控制或促进健康的对策与措施的效果。

2. 分析性研究 分析性研究属于病因探索性研究，一般用于对描述性研究发现的健康相关暴露因素进行进一步的评价或测量，以初步确定暴露因素与疾病或健康状况之间的因果关系，主要包括病例对照研究和队列研究。通常，暴露是指研究对象曾经接触过某些因素或具备某些特征或处于某种状态，而这些因素、特征或状态即为暴露因素。暴露因素可以是疾病的危险因素，也可以是保护因素。

病例对照研究（case-control study）通常是指选择一组患有某病的研究对象（病例组）和一组未患该病的研究对象（对照组），比较其既往（通常为发病前）某些因素的暴露情况差异，进而评价暴露因素与疾病的关联及其关联大小的一种观察性研究方法。

病例对照研究的特点如下所示：①通常所需样本量不大，特别适用于罕见病的研究；②省时、省力、省钱，易于组织实施；③可同时研究多个因素与一种疾病的关联；④常用配比的方法提高统计效率，并使对照的选择较为方便。但如果配比的因素过多，可以产生过度匹配偏倚，增加对照的选择难度和成本；⑤易发生各种偏倚，包括选择、信息和混杂偏倚，特别是既往暴露主要依赖回忆，回忆偏倚往往难以避免；⑥不能直接计算暴露与非暴露情况下疾病的发病率，只能估计相对危险度；⑦因果顺序无法确定，无法直接推断因果联系。现代概念认为病例对照研究本质上是队列研究，其可以看作队列研究的一种有效形式。

队列研究（cohort study）是一种由因到果的研究。通常队列研究是指将一个范围明确的人群按是否暴露于某可疑因素及其暴露程度分为不同的亚组，追踪其各自的结局，比较不同亚组之间结局的差异，从而判定暴露与结局之间因果关联及关联大小的一种观察性研究方法。队列研究可以是前瞻性、历史性或双向性的，研究对象可以是固定人群，亦可以是动态人群。前瞻性队列研究资料的偏倚较小，结果可信，但是往往所需观察的人群样本大、观察时间长、花费多，因而影响其可行性。历史性队列研究是一种深受欢迎的快速的队列研究方法，具有省时、省力、出结果快的特点，但因历史资料未受到研究者的控制，所以未必符合研究要求，对研究罕见病或潜伏期长的疾病较为方便。

队列研究的特点：①可以直接获得暴露组和非暴露组人群的发病率或病死率，计算出相对危险度（relative risk，RR）和归因危险度（attributable risk，AR）等反映疾病危险关联的指标，充分而直接地分析暴露的病因作用；②由于病因发生在前，疾病发生在后，可以确定暴露与疾病的时间顺序关系，验证病因假说能力较强；③可以获得多种预期以外的疾病的结局资料，分析一种因素与多种疾病的关系；④不适用于研究罕见病，因为所需样本量巨大；⑤由于随访时间较长，容易因为迁移、不参加及死亡等原因产生失访偏倚，研究对象暴露状态可能变化；⑥耗费的人力、物力、财力和时间较多，设计和分析也更为复杂。

3. 实验性研究 实验性研究（experimental study）是指将满足实验目的的人群随机地分为试验组和对照组（或不同水平试验组），由研究者有控制地给予试验组人群干预措施，随访并比较两组（或多组）人群的疾病或健康结局，从而判断该措施是否有效及效果大小，包括临床试验、现场试验（field trial）和社区试验（community trial）。前两者是在某一特定环境下，以患者或自然人群为研究对象的试验研究，干预措施实施的基本单位是个体；后者也称社区干预项目（community intervention program），是以社区人群整体为干预单位进行的试验研究，常用于评价不易落实到个体的干预措施的效果。

实验性研究的主要用途：①预防措施的效果评价；②评价某种新的治疗药物、疗法或制剂的效果；③验证疾病的病因；④评价卫生服务措施和公共卫生实践的效果，为卫生行政管理部门制定政策提供依据。实验性研究特征：①前瞻性，必须观察随访研究对象一段时间，这些研究对象可以在不同时间进入研究，但是必须有明确的观察起止点；②有明确的由研究者所控制的干预措施，措施可以是疫苗、药物或临床诊断、治疗方法等，可以是一种或多种措施，这些措施必须施加给至少一组研究对象；③每一个研究对象必须来自同一个合格总体的抽样人群，并且被随机地分配到两组（或多组）试验组和对照组中；④须有较严格的平行的对照组，与各试验组均衡可比，这样才能将获得的试验结果归于所研究的措施；⑤研究的措施是由研究者加之于研究对象而非研究对象本身具有或者自然获得的。

实验性研究与前瞻性队列研究都属于前瞻性研究，均要求除研究因素以外其他因素在各比较组均衡可比，均要求研究对象在研究起点不具有且有可能发生研究结局，但是实验性研究一般为随机分组，人为控制，给予对照安慰剂或现有措施，验证病因假设能力比队列研究更强。

4. 理论研究 理论研究（theoretical study）是在掌握疾病的分布特征、流行过程、主要影响因素及因素间相互制约关系的基础上，以数学模型为工具，进行信息简化、数学提炼和理论概括，对各因素的综合作用进行定量分析。数学模型模拟和计算机的使用在卫生服务研究中已经成为不可缺少的手段和工具。

三、定量研究基本步骤

定量研究可以分为三个阶段：研究设计阶段、研究实施阶段和数据整理分析及报告撰写阶段。研究设计阶段主要包括提出假设、明确研究目标并将目标具体化为具体目标和相关指标、确定研究对象及样本量、确定收集资料的方法、选择和培训调查人员等。研究实施阶段主要包括现场调查的组织实施和质量控制等。数据整理分析及报告撰写阶段包括对数据进行清理，检查资料的正确性、完整性，将数据录入计算机，进行录入数据的质量控制，分析资料，解释结果及撰写报告等。定量研究基本步骤如下。

（一）明确研究目标

作为一个研究，研究者首先需要明确研究目标，即本项研究的总目标和具体目标是什么，并需要把具体目标转化为可操作的目标和指标。在目标制订阶段，总目标与具体目标要有机衔接，应该与研究主题相匹配，目标设计和科学分析能力越强，研究结果越有说服力。研究目标可以是短期目标、中期目标和长期目标，也可以是以上目标的结合体。

（二）确定研究人群

在研究设计阶段，研究者需要确定是对总体还是对样本进行研究？源人群和靶人群是什么？如果是抽样研究，选用何种抽样方法？研究对象的纳入和排除标准是什么？在多少人中开展研究即样本含量多大？如何避免或者控制抽样中可能遇到的偏倚？现有的人力、时间和经费如何等等。

通常的社会医学研究是在样本中开展，需要进行抽样调查。可能原因如下：①由于总体中的个体数是无穷多或非常多，无法对总体中的全部个体做调查；②如果开展破坏性研究，如对食品（罐头、冷饮等）进行调查检验，食物在调查检验后已无食用价值，因此不可能也不应该对全部个体（每一个罐头，每一份样品）做检验；③在进行普查要投入可观的人力、财力和时间时，抽样具有更好的成本效果。普查和抽样调查是相对的。例如，要了解某一人群的健康情况，但该健康状况是随时间变化而变化的动态过程，因此，即使在某一时间横断面上开展了普查，这次调查对于无穷多个时间横断面来说，也只是一次抽样调查的样本。

在社会医学领域，抽样方法分为两类，即概率抽样（probability sampling）和非概率抽样（non-probability sampling）。

1. 概率抽样 在概率抽样中，每一个调查对象被选中的机会是相等的，也被称为随机抽样。常见的概率抽样方法有下列几种。

（1）单纯随机抽样（simple random sampling）：将调查对象的每个个体编号，用抽签法或随机数字表等方法随机抽取部分个体组成样本。单纯随机抽样是最基本的抽样方法，也是其他抽样方法的基础。当调查对象较多时，对每个个体一一编号不仅工作量大，而且在实际工作中也不易实现。

（2）系统抽样（systematic sampling）：又称机械抽样，将调查对象按一定顺序，机械地每隔若干个体抽取一个个体，然后将这些个体组成样本。

（3）整群抽样（cluster sampling）：先将调查对象划分若干个“群”，再随机抽取若干个“群”内全部个体组成样本；或从抽取的“群”中再抽取若干个体组成样本，称为两阶段整群抽样。整群抽样的优点是便于组织，节省经费，“群”间差异越小，抽取的“群”越多，精度越高。

（4）分层抽样（stratified sampling）：先按调查对象的特征分层，划分为若干类型的层，再从每一个层内随机抽取一定数量的个体组成样本。分层抽样的优点是通过分层增加了层内的同质性，减少各层间的抽样误差，也可对不同的层进行独立分析。

（5）多阶段抽样（multiple stage sampling）：前四种抽样方法大多数都是通过一次抽样产生一个完整样本，称为单阶段抽样。在现场调查中有时不易于通过一次抽样产生完整样本，而要将抽样过程分为若干个阶段，称为多阶段抽样。例如，全国第六次卫生服务调查，第一阶段从 31 个省、自治区、直辖市中随机抽取 156 个县（市、区）；第二阶段从被抽取的 156 个县（市、区）中各随机抽取 5 个乡镇（街道）；第三阶段从被抽取的乡镇（街道）中各抽出 2 个村（居委会）；第四阶段再从被抽出的村（居委会）中系统抽样 60 户，调查对象为抽中户的所有实际成员，这就是四阶段随机抽样。

2. 非概率抽样　在非概率抽样中，每一个调查对象被选中的机会不是随机的，一般不能考虑样本对总体的代表性，也不能估计抽样误差的大小，常用于无法实现概率抽样的情况，如无法获得调查对象名单或者调查对象相对隐秘（如商业性服务者）。常见的非概率抽样方法如下。

（1）方便抽样（convenience sampling）：常用于定性研究及不追求代表性的研究设计。抽中的对象一般都是偶然的机会碰到或以某种方便的方式抽取的，如在校门口调查学生或在门诊调查患者等。这种抽样方式简单易行，但不具有对总体的代表性。

（2）立意抽样（purposive sampling）：基于研究目标，研究者有意选择某些对象，进行调查研究。例如，研究流动人口的卫生服务状况时，可选择流动人口居住比较集中的地点进行抽样。

（3）定额抽样（quota sampling）：是分层抽样的延伸。先将研究对象按一定特征分成若干组，从每一组人群中任意选择研究对象。例如，已知 60% 居民参保，40% 居民未参保，若为了了解居民参保的意愿，设计调查 200 人，可按上述比例定额分配人数，在两部分人群中任意挑选调查对象。

（4）滚雪球抽样（snow boll sampling）：本方法要分阶段进行。先调查几个具体特征的人，再由这些人来提供情况，确定合格的调查对象，然后通过第二批调查对象确定第三批调查对象。如此反复，样本如同“滚雪球”般越来越大。

为了保证研究对象选择的代表性和可行性，除了抽样外，在确定研究人群时还应考虑纳入什么样的研究对象，即纳入和排除标准。通常，研究对象的纳入标准用于定义研究的目标人群范围，纳入标准中的疾病诊断标准应采用国内外学术界均公认的标准，除了年龄范围外，研究者常会对研究对象的病程、疾病严重程度、是否为本地户籍等做出限制，以保证纳入同质性良好且能很好地代表目标人群的研究对象。排除标准则用于指示入组的研究对象需要除外的特征，通常包括不愿意参与研究者；调查资料不完整者；有严重疾病或精神障碍无法参与调查者等。排除标准可使研究更符合伦理和研究规范，保证研究效率。

样本量（sample size）的估计是定量研究设计中重要内容之一。增加样本含量是减少随机误差、提高研究精确性的最基本的方法。但样本过大可导致人力、物力、时间和费用的增加，提高研究成本。因此，在实际工作中应根据研究目的确定适宜的样本大小，并通过合理的抽样，使样本的特征能代表目标人群。样本大小一般可通过统计学公式计算获得，目前一些专门的软件包如 PASS 等具备较完善的计算样本量功能。

（三）确定研究内容和方法

围绕研究目标确定研究内容。研究内容包括研究因素的定义和选择、研究结局的确定、可能的混杂因素等。研究因素的效应往往用结局指标来体现。结局指标按指标属性可分为生物学指标、经济效应指标和生活质量指标等；按照测量的客观性可分为客观指标和主观指标；按照指标测量的时间长短可分为近期结局指标和远期结局指标；按照评价方法可分为他评指标（如医生对患者的评价）和自评指标（如患者自报结局）；按照对结局的反映度可分为中间结局指标和终点结局指标；按照结局评价类别可分为单一结局指标和综合结局指标。一般要求结局指标客观、灵敏、精确、特异。

研究方法的选择同样需要围绕研究目标。一般描述暴露、疾病或健康状况选择描述性研究，探索暴露因素与疾病或健康状况的关联选择病例对照研究，验证暴露因素与疾病或健康状况的因果关系选择队列研究，验证病因或评价政策效果选择实验性研究等。实际上在具体的研究方法选择上，需要同时考虑研究对象、暴露评价、结局测量等的可获得性，即研究的可行性。

（四）收集研究资料

定量研究设计中应明确原始数据的收集方式，如采用调查表、通过直接观察测量等方式来收集数据，具体参见“第二节　调查方法”。研究者还应制订细致周密的组织实施计划，包括研究的组织构架设置、人员配备、所需资源、社区宣传和发动，以及调查员培训计划等，并在研究实施过程中严格进行数据质量控制，以确保取得真实、完整、可靠的调查数据。

研究误差包括抽样误差和非抽样误差。抽样误差是在抽样过程中产生的，不可避免但有一定的规律性，可以通过统计方法进行估计，如单纯随机抽样的抽样误差估计。非抽样误差是指由人为因素造成的误差即系统误差，也称偏倚（bias）。资料收集过程中的质量控制主要针对非抽样误差，其不仅与调查设计人员有关，还涉及众多的调查员和观察对象，而且贯穿于研究设计、资料收集、整理与分析的全过程。一般的质量控制措施包括调查员培训、重复调查、录音、现场核对等。

（五）分析研究资料

原始数据收集后，需要制订明确的数据质量核查方法和数据整理与分析计划，包括对数据的完整性和准确性进行核查、对原始数据进行编码录入、数据变量转换、统计分析方法确定等。统计分析方法要符合研究设计和满足研究目标。

（六）解释结果和撰写报告

将经过数据收集、整理及分析所得的科研成果以适当的方式进行展示和报告，合理解释研究结果，对研究假设进行验证并得出适当结论，并对相应的研究问题提出相关的政策建议，最后撰写成科研论文或书面报告。

第二节　调查方法

调查方法按照调查方式及是否需要调查员大体上可以分为面对面调查、网络调查、信访调查、其他调查（如电话调查、现场自填法等），大型调查也可以综合运用以上多种调查方法。

一、面对面调查

1. 概念　研究者选择和培训调查员后，合格的调查员按照调查方案和调查计划使用统一设计的调查问卷在调查地点与所选择的调查对象面对面询问收集资料的方法，称为面对面调查，也称问卷访谈法。面对面调查是传统的社会医学调查方法之一，通常使用纸质问卷，现在越来越多的研究选择电子问卷，电子问卷可以是在线电子问卷，也可以是离线电子问卷。

2. 特点 作为传统调查最常用的方法，面对面调查比较灵活，调查员可以进行相应的说明、解释等；适用的调查对象范围较广，尤其适用于文盲和不愿用文字回答问题者；问卷回收率较高；可通过姿势语言来判断回答的真实性；可防止第三者对访谈的影响；问卷中可列入较为复杂的问题。但是，面对面调查需要大量甚至是复杂的组织工作；如果样本很大，问卷中包括的问题较多时，访谈就非常耗费时间和人力、物力，资源无法保障时其适用范围在地理上就比较受限；访谈中比较容易受调查员先入为主的影响，可能出现调查员偏倚。

二、网络调查

1. 概念 网络调查也称网络自填法，指在网络上发布调研信息，利用互联网收集和记录相关信息的调查方法。它是传统调查方法在网络上的应用和发展。

2. 特点 网络调查通常具有自愿性、定向性、及时性、互动性、经济性与匿名性，并具有组织简单、费用低廉、客观性好、不受时空与地域限制、速度快等优点，但是参与网络调查的对象代表性较差、受访对象难以限制、难以开展质控等是其主要缺点。

三、信访调查

1. 概念 信访调查也称函调、邮寄填答法。通常研究人员把印刷好的调查问卷和寄回的信封同时邮寄给调查对象，待调查对象填答后再将问卷寄回调查机构或调查员。一般情况下，寄回的信封是已写好回邮地址和收信人并贴好足够邮资的信封，以便于调查对象将填答好的问卷顺利寄回。

2. 特点 信访调查作为主要的自填式调查方法之一，其优点是不需要直接接触调查对象，不涉及交通，不需要现场组织，比较节省时间和费用；调查对象可以在自己方便的时间和地点回答问题；信访调查有较高的匿名保证；可以在广泛的地理范围开展，特别适用于居住分散的调查对象。其缺点是需要有调查对象的地址和姓名；由于缺乏与调查员的直接接触，遇到有疑问时无法询问，只能依靠阅读填表说明来解决问题；调查员由于不在调查现场，当出现代替回答、讨论回答等情况时无法控制；由于缺乏有效督促，信仿调查的回收率较低；不适用于不识字或视力较差的调查对象。

四、其他调查

除以上的主要调查方法外，电话调查作为访谈式调查的一种，主要通过电话黄页随机抽取研究对象，由调查员通过座机电话访谈调查对象获取信息。随着手机的普及，传统的电话调查的方式受到了较多挑战，手机号码并没有电话黄页，使得概率抽样难以实现。现场自填法在调查对象文化程度较高或者收集相对敏感信息时也会有较多应用，纸质问卷表逐渐被电子表格取代，甚至以人工智能开展人机对话的方式代替传统调查。除此之外，一些大型的调查也会综合使用以上的多种调查方式，但是鉴于不同方法的应答率、报告偏倚等差异较大，通常建议使用统一的一种调查方式。

第三节 调查表设计

一、调查表概述

（一）概念

调查表即问卷（questionnaire），是社会调查中用来收集资料的一种常用工具，它是有详细问题和可供选择的答案或只有问题而无答案的可用来提问收集资料的工具。

（二）主要类型

调查表可分为自填式调查表和访谈式调查表。自填式调查表直接面对调查对象，一般是采取邮寄或发送方式，将调查表交到调查对象手中让其自行填写，某些情况下也会请调查对象在调查现场填写。访谈式调查表由调查员将问题念给调查对象听，再根据调查对象的回答加以填写，通常在进行面对面调查时采用访谈式调查表。由于两种调查表面向的对象不同，设计形式与要求亦有所区分。一般采用自填式调查表进行调查以节省人力、时间、费用，对敏感话题调查对象更便于回答，但是如果没有调查员协助，调查对象易误解调查问题，也容易漏项，所以要求调查表尽可能简短，使得调查对象愿意也能够独立完成。采用访谈式调查表进行调查时，往往比采用自填式调查表需要花费更多的人力、时间和费用，收集的信息更完整、准确，可以使用结构和内容更为复杂的调查表进行深入询问。

（三）调查表设计中应注意的问题

1. 调查问题的多少　应根据具体的研究目的，设置适当的问题数量。设计的问题过少，可能不足以得到所需信息，而设计的问题过多，可能会导致研究对象反感，导致在最初几个问题之后，出现漏答和不准确回答，甚至拒绝回答。

2. 调查问题的顺序　许多调查表往往以比较轻松的问题开始询问，可能的话，以调查对象感兴趣的问题开头。敏感的问题一般跟在相关的但不太敏感的问题之后。这样一方面可以通过比较轻松的问题在调查员与调查对象之间建立一种互信关系；另一方面避免因问题敏感而使调查对象不能很好合作。

3. 调查问题的用语　调查表的类型确定后，研究人员在拟定调查问题时，应使用调查对象熟悉和容易理解的词语作为调查用语，在一些特殊人群中对某些现象常有特定的惯用语，需要通过深入访谈或预调查获得，要尽可能避免使用术语，也不要使用需要调查对象计算的问题。

4. 调查问题的设计　调查表所用的问题均需围绕研究目标设计，应尽量明确且简洁。如果一个问题过于复杂，将很难得到满意的应答。例如，“请您告诉我，从您最早开始吸烟，您吸每种牌子香烟的准确时间有多长？”，对于这个问题，应答者需要立即记住被问的几个问题。当然，从没有吸过香烟或没有吸过两种以上香烟的人，这个问题比较容易回答。然而，许多吸烟者多常吸一种品牌的香烟，改换品牌是由于某种原因，他们可能只记住一种品牌，很难记住吸其他品牌香烟的时间，因此，回答此类问题相当困难，回答的准确性自然会受到影响。此外，在设计可供选择的答案时，要考虑便于调查对象回答，特别要注意避免区间划分上的重叠。例如，询问一个人举10kg 的物体每天平均多少次，答案有从不、每天 5 次及以下、每天 5 ～ 25 次、每天 25 次及以上。假如一个人刚好每天举 25 次，就会导致分类困难。对此问题最好请调查对象直接回答，一般情况下的区间划分应为从不、每天 5 次以下、每天 5 ～ 24 次、每天 25 次及以上。

问题的设计还要避免诱导性提问。例如，问题：“有人认为被动吸烟会导致肺癌，您同意吗？”容易诱导调查对象作出倾向性回答。另外，一个项目最好只问一个问题，避免一问多答，一个项目中如果包含过多询问内容，调查对象无法回答，也给统计处理带来困难。例如，问题：“您的父母身体好吗？”，包含父亲和母亲两个人，有些被访者无从回答，我们也无法得知是其父亲还是其母亲身体好或不好。

5. 调查持续时间　每份调查表所需的时间与调查表设计的问题是密切相关的。一般情况下，面对面调查时间建议在 30 分钟以内，电话调查和网络调查时间建议不超过 15 分钟，而信访调查时间建议为 10 分钟，这些是根据经验估计的调查员和调查对象可以接受的时长。时间太长，往往调查对象难以坚持到访问结束，且随着访问时间的延长，调查员和调查对象的注意力难以集中，应答的质量也会有明显下降。

一份理想的调查表往往要经过预调查予以修改而得到。

二、调查表结构

一份完整的调查表包括封面信、指导语、问题和答案以及质控条目。

1. 封面信　即一封致调查对象的短信。由于它常置于调查表的封面和封二，故称“封面信”或

“卷首语”。在封面信中一般要说明下列内容。

（1）我是谁？介绍实施调查的机构和调查员的个人身份。自我介绍时，要清楚明白，体现调查的正规和有组织行为，给调查对象留下良好的印象，以利于得到他们的信任与配合。

（2）要调查什么？用较概括的方式说明调查的内容。

（3）为什么要调查？说明调查的目的。目的说明要恰当，使调查对象认识调查的意义，尤其应指出该项调查与调查对象的利益密切相关，或指出调查对象的合作所具有的价值和意义，而且有必要说明“我们为什么找您调查”“我们的调查只用于分析研究，对您提供的信息予以保密”“不会损害您个人利益”等。

（4）结尾要真诚感谢对方的合作。

封面信语气要亲切，文字要简练，自填式调查表的封面信要更加详细；上述内容视调查目的和内容可以适当调整。

2. 指导语 是告诉调查对象如何正确填写调查表及回答调查问题。它包括如何填写或选择答案，对调查表中某些问题的含义作进一步解释，对某些特殊或复杂的填写形式作举例说明。指导语的形式及安排随调查表本身的复杂程度、填写方式的难易程度及被调查对象的文化水平等情况而定。一种常见的形式是在封面信下方专门设计出“填表说明”，对填写要求、方法和注意事项作出说明。在设计一份规范的调查表时，除了设计调查内容，还要求单独设计一份填表说明供调查员在培训时使用，以及在现场调查时参考。

3. 问题和答案 这一部分是调查表的主体。社会医学调查表中的问题一般可分为特征问题、行为问题、态度问题、心理问题和健康问题等，以下主要介绍前三个。特征问题即调查对象的基本情况，如年龄、性别、职业、文化程度和婚姻状况等；行为问题用以测量调查对象过去或现在的行为事件，如“您是否吸烟？”“您是否参加了健康保险？”等；态度问题用以测量调查对象对某些行为事件的看法、认识和意愿等主观因素，如“您认为吸烟是否有害？”“您是否愿意参加健康保险？”等一类问题。这些问题可以是封闭式，也可以是开放式。通常封闭式问题比开放式问题更容易开展调查，质量也更高，方便分析，是调查表设计的首选。

特征问题是各种调查表不可缺少的，因为在分析时常用这些特征作为自变量来描述行为和态度与这些特征的联系，或解释出现这些现象的原因。行为问题是了解各种社会现象和社会事件的重要手段。通过分析行为特征，可以掌握某些行为的历史、现状、程度、特征等多方面信息。特征问题和行为问题可称为事实问题，它是调查对象客观情况的反映。态度问题是调查表中极为重要的部分。了解社会现象不能满足于描述，而是需要解释出现这一社会现象的原因。了解人们的看法、认知和意愿等，能说明现象的直接原因，深刻揭示其社会原因。由于态度问题往往涉及人们内心的精神境界，任何人都有一种本能的自我防卫心理，真言难吐，甚至不愿发表意见。所以，在调查中了解态度比了解事实更为困难。对于一些较难评价的行为、心理、生命质量等健康相关问题，往往使用特定的评价工具，如使用匹兹堡睡眠质量指数评价睡眠质量或者使用焦虑评价量表评价焦虑状况等。

4. 质控条目 一份调查表除了问题与答案外，还应包含一些质控相关条目，如调查表名称、调查对象的姓名和住址、调查日期、调查员姓名及检查人员签名等帮助识别调查对象和评价调查质量。所谓编码就是给问题和答案分别编上号码，用这些数字来代替问题和答案，以利于用计算机进行统计处理和分析。编码工作既可以在设计调查表时进行，称预编码，也可在调查后收回调查表再进行，称后编码，规范的调查表调查应进行后编码。在有开放式问题的调查表中，由于不能准确预计会有多少种答案，只能采取后编码。在调查表中加入重复的问题，也是质控的手段之一，如果调查对象随意回答，可能同样的问题会给出不同的答案。

三、调查表设计原则

1. 目的性 调查表必须围绕研究目的来设计，调查表中的每一个问题都应与研究目的相关，与研究目的无关的问题均不应该出现。

2. 可行性　调查表设计的问题必须是调查对象能够回答且愿意回答的。问题和答案用词必须得当，容易被理解，所用词句应简单明了，具体而不抽象，尽量避免使用专业术语。问题的设计还要考虑编码、分析的可行性，答案尽可能量化，特别需要注意的是，调查表设计主要考虑调查方便可行，其次考虑分析的要求。

3. 客观性　一方面，设计的问题必须符合客观实际情况，尊重事实，即使与研究假设相反的调查结果，也不要随便否定；另一方面，避免出现诱导性提问，出题者不应给予提示或主观臆断。客观性也体现在答案的选项尽可能使用客观语言和指标。

4. 逻辑性　一份设计成功的调查表，问题和答案的排列均应有一定的逻辑顺序，条理清楚，符合应答者的思维习惯，以提高问题应答质量和效率。一般是先易后难、先简后繁、先具体后抽象、先普通后敏感。

四、调查表设计步骤

1. 明确目标　是设计调查表的关键。调查表必须紧扣研究目标并将其转化为调查表中的一系列问题。例如，调查患者生命质量，而生命质量是可以通过生理、心理和社会功能状态等一系列指标来测量。因此，调查表设计应该全面涵盖生命质量的各个维度和内容。

2. 建立问题库　调查表中的问题一般需要在全面进行文献述评的基础上进行设计，可以由研究人员组成调查表设计组，展开自由讨论，结合文献和既往研究提出相关的测量指标，由设计人员将问题进行合并，选择与调查主题密切相关的问题构成调查表。在实际的调查表设计中，参照其他同类课题设计的调查表往往可以事半功倍，能借鉴成熟的调查表进行优化而不能照搬照抄。

3. 设计初稿　将零散的问题组装成一份严密、科学、合乎思维逻辑的调查表，需要考虑到问题的顺序、逻辑结构、调查流畅性、调查对象的感受等多方面因素。

4. 修订和完善　试用的方法有两种，一种是主观评价法，将问卷分送给该领域专家，请他们评论修改；另一种是客观检查法，即将问卷初稿进行预调查，针对发现的问题进行修改，有条件时最好两种方法同时使用。

5. 评价　一般需要通过效度和信度检验来评价一个新的调查表的质量，具体见本节五、调查表评价。

五、调查表评价

1. 信度（reliability）　也称可重复性，是指对同一事物进行重复测量时，所得结果一致性的程度，即测量的稳定性和可靠性。通常用信度系数来表示。一般将两种测量结果的相关系数作为信度系数。

（1）复测信度（test-retest reliability）：同一调查表在不同时期对同一对象进行重复调查的一致程度。由于研究对象的特征可能随时间变化并可能受到前一次调查的影响，故两次调查间隔的时间不宜太长，以 2 ～ 4 周为宜。

（2）复本信度（alternate form reliability）：设计另外一种在测量内容、应答形式及统计方法等方面高度类似的调查表，同时进行测量，评价两个调查表测量结果的相关性，一般使用被广泛应用的相对成熟的调查表。

（3）折半信度（split-half reliability）：将一个调查表分为两半，分别作为各自的复本，采用不同分析方法得出不同的信度系数。最常用的折半法是将调查表分为奇数和偶数条目。

2. 效度（validity）　是指测量结果与预期目标之间的接近程度，即真实性。

（1）表面效度（face validity）：指从表面上看，调查表能否测量研究者想要了解的问题，一般由专家评价。

（2）内容效度（content validity）：指评价调查表所涵盖的内容能在多大程度上覆盖研究目的所要求达到的领域，也是由专家根据自己的经验判断调查表内容的完整性。

(3)结构效度(construct validity):用两个相关的相互可以取代的测量尺度对同一概念交互测量，如果取得同样结果，认为有结构效度，一般用相关分析、因子分析等方法评价结构效度。

(4)校标效度(criterion validity):该指标评价测量结果与标准测量结果的一致性，即测量间的接近程度，用相关分析即相关系数表达效标系数。

(杨　雨　付朝伟)

思 考 题

1. 定量研究方法主要的优缺点各是什么?
2. 定量研究方法包括哪些主要类型?
3. 常见的抽样方法有哪些?
4. 调查表设计的基本步骤有哪些?
5. 请比较信度与效度。

第六章 社会医学定性研究方法

定性研究是社会医学研究中常用的一类方法，它常与上一章介绍的定量研究相结合针对社会医学相关问题展开分析，但两者却有着不同的研究逻辑，具有各自的特点。本章对定性研究的概念特点及定性研究常用调查方法和定性资料的整理分析与报告进行介绍。

第一节 概 述

一、定性研究概念及特点

1. 概念 定性研究（qualitative research）也译为“质性研究”“质化研究”或“定质研究”。目前还没有统一的定义。

它通常是在自然情境下采用多种资料收集方法对健康相关问题或现象进行整体性研究。研究者本人作为主要的研究工具，从研究对象的角度理解他们行为的意义和对事物的看法，通过与研究对象的互动，对健康相关问题或现象进行全面深入的理解。定性研究收集的资料通常是以文字、声音、图像形式表示，而不是以数字形式表示，其分析方法以归纳法为主。

由上述概念可见，本教材所介绍的定性研究属于实证研究。

2. 特点 由上述定性研究的概念可见，相较于定量研究，其具有自身鲜明的特点。

第一，定性研究方法强调在自然情境下进行整体性研究。定性研究在分析健康相关问题或现象时，倾向于将问题和现象放在具体的场景中，将研究对象放在真实自然的情境中，对问题和现象进行整体分析。研究者本人就是一个研究工具，他们深入现场，与研究对象直接接触，系统理解研究对象的世界。因此，研究资料更以适合文字、声音、影像等形式表示。

第二，定性研究是一种解释性的研究。它注重描述、分析和解释。研究者通过自身的体验，就如一面透镜，对研究对象的思想、行为和环境等进行解释。

第三，定性研究过程是动态发展的，不可能“一次定终身”。研究者事先不会提出一个刚硬的、先验的框架，研究往往采取“即时性策略”，在研究过程中，研究对象可能会变，收集和分析资料的方法可能也会变。

第四，定性研究应用多方面和反复的复杂推理，如从理论到经验的演绎推理和从经验到理论的归纳推理。研究通常从大量的个别的原始资料中建立分类，归纳总结，产生理论假设，进行从特殊到一般陈述的推理，更多地应用归纳法。定性研究的资料收集和资料分析同步进行，其结果只适用于特定的情境和条件，不能外推到样本以外的范围。

第五，定性研究非常看重研究者个人经历，非常重视研究者与研究对象之间的互动关系。定性研究中研究者本身作为主要研究工具，进入研究对象的世界，与研究对象面对面接触，不断互动，其个人特点和个人经历都会对研究过程与结果产生影响，需要进行不断反思。因此，定性研究具有非常明显的“平民性”，对研究者的能力和技巧也提出更高的要求。

二、定性研究方法种类

根据不同的分类标准，定性研究方法可划分为不同类型。这里主要简述社会医学中常用的几种定性调查方法，具体方法过程详见本章第二节。

1. 深入访谈（in-depth interviewing） 是无问卷的开放性谈话，或是利用准备好的访谈提纲（开放式问题）进行的访谈，问题的顺序不是严格固定的。这种访谈可能是与非故意选择的个体随意的非正式谈话，或是与关键的知情人的正式访谈，所以也称个别访谈、关键人访谈或知情人访谈。

2. 专题小组讨论（focus group discussion） 也称焦点组讨论、主题小组讨论，是根据研究目的确定要讨论的主要问题和目标小组，然后召集一小组同类（具有相同或相近背景或经历）人员（通常为 6 ～ 12 个）在主持人用事先准备的讨论提纲引导下进行开放式讨论。

3. 选题小组讨论（nominal group discussion） 是一种程序化的小组讨论过程，其目的是寻找问题，并把所发现的问题按其重要程度排列出来。也就是要在一个由具有各种不同既得利益、不同思想意识和不同专业水平的人员组成的小组中发掘问题并进行问题排序。

4. 观察法（observational method） 是根据确定的研究目的和观察计划，通过耳闻目睹收集和积累具体、生动的感性资料的方法，可以获取被观察者的有关行为的信息，客观、真实、有效地理解行为过程和行为特点。观察能使人更易理解被观察者的工作和生活的完整的文化模式，非语言表达的行为也能被观察记录，它能产生假设并帮助解释由其他方法获得的资料。

5. 头脑风暴法（brain storming） 是一种通过团队形式，聚焦特定的问题，让每位发言者在开放、自由、愉快、轻松的氛围中，毫无顾忌地提出自己的各种想法，像掀起一场头脑风暴般引导所有参与者广泛发表看法，激发创造性思维并获得创新性想法的一系列规则与方法。

6. 个案研究（case study） 是对某个特定的人、家庭、机构、事件或现象有关的深入的定性分析。研究广泛收集相关资料，整理和分析研究对象产生与发展的过程、内在与外在因素及其相互关系，将行为观察和态度观察及研究对象的感受结合在一起，以形成对有关问题深入全面的认识。

三、定性研究的应用

定性研究在社会医学中的应用越来越广泛，已成为该领域非常重要的研究方法之一。当前社会医学研究者们常将定性研究与定量研究结合应用，发挥各自优势，以进一步提高研究的深度和质量。

（1）定性研究可产生新想法、新假设，为定量研究及其问卷设计提供信息支持。定性研究可以通过对研究对象的访谈或观察，深入了解研究对象的语言、想法、反应、情感和行为及其产生变化的原因，常会给研究者提供新想法和新假设，可以为定量研究设计及定量问卷的设计提供信息支持。

（2）定性研究可加深对问题的理解，帮助解释定量研究结果。定量研究通过数据分析确定因果关系，定性研究可以通过深入访谈或观察，帮助定量研究进一步验证因果关系，并探讨其发生机制，甚至有时可能会发现一些虚假的因果联系，或者有时可以帮助分析定量研究出现的一些矛盾结果。因此，定性研究与定量研究相结合，可增加研究结果的可信度。

（3）定性研究可作为快速评价技术，为其他研究提供信息。在实施中有时研究会受限于时间或经费等资源不足，定性研究作为快速评价技术，利用较短时间在小样本人群中开展，可为进一步的研究提供大量深入的信息支持。

四、定性研究基本步骤

定性研究如定量研究分为三个阶段：研究设计阶段、研究实施阶段、资料整理分析及报告撰写阶段。

但正如前面定性研究的特点所述，定性研究与定量研究等其他类型研究有所不同，它是一个循环往复、动态发展的过程，研究设计往往不会一次定终身，在具体实施过程中会进行调整，研究对象和方法等都可能发生变化，并且，定性资料收集和整理分析常同步进行，相互交叉，不断循环。

1. 研究设计阶段 在定性研究设计阶段，首先根据研究目的，明确研究问题，具体说明通过研究希望了解或理解什么，以进一步聚焦研究和指导如何实施研究。此时，研究者应清楚什么样的问题适合定性研究，或者说，定性研究适合探索什么类型的问题。

根据研究问题，研究者须确定研究对象和抽样方法。定性研究通常是对小样本人群进行深入调查，不像定量研究的目标是通过大样本人群寻求统计学意义。因而定性研究主要应用非概率性抽样方法，最常采用立意抽样，抽取能够为研究问题提供最大信息量的研究对象。在设计具体抽样策略时，最重要的是研究者要对研究目的有一个清醒的认识，可根据研究对象的特性进行抽样，如强度抽样、异质性抽样、同质性抽样、关键个案抽样等。样本量通常以信息饱和原则来确定。

定性研究的方法丰富多样，具体选择什么类型的方法应根据研究目的、研究问题、研究背景及研究对象等确定，所选方法包括资料的收集方法及整理分析方法。研究者应清楚所选方法的优缺点，是否可以回答研究问题，可能会得到什么样的研究结果。

当然，如前所述，定性研究不是一次定终身，在研究的实施过程中，研究对象、数量及方法等都有可能会进行调整。

同时，研究设计阶段应制订详细的组织实施方案，包括研究的组织构架设置、人员配备、所需资源、研究的具体步骤、研究活动和分工、质量控制、时间计划及预期产出等。

2. 研究实施阶段　该阶段研究者根据研究设计和实施方案开展定性研究，进行定性资料的收集，具体的实施过程，可参见本章第二节　定性研究常用调查方法，并尽可能及时同步整理分析定性资料，如有需要，应及时调整调查对象和方法等。

3. 资料整理分析及报告撰写阶段　定性研究有不同的资料收集方法，如访谈、观察等，每场调查结束后，应尽快将原始录音逐字转录为文本，录音的记录和调查现场笔记及访谈者的评论应该一致。资料的分析从访谈人员记录的现场笔记、录音的记录开始。

反复阅读原始记录，不断加深理解。分析资料时，对每类回答进行编码，同类的回答给予同一编码，将发现归纳成多种亚主题，使用合适的标题标记分类信息，描述、解释研究主题的重要发现。有时可用资料分析表来分析资料，即按访谈提纲准备主要或次要主题的清单。分析时根据能力或条件可以用手工或计算机普通文字处理软件或专门的定性分析软件完成。

报告的撰写可先列提纲，包括研究题目、目的和资料分析方法、各分题的主要发现、讨论、结论、干预措施建议，然后对照写作提纲归纳核查所有资料。

第二节　定性研究常用调查方法

上一节概述中已简述定性研究常用调查方法，本节将对社会医学研究中最常应用的深入访谈、专题小组讨论、选题小组讨论及观察法的具体方法过程进行介绍。在研究的实际应用中，每种方法有着各自的特点，适合不同的研究目的，不同的研究问题、不同的研究对象、不同的环境宜选不同的方法，并且，同一研究也可以采用多种方法相结合。

一、深入访谈

（一）概述

深入访谈是通过访谈者与被访谈者之间的个别谈话了解被访谈者的经历、态度和行为等。谈话是理解人们对某些问题的想法、感觉和行为的基本手段。通常，深入的理解通过长谈产生。访谈者通过访谈进入被访谈者的世界，至少可了解能用语言表达的被访谈者的内心世界。一个熟练的访谈者可通过询问详细的、具体的情况，引出丰富的详细描述。

（二）特点

第一，深入访谈是有目的性的谈话。无论是正式或非正式的深入访谈，都可以看作是一次有目的性的谈话，双方都很有诚意地对某一主题有兴趣，虽然可能是暂时的。访谈者询问的所有问题都由一定的主题为引导，虽然有时可能是没有提纲的开放性谈话。一个完全没有范围、没有组织的谈话通常可能到结束也不能得到一个故事，满足不了研究目的。

第二，深入访谈是开放性的叙述。虽然深入访谈以一定的结构和次序开始，但谈话的流程和组织形式根据访谈者和被访谈者之间的细微的交流而确定。叙述可以有多种形式，如围绕时间、围绕地方或空间，围绕主题或传递的信息。访谈时问题的顺序不是严格的，访谈者灵活掌握，可以及时修正或调整要问的问题。

第三，深入访谈有一定的局限性。①受到被访谈者的合作的影响：被访谈者可能对访谈者要了解的东西不愿意谈或感到不舒服，被访谈者有很好的理由不真实回答问题。②受到访谈者技巧的影响：有时，因为访谈者有限的技术或不熟悉方言，提出的问题可能得不到丰富、详细的回答。③被访谈者可能会受访谈者态度影响，使回答产生偏性。

（三）实施步骤

1. 策划访谈 进行访谈的设计和准备，包括研究设计、确定访谈对象和样本大小、选择和培训访谈人员、准备现场工作、收集和分析资料等。同时考虑专业人员、顾问或其他有关人员的帮助，特别是对于一个新手，可获得这些人员的支持和帮助。

2. 确定访谈对象 通常选择小样本人群，选择对所调查问题有足够了解的对象，即知情人。例如，研究儿童卫生项目，母亲可能是知情人，但了解孩子的知情人不必只限于母亲，因为年轻的母亲往往听其母亲或婆婆的劝告，孩子父亲也起到一定作用。

深入访谈知情人的抽样类型是立意抽样或方便抽样。根据研究问题和研究的目标人群，从许多确定的人群中选择一个或多个知情人。

知情人的选择要注意几个方面：知情人必须较好地代表要研究目标人群；尽可能选择不认识访谈者的知情人，以便减少产生偏性回答的可能性；知情人对需研究的主题没有现成的知识；要有意识地选择人群中不同年龄、种族、地位、受教育程度等属性的访谈对象。

3. 设计访谈提纲 提纲包含一系列交谈的话题。设计访谈提纲是研究的重要部分，调查资料的质量取决于访谈问题的深度。提纲设计逻辑过程与定量调查表设计有相似之处。

研究者首先建立问题的框架，包括列出主要研究目标的清单；列出每个目标的主要部分；列出与知情人探讨可能获得信息的问题草稿；对照目标和问题，剔除不适合的问题；再次检查问题，确认列出的所有问题能帮助研究者获得所需的所有信息。其次设计探针，探针是当一个原先设计的访谈问题在引出所需信息失败时，用于提示知情人更深入谈话的工具。另外，注意问题的顺序，访谈问题的顺序并不是硬性规定的，应该由访谈者来判断，这是访谈者主持艺术之一。一般，同类的信息要求所有的知情人都提供，但问题的用词和顺序可根据每个知情人的特点重新更改。访谈问题的文字清晰而不模糊，简单且容易理解，合理且在知情人的经验范围内。

4. 选择和培训访谈者 访谈者是深入访谈的主持者，深入访谈成功与否很大限度上取决于访谈者本身的素质。因此，要求访谈者具备一定的素质，如受过相关领域（如社会学、医疗卫生）的教育且有一定的深入访谈经验。同时，也要考虑一些个人特征，如容易使人产生信任和易于合作，语言能力良好是优先考虑的条件。另外的素质包括能建立良好的人际关系、善于倾听、自信但不傲慢、谦虚、礼貌等。

深入访谈比定量问卷调查往往需要更多的技巧，因此访谈者的培训尤为重要。培训的时间要足够长，对研究的所有方面都讲解到，培训时间的长短与研究的大小和现场人员的技能有关。

访谈技巧：访谈应以友好的问候开始；注意倾听被访谈者所提供信息的每个细节，被访谈者在访谈中提到的关键词语或术语，可让其进一步解释对此的想法；注意回避的话题，留心故意的歪曲、不正确的概念或误会，对这些问题应立即采取措施进一步解释澄清，合适的时候使用“探针”；引导被访谈者自然地从一个话题过渡到另一个话题；采取沉默形式给被访谈者足够的谈话余地，对预期之外的信息保持开放性；避免介绍访谈者自己的观点或询问诱导性问题；避免话题转换太快或故意打断被访谈者说话及为获得信息故意编造错误概念。

5. 准备和开展访谈 现场开展深入访谈之前，应该仔细做好准备工作，包括联系被访谈者并约定访谈时间，约定时间的时候要征求被访谈者的意见以确保访谈时间有一定的弹性，访谈者需检查访谈所需用品，如访谈提纲、笔和笔记本、录音设备等，如路程较远，宜尽早做好交通安排以便准时到达现场。

访谈者应在访谈前到达现场并检查各项安排是否妥当，包括座位的安排。开展访谈时注意如下情况。

首先，开场介绍，以营造使被访谈者感到轻松和不受约束的气氛，包括自我介绍，解释访谈目的，请被访谈者介绍自己，强调被访谈者的意见非常重要，因为人们一旦感到别人认为其意见重要和合理时，往往乐于表达意见或看法，建立友善的气氛和保证访谈的秘密。另外，对于做笔记和使用录音应向被访谈者解释并征求其同意。

访谈在访谈提纲指导下进行，尽可能使用交谈的语调，访谈宜先谈不敏感的话题，当被访谈者足够放松的时候再过渡到深层次的话题，总之要使被访谈者尽量多地谈到与问题有关的内容，并注意语言和非语言（如动作、表情）的信息。

同时，访谈者需注意阐述观点、澄清问题、留心问题新的方面。访谈进行中注意对关键问题的记录，最好全程录音，结束访谈后检查录音并做好标记。访谈结束，应与被访谈者自由交谈一下，并表示感谢。

最后，现场资料的检查核实。访谈结束后，访谈者应浏览笔记以保证访谈记录满足研究问题的要求，在被访谈者未离开之前澄清不明白的信息。每个现场结束时，有必要与参与访谈的小组人员交流以探讨现场工作感受，包括使用访谈提纲所遇到的问题，现场工作中发现的新的主题。随着访谈的继续，可以在访谈提纲中增加新的想法，无关的问题则从提纲中删除。

二、专题小组讨论

（一）概述

专题小组讨论是根据研究目的确定好要讨论的主要问题和目标小组，然后召集一组同类人员在主持人用事先准备的讨论提纲引导下进行的开放式讨论。这不仅是访谈者与被访谈者双方面对面的互动过程，更是被访谈者之间的互动过程；不仅是被访谈者的个人意见，而且是多角度，被访谈者之间相互纠正、互动进行的集体性解释。一般而言，小组以 6 ～ 12 人为宜，讨论时间以 1 ～ 2 小时为佳。

（二）特点

第一，专题小组讨论是一种集体性探讨和集体构建知识的过程。前述的个别深入访谈实际上是访谈者与被访谈者之间互动构建知识的过程。而专题小组讨论是访谈者和被访谈者及被访谈者之间互动构建知识的过程，被访谈者之间相互补充、相互纠正、相互讨论，深度和广度超过个别访谈。

第二，专题小组讨论更快速灵活，节省时间和费用。参与专题小组讨论的被访谈者是根据研究要求进行挑选的，他们常常具有相似的经济文化背景。专题讨论以小组形式进行，人多的环境常会鼓励人们充分表达自己的观点、交流活跃且能产生丰富的信息，这样可以鼓励那些不愿一对一访谈的人发表自己的观点，可以使不知道自己该说什么的人大胆发表言论。一个人的观点建立于另一个人已说过的内容，或受其启发，可有一个协同加强的效果。

第三，专题小组讨论过程中可能受到集体思维影响带来偏性。参与小组讨论中的少数人的意见有可能不被表达出来，特别是在对质或争论中被认为是不合适的文化地域。另外，小组讨论中总有一些支配性的或较活跃的被访谈者，他们较自信或有闯劲，善于表达他们的观点，另一些被访谈者则较少有机会表达自己的观点。再有，小组讨论还经常产生一些所谓的标准，什么是应该的，什么是不应该的，使得有些被访谈者不再表达自己真实的想法，这些都会给专题小组讨论带来偏倚。

同时，专题小组讨论有时所获访谈资料内容比较杂乱，给资料的整理分析带来挑战。

（三）实施步骤

1. 策划小组讨论 策划包括研究设计、选择和培训现场调查员、资料收集整理分析和报告撰写，另外，小组讨论所需的场所、所需的设备、聘请有经验的顾问帮助设计和培训调查员等都需考虑。

2. 确定被访谈者 专题小组讨论最适宜的规模是 6 ～ 12 人。如果被访谈者太少，讨论受到限制；如果被访谈者太多，较难推动讨论。

选择专题小组被访谈者的方法是立意抽样，应选择那些可以提供研究所需信息的人员。同组被访谈者的社会经济学特征应相近或与研究有关的背景相似，这样更有利于促进自由而充分的讨论。

3. 设计讨论提纲 设计讨论提纲的主要立意是引导专题小组讨论，一般围绕2～3个中心议题，列出 10 ～ 20 个问题，问题针对大家提出，避免针对个人提问。

问题的顺序为先易后难，从普遍到特殊。问题的结构性通常不强，多以“开放式”表示，避免答案仅仅为“是”或“否”，这样不利于参与者充分地讨论。问题必须用简单的文字来表示。

4. 选择和培训主持人及记录员 专题小组讨论需主持人引导小组成员展开充分的互动交流，现场控制难度较大，往往对主持人的能力要求更高，因此，调查小组人员的挑选是必要的，调查质量从某些程度上取决于调查小组人员的能力。

主持人的任务包括引导讨论但并不操纵小组，鼓励被访谈者充分表达他们的观点并相互交流，建立友好关系以得到被访谈者的信任并探索一定深度的回答，保持灵活性和尽可能中立，如果讨论离题了，要在不伤害参与者自尊的前提下，巧妙地言归正传，控制每一个主题和讨论的时间。

由于主持人需具备较高的领导才能和交际技巧，对他们的选择必须慎重，教育背景及小组协调的经验等都需注意。

记录员的任务主要是观察会议和记录，最好能训练记录员客观记录讨论及观察和记录非语言的表达。

根据现场调查需要，有时可以聘请其他人员帮助讨论。例如，现场助理可以帮助讨论避免干扰；助理主持人在主持人对方言不熟悉时，可以通过翻译方言帮助讨论的进行。

5. 准备和开展专题小组讨论 专题小组讨论时应该在一个中立的场所进行，为鼓励被访谈者充分交流，可将座椅围成一圈，讨论的场所不要太大也不要太小，使干扰尽可能达到最小。小组讨论所用的录音设备、记录本、讨论提纲都要准备充分以保证讨论顺畅进行。为了方便讨论，也需准备一些其他的材料，如黑板、笔和其他对讨论有帮助的材料。

开展讨论调查小组人员中应该有一个人作为主持人或协调人，另一个人作为记录员。主持人或协调人不应该扮演讨论主题的专家，其角色是促进和支持讨论。

主持人首先介绍讨论会，包括介绍主持人和记录员、所有被访谈者或让他们自我介绍，介绍专题小组讨论的目的、所讨论信息的类型和重要性，说明讨论内容的保密性。其次，主持人的重要任务是鼓励讨论，保持热情、活跃、幽默，显示对小组讨论意见的兴趣，鼓励尽可能多的被访谈者坦率表达他们的真实观点，给所有被访谈者发言的机会，多鼓励那些比较被动 / 不健谈的被访谈者发表意见。另外，主持人还需注意观察被访谈者非语言的交流。

记录员负责观察会议和记录，负责录音设备的使用。记录的内容通常包括专题小组名称、会议日期、会议地点（位置和简单描述，如大小和舒适程度）、座位安排、讨论开始和结束时间、被访谈者人数及其特征、被访谈者参与水平和兴趣程度、个人印象和观察、讨论不同主题的记录（注意非语言的反馈如音调、手势等）。一般记录员要求不参加讨论，但在某些情况下可以发言，如主持人忽略了被访谈者的重要观点、提出涉及的新问题等。

讨论结束时主持人和记录员应该总结、核对一致或不一致的地方，并感谢被访谈者。

三、选题小组讨论

（一）概述

选题小组讨论是一种程序化的小组讨论过程，其目的是寻找问题，并把所发现的问题按其重要程度排列出来。通常是在一个由具有各种不同既得利益、不同思想意识和不同专业水平的人组成的小组中发掘问题并对问题进行排序。这个技术方法，部分是来源于美国20世纪60年代后期在制定社区发展规划过程中取得的经验，它属于一致性研究方法的一种。在社会医学研究中，该方法常被用来发现问题、确定优先领域、筛选评价指标等。

（二）特点

选题小组讨论比头脑风暴法和专题小组讨论等形式更为有效，特别是在问题的提出与评价、指标的评选等方面，它是一种集思广益、将定性与定量方法融为一体的程序化的方法，避免了前两种方法中由于个别人在讨论过程中的垄断性发言、身份、地位等所产生的影响。

每一位参与选题小组讨论的人员都有平等表达意见的机会，都能不受他人影响地将自己的观点列举在纸上，而不是口头表达。因为预想到自己的观点能在小组讨论中形成影响力，所以参与者会增强对小组的责任感，提高参与的积极性。

每一场选题小组讨论都能产生一致的肯定结果，并且时间一般不超过1.5小时，因此与专题小组讨论相比，选题小组讨论相对节省时间，效率更高。

但同时，选题小组讨论存在困难与缺点，一是受文化水平的制约；二是选题小组讨论开始提问的语言组织非常重要，要求清晰而明确，不然可能导致收集的信息或过于宽泛，或模糊，或偏离主题；三是与其他定性研究方法一样，选题小组讨论的目的不在于结果的推广，而是通过调查小样本人群，深入地理解某一问题的本质，关注的是问题的深度，因此试图通过这一小样本归纳出某种统计意义上的结论是不妥当的。

（三）实施步骤

1. 准备工作　选题小组讨论前的工具准备，包括大白纸；夹白纸的夹子或粘条；水笔，彩色笔等；计算器；屏幕投影；计算机；纸条若干，信封若干（收集纸条）；录音设备（可用可不用）。

确定参加小组讨论的人员（每组6～10人，可以同时进行几组，可根据研究的目的和性质选择小组成员），并明确会议地点与时间。

2. 实施的第一阶段：列出与陈述问题　首先，主持人给出要讨论的问题。然后，小组成员不出声地酝酿各自的想法，结合自己的工作经验和工作体会，把认为必要的问题写在纸条上，时间控制在10～15分钟。接下来，将每一个人的问题依次列到大白纸上或投影出来，直到全部列完。每位参与小组讨论的人员向大家解释自己写的每一项问题。

3. 实施的第二阶段：讨论所列问题　主持人对所有所列问题进行提问和确认，合并相同的问题及剔除有关问题，这是一个对所列问题澄清的过程和大家相互理解的过程。另外，回收每位小组成员的问题记录，分别保存，以备以后分析。

4. 实施的第三阶段：重要性评判　每位参与小组讨论的成员对所列问题进行重要性排序打分，如从所列指标中选出认为重要的10个指标，最重要的为10分，最不重要的为1分，未选中的为0分。

然后，收集每位成员的评分结果，汇总计算所列的每一个问题的得分情况，接下来，根据每一个问题的得分情况进行排序，排序结果则基本上代表了小组成员的共同意见，最后根据所列问题的得分情况进行分析。

四、观 察 法

（一）概述

观察法是社会调查研究的重要方法之一，它可以获取有关实际行为的信息，可以客观、真实、有效地理解行为过程和行为特点，完善对行为影响因素的理解，进而为改善行为提供信息与建议。作为科学研究的观察，区别于日常生活中的观察，它具有以下特点：科学的观察是有一定的研究目的，是为科学研究服务的；科学的观察必须对观察项目、观察方法制订详细计划，有系统有计划进行观察，并且有较系统的观察记录，观察者是受过一定的专业培训的；科学的观察必须是客观、能被检验和可用于分析的。

（二）特点

首先，观察法是在被观察者处于自然状态下进行的，观察者不干预被观察者的行为，比较客观地收集资料，研究结果可能更接近真实。

其次，观察法不受被观察者的文化限制及其语言表达能力的影响，收集到的资料比较直观、形象和生动。

再次，观察法往往标准化程度较低，所以调查质量较多取决于观察者的观察力和敏感度。

从次，观察法主要收集被观察者的外显行为信息，其内在动机与想法等深层次信息不易收集，并且，对被观察者实施观察时，被观察者的行为可能会发生变化。

最后，观察法可能会耗时比较长，成本较高，所以，被观察者数量较少。

（三）类型

根据不同的分类角度，观察法可分为不同的类型，如根据观察者角色，可分为参与性观察与非参与性观察；根据观察方式的结构化程度，可分为结构式观察与非结构式观察等。

1. 参与性观察与非参与性观察 参与性观察（participant observation）与非参与性观察（non-participant observation）最主要的区别是实施观察时，观察者是否参与到被观察人群中。

参与性观察是指观察者为了达到深入了解情况的目的，直接加入某一社会人群之中，以内部人员的身份参与到被观察群体的工作和生活中，在共同工作生活中进行观察，收集与分析有关资料。这种方法往往研究时间较长，观察者容易受到环境因素影响，其在社会学、人类学的研究中应用较多。

非参与性观察是观察者以旁观者的身份，置身于被观察者群体之外进行的观察，不参与被观察者的任何活动。非参与性观察比较客观、真实，能增加感性认识，一般观察时间短，观察范围局限，对被观察者的观察容易表面化和具有偶然性，只能获得某些表面现象而无法获取内心行为方面的信息，其在健康卫生领域中应用较多。

2. 结构式观察与非结构式观察 结构式观察（structured observation）是观察者根据研究目的，事先设计好观察内容、工具、流程和规则，采用标准统一的结构化观察表进行现场观察，此类观察笔记比较标准化，观察结果较易进行统计分析。由于结构式观察有固定的观察流程及标准化的观察表，所以观察时往往就局限在事先确定好的观察项目上，不易发现一些新主题。

非结构式观察（unstructured observation）是事先没有设计非常严格固定的观察计划和观察表，但有非常明确的观察目的和任务，观察者自行确定观察范围和内容，因此，此类观察较为灵活，但对观察者的能力要求较高，观察者须根据观察现场具体情况实时观察，及时对观察内容、形式和记录进行调整。

（四）实施步骤

1. 策划观察 根据观察目的，制订好观察计划，包括观察的对象、内容和范围，观察的地点，观察的时间和次数，观察的方法，伦理问题，观察中可能出现的问题的预测与估计等。

设计观察提纲，包括被观察者的角色和身份，观察发生和持续时间，观察发生的地点，被观察者的行为和表现特征，行为发生的过程及原因和影响因素等。

进入现场前的准备工作，包括对观察现场基本情况的了解；研究所需用品的准备如纸、笔、录音设备、录像设备等；与研究现场有关部门和人员沟通获得开展观察的许可；确定研究助手，可以聘请现场人员，进行适当的培训等。

2. 进入现场，开展观察　观察者向有关人员进行自我介绍，取得现场配合和支持，与被观察对象建立良好关系，取得被观察者的信任，减少被观察者的行为改变。

根据观察提纲，开展现场观察，做好详细观察记录，并及时回忆补充，观察完成，感谢被观察者和当地有关部门的配合，同时，录音和录像资料做好编号、试听，当天补齐所有文字记录，尽可能同步整理观察记录，找出提纲以外的重要内容，补充和修改观察提纲。另外，对观察记录详细阅读，尊重资料，避免主观性，反复检讨由于个人倾向所导致的观察偏差。

第三节　定性资料的整理分析与报告

与定量研究不同，定性研究并非简单的线性过程，而是一个循环往复、螺旋式前进的动态过程，研究设计和资料收集、整理、分析、报告等过程是循环前进的。因此，资料的整理和分析呈现出以下特点。

首先是同步性。整理和分析常常相互交叉、同步进行，同时又受研究中其他部分的制约。一方面，整理资料看似机械、单调，但实际上其本身便是十分重要的分析过程。通过对资料的整理，研究者往往能获得许多意想不到的启示和顿悟。另一方面，整理也必然建立在一定的分析基础之上，任何一个整理行为都受制于一定的分析体系。

其次是及时性。整理和分析作为一个整体，与资料的收集过程也是相互交叉、不断循环的。因此，资料的整理和分析应该越早越好，不应拖到积累了很多资料以后才进行。

及时整理和分析可以帮助研究者对已收集的资料获得一个比较系统的把握，并为下一步的资料收集提供方向和聚焦的依据，从而使资料收集更具方向性和目的性，提高整个研究的效率，避免因担心收集的资料不够而沉迷于不断收集之中。

最后是完整性。录音整理的完整性：整理录音材料通常要求将资料内容一字不漏地记录下来，因为在整理时看似不重要的东西可能在分析时会非常有价值，而如果当初不记录下来，可能就永远被遗漏了。

分析的完整性：对访谈转录的文本文件的分析同样要求完整。如果时间允许，最好将资料中所有有价值的信息都提取出来。有些信息可能与本课题没有直接的关系，但对今后其他课题的研究或许有重要的参考价值，因此也应予以分析，以备参考。

一、整理记录与录音资料

资料的分析从访谈人员记录的现场笔记、录音的记录开始。录音逐字转录为文本文件，记录或录音的整理需要在访谈或讨论等完成后及时进行，以免时间长了有遗漏、错误，及时进行整理有利于回忆补充、审查记录来不及或录音不清楚的或错误的地方，有的表情、动作、环境现象等感性认识较深刻的情况可以及时用文字表述出来。注意听取参与实地调查的人员的汇报，因为这是实地调查结束后快速而简便总结资料的方法。

二、熟悉并理解原始资料

反复阅读原始记录，甚至再听录音，再看录像带、照片、图片等。第一，把记录编辑好，有意识地阅读记录，注意讨论中对被访谈者的印象和主要观点；第二，再阅读记录，搜寻对研究有意义的重要部分，也注意新的兴趣点；第三，再次阅读记录，把由于协调不当而强加给被访谈者的回答删除，也可以删除记录错误或没有意义的部分。主持人和记录员是收集资料的主力，研究员在分析资料中应该和他们紧密合作。

三、分类与编码归类

分析资料时，为了使资料条理化和系统化，需要对资料进行分类，可以按调查提纲或专题形式归类，并使用编辑缩略代码，在记录被访谈者谈论的不同分主题和感兴趣的话题中使用代码，对每类回答进行编码，同类的回答给予同一编码；最后，把发现归纳成多种亚主题，使用合适的标题标记分类信息，使用信息清单检查已获得信息的情况，描述、解释研究主题的重点发现。对每个被访谈者或小组也给予编号，在以后的报告书写中可以用此编号，也可用另取的名字。

需要注意的是，对于编码特别强调使用“本土概念”，尤其在第一轮开放式编码时。“本土概念”就是要求研究者尽量使用被访谈者自己的语言以保持资料的原汁原味，从而更加真切地表现他们的思想。

四、综合分析

把归类后资料的精华提取出来，找出调查对象中共性的现象，同时比较不同对象的差异，进行初步分析。例如，通过访谈了解弱势人群的卫生服务利用情况，我们可以找出弱势人群普遍的健康和卫生服务利用问题，同时比较不同组如贫困人群组、残疾人群组、老年人群组等，他们之间存在哪些差异？问题各是什么？可根据能力或条件用手工或计算机完成分析。

定性资料的综合分析，可以采取不同的方法。

1. 写备忘录 备忘录是一种记录（同时也是思考）研究者自己的发现、想法和初步结论的方式，其主要的目的是通过写作对自己的研究进行思考。

2. 写日记、总结和内容摘要 写日记不仅可以随时记下自己的感受和想法，而且可以利用记日记的机会有意识地反省自己当天的活动。而写总结和内容摘要的目的是对资料内容进行简化，以浓缩的方式呈现资料的精髓。

总结的方式灵活多样，可以围绕某些主题进行，也可以按照内容本身的前后顺序（如时间序列、因果关系、情境程序）进行；可以就一篇资料的内容进行汇总，也可以就分散在数篇资料中但在内容上有相似性的资料进行汇编。

这些总结方式可以结合使用，也可以结合写备忘录等其他手段。

3. 画图表 图表是对线性文字资料进行的一种立体浓缩，可以通过三维直观的方式比较集中地、生动地展现资料中蕴涵的各种意义关系。通常使用的图表有矩阵图、曲线图、等级分类图、报表、网络图、认知图、模型图、本地人分类图、决策模式图、因果关系图等。研究者可以根据研究的需要采用适当的图表，从而使分析结果更简洁、直观。

4. 与外界交流 当研究者的分析走入“死胡同”的时候，与善解人意、善于倾听的朋友交谈，往往可以为自己找到一些意想不到的灵感和启迪。此外，研究者还可以阅读有关的研究文献，从中了解本领域内前人的分析方法，借鉴其研究的经验与教训。

五、报告撰写

报告的撰写可先列提纲，包括研究题目、目的、资料收集的方法与过程、分析方法、各分题的主要发现、讨论、结论、干预措施建议，然后对照写作提纲归纳核查所有资料。写报告时，除了注意结果的呈现外，同时也需注意描述研究团队和研究设计的过程。

对于研究者的个人特征，注意描述谁是访谈者、记录者，研究者的背景包括性别、学历、职业，定性研究的经验和培训情况；同时注意研究者与研究对象的关系，如他们的关系是否在访谈前建立，研究对象对访谈者的了解，访谈者的特征及其对结果的可能偏移判断。

对于研究设计过程，首先，描述理论框架，其方法学观念和理论方法是什么，如扎根理论和内容分析。其次，对研究对象的选择进行描述，包括抽样方法，是立意抽样还是方便抽样或滚雪球抽样；样本量有多少；研究人员与对象是如何交流的，是面对面交流还是通过电话或电子邮件交流；拒绝参加或中途退出的对象有多少，是什么原因。再次，对资料收集的场所和具体过程进行介绍，如在家里还是工作场所，除了研究对象和访谈者外，是否还有其他人在场，研究对象的特征是什么，访谈提纲来源及有无预调查，有无重复访谈，有无录音和记录及场记，访谈历时多长，信息饱和问题。最后，对于资料分析的过程也进行介绍，如用了多少代码进行资料编码，主题是预设的还是来自获得的资料，用于管理和分析资料所用的软件信息。

六、结果的呈现

撰写报告的目的是将研究发现的问题向有关部门反馈和与同道们交流，为进一步制定政策和干预措施提供参考。报告应该具有针对性，对发现的问题进行详尽的描述和分析。同时注意报告的资料能否得出研究的结果，研究结果是否清晰呈现了重要的主题，是否有特殊的案例描述，是否对次要主题也进行了讨论。

撰写报告时，根据所关心的主题或问题写出结果。可用引语来表明被访谈者重点表达的想法、信念和感情，对引文注意身份标记，如标明编号。须注明被访谈者的大多数观点和少数观点，以及因被访谈者的差异而引起的不同观点。研究人员对于资料的分析和认识不应该只停留在资料本身直接提供的信息上，而要应用研究人员自己的知识和经验对资料进行判断与推导，分析存在的主要问题，解释其原因，并将结论升华到理论的高度。同时，根据研究结果提出建议，或总结反映来自调查对象的建议。

（王　伟）

思 考 题

1. 定性研究和定量研究的区别是什么？
2. 定性研究常用的调查方法有哪些？它们各自的特点是什么？

第七章　健康管理与健康危险因素评估

从古至今，人们力求免除病痛、获得健康的愿望和追求始终如一。良好的健康是社会、经济和个人发展的主要资源。健康资源在使用过程中具有损耗性。为了尽可能降低健康资源损耗的速度和程度，最大限度地发挥健康资源的作用，就需要对健康资源进行维护，这就是健康管理的问题。本章将从健康管理的概念出发，介绍健康管理的发展、内容、应用及健康危险因素评估（health risk factor assessment，HRA，又称健康危险因素评价）步骤及应用。

第一节　概　　述

一、健康管理的概念及特点

（一）健康管理的概念

健康管理的思想古已有之。我国两千多年前的《素问・四气调神大论》中有"圣人不治已病治未病，不治已乱治未乱，此之谓也。夫病已成而后药之，乱已成而后治之，譬犹渴而穿井，斗而铸锥，不亦晚乎"之言，这蕴含着以预防为主的健康管理思想。古希腊、古罗马、古印度的医学书籍也记载了饮食、运动、睡眠等生活方式对健康的重要性，同样蕴含健康管理思想。

现代意义上的健康管理（health management）于 20 世纪 70 年代在美国兴起。随着保险公司、企业、政府等对医疗费用控制需求的增加及健康风险评估技术的发展，健康管理迅速在全世界范围内受到关注。人们对什么是健康管理，如何进行健康管理不断进行着理论探索和实践。国内外学者对健康管理给出了不同定义。例如，美国学者查普曼与佩尔提埃认为，健康管理是为了帮助特定人群中的每一个人减少发病、改善健康状况、改进卫生服务利用方式，以及提高自身生产力，从而运用新式技术进行主动、有组织并注重成本效果的一种预防方法。中华医学会健康管理分会对健康管理的定义：健康管理是以现代健康概念（生理、心理和社会适应能力）和新的医学模式（生理 - 心理 - 社会）及中医治未病为指导，通过采用现代医学和现代管理学的理论、技术、方法和手段，对个体或群体整体健康状况及影响健康的危险因素进行全面检测、评估、有效干预与连续跟踪服务的医学行为和过程，其目的是以最小投入获取最大的健康效益。

依据 WHO 整体健康观和健康的社会决定因素，目前我国较为广泛的健康管理的定义：以人们的健康需要为导向，通过对个体和群体健康状况及各种健康危险因素进行全面监测、分析、评估及预测，向人们提供有针对性的健康咨询和指导服务，通过制订相应的健康管理计划，协调个人、组织和社会的行为，针对各种健康危险因素进行系统干预和管理的全过程。其宗旨是充分调动个人、群体和社会的积极性，通过对有限卫生资源的合理计划、组织、协调和控制等管理活动来获取最大的健康效果。健康管理的基本措施就是为个体和群体提供有针对性的科学健康信息并创造条件采取行动来改善健康。健康管理的对象包括所有健康人群、亚健康人群、亚临床状态人群及处于疾病期和康复期的人群。健康管理是通过服务这一载体来实现的，它通过提供不同形式的服务活动来满足人们对预防、保健、医疗等多元化的健康服务需要。对个体健康危险因素的评价与干预是健康管理的基础和核心内容之一。它强调以个体的健康意识、生活方式和个人行为等健康危险因素为干预重点，通过有目的、有计划、有组织的系统活动来改善人们生命质量和健康状况。

随着现代健康观内涵和外延不断扩大，健康概念延伸至家庭、组织、社区、城市，乃至国家。健康管理的内涵和外延也随之扩大，产生了更广义的健康管理，即以现代健康观为指导，运用医学、管理学、政治学、经济学和社会学等科学技术和管理手段，协调微观、中观、宏观不同层面的健康维护和促进行动，通过对家庭、组织、社区、城市、国家、全球等范围内各种健康管理资源的充分调动、协调和整合，实现对群体健康危险因素及不良社会环境因素的监测、分析、评价和干预，通过推动健康组织、健康社区、健康城市等不同健康环境支持系统的建设行动，实现在所有环境中促进和改善健康的目标。广义健康管理根本目标仍是个体和群体健康水平提高及生命质量改善，即健康管理目标的实现需要个人及社会的共同参与。

（二）健康管理的特点

根据健康管理的定义，健康管理服务具有以下特点。

1. 标准化　开展健康管理活动，需要获得服务对象适宜的健康信息。要保证健康信息的准确和可靠，以及健康信息采集的高效，健康信息采集过程必须是标准化的。标准化是进行科学健康管理的基础。

2. 定量化　为了使服务对象充分认识和理解自身健康风险，对个体和群体健康状况及健康危险因素进行监测、分析、评估及预测，制订相应的健康管理计划，提供健康咨询和指导服务，都需要客观、准确、可信的量化指标作为依据。定量化是健康管理的关键。

3. 个体化　每个人的健康状况不同，要获得尽可能大的健康管理效果，就必须提供有针对性的健康信息及有针对性地创造改善健康需要的条件。只有使健康管理个体化，才能充分调动个体和群体参与的积极性。

4. 多样化　由于健康危险因素种类繁多，健康管理的手段必须要运用医学、社会、经济、文化、政策、法律等综合干预手段，重视技术措施和社会措施的综合运用。

5. 规范化　健康管理所依据的系统评估和干预信息，必须建立在循证医学和循证公共卫生的标准及学术界已经公认的疾病预防与控制指南及规范的基础之上。

6. 整体化　为满足不同健康状态下管理对象的需求，健康管理需要所有相关各方，包括政府、卫生行政机构、保险方及服务提供方通力合作，不断将新的技术和适宜的卫生服务模式应用到健康管理中，彼此协调一致，才能使整个人群、社会和国家从健康管理中获得最大益处。

二、健康管理产生的背景

现代健康管理的兴起和发展主要基于以下原因。

（一）疾病谱的转变和人口老龄化的加速

20 世纪中期以来，全球疾病谱逐渐由以急性传染性疾病为主向以非传染性慢性病为主转变。非传染性慢性病已成为 21 世纪危害人们健康的主要卫生问题。1990 ～ 2016 年，全球非传染性慢性病负担占全球总疾病负担的比例由 52.6% 上升至 61.8%。由于患者对慢性病的知晓率低，诊疗率低，导致并发症，致残、致死的概率增加，同时许多慢性病患者需要长时间照护，给个人、家庭和社会造成沉重的负担。与此同时，全球人口老龄化速度加快。20 世纪 50 年代初，全球平均期望寿命仅为 46.5 岁。21 世纪初，全球期望寿命增加至 65.4 岁。而老年人口正是非传染性慢性病的高发人群。

全球非传染性慢性病患病率随着生活富裕程度、城市化和老龄化的提高而持续升高，迫切需要有新的理论和方法有效地预防和控制非传染性慢性病的发生，减轻其造成的伤残与死亡。因此，疾病谱转变和人口老龄化是健康管理产生和发展的根本原因。

（二）医疗费用的过快增长

疾病谱转变、人口老龄化及医学技术进步，导致了医疗费用的快速增长，成为全球性问题。在以治疗为中心的医疗服务系统中，各种昂贵的新技术、新设备和新药不断被引入，疾病治疗费用越来越高。与此同时，昂贵的医疗高科技投资对人群健康促进的贡献却越来越小。疾病人群的不断扩大，诊断和治疗成本的不断增长，导致了医疗费用的持续增长。健康管理由美国保险行业首先提出，当时美国保险公司和企业注意到80%的医疗支出用在了治疗那些可以预防的疾病上，因此，迫切需要建立同时为疾病人群和健康人群服务的健康服务模式以有效控制医疗费用的快速增长，这是健康管理产生和发展最直接的动因。

（三）社会健康需求多元化

随着社会经济发展和生活水平提高，人们的健康意识增强，健康需求也更为多元化。越来越多的人认识到疾病预防的重要性。因此，对于疾病发生之前的健康促进和健康维护的需求应运而生，并将其与高品质生活相关联。与此同时，老龄化伴随的慢性病患病率增高，也让人们意识到带病生存成为常见的生活状态，提高带病生存质量的需求也日益增多。人群健康需求的多元化，为生命全程健康管理提供了坚实的社会基础。

（四）健康管理相关学科的发展

慢性病自然史的研究、慢性病危险因素的研究、健康相关行为干预研究、疾病三级预防策略、健康危险因素累积理论、健康投资理论等公共卫生与预防医学理论研究及实践，以及管理科学的发展为健康管理奠定了理论基础并提供了技术支持。健康到疾病是一个连续不断的过程。在疾病自然进程中，有多次阻止疾病发生发展的干预机会。越早期的干预，疾病逆转的可能性越大。因此，在诊断为疾病之前，针对危险因素进行有效的干预，有可能逆转或延缓疾病的自然进程，而不必等到症状和体征出现之后再采取成本较高而效果可能甚微的临床干预措施，从而达到维护和增进健康的目的。这便是健康管理得以产生和发展的科学基础。同时，计算机技术、互联网技术和通信技术的迅猛发展进一步加速了健康管理的应用与普及。

三、健康管理的意义

（一）有助于控制医疗费用

健康管理的核心在于通过控制疾病的危险因素，降低患病风险或减轻患病的严重性，从而减少医疗费用的支出。国内外健康管理的经验已证明通过有效的个体或群体的健康管理可以大大降低个体、企业或第三方的医疗费用支出。

（二）有助于应对疾病谱转变和老龄化问题

健康管理覆盖所有人群，它可以有效调动个体的积极性和主动性进行健康风险的控制，特别是对危险因素控制。通过针对不同健康状态个体的健康状况进行积极管理，避免或推迟疾病的发生；早期发现疾病并及时治疗，延缓疾病发展，延长寿命并提高患者生活质量。通过对个体生命全程的健康管理，从而提高整个人群的健康状况，从而降低个体、家庭和社会负担。

（三）有助于推动卫生系统变革

健康管理强调以预防为主，达到促进和维护健康的目的。目标导向的变化可带动整个卫生系统变革。卫生服务系统开展健康管理服务，可以逐渐从传统的以疾病为中心的诊断治疗系统逐步向以健康为中心的健康管理和维护系统转变，最终形成整合型卫生服务体系。由于健康管理可控制医疗费用，故可推动卫生筹资系统从医疗筹资向健康筹资的转变。此外，广义的健康管理活动开展，将进一步促使卫生系统与其他社会系统合作。

四、健康管理与健康治理的联系与区别

当卫生系统需要与其他社会系统携手共同应对健康问题时，就需要一种机制将各个系统联合

起来，这种机制就是治理。联合国全球治理委员会认为，治理是各种公立或私立机构、组织或个人管理其共同事务各种方式的总和。它是确保人们相互冲突的利益得以有效调整，确保人们协调一致采取联合行动的过程。它既包括正式制度和规则，也包括非正式制度。治理的目的是实现共同的社会目标。健康管理要实现促进人群健康的目标，需要协调社会各方之间关系，开展跨部门合作，动员全社会的力量改善生存环境，这就需要运用健康治理。健康治理指政府不同部门、卫生服务提供者、企业与社会组织、卫生服务使用者、公众等众多利益主体，为保障其健康共识和一致性行动目标的达成而制定的一系列正式和非正式制度及规则安排，以促进形成协调一致的健康政策、推动政策落实及解决公共健康问题的联合行动过程。

健康管理和健康治理的最终目标是相似的。但两者在行动主体、对象、范畴和手段上不同。健康管理行动主体主要是卫生系统，特别是卫生服务系统和卫生行政部门；管理对象主要是个体或人群；管理范畴侧重于个体或群体的直接健康危险因素和微观生存环境；管理手段上侧重于卫生技术和卫生行政措施。健康治理是一种跨领域和跨部门的行动理念及协作方式，故其行动主体涉及更多系统、组织、团体和个人，行动主体具有多元化和开放性特征；治理对象侧重于社区、城市、国家，乃至全球健康问题；治理范畴是那些影响公众健康的中观和宏观的因素，特别是社会结构性因素；治理手段上重视构建一致的健康目标和愿景。在此基础上致力于通过对现有制度、组织、机制创新等方式来协调和处理多重利益关系，从而形成一个多目标融合的系统，更强调通过合作、协商、谈判、相互妥协等多种方式达成行动方案。

第二节　健康管理的步骤及策略

一、健康管理的基本步骤

开展健康管理活动通常分为四个基本步骤：收集健康信息、评估健康风险、进行健康干预和评价干预效果。由于个体健康管理是健康管理的基础和核心，本章主要介绍个体健康管理步骤。

（一）收集健康信息

健康信息包括个人一般情况（性别、年龄等）、目前健康状况和疾病家族史、生活方式（饮食、体力活动、吸烟、饮酒、睡眠等）、体格检查结果（身高、体重、血压等）和实验室检查结果（血脂、血糖等）。健康信息的收集方式包括问卷调查和体检两类。随着健康危险因素的进一步研究，所收集的健康信息及其收集方式会不断发生变化。

（二）评估健康风险

根据所收集的健康信息，对个体的目前健康状况及未来患病或死亡的危险性用数学模型进行量化评估。健康风险评估结果可以是确定的健康结果，如患病、残疾、死亡等；也可以是个体的健康功能，如完成日常生活活动的能力、自报健康水平等；甚至可以是健康危险因素水平。依据健康风险评估结果，向服务对象提供一系列的评估报告，如某一疾病的健康报告、精神压力评估报告、总体健康评估报告等。其主要目的是帮助个体综合认识健康风险，鼓励和帮助人们纠正不健康的行为和习惯，用于制订个性化的健康干预措施并对其效果进行评估。

（三）进行健康干预

健康干预包括两个方面。

1. 制订健康维护计划　健康维护计划指在明确个人健康危险因素分布的基础上，有针对性地制订未来一定时期内个体化的维护健康的方案，并以此来实施个性化的健康指导。个体化的健康维护计划是鉴别及有效控制个体健康危险因素的关键。制订个体化健康维护计划应遵循以下原则。

（1）以健康为导向原则：健康干预的目的是降低风险、促进健康。健康维护计划要针对那些对个体危害大的健康问题，以可改变或可控制的指标为重点，提出健康改善的目标，提供行动指南及相关的健康改善模块。对于绝大多数个体而言，计划内容重点在健康危险因素的消除和降低，以及疾病的早期发现。

（2）个体化原则：每个服务对象的健康状况和危险因素都是不一样的。不同人的生活方式、经济水平、可支配时间、改变意愿及兴趣爱好都可能是不一样的。即使所患疾病一样，也可能轻重不一且存在体质差异。因此，需要收集详尽的个人健康信息、生活状态、生存状况、个人偏好等资料，与服务对象充分商讨，制订出有针对性、符合个体实际情况、可行的健康维护计划。

（3）综合性原则：健康维护计划是全方位和多层次的。从健康定义看，包括生理、心理和社会适应能力三个层面的内容。从内容上看，运用综合性措施对健康进行全面管理，包括综合体检方案、系统保健方案、行为改变方案等。

（4）动态性原则：人的健康状况是不断变化的，健康危险因素是变化的，执行力度也是变化的，也可能有新的认识和技术产生。因此，健康维护计划应该是动态的，应根据健康管理对象健康危险因素和健康状态变化进行相应的调整，只有这样才能对个人健康进行长期有效的管理。

（5）个人积极参与的原则：制订个性化健康维护计划改变了以往被动型的健康保健模式，增加了个人健康促进活动的主动性和参与性，这也是健康管理的根本特征。在健康管理的各个环节都需要健康管理对象积极参与和配合。因此，应充分发挥其主观能动性，增加其参与程度，通过其自身努力来维护健康。

2. 按计划进行健康干预 根据健康维护计划，健康管理者以多种形式对健康管理对象进行个体指导，帮助个体采取行动，纠正不良的生活方式和习惯，控制健康危险因素，实现个人健康维护计划的目标。常用的健康干预服务包括咨询服务、监督随访服务、指导自我健康管理服务、健康教育，以及专项的健康管理服务，如高血压管理、体重管理、糖尿病管理等。健康管理通常通过综合健康干预措施达到健康改善效果。实施健康维护计划是健康管理工作的难点。因此，应保证服务对象与健康管理者之间的交流畅通，定期对健康维护计划的实施情况进行随访，共同参与健康管理。

（四）评价干预效果

在实施健康干预措施一定时间后，需要评价效果。根据健康管理服务对象的反馈情况和检查结果对健康维护计划进行调整。健康管理的四个步骤是循环往复、连续不断的过程。通过周而复始、长期不懈的努力，才能达到健康管理的目标（图 7-1）。

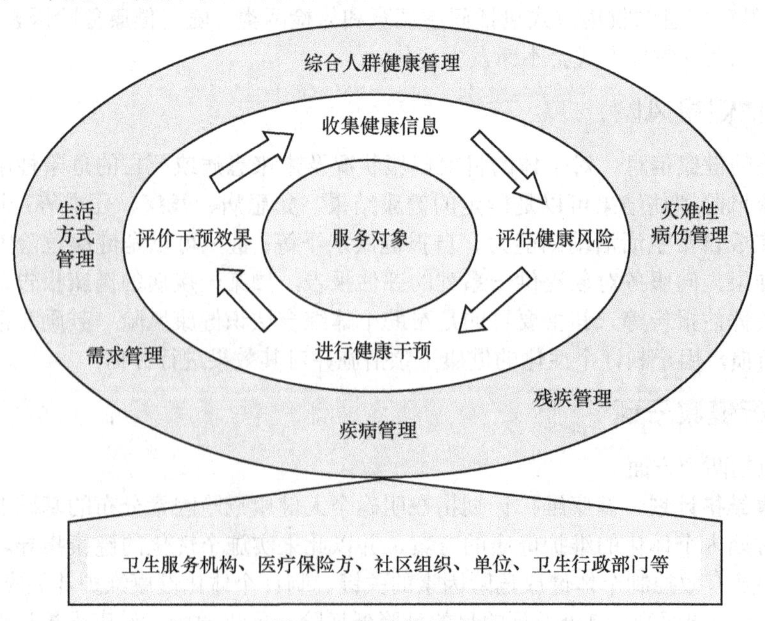

图 7-1 健康管理过程

二、健康管理的基本策略

健康管理策略指个体或群体实现健康的方式和手段，即通过评估和控制健康风险，达到维护健康的目的，包括生活方式管理、需求管理、疾病管理、灾难性病伤管理、残疾管理和综合人群健康管理六种基本策略。

（一）生活方式管理

生活方式管理是指以个人或自我为核心的卫生保健活动。依据健康相关行为理论，采用健康行为改变技术，使人们形成健康生活方式，减少不良行为对健康的损害，从而预防疾病，改善健康。生活方式管理强调个体的健康责任和作用。通常膳食行为、身体活动、吸烟、饮酒、压力、睡眠等是生活方式管理的重点。常用于个体行为改变的健康相关行为理论有健康信念模式、行为改变阶段模式、自我效能理论、社会网络和社会支持等。常用的健康行为改变技术包括教育、激励、训练和社会营销。教育采取个体化教育方案传递知识，有助于确立态度和信念；激励是通过正面强化、反面强化、反馈促进、惩罚等措施进行行为矫正；训练是通过讲课、示范、实践、反馈、强化和家庭作业等方式，使个体通过亲身参与和体验获得健康行为相关技能；社会营销通过营销技术将新的思想介绍和传播给对象人群，以提高对象人群中某种特定行为的发生率。生活方式管理实施的基本步骤包括了解个体生活方式及历史、评估行为危险因素、判断行为改变所处阶段，以及制订和实施行为改变计划。

生活方式管理是预防疾病发生最早开始运用的策略，它贯穿于整个的疾病三级预防中，适用于任何健康状态的个体或群体。因此在实际运用中，生活方式管理常与其他管理策略共同使用，是其他健康管理策略的基础。

（二）需求管理

需求管理的基本理念：如果能够发挥个人在医疗保健决策中的积极作用，会具有更好的服务效果。因此，需求管理通过向人们提供决策支持和自我管理支持鼓励其合理利用医疗服务，达到既维护好自身健康，又控制好医疗费用的目标。

需求管理主要有两种实现途径：对需方的管理和对供方的管理。对需方的管理要考虑服务对象的健康状况、知识、信念、态度和选择偏好等因素对卫生服务利用的影响。通过教育影响和指导人们的卫生保健需求，鼓励服务对象在医疗服务利用决策中发挥积极作用，帮助其作出理性的消费选择，减少不必要的医疗服务利用。对供方的管理主要通过管理型保健来实现，如通过家庭医生签约服务，可使服务对象首诊时到费用相对低廉的基层卫生服务机构，实现医疗服务的合理利用。在实际管理过程中，对需方的管理和对供方的管理往往是相互关联的。

需求管理先进行需求确认，再进行需求分析，积极寻找实现服务对象需求的最佳方案。需求管理通常包括以下基本服务 / 技术。①以电话 / 互联网为基础的决策支持：通过电话服务或互联网医疗系统向服务对象提供信息、决策和行为支持，如根据疾病严重程度提供关于住院、转诊及寻求其他适当服务的建议。②提供自我保健的资源：包括如何进行自我管理的简讯、影像资料，如何处理普通疾病的手册，家庭保健书籍等。③针对急性和慢性病患者的健康教育。④针对健康个体或人群的健康促进活动：通过免费电话、上门服务、互联网等开展服务对象所需的健康促进项目。⑤所需服务的预约登记。⑥恰当的转诊服务。通过上述服务，需求管理在一定程度上实现了合理的就诊分流，从而有效地控制了医疗费用。

（三）疾病管理

美国疾病管理协会对疾病管理的定义：疾病管理是一个协调医疗保健干预及与患者沟通的系统，它强调患者自我保健的重要性。疾病管理支撑医患关系的改进和保健计划的完善，强调运用循证医学和增强个人能力的策略来预防疾病的恶化，它以持续性改善个体或群体健康为基准来评估临床、人文和经济方面的效果。疾病管理的目的是通过卫生服务体系中各组织和各部门相互协作，提供持续、优质的医疗保健服务，提高疾病好转率、患者生命质量和满意度，同时减轻疾病造成的经济负担。与传统单个病例的诊断治疗比较，疾病管理的主要特点：①目标人群是患有特定疾病的个体，该个体主动参与疾病管理的过程，在管理者的指导和帮助下开展自我保健；②不以单个病例或单次就诊事件为中心，而关注个体或群体连续性的健康状况或生活质量；③高度重视医疗服务与其他干预措施的综合协调，多个服务提供者的医疗卫生服务与干预措施一致性地协调；④依据循证医学所提供的证据，对患者的临床症状和治疗计划进行监测和管理。

疾病管理主要内容如下。①目标人群的识别。目标人群所患疾病具有医疗花费高、通过干预能够改善预后和提高生命质量的特征，如高血压、糖尿病、脑卒中、癌症、哮喘、前列腺疾病、皮肤疾病、抑郁等疾病患者。由于越来越多的人身患多种疾病，较好的模式是按病例管理，以人为单元，个体患有的所有疾病都由统一的疾病管理计划来管理。②循证医学的指导。依据相关疾病的临床实践指南和临床路径提供服务，以规范医疗行为，减少诊断和治疗变异，降低成本，提高管理质量。③协调医疗服务与其他辅助服务。为患者建立双向转诊和急诊通道，减少不必要的重复检查，节约费用和时间。④对患者自我管理的支持，包括对日常自我管理活动的支持、指导、评估，帮助患者解决问题，确定管理目标，密切地随访，告知准确的诊疗计划，开展有效临床管理等。⑤疾病管理过程监测和效果评估。从医患双方的角度，通过对临床结果、费用结果、行为结果和服务质量结果等方面的测量，评价疾病管理效果，发现不足，以进一步提高管理质量。⑥定期地报告与反馈。将监测或效果评价结果反馈给疾病管理的相关各方。

（四）灾难性病伤管理

灾难性病伤管理是疾病管理的特殊类型。灾难性病伤指对健康损伤非常大，往往导致高额医疗费用的一类疾病，如恶性肿瘤、脑损伤、尿毒症、严重外伤、器官移植等。灾难性病伤管理除了适用疾病管理的特点外，还有以下特征：①灾难性病伤诊疗技术复杂，经常需要协调多种服务和转移治疗地点；②医疗服务可及性受家庭经济和医疗保险影响大；③灾难性病伤的发生和结果难以估计；④疾病本身和治疗都会给患者及家庭带来巨大的精神压力。上述特点使得灾难性病伤管理十分复杂和困难，需要依靠专业化的疾病管理服务解决复杂医疗问题和高额费用问题。灾难性病伤管理服务内容包括综合考虑各方面因素，制订出适宜的医疗服务计划；最大限度帮助患者进行自我管理；协调多学科及多部门疾病管理行动，最大限度满足患者在临床、经济和心理上的需求。

（五）残疾管理

残疾是对损伤引起的人体活动受限和参与活动受限状态的描述。由于工作环境常存在大量影响健康的物理、化学、生物及工效学因素，容易造成残疾的发生。因此，残疾管理是职业健康管理的重要内容。其目的是减少工作场所致残事故的发生率，尽可能降低由此带来的健康及经济损失。残疾管理对单位来讲，有助于加强健康与安全管理，降低员工缺勤率，提高生产效率，降低卫生费用支出；对员工而言，在安全的环境中工作，减轻了压力，保护了健康。

残疾管理分为事前管理和事后管理。事前管理即预防伤残发生，找出工作场所已存的、潜在的可能导致伤残发生的各种职业性有害因素，并通过教育和早期干预行动来预防或最大限度降低工作场所职业相关疾病的发生，确保工作环境的安全。事后管理包括能够向已经发生伤残的患者提供及时的治疗和康复及其他必要的帮助和支持，以防止伤残加重和恶化，注重伤残者的功能性恢复而不仅是症状的缓解，制订衡量实际康复和返工的目标；病情平稳后，评估医学和社会心理学因素对伤残者的影响，详细说明伤残者今后行动的限制事项和可行事项；帮助伤残者与其雇主进行有效的沟通，为其返回工作场所提供相应的帮助；帮助伤残者采取有效措施来应对残疾给其工作和生活带来的各种限制与障碍。

残疾管理必须重视发挥雇员和雇主的作用，鼓励其积极参与管理计划制订，并努力在残疾管理者、雇主和雇员之间建立起伙伴及信任关系，保障残疾管理计划的顺利实施。

（六）综合人群健康管理

综合人群健康管理是根据个体或群体的健康需求，通过协调和组合不同的基本管理策略，来为其提供更为全面的健康管理服务。例如，对慢性病患者，可能需要生活方式管理、需求管理、疾病管理和灾难性病伤管理；对企业工人，可能需要生活方式管理、需求管理、疾病管理和残疾管理；对 0 ～ 6 岁儿童，可能需要生活方式管理、需求管理和疾病管理。因此，综合人群健康管理可以满足不同特征人群的需求，在健康管理实践中也往往采用综合人群健康管理策略。

总之，健康管理就是通过定量化的健康风险评估，帮助人们认识到面临的健康风险及其危害；通过制订和实施个体化的健康维护计划，开展针对性的健康干预活动，消除或减少风险，达到维护和促进健康的目标。健康干预将生活方式管理、需求管理、疾病管理、残疾管理等不同健康管理基本策略有机组合，协调运用综合干预措施，如行为改变、心理干预、药物治疗、手术治疗、康复等。在整个管理过程中，需要服务对象、卫生服务机构、医疗保险方、社区组织、单位、卫生行政部门等各方面的参与、支持和协作，通过共同努力来实现健康管理的目标（图 7-1）。

三、健康管理的应用

（一）健康管理在卫生服务中的应用

基层卫生机构普遍开展了健康管理服务。WHO 对基层卫生机构的功能定位是卫生服务体系的守门人，承担向辖区居民提供初级卫生服务的任务。初级卫生服务是以预防为导向的，这与健康管理的理念是一致的。因此，将健康管理引入基层卫生服务，有助于提升基层卫生服务的质量，主要体现在以下几方面：第一，个体健康风险评估有助于开展个体化的健康教育；第二，健康管理的一些基本策略运用到基层卫生服务中，使服务更有系统性和科学性；第三，健康管理信息融入基层卫生服务信息系统中，可使基层卫生服务信息更加完善，更好为居民服务。随着慢性病患者不断增加，专科医护人员和大型医疗机构也开始重视健康管理，特别是疾病管理。实际上，有效的健康管理不是单纯依靠某一级医疗机构，而是依靠一个协调有机的服务体系来提供连续性、整合性的卫生服务。例如，美国针对老年人健康管理的项目——老年人全面照顾计划，服务内容包括初级卫生保健、住院治疗、专科医疗服务、疗养院护理、紧急服务、家庭护理物理治疗、职业治疗等，由初级卫生保健医生、营养师、护士、社会工作者及其他学科代表组成的跨学科团队共同负责管理患者、分配服务、促进服务的协调和连续性，并集体为其护理的每一个人承担临床责任。

（二）健康管理在健康保险中的应用

健康保险业一直是健康管理技术发展的主要促进力量和运用领域。对于健康保险机构而言，健康管理是极其有效的健康风险控制手段。它主要是通过以下途径实现风险控制：第一，以预防为主的健康管理可以降低疾病的发生率，即降低了参保人群的发病风险，从而降低保险机构的赔付率；第二，健康管理有助于参保人群早期发现疾病，降低并发症和合并症，减轻疾病严重程度，减少医疗费用，从而降低了保险机构的赔付额度；第三，健康管理有助于增强个体自我保健能力，同时通过合理的分流指导，降低了选择医疗服务的盲目性，减少了不必要的诊疗行为，从而也可以降低保险机构的赔付。此外，健康管理延伸了保险服务内容，拓展了投资渠道，增加了保险机构的竞争优势，使之获得更高收益。

（三）健康管理在企业中的应用

健康的人力资本是企业可持续发展的基础。在企业中开展健康管理促进员工健康，可以提高出勤率，提高工作效率，节约医疗费用，增强企业的凝聚力，降低员工的流失率，从而达到获得更高生产效率和经济效益的企业目标。WHO 及其他国际组织和加拿大、美国、日本等国家都制定了职工健康管理的相关技术指南与规范。美国疾病控制与预防中心（CDC）关于健康工作场所评估标准中，针对慢性病预防的健康管理是其重要内容。我国也积极推进企业开展健康管理。2019年我国多部委联合印发《关于推进健康企业建设的通知》中明确提出，提供健康管理与服务，建立企业全员健康管理服务体系，实施人群分类健康管理和指导。

健康作为宝贵的资源是社会可持续性发展的保障。维护和促进健康是个人、家庭、政府、社会应尽的责任与义务。2016年《"健康中国2030"规划纲要》的颁布，使得注重生命全过程的健康管理逐步成为全民共识。2019年健康中国行动推进委员会发布《健康中国行动（2019—2030年）》将推动健康管理在更多领域的实践与运用。健康管理在维护和促进我国人民健康中将发挥越来越重要的作用。

第三节 健康危险因素评估概述

开展健康管理需要评估管理对象的健康风险。健康危险因素评估就是一种健康风险评估技术，为开展有针对性的健康管理提供支持。

一、健康危险因素的概念与特点

（一）健康危险因素的概念

健康危险因素（health risk factor）是指机体内外环境中存在的与疾病的发生、发展及预后有关的各种诱发因素。2009年，WHO发布的《全球健康危险因素——基于健康危险因素导致的死亡率和疾病负担》的报告中，将健康危险因素定义为能使健康不良后果发生概率增加的因素。也有学者将健康危险因素定义为能使疾病或死亡发生的可能性增加的因素。健康危险因素种类繁多，涉及广泛。通常根据拉隆达和德威尔综合健康医学模式的分类，将健康危险因素分为生物因素、环境因素、行为生活方式和卫生服务等四大类。健康管理的关键就是对健康危险因素的预防和控制。

（二）健康危险因素的特点

1. 潜伏期长 慢性病通常在经过长期、反复地接触危险因素后才发生。例如，吸烟导致肺癌一般要经历数十年的时间。潜伏期的长短受危险因素种类和水平的影响。由于危险因素的潜伏期长，不容易确定危险因素与疾病之间的因果联系。但正是由于潜伏期长，才给消除或减少危险因素，阻断或延缓疾病的发生、发展提供了时机。

2. 特异性弱 流行病学研究显示，危险因素与疾病结局之间呈现出一因多果、多因一果、多因多果、因果关系链和因果关系网络等十分复杂的关系。例如，超重与冠心病、糖尿病有关，但超重只是冠心病、糖尿病众多危险因素的一种。特定危险因素与疾病发生之间因果关系较弱。因此，即使个体具有某种危险因素，也容易忽视或轻视其对健康的危害。

3. 联合作用 国内外研究显示，多种危险因素同时存在时具有联合作用，特别是协同作用更为明显。即随着危险因素个数的增加，疾病的发生或死亡危险性可以数倍甚至数十倍增加。正是由于协同作用，具有多个危险因素的个体，即使每个危险因素水平轻度增高，也可能比仅有一个高水平危险因素个体的发病或死亡危险性高。

4. 广泛存在 在个体整个生命历程中，危险因素无处不在。它存在于人们的工作和生活环境中，或伴随人们的生命而存在。这些危险因素交互作用，潜在地、渐进性地广泛影响着人们的身心健康。

健康危险因素的这些特点使人们不容易认识到危险因素可能对健康的损害并改变那些不利于健康的危险因素。尤其是当不利于健康的因素成为一种生活方式，成为一种文化，被社会广泛认可时，健康干预就变得更为困难。但是通过控制健康危险因素来预防疾病的发生，改善疾病的预后是最具有成本效果的途径。为了帮助人们识别健康危险因素及其损害，并督促人们采取行动，逐步发展了一种有效的技术和方法，即健康危险因素评估。

二、健康危险因素评估的概念与分类

（一）健康危险因素评估的概念

健康危险因素评估是研究危险因素与慢性病发病率和死亡率之间数量依存关系及其规律性的一种技术。它研究人们生活在有危险因素的环境中发病或死亡的概率，以及当改变不良行为、消除或降低危险因素时，可能降低的风险和延长的寿命。健康危险因素评估的目的是促进人们改变不良行为，减少危险因素，提高健康水平。

健康危险因素评估包括了三个基本内容：风险估计、结果评价和健康教育。这三个内容形成一个整体，即根据个体目前所具有的危险因素水平，预测今后一定时期内发病或死亡的可能性，并作出判断与分析，然后将评价结果以通俗易懂的形式告诉被评价者，最后以此鼓励并指导被评价者采取积极措施，降低风险。健康危险因素评估具有前瞻、定量、有针对性及直观的特点，被评价者容易理解和接受。

（二）健康危险因素评估的分类

健康危险因素评估有不同的分类方法。第一，可根据风险评估的结果分为死亡风险评估和患病风险评估。健康危险因素评估最初以死亡作为结局。由于评估技术发展及健康管理需求的变化，健康危险因素评估逐步扩展至以疾病发生作为结局，患病风险评估更能使个体理解危险因素的作用，而且生活方式对患病率的影响比病死率更显著。第二，可根据风险预测时间，分为短期风险评估和长期风险评估。短期风险一般指 10 年风险，长期风险一般指 15 ～ 30 年以上或终生风险（如至 85 岁）。第三，可根据风险评估方法分为单因素加权法和多因素模型法。单因素加权法以单一健康危险因素与发病概率为基础，以相对危险性来表示单一因素与发病关系的强度，得出的各相关因素的加权分数即患病的危险性。这种方法不需要大量数据分析，简单实用，如美国糖尿病协会所开发的糖尿病风险评估技术。多因素模型法建立在多因素数理分析基础上，通过流行病学、统计学概率理论的方法确定患病危险性与危险因素之间的关系模型，能同时包括多种健康危险因素。所采用的数理方法，除常见的多元回归外，还有基于模糊数学的神经网络方法及蒙特卡罗方法等。由于包括更多危险因素，多因素模型法提高了评估的准确性，近年来得到了很大发展。这种方法的典型代表是美国弗莱明翰（Framinghan）心脏病预测模型。很多国家和地区也参照其研究方法进行了不同人群的心血管疾病评估模型的研究。第四，根据评估疾病和结局的广泛性与整体性，分为综合健康风险评估（general health risk appraisal/assessment）和特定疾病风险评估（disease specific health assessment / disease risk prediction）。综合健康风险评估适用的评估对象和评估疾病范围较为广泛，常以死亡作为评估结果，评估结果为所有疾病对寿命的影响。特定疾病风险评估主要是患病风险评估，目前评估病种主要集中于心血管疾病和糖尿病。例如，2019 年中国心血管病风险评估和管理指南编写联合委员会发布了《中国心血管病风险评估和管理指南》，推荐了心血管病 10 年发病风险和终生发病风险评估方法。本章第四节将详细讲述综合健康风险评估方法。在具体运用中，可根据不同的评估目的和评估对象，选择不同风险评估类型。

三、健康危险因素评估的产生与发展

健康危险因素评估的产生和发展与疾病谱转变、病因学研究进展、人们对预防保健要求的提高及对不断上涨医疗费用控制的需求有关。

20 世纪 60 年代，美国临床医师路易斯・罗宾斯（Lewis Robbins）首次提出了健康危险因素评估的概念，推算出了弗莱明翰心脏病预测模型，从而估算得出心脏病的可能性及死于心脏病的危险程度。1964 年美国成立了未来医学会，其目标之一就是积累有关危险预兆的资料，以及对危险因素的定量。到 1967 年，与疾病有关的危险因素大多数都被定量。1970 年路易斯・罗宾斯和另一位临床医师詹姆斯・霍尔（James Hall）出版了《怎样从事未来医学》（*How to Practice Prospective Medicine*）一书，该书系统论述了定量研究危险因素的原理和方法。1979 年，又出版了《未来医学》（*Prospective Medicine*），此书特别更新了健康危险因素评估的基础，即由生物统计学家哈维·盖勒（Harvey Geller）和健康保险学家诺曼·格斯纳（Norman Gesner）根据各种危险因素与相应慢性病之间联系的密切程度和作用强度制订的 Geller-Gesner 危险分数转换表。此后，加拿大渥太华（Ottawa）大学斯波索夫（Sposoff）等对各种死亡原因存在的危险因素进行系统地比较研究，提出了综合危险因素的概念及分析方法。

随着计算机的发展，20 世纪 70 年代中后期，北卡罗来纳大学卫生服务研究中心和美国疾病预防控制中心先后编制了个体健康危险因素评估的计算程序。随后，适合于不同对象和目的的健康危险因素评估计算机软件应运而生。健康危险因素评估计算机软件的出现，促进了健康危险因素评估的迅速发展，美国、加拿大首先将健康危险因素评估用于健康教育及健康促进活动，日本、英国、澳大利亚等国家也开始将健康危险因素评估介绍到国内。20 世纪 80 年代，美国卡特中心与美国疾病预防控制中心合作，于 1989 年推出了第二代健康危险因素评估计算机软件，所涉及死亡原因由 25 种增加至 43 种。

20 世纪 90 年代美国弗莱明翰心脏研究建立了冠心病绝对风险预测模型，自此开始了健康危险因素评估从死亡风险评估到发病风险评估新历程。由于患病风险比死亡风险更能让人们理解危险因素的作用，有助于有效地实施风险控制措施，更具有实际指导意义。但到目前为止，发病风险评估的疾病种类还十分有限。

20 世纪 80 年代初期，上海医科大学的龚幼龙将健康危险因素评估方法介绍到我国后，国内学者开始了这方面的教学与研究工作。上海医科大学袁建平和华西医科大学的李宁秀于 20 世纪 90 年代先后依据我国人群流行病学数据进行了健康危险因素评估技术本土化的研究工作。我国学者自 20 世纪 80 年代开展了前瞻性疾病发病风险研究，20 世纪 80 年代进行了冠心病风险预测模型的初步研究，先后开发了冠心病、缺血性心血管病 10 年风险评估模型，以及心血管病和脑卒中终生风险评估模型。2016 年，我国学者又利用中国动脉粥样硬化性心血管疾病风险预测研究新近随访的大样本队列数据，建立了用于心血管病 10 年风险和终生风险评估的 China-PAR 模型，并提出了适合国人的风险分层标准。此外，21 世纪初，随着健康管理产业在国内的兴起，一些健康管理公司引进了国外健康危险因素评估模型用于健康管理项目，在一定程度上推动了健康危险因素评估方法在国内的应用。

进入 21 世纪，以互联网对话形式出现的第三代健康危险因素评估，以健康得分来衡量人们可控健康行为取代了以年龄概念促成人们改进健康风险、减少死亡的评估准则。近几年，在精准预测、精准预警、精准预防、精准医疗大数据背景下，随着基因分型、新一代测序、传感和图像技术的发展与成熟，产生了海量的基因组、表观基因组、生理、图像和临床的数据，同时世界各国也建立了很多大型队列研究。如何利用多源异构大数据进行疾病危险因素识别，进行更为精准的风险评估，为慢性病的预防和控制提供更为有力的工具支撑，是未来健康危险因素评估的探索方向。

第四节　健康危险因素评估步骤及应用

一、健康危险因素评估步骤

（一）收集资料

1. 收集当地年龄别、性别、疾病别死亡率资料　选择当地危害健康最严重的疾病，即通常将占该年龄别性别人群总死亡率 1/2 以上的疾病作为评估对象。这就需要采用年龄别、性别、疾病别死亡率或死亡构成来确定。为提高评估的稳定性，利用里德 - 梅里尔（Reed-Merrill）公式将死亡率换算为 10 年的死亡概率。同时，当地年龄别、性别、疾病别死亡概率作为同性别、同年龄别死亡概率的平均水平，在评价时作为比较的标准。

死亡率资料可以通过死因登记报告、疾病监测或死亡回顾调查获得。表 7-1 是某地某 45 岁女性健康危险因素评估表，该表（1）、（2）栏列出的就是该地 45 ～ 49 岁女性前 9 位死因及相应的死亡概率，如冠心病死亡概率为 548/10 万，乳腺癌为 504/10 万。

表 7-1 某地某 45 岁女性健康危险因素评估表

死亡原因	死亡概率（/10 万）	危险因素	危险因素测量值	危险分数	组合危险分数	存在死亡危险（/10 万）	医生建议改变的危险因素	新危险分数	新组合危险分数	新存在死亡危险	危险降低程度	
											降低量	百分比（%）
（1）	（2）	（3）	（4）	（5）	（6）	（7）	（8）	（9）	（10）	（11）	（12）	（13）
冠心病	548	收缩压（mmHg）	160	1.6			控制血压（140/90）	1.0				
		舒张压（mmHg）	95	1.2								
		胆固醇（mg/dl）	250	0.9			降低胆固醇（220）	0.7				
		糖尿病史	无	1.0			—	1.0				
		体力活动	坐着工作	1.3	1.94	1063.1	定期锻炼	1.0	0.49	268.5	794.6	11.9
		家庭史	父母之一健在（＞70 岁）	1.0			—	1.0				
		吸烟	不吸	0.6								
		体重	超重 30%	1.3			降到平均体重	0.7				
乳腺癌	504	家族史	母亲是	2.0			—	2.0				
		乳腺疾病	有	3.6			治疗乳腺疾病	0.7				
		定期乳腺检查	无	1.3	5.4	2721.6	定期乳腺检查	0.8	2.06	1038.2	1683.4	25.2
		月经状况	正常	1.3			—	1.3				
		妊娠史	25～29 岁首次妊娠且 1～2 次	1.2			—	1.2				
肺癌	280	吸烟	不吸	0.2	0.2	56	—	0.2	0.2	56	0	0
脑血管病	212	收缩压（mmHg）	160	1.4			控制血压（140/90）	.0.9				
		舒张压（mmHg）	95	1.3								
		胆固醇（mg/dl）	250	1.1	1.5	318	降低胆固醇（220）	0.9	0.57	120.8	197.2	3.0
		糖尿病史	无	1.0			—	1.0				
		吸烟	不吸	0.7			—	0.7				
肝硬化	190	饮酒	偶尔饮酒	1.0	1.0	190	—	1.0	1.0	190	0	0
肠癌	144	肠息肉	无	1.0			—	1.0				
		肛门出血	无	1.0	1.0	144	—	1.0	0.3	43.2	100.8	1.5
		结肠炎	无	1.0			—	1.0				
		直肠镜检	无	1.0			每年直肠镜检	0.3				

续表

死亡原因	死亡概率（/10万）	危险因素	危险因素测量值	危险分数	组合危险分数	存在死亡危险（/10万）	医生建议改变的危险因素	新危险分数	新组合危险分数	新存在死亡危险	危险降低程度	
											降低量	百分比（%）
（1）	（2）	（3）	（4）	（5）	（6）	（7）	（8）	（9）	（10）	（11）	（12）	（13）
自杀	133	压抑	经常	2.5	2.5	332.5	缓解压抑	1.0	1.0	133	199.5	3.0
		家庭史	无	1.0			—	1.0				
车祸	94	饮酒	偶尔饮酒	1.0			—	1.0				
		安全带使用	80%	0.7	0.7	65.8	100%	0.6	0.6	56.4	9.4	0.1
		行车里程（mile）	10000	1.0			—	1.0				
糖尿病	63	体重	超重 30%	1.5	1.4	88.2	降到平均体重	0.6	0.54	34	54.2	0.8
		家族史	无	0.9			—	0.9				
其他	1697				1.0	1697			1.0	1697	0	0
合计	3865					6676.2				3637.1	3039.1	45.5

2. 收集个体危险因素资料　收集被评价者有关评估死因的危险因素水平的资料。危险因素必须是有循证医学依据的并且得到公认的危险因素。不同疾病的危险因素不同，通常包括个人行为生活方式（如吸烟）、环境因素（包括自然环境、社会特征和心理特征）、生物遗传因素（如年龄、性别、体重等）、医疗卫生服务（如定期健康检查等预防性保健服务）和其他危险因素（如疾病史、婚姻生育史及家庭疾病史等）。

个体所具有疾病危险因素水平的资料一般通过问卷调查及必要的体格检查和实验室检查等手段获得。表 7-1（3）、（4）栏即评估疾病的危险因素及该女性评估疾病各个危险因素的测量值。

（二）处理资料

1. 将危险因素转换成危险分数　危险因素转化为危险分数是健康危险因素评估的关键步骤。危险分数指具有某一危险因素水平人群的死亡率与人群平均死亡率的比值。故人群危险因素平均水平时的危险分数就是 1.0。当危险分数为 1.0 时，意味着个体因某病死亡的概率相当于当地死亡率的平均水平。危险分数大于 1.0，则个体因某病死亡的概率大于当地死亡率的平均水平。危险分数小于 1.0，则个人发生某病死亡的概率小于当地死亡率的平均水平。危险分数越高，则死亡概率就越大。Geller 和 Gesner 应用统计模型计算出了各个疾病某一危险因素不同水平相对应的危险分数，并编制了以 5 岁为一个年龄组的年龄别危险分数转换表。表 7-2 给出了 45 ～ 49 岁女性组的危险分数转换表（Geller-Gesner 表）供评估时查阅。

表 7-2　危险分数转换表（45 ～ 49 岁女性组）

死亡原因	危险指标	测量值	危险分数
冠心病	收缩压（mmHg）	200	3.9
		180	2.5
		160	1.6
		140	1.0
		120	0.7
	舒张压（mmHg）	105	1.7
		100	1.4
		95	1.2
		90	1.0
		85	0.9
		80	0.8
	胆固醇（mg/dl）	280	1.1
		220	0.7
		180	0.5
	糖尿病史	有	17.8
		已控制	7.5
		无	1.0
	运动情况	坐着工作和娱乐	1.3
		有些活动的工作	1.2
		中度锻炼	0.9
		较强度锻炼	0.9
		坐着工作，有定期锻炼	1.0
		其他工作，有定期锻炼	0.9
	家庭史	父母二人 70 岁以前死于冠心病	1.6
		父母之一健在（＞ 70 岁）	1.0
		父母健在（＜ 70 岁）	1.0

续表

死亡原因	危险指标	测量值	危险分数
		父母健在（＞70岁）	0.5
	吸烟	20～39支	2.2
		10～19	1.5
		1～9	0.8
		不吸	0.6
	体重	超重60%	2.1
		超重50%	1.8
		超重20%	1.1
		平均体重	0.7
		低于体重10%	0.6
乳腺癌	家族史	两个以上有	3.1
	（母亲，姐妹，姨妈）	一个有	2.0
		无	0.9
	乳腺疾病	有	3.6
		无	0.7
	定期乳腺检查	无	1.3
		有	0.8
	月经状况	正常	1.3
		45岁以前自然停经	0.4
		45～49岁	0.8
		35岁以前手术停经	0.3
		35～39岁	0.5
		40～44岁	0.8
		45～49岁	0.6
	妊娠史	无	1.4
		20岁以前首次妊娠且1～2次	0.7
		3次以上	0.3
		20～24岁首次妊娠且1～2次	0.9
		3次以上	0.5
		25～29岁首次妊娠且1～2次	1.2
		3次以上	0.6
		30～34岁首次妊娠且1～2次	1.5
		3次以上	0.7
		35岁以上首次妊娠且1～2次	1.8
		3次以上	0.9
肺癌	吸烟	40支/日	2.0
		20～39支/日	1.9
		10～19支/日	1.3
		1～9支/日	0.4
		戒烟	从原有危险分数减去戒烟年数乘0.1，但危险分数不能小于0.2
		不吸	0.2
脑血管病	收缩压（mmHg）	200	3.3

续表

死亡原因	危险指标	测量值	危险分数
		180	2.2
		160	1.4
		140	0.9
		120	0.6
	舒张压（mmHg）	105	2.0
		100	1.6
		95	1.3
		90	1.0
		85	0.8
		80	0.7
	胆固醇（mg/dl）	300	1.5
		230	1.0
		180	0.5
	糖尿病史	有	3.0
		已控制	2.5
		无	1.0
	吸烟	吸烟	1.5
		戒烟	1.0
		不吸	0.7
肝硬化	饮酒	酗酒	12.5
		频繁社交，明显无节制	5.0
		频繁社交，稍有节制	2.0
		适度和偶然社交	1.0
		极少社交	0.2
		在症状出现前戒酒	0.2
		不饮	0.1
肠癌	肠息肉	有	2.5
		无	1.0
	原因不明	有	3.0
	肛门出血	无	1.0
	溃疡性结	≥ 10 年	4.0
	肠炎	＜ 10 年	2.0
		无	1.0
	每年直肠镜检	无	1.0
		有	0.3
自杀	抑郁	经常	2.5
		偶尔或没有	1.0
	家庭史	有	2.5
		无	1.0
车祸	饮酒	频繁社交，明显无节制	5.0
		频繁社交，稍有节制	2.0
		适度和偶然社交	1.0

续表

死亡原因	危险指标	测量值	危险分数
		不饮	0.5
	安全带使用	不使用	1.1
		20%	1.0
		40%	0.9
		60%	0.8
		80%	0.7
		100%	0.6
	行车里程	每年行车里程 ÷10 000=	危险分数
糖尿病	体重	超重 75%	4.0
		超重 45%	3.0
		超重 30%	1.5
		超重 15%	0.8
		理想体重	0.6
	家族史	有	2.5
	（父母或兄弟姐妹）	无	0.9

查表时注意两点。①如果某人的危险因素指标值在表上查不到，可以用相邻两个指标值中最接近的指标值所对应的危险分数来估计，或用内插法计算。如表 7-1 所示，胆固醇为 250mg/dl，查表 7-2 中 45 ～ 49 岁女性危险分数转换表，根据 280mg/dl 与 220mg/dl 对应的危险分数 1.1 与 0.7，用内插法计算 250mg/dl 的危险分数为 0.9。②血压问题。血压有收缩压、舒张压。当两者中有一个或两个危险分数等于或小于 1.0，则仅用高的那个危险分数作为血压的危险分数。当两者的危险分数均大于 1.0 时，则分为收缩压、舒张压两项。如表 7-1 所示，该女性的血压为收缩压 160mmHg，舒张压 95mmHg，两者的危险分数都高于 1.0，故要作为两项危险因素，冠心病中危险分数分别为 1.6 和 1.2。将各危险因素的危险分数查阅或计算后填入表 7-1（5）栏。

2. 计算组合危险分数　在健康危险因素评估中，用组合危险分数来表达多种危险因素的联合作用。计算组合危险分数时分两种情况。

（1）与评估死因有关的危险因素只有一项时，组合危险分数等于该死因的危险分数。例如，表 7-1 中肝硬化的危险因素只有饮酒，故危险分数和组合危险分数都是 1.0。

（2）与评估死因有关的危险因素是多项时，组合危险分数的计算：第一，将危险分数大于 1.0 的各项作为相加项，危险分数小于等于 1.0 的各项作为相乘项；第二，将危险分数大于 1.0 的各项分别减去 1.0 后剩下的数值分别相加，减下来的 1.0 放入相乘项；第三，将小于或等于 1.0 的各项危险分数值及被减下来的 1.0 分别相乘；第四，将相加项和相乘项的结果相加，就得到该死亡原因的组合危险分数。例如，表 7-1 中冠心病的危险因素有 8 项，危险分数大于 1.0 的有收缩压、舒张压、体力活动和体重，危险分数分别为 1.6、1.2、1.3 和 1.3。其余各项的危险分数都小于或等于 1.0。组合危险分数计算如下：

相加项：（1.6−1.0）+（1.2−1.0）+（1.3−1.0）+（1.3−1.0）=1.4

相乘项：1.0×1.0×0.9×1.0×1.0×1.0×0.6×1.0=0.54

组合危险分数：1.4+0.54=1.94

各疾病的组合危险分数计算结果见表 7-1（6）栏。

3. 计算存在死亡危险　存在死亡危险指在某一种组合危险分数下，因某种疾病死亡的可能危险性。存在死亡危险 = 平均死亡概率 × 组合危险分数。即表 7-1 中的（2）栏乘以（6）栏，结果填入（7）栏。例如，45 ～ 49 岁组女性乳腺癌的平均死亡概率为 504/10 万，该女性的组合危险分数为 5.4，则该女性乳腺癌的存在死亡危险 =504/10 万 ×5.4=2721.6/10 万。

除了计算出主要疾病的存在死亡危险，假设被评估者其他疾病的存在死亡危险就是其他疾病的平均死亡概率，也就是将其他死因的组合危险分数看作 1.0。

将各种死亡原因的存在死亡危险相加，其结果就是总的存在死亡危险。如表 7-1 所示，该女性总的存在死亡危险为 6676.2/10 万，表示该女性今后 10 年内死亡的概率是 6676.2/10 万。

4. 计算评价年龄（appraisal age）　由于存在死亡危险是概率表达，不容易理解。而年龄与死亡概率之间有一定的函数关系，可以将总的存在死亡危险转换成相应的年龄来表达，这就是评价年龄。评价年龄是根据年龄与死亡数之间的函数关系，按个体所存在的危险因素计算的预期死亡数求出的年龄。这种函数关系可转化为可直接查阅的工具，即健康评价年龄表（表 7-3）。健康评价年龄表左边一列是男性存在死亡危险；右边一列是女性存在死亡危险；中间部分，最上边的一行数目是个体实际年龄最末一位数字，余下的主体部分就是相应的评价年龄。通过查阅表 7-3，该女性的评价年龄估计为 50 岁。

表 7-3　健康评价年龄表

男性存在死亡危险	实际年龄最末一位数					女性存在死亡危险	男性存在死亡危险	实际年龄最末一位数					女性存在死亡危险
	0	1	2	3	4			0	1	2	3	4	
	5	6	7	8	9			5	6	7	8	9	
530	5	6	7	8	9	350	4510	38	39	40	41	42	2550
570	6	7	8	9	10	350	5010	39	40	41	42	43	2780
630	7	8	9	10	11	350	5560	40	41	42	43	44	3020
710	8	9	10	11	12	360	6160	41	42	43	44	45	3280
790	9	10	11	12	13	380	6830	42	43	44	45	46	3560
880	10	11	12	13	14	410	7570	43	44	45	46	47	3870
990	11	12	13	14	15	430	8380	44	45	46	47	48	4220
1110	12	13	14	15	16	460	9260	45	46	47	48	49	4600
1230	13	14	15	16	17	490	10190	46	47	48	49	50	5000
1350	14	15	16	17	18	520	11160	47	48	49	50	51	5420
1440	15	16	17	18	19	550	12170	48	49	50	51	52	5860
1500	16	17	18	19	20	570	13230	49	50	51	52	53	6330
1540	17	18	19	20	21	600	14340	50	51	52	53	54	6850
1560	18	19	20	21	22	620	15530	51	52	53	54	55	7440
1570	19	20	21	22	23	640	16 830	52	53	54	55	56	8110
1580	20	21	22	23	24	660	18 260	53	54	55	56	57	8870
1590	21	22	23	24	25	690	19 820	54	55	56	57	58	9730
1590	22	23	24	25	26	720	21 490	55	56	57	58	59	10 680
1590	23	24	25	26	27	750	23 260	56	57	58	59	60	11 720
1600	24	25	26	27	28	790	25 140	57	58	59	60	61	12 860
1620	25	26	27	28	29	840	27 120	58	59	60	61	62	14 100
1660	26	27	28	29	30	900	29 210	59	60	61	62	63	15 450
1730	27	28	29	30	31	970	31 420	60	61	62	63	64	16 930
1830	28	29	30	31	32	1040	33 760	61	62	63	64	65	18 560
1960	29	30	31	32	33	1130	36 220	62	63	64	65	66	20 360
2120	30	31	32	33	34	1220	38 810	63	64	65	66	67	22 340
2310	31	32	33	34	35	1330	41 540	64	65	66	67	68	24 520
2520	32	33	34	35	36	1460	44 410	65	66	67	68	69	26 920
2760	33	34	35	36	37	1600	47 440	66	67	68	69	70	29 560
3030	34	35	36	37	38	1760	50 650	67	68	69	70	71	32 470
3330	35	36	37	38	39	1930	54 070	68	69	70	71	72	35 690
3670	36	37	38	39	40	2120	57 720	69	70	71	72	73	39 250
4060	37	38	39	40	41	2330	61 640	70	71	72	73	74	43 200

5. 计算可达到年龄（achievable age） 又称增长年龄，是根据已存在的危险因素，提出可能降低危险因素水平的措施后预计的死亡数算出的一个相应年龄。表 7-1 中的（8）～（11）栏都用于计算可达到年龄，其计算方法与评价年龄的计算方法相似。根据被评价者的情况，提出适宜的建议改变危险因素的水平，将医生建议改变的危险因素填入（8）栏；根据（8）栏查危险分数转换表，将所得的新危险分数填入（9）栏，计算新组合危险分数填入（10）栏；用（2）栏乘以（10）栏得新存在死亡危险，并填入（11）栏，并计算出总的新存在死亡危险；查表 7-3，所得出的年龄就是可达到年龄。如表 7-1 所示，该女性总的新存在死亡危险为 3637.1，查得可达到年龄约为 42 岁。

6. 计算危险降低程度 危险降低程度表示：如果根据医生的建议改变了现有的危险因素，存在死亡危险能够降低多少。表 7-1（12）栏是降低的绝对数量，用存在死亡危险 [（7）栏] 减新存在死亡危险 [（11）栏] 获得。（13）栏阐明的是这一危险的降低量在总的存在死亡危险中所占百分比。它由每种死亡原因的危险降低量 [（12）栏] 除以总存在死亡危险得到。例如，乳腺癌的危险降低量 =2721.6−1038.2=1683.4，危险降低百分比 =1683.4÷6676.2×100%=25.2%。以此类推，该女性总的死亡风险可降低 45.5%。

二、健康危险因素评估的应用

（一）个体评价

个体评价主要通过比较实际年龄、评价年龄和可达到年龄三者之间的差别来确定。以直观的方式告知被评价者现存危险因素的危害及根据建议改变危险因素后死亡危险降低的程度，增强其对危害的认知及改变不良生活方式和行为的信心。

一般说来，评价年龄高于实际年龄，说明被评价者所存在的危险因素高于平均水平，死亡概率可能高于当地死亡概率平均水平；可达到年龄与评价年龄之差，表达如果采取降低危险因素水平的措施，可能延长的寿命年数。年龄之间差值的大小一般以 1 岁为标准，大于 1 岁为大（或多），小于或等于 1 岁为小（或少）。根据实际年龄、评价年龄和可达到年龄三者之间的关系不同，一般可将个体分为四种类型。

1. 健康型 如果评价年龄小于实际年龄，则属于该类型。例如，一位 45 岁的人，评价年龄仅 42 岁。这一类型的评价年龄小于实际年龄，说明个体危险因素较平均危险水平低，健康状况较好，45 岁的个体可能经历如同 42 岁那样的死亡概率。这一类型仍有降低危险因素的可能，但由于危险因素较少，降低有限。

2. 自创性危险因素型 如果评价年龄大于实际年龄，并且评价年龄与可达到年龄之差大，则属于该类型。例如，前述案例中该女性就属这种类型，实际年龄 45 岁，评价年龄 50 岁，可达到年龄 42 岁。这种类型的个体评价年龄大于实际年龄，说明个体危险因素较平均水平高。但这些危险因素多是可去除的，降低危险因素水平后，其死亡概率有较大程度降低。

3. 难以改变的危险因素型 又称历史危险因素类型。如果评价年龄大于实际年龄，并且评价年龄与可达到年龄之差小，则属于该类型。例如，某人实际年龄 45 岁，评价年龄 50 岁，可达到年龄 49 岁，评价年龄与可达到年龄之差仅为 1 岁。这种类型说明个体的危险因素主要来自过去病史或遗传因素，不容易降低和改变这些因素，即使稍有改变，效果也不显著，死亡危险不可能有大的降低。

4. 一般性危险型 又称少量危险型。该类型指人实际年龄与评价年龄相接近，死亡概率相当于当地平均水平。他们个人存在的危险因素接近当地平均水平，降低危险因素的可能性有限，故可达到年龄与评价年龄也较接近。

除了对上述改变所有危险因素后三种年龄之间的关系进行分析外，尚可针对某一种危险因素进行分析。例如，仅降低超重一项危险因素，用同样方法计算相应的可达到年龄，从评价年龄与可达到年龄之间的差值可以了解某一种危险因素对个体的影响程度。

危险因素对个体的影响程度，也可以用改变危险因素后危险降低程度来说明。例如，表 7-1 所示结果，如果根据医生建议改变危险因素，该女性总危险可以降低 45.5%，其中乳腺癌的危险可以降低 25.2%。

（二）群体评价

进行健康危险因素的群体评价，有助于确定重点干预对象和优先干预因素，有助于制订针对不同人群的疾病干预措施。群体评价主要包括如下内容。

1. 不同人群的危险程度　个体评价将被评价者分为四种类型，即健康型、自创性危险因素型、难以改变的危险因素型和一般性危险型。在进行不同人群的危险程度分析时，将属于健康型的人归为健康组；属于自创性危险因素型和难以改变的危险因素型的人归入危险组；一般性危险型属于一般组。根据不同人群中，各组人数所占比重来分析哪一种人群的危险水平高，以便确定防治重点。一般而言，某人群处于危险组的人越多，该人群的危险水平就越高，可用于分析不同地区、不同性别、不同职业、不同文化程度、不同经济状况人群的危险水平。例如，在甲、乙两个社区分别对 200 名居民做了健康危险因素评估，甲社区危险组占 80%，乙社区危险组占 40%，则甲社区居民危险水平高于乙社区。两个社区中危险组的比重能否降低呢？则需要进一步分析危险因素的属性。

2. 危险因素的属性　通过计算危险组中自创性危险因素型与难以改变的危险因素型人群比例，来分析人群中的危险因素是否可避免。若自创性危险因素比例较高，说明能去除危险因素的人群比例较高，则可以通过健康教育和健康促进来改变不良的生活方式及行为，降低死亡风险，提高人群的健康状况。例如，甲社区危险组中 80% 是自创性危险因素型，而乙社区 80% 是难以改变的危险因素型，说明甲社区居民的危险因素大多能够去除，而乙社区大多不能去除，故甲社区相对于乙社区有更大的机会降低健康风险。

3. 单项危险因素对健康状况的影响　当人群具有危险因素较多时，可以通过分析各种危险因素对健康的危害情况，优先选择对当地人群影响最大的危险因素进行干预。其分析方法：将所有个体仅扣除某一项危险因素后所计算的可达到年龄与评价年龄之差的均数作为单项危险强度，同时将该单项危险因素在调查人群中所占的比重作为危险频度，再计算危险程度（危险程度 = 危险强度 × 危险频度），用危险程度的大小反映危险因素对健康状况的影响。如表 7-4 所示，去除饮酒这一危险因素后，各个体的可达到年龄与评价年龄之差的均数是 1.73 岁，而在被调查的人群中，饮酒者所占比重为 44.78%，则饮酒的危险程度 =1.73×44.78%=0.77（岁）。某一项危险因素对整个人群健康状况影响的大小，不但与它对具体的个体影响大小有关，还与它在人群中影响的范围有关。有些因素虽然对个体影响很大，但该因素影响范围小，则它对整个人群来说影响并不严重。反之，有些因素对个体影响并不十分严重，但受其影响的人很多，它也就是值得注意的因素了。在表 7-4 所示的例子中，从危险程度考虑，饮酒是首要需考虑控制的危险因素。

表 7-4　单项危险因素对某市 30 ～ 59 岁男性健康状况的影响

危险因素	危险强度（岁）	危险频度（%）	危险程度（岁）
饮酒	1.73	44.78	0.77
吸烟	0.84	60.70	0.51
缺乏常规体检	0.33	83.08	0.27
常感压抑	0.94	17.91	0.17
常生闷气	0.89	12.44	0.11
血压高	0.34	11.44	0.04
缺乏锻炼	0.07	43.28	0.03

三、健康危险因素评估的意义

健康危险因素评估作为一种健康风险评估的技术，方法简便易行，结果直观，对于疾病，特别是慢性病预防具有积极意义。根据路易斯·罗宾斯和杰姆斯·浩勒的建议，可以将慢性病的自然史分为六个阶段：无危险阶段，危险因素出现，致病因素出现，疾病征兆出现，体征出现和劳动力丧失。机体受危险因素较长时间的影响后才会逐渐显示出症状，而此时造成的形态、功能损害一般不易恢复正常。长期以来临床医学始于疾病自然史的第四阶段，即在患者开始出现症状及体征后诊断和治疗疾病。而健康危险因素评估是从疾病自然史的第一阶段开始的，通过评估危险因素对健康的影响，教育人们保持良好的生活习惯，防止危险因素出现。在危险因素已经出现时，评估它可能造成的危害，预测疾病发生的概率，及早采取控制措施，预防疾病发生。从疾病自然史的观点分析，健康危险因素评估要早于临床医学三个阶段，是慢性病早期预防的一项有效方法，国外运用健康危险因素评估的研究成果和实践经验也证明了它的价值。因此，健康危险因素评估成为健康管理的核心技术。

（任晓晖）

思考题

1. 疾病三级预防策略与健康管理的关系是什么？
2. 针对慢性病患者，需要采用什么样的健康管理策略？
3. 如何将健康管理有效运用到医疗卫生服务中？
4. 为什么“将危险因素转化成危险分数”是健康危险因素评估的关键步骤？
5. 健康危险因素评估与健康管理的关系是什么？

第八章　生命质量评价

患病率和死亡率是重要的健康指标，然而并非人类全部的健康体验。在健康监测和卫生服务评价中，个体主观报告的疾病及其治疗给日常生活带来的影响日益受到关注。生命质量逐渐成为重要的健康结局评价指标，对人群卫生保健和健康促进产生深远的影响。

第一节　概　述

一、生命质量产生背景

生命质量（quality of life，QOL），又称为生活质量、生存质量，最初是社会学概念，由美国经济学家加尔布雷思（Galbraith）在20世纪50年代末提出。生命质量多应用在社会学领域，主要用一些社会和环境的客观条件指标如收入与消费水平、受教育程度、就业率、人均住房面积等来评价。20世纪70年代末医学领域广泛开展了生命质量的研究工作，探索疾病及其治疗对生命质量的影响，形成了健康相关生活质量（health related quality of life，HRQL）的范畴。生命质量多用在临床研究上，评价慢性病患者生存期的生命质量。社会医学的研究对象除患者外，更多涉及普通人群、健康人群等，研究对象广泛，故常用健康相关生活质量。本章生命质量名词均指健康相关生活质量。

健康相关生活质量的提出，与疾病谱的转变和对健康观念的重新认识有关。随着疾病谱的改变，心脑血管疾病、肿瘤等慢性病成为威胁人类生存的主要疾病。慢性病很难治愈，治疗手段对延长生命的效果并不十分肯定，而且治疗本身对患者常存在副作用。此外，作为评价疗效的传统终点，生理指标常与患者的感觉联系不大。想了解干预对患者关心的结果如功能、症状等产生了何种影响，有必要通过主观评价和报告的方法评价患者的疾病体验。生命质量全面评价疾病及其治疗对患者生理、心理和社会生活等方面的影响。它不仅关心患者的存活时间，而且关心患者的存活质量；它不仅考虑客观的生理指标，而且强调患者的主观感受；它不仅用于临床结果评价，还用于保健康复和卫生决策。

二、生命质量研究的发展

医学正在进入一个新的时代，患者的功能状态、良好适应和其他重要的卫生保健信息被常规收集，用以克服现有信息不足所带来的问题。希望最优化配置卫生投入的管理者、希望给予患者最佳健康结局的医生和评价新的治疗方案及技术的临床研究者都试图利用这些信息比较不同卫生服务的成本和效益。生命质量评价的发展，是多因素作用的结果，包括卫生保健消费者和照料者的诉求，以及公共政策部门、卫生服务提供者和研究者对于控制卫生费用上涨、医疗技术发展及健康结局多角度测量等的兴趣。

生命质量评价可追溯到20世纪40年代末。1948年，卡诺夫斯基（Karnofsky）和布亨纳（Burchenal）用功能状况量表测量癌症化疗患者的身体功能状况。1976年，普利斯特曼（Priestman）等用线性模拟自我评估量表对乳腺癌患者化疗前后的健康感觉、情绪、活动水平、疼痛、恶心、食欲、家庭事务能力、社会活动和焦虑水平进行测定。生命质量的研究发展至1977年，《医学索引》（*index medicus*，IM）第一次用“quality of life”作为医学主题词取代“philosophy”，收入医学主题词（medical subject headings，MeSH）。1985年，美国FDA开始在接受新药时要求同时递交药物对患者生命质量和生存时间影响的资料。1992年，专门的《生命质量研究》（*quality of life research*）杂志的出版，

1994 年，国际生命质量研究协会（international society for quality of life research，ISOQOL）的成立，推动该领域在概念模型、测评工具发展、基础研究与临床应用等方面深入发展。

三、生命质量的概念和构成

（一）生命质量的概念

多年来，不少学者对生命质量的概念进行了探讨，但往往从各自的专业出发加以理解，从而导致了生命质量的多义性和复杂化。例如，里维（Levi）认为，生命质量是对个人或群体所感受到的躯体、心理、社会各方面良好适应状态的一种综合测量，而测得的结果是用幸福感、满意感或满足感来表示的。塞拉（Cella）认为，生命质量是患者对现在的功能状态与其预期或认为可达到的功能状态相比时产生的赞同感和满足感。卡茨（Katz）认为，生命质量是完成日常工作、参与社会活动和追求个人爱好的能力，是患者对生活环境的满意程度和对生活的全面评价，包括认知、情感和行为方面。WHO 将生命质量定义为不同的文化和价值体系中的个体对于他们的生活目标、期望、标准，以及所关心事情有关的生活状态的体验。

研究者普遍认为，疾病给患者的日常生活带来生理、心理和社会生活诸方面的损害，这种损害会影响个体对生活的满意度。生命质量体现了个体对疾病损害的反应，包括生理状态，也包括各种良好适应的感觉、基本的满意度和总的自我价值感。生命质量的概念抽象、复杂，包含的领域多样化，但最终指向个体满意度和自尊。生命质量是在疾病、意外损伤及医疗干预的影响下，测定与个人生活事件相联系的主观健康状态和个体满意度。区别于实验室检查、临床医生评价和照料者报告，生命质量是一种患者报告结果（patient-reported outcome，PRO），是指直接来自于患者或患者群体的任何有关健康的报告，不仅仅包括生命质量，也包括对治疗和保健的满意度、依从性，以及任何其他从患者或患者群体获得的与健康状况及治疗有关的感受。就群体而言，生命质量建立在一定的文化价值体系基础上，具有文化依赖性（culture-dependent），不同文化背景人们的生活感受不尽相同。

（二）生命质量的构成

生命质量应由什么项目构成？对于生命质量的不同理解导致了生命质量构成的差异。例如，阿隆森（Aaronson）认为生命质量是一个多维的概念，主要包括功能状态（functional status）、良好的心理和社会状况（psychological and social well-being）、健康意识（health perception）和疾病及治疗的相关症状（disease and treatment related symptoms）。其中功能状态包括生理、心理、个人角色的功能，良好的心理状况涉及精神健康、情绪积极有活力。莫拉雷斯（Morales）认为生命质量主要由下述四个方面组成：生理和职业功能（physiological and occupational function）、心理状态（psychological state）、社会互动（social interaction）状况、经济状况或因素（economic status or factor）。费雷尔（Ferrell）提出一个生命质量四维模式结构，即身体健康状况、心理健康状况、社会健康状况和精神健康状况。WHO 的生命质量测定包括生理状况、心理状况、独立能力、社会关系、生活环境、宗教信仰与精神寄托 6 个领域 24 个小方面。霍伦（Hollen）等认为生命质量的研究范围大致如表 8-1 所示。

表 8-1　生命质量研究范围

生理	功能	心理	社会	精神
疾病症状	活动水平	情绪良好	社会关系	生活意义
治疗副作用	认知状态	情绪压抑	工作角色	宗教问题
症状感知	角色状态		业余休闲	
	性功能		财政状况	

尽管目前对生命质量的构成尚未形成共识，但绝大多数研究者认同生命质量包括生理问题（症状、疼痛）、功能（活动）、家庭良好适应、精神、治疗满意度、对未来的取向、性及亲密行为、社会功能和职业功能。在实际应用过程中，生命质量的测定逐渐形成如下两种方法。一是统一界定生命质量的各个方面，发展一个代表不同人群共性的多维量表，根据需要附加一个较短的特异问卷来评价特定人群的生命质量，使得研究结果既有可比性又有针对性。另一种方法是限定只测量某一层次的生命质量，这样可在较少的工作量下解决实际问题，而且相同限定条件下，不同群体间研究也具有可比性。

（三）生命质量测评的反应转移

生命质量是被个体的主观概念和期望所过滤的健康状态，具有动态性。老年人随着生理功能的退化，会逐渐降低对于功能状态的期望或调整功能状态的评价标准。慢性病患者发病后，不仅对生命质量的领域，而且对这些领域的相对重要性的评价都发生了变化。个体在经历生活事件后由于目标概念内涵的改变而引起的主观评价结果的变化被称为反应转移（response shift）。斯普林格斯（Sprangers）和施瓦茨（Schwartz）提出反应转移理论模型，显示生活事件、个体特征、心理应对机制等要素相互作用构成个体的反应转移，并最终对感知生命质量产生影响的机制（图 8-1）。

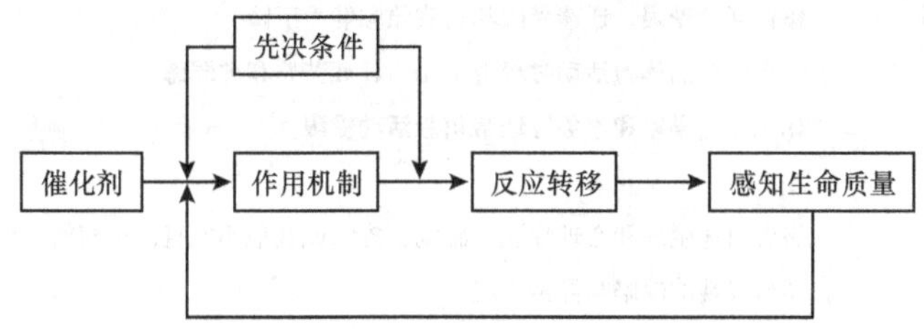

图 8-1　反应转移理论模型

根据反应转移理论模型，当个体遭遇生活事件（催化剂）导致生活状态发生变化时，可能会引发作用机制（如应对方式）以适应这一变化，进而导致反应转移的发生，最终改变了感知生命质量或维持原有的感知生命质量状态。在这一过程中，个体采用的应对机制类型及程度大小受其性格等先决条件影响。当个体感知到生命质量变化时，也可能重新启动已有的作用机制或建立新的作用机制，继而再次引发反应转移。

反应转移现象的发生提示个体在生命质量评价时作出的自我评估和反应过程具有潜在的差异性，在生活事件的发生与生命质量评价结果中发挥着中介作用。在生命质量评价中，个体对自身健康的感受和反应转移均是个体“真实得分”的组成部分。在效果评价中，反应转移一般不作为治疗或干预结果，但在自我管理项目、姑息护理中可能是一种期望结果。在生命质量测评中识别和测量反应转移，有助于理解生命质量的变化，更准确地反映疾病影响和治疗效果。

第二节　生命质量的评价内容与方法

一、生命质量的评价内容

根据生命质量的基本概念和构成，生命质量评价是指具有一定生命数量的人在一定时间点上的生命质量表现。健康或疾病是一个连续变动且不能截然区分的状态，生命质量随时间推移显示出平衡、改善和下降。

生命质量通常包括生理状态、心理状态、社会功能状态、主观判断与满意度，此外针对具体疾病的量表还包括疾病症状等内容（表 8-2）。生理、心理和社会功能状态是生命质量的重要内容。任何一种疾病或损伤，都会导致这三方面功能的改变。主观判断和满意度评价，反映了个人对健康状态的自我评判及需求，或期望得到满足时所产生的主观认可程度，是生命质量的综合指标。

表 8-2 生命质量评价的基本内容

概念 / 分类	定义 / 指征
主观判断与满意度	
满意度与幸福感	健康需求满足程度的判断及综合感觉
自身健康和生活判断	自我判定健康、感到健康或担忧健康
社会功能状态	
社会交往	
社会融合	以成员身份参与社会组织活动
社会接触	与亲友交往，参加集体活动
亲密关系	获得亲密感和支持感
社会资源	社会关系、网络的数量和质量
心理状态	
情绪反应	对事物的体验，包括愉快、兴奋、满足和抑郁、焦虑、恐惧等
认知功能	抽象思维、定向、理解力、注意力及记忆力等
生理状态	
活动受限	躯体活动受限、迁移受限和自我照顾能力下降
体力适度	进行一般的体力活动时表现出无力、疲劳感和虚弱感
角色受限	如工作、学习和家务等通常角色活动受限
疾病	
主诉	患者自述生理和心理症状、感觉、疼痛或其他不能直接观察的感受
体征	体检发现的缺陷与异常表现
自我报告疾病	患者自述有病或损伤
生理测定	生理测定读数及临床解释，如脉搏、血压等
组织改变	病理学证据
诊断	临床判断的证据
失能	因健康问题带来的工作能力丧失
死亡	死亡率、生存率

（一）生理状态

生理状态反映个人体能和活动能力的状态，通常包括活动受限、角色受限和体力适度三方面的内容。

1. 活动受限 指日常生活活动能力因为健康问题而受到的限制，包括三个层次：躯体活动受限，如屈体、弯腰、行走困难等；迁移受限，如卧床、不能驱车、不能利用交通工具等；自我照顾能力下降，如不能自行梳洗、穿衣和进食等。通常所说的基本日常生活活动能力包括穿衣、进食、洗澡、上厕所、室内走动等五项指标，这是康复评价最常用的指标。

2. 角色受限 人的角色表现为担当一定的社会身份、承担相应的社会义务、执行相应的社会功能。健康问题常引起角色功能受限，包括主要角色活动的种类和数量受限、角色紧张和角色冲突等。角色功能反映了躯体健康状况和对通常角色活动的需求，因此，不仅反映患者的生理状态，还反映患者的心理状态和社会生活状态，是反映患者生命质量的一个综合性指标。

3. 体力适度 主要指个人在日常活动中所表现出的疲劳感、无力和虚弱感。许多疾病并不导致躯体活动受限，但通过降低患者的体力而使其角色功能下降。体力适度是一个相对概念，不同的社会角色在日常活动中所支付的体力是不同的，因此，病中或病后所表现出的体力适度也是不同的。

（二）心理状态

疾病会给患者带来不同程度的心理变化，主要是情绪和意识。情绪反应和认知功能的测定是生命质量评价的重要组成部分。

1. 情绪反应　情绪是指个体感知外界事物后所产生的一种体验，包括正向体验如愉快、兴奋、满足和自豪等，以及负向体验如恐惧、抑郁、焦虑和紧张等。情绪反应是生命质量评价中最敏感的部分，直接受疾病和治疗措施的影响，患者生理状态和社会功能状态的变化，也会间接地从情绪反应中表现出来。

2. 认知功能　包括时间与地点的定向、理解力、抽象思维、注意力、记忆力及解决问题的能力等，它们是个体完成各种活动所需要的基本能力。认知功能障碍常发生于特定的疾病或疾病的特定阶段，以及到达一定年龄段的老年人。疾病晚期患者大都伴有认知功能的障碍，包括抽象思维、注意力和记忆力的损失。由于认知功能的改变是渐进的，因此，认知功能在生命质量评价中不是一个敏感的指标，是否纳入生命质量评价要依研究目的和对象而定。

（三）社会功能状态

社会功能包含两个不同的概念：社会交往和社会资源。社会交往根据其深度，可分为三个层次：一是社会融合，即指个人属于一个或几个高度紧密的社会组织，并以成员身份参与活动；二是社会接触，即指人际交往和社区参与，如与亲友交往和参加集体活动等；三是亲密关系，即指个人关系网中最具亲密感和信任感的关系，如夫妻关系。许多疾病和治疗都会给患者造成主观上或客观上的社会交往困难。这些社会交往功能的下降，最终导致社会支持力下降、心理上的孤独感和无助感，以及个人机会的丧失。

社会资源不能被直接观察。社会资源的质量只能由个体来判断并通过向个体直接询问来进行测量。社会资源的测量代表了个体对其人际关系充足度的评判，包括与能够倾听私人问题并提供实质性帮助和陪伴的亲友的联系。对社会资源感到满意的人们往往感觉与别人“连线”或“接合”，感受到被关照、关爱和需要。

（四）主观判断与满意度

1. 自身健康和生活判断　指个人对其健康状态、生活状况的自我评判，是评价生命质量的综合性指标。这类指标在生命质量评价中非常重要，它反映在疾病和治疗的影响下，患者生命质量的总变化，同时也反映患者对未来生活的期望与选择。由于指标是建立在自我意识的基础上，影响因素很多，在实际情况下常常不很敏感。

2. 满意度与幸福感　二者同属于当个人需求得到满足时的良好情绪反应。满意度是对待事件的满意程度，是人的有意识的判断。而幸福感是对全部生活的综合感觉状态，产生自发的精神愉快和活力感。在生命质量评价中，满意度用来测定患者的需求满足程度，幸福感用来测定患者整体生命质量水平。

（五）其他内容

一些针对特殊人群或特定疾病的生命质量评价量表，常常包括反映特殊人群特征或症状等疾病特异的内容。评价内容应选择研究问题所涉及的目标，体现被评价对象的特征及其所关注的问题。例如，对麻风病患者来说，社会歧视和自卑心理应纳入心理状态的测定。此外评价内容应敏感、操作性强。

二、生命质量的评价方法

按照目的和内容不同，生命质量的测定可有不同的方法，常见的有访谈法、观察法、主观报告法、症状定式检查法、标准化量表测定法。这些测定方法是在生命质量研究的发展过程中使用过的，测定的层次和侧重点不同，适用条件也不相同。目前，标准化量表测定法是主流。

（一）选择或建立量表

生命质量评价的主要工具(即量表)来源于两种途径:一是利用现成的量表;二是制订新的量表。随着医学模式和健康观念的转变，生命质量研究在国际范围内迅速发展。一般来说，针对某一研究需要如果存在适宜的外文量表，应将外文量表的规范引进作为首选，这样，研究成果便能和国际同类工作进行比较。

根据测定目的和对象的不同，生命质量测定量表的构成略有不同，一般包括条目、维度、领域和总量表四个层次。条目是量表最基本的构成元素，所有备选的有关条目的集合称为条目池。维度，由若干反映同一特征的条目构成，如生理职能、活力、抑郁、焦虑等。领域指生命质量中一个较大的功能部分，由若干密切相关的维度构成，如生理领域、心理领域等。若干领域构成一个完整的量表。

1. 利用现成的量表 量表选择应考虑以下因素。

(1)设计者的测量主题和测量目的:生命质量测定量表建立在设计者对生命质量定义的基础上，所包含的内容不尽相同。因此，在选择量表时，首先要考虑该工具设计者对测量概念所下定义是否科学，是否符合应用者的要求。另外，因为每一种量表都是按照一定目的设计和完善的，同样一个主题可能因目的差异而产生完全不同的量表。因此，应用者应检验相应的测量目的，以明确其能否满足应用要求。

(2) 评价的层次: 绝大多数生命质量测定量表针对生命质量的各个构成内容如生理状态、心理状态和社会功能状态等分别予以评价，以便了解服务对象生命质量各个方面的变化情况，从而采取针对性措施改进生命质量。有的生命质量测定量表测量的是生命质量的综合值，如良好适应状态指数，主要用于卫生经济学评价; 还有一些生命质量测定量表仅仅测量生命质量的一个方面，如日常生活自理能力、疼痛等。

(3) 通用型量表与特异型量表: 通用型量表主要反映人们生命质量中共同的特性，测定对象是一般人群或不同疾病或状况的人群，用于描述一般人群的生命质量状况和不同人群的生命质量的差异。相反，特异型量表包含很多与人群特征或疾病密切相关的内容，测定对象是特殊人群或特定疾病患者，用于测量特定人群的生命质量状况。对于不同的评价对象应该选用不同类型的量表。

(4) 量表的特性: 好的量表应具有较好的性能。信度、效度、反应度和可解释性是评价量表性能的基本指标。信度是指测量结果反映非随机误差引起的变异程度。效度是指量表测定待测特质或功能的程度。反应度是指量表检测生命质量随时间变化的能力和程度。可解释性是指解释量表分数意义的难易程度。此外，量表特性的全面考评还包括对量表的应答负担、调查方式和文化适应性进行分析比较。信度、效度、反应度和可解释性等特性随着样本的不同而改变，研究人群发生变化，需要重新评价。

(5) 内容的文化适应性: 目前大部分的生命质量测定量表产生并应用于英语或法语国家。将西方的量表应用于中国不失为一条捷径。但由于文化差异，不能将量表翻译过来直接使用，而要进行适当的改造，使之成为适合中国文化背景的新的量表，并经过预试和性能测试后才能使用，即汉化。汉化步骤主要包括翻译和回译、文化调适和等价性考察。即便是本国自行开发的量表，如果应用于不同的亚文化人群，也要考虑文化适应性问题。

2. 制订新的量表 生命质量测定量表的制订方法是一个复杂的系统工程，包括概念及操作化定义的确立、条目的形成及筛选、量表的考评及修订等一系列过程中涉及的各种方法。

(1) 明确研究对象及目的: 确定所测定的人群，从而决定制订通用型量表还是特异型量表，以及量表的使用目的。

(2) 建立研究工作组: 通常选取一定数量的与生命质量主题有关的人，如患者、医生、家属和研究人员等组成议题小组和核心工作组负责量表的制订与考评。其中，议题小组的成员来源较广泛，提供与待测人群生命质量有关的信息；核心小组一般由专业人员组成，负责具体的量表研制工作。

（3）测定概念的定义及分解：由核心小组完成，给出所测概念的操作化定义及构成，如所测生命质量指什么，可能包含哪些领域和维度及其含义。

（4）提出量表条目形成条目池：由核心小组阐释概念的含义，然后主要通过与量表目标人群的个别或焦点组访谈，了解目标人群的日常生活感受及特定健康问题对他们的影响。其他相关人员如医生、照料者的访谈也可补充有价值的信息。核心小组通过对访谈内容进行归类、筛除和合并等整理分析，识别其中独特的概念设计成条目，构成条目池。

（5）确定条目的形式及回答选项：多半采用线性和等级记分法。线性记分法，一般给出一定长度（通常 0 ～ 10cm）的线段，并定出两端的选项，适用于一些反映心理感受和社会功能状态的条目。等级记分法，主要根据状态的强度赋予一定的分值，各回答选项原则上通过反应尺度分析来确定，适用于测量客观功能状态和行为。反应尺度分析通过对可作回答选项的各种措辞进行定位，选出合适的措辞使选项间等距，从而方便条目的量分及统计分析。如果未做定位分析，各选项间不一定等距，应用时需再作各词的定位试验以便调整各选项的得分。

（6）条目分析及筛选：对条目池中的各条目进行考察和预试验，并根据结果进行条目的选择和改良，制订出初始量表，包括考察条目的困难度、反应分析、辨别力、独立性和代表性等。例如，用主观评价法考察条目的重要性，用条目反应理论考察条目的难度和区分度，逐步判别分析考察条目的辨别力，用相关系数法考察条目的独立性，考察代表性可使用相关系数法和因子分析法。

（7）量表的量分方法：一般生命质量测定量表条目很多，若对每个条目直接进行分析，工作量很大而且不能揭示规律性，通常先进行适当的降维处理，把多个变量综合为少数几个主要的指标，即维度、领域和总量表。常用两种综合方法。一是直接累加，将条目的得分按照构成层次的所属关系进行累加，从而得到各维度、各领域甚至总量表的得分。采用相加法量化的问卷，在设计时要特别注意问卷中每一个维度组成条目的数量，重要维度的条目数应该多些，以强调这一维度对整个问卷得分值的贡献。二是加权累加，每个条目给一个权重值，再进行加权累加。权重值的确定可以通过统计学方法（如因子分析法）和决策分析中的一些方法（如标准博弈法、时间权衡法）来获得，也可采用管理学常用的德尔菲法等。加权累加由于权重难以确定，在实际工作中不易实行，直接累加法用得较多。上述计算所得的分值为初评分，有时需要计算转化分，以消除条目多少的影响，并且使得分在相同的范围内取值以便于比较。

（8）预试与修改：初始量表可以在小样本调查对象中试用，考察量表内容是否与调查对象密切相关、描述是否清晰、理解有无困难、问题和答案的排列是否合适等问题，根据预试结果，修改初始量表。

（9）量表性能评价：量表是否适用于待测人群需要通过性能测试，主要的评价指标有信度、效度、反应度和可解释性等。常用的信度评价方法有内部一致性信度、复测信度、复本信度和折半信度。常用的效度评价方法有内容效度、结构效度和准则效度。反应度一般采用效应量或与某种外部标准相比较的方法。例如，从专业知识上讲，某病在治疗前后各功能状态会发生较大变化，如果量表没有反映出这种变化，说明反应度不佳。可解释性需要采用人们较熟悉的定性描述或外部测量作为比较基准，如最小重要变化是指从患者或医生角度认为最小有意义改变的量表分数或分数范围。

（二）生命质量研究的设计与实施

1. 样本含量　如果测评目的是反映普通人群的健康状况，样本含量应大一些，这样结果比较稳定。如果测评目的是分析临床治疗前后差异，样本含量可小一些，只要能显示差异就可以了。生命质量资料包含多个领域、维度和条目，是多终点资料，可借鉴一般多变量分析的样本含量估计的经验和方法。肯德尔（Kendall）认为作为一个粗糙的工作准则，样本含量可取变量数的 10 倍。

一般认为至少是变量数的 5 ～ 10 倍。必要时可用多变量多组比较的样本含量估计法计算，但需对生命质量的变异大小有所了解。如果样本获取比较困难，宜以维度、领域甚至总量表作为分析变量。分层分析需保证每层都有足够的样本含量。

2. 研究对象的依从性 依从性指人们对所要求做的事情采取的响应性行为及其程度。这里指被测者按要求完成量表的程度。依从性如果太低，结果就会有偏倚。因此，依从性是测定中一个很重要的问题。量表简短、从患者角度出发设计整个测定过程及亲友等相关人员的支持配合有助于提高依从性。测量次数应尽量减少，以避免出现过多的缺失数据。

3. 研究对象的代理者 所谓代理者是指代替患者进行生命质量评价的人，包括家庭成员、亲属、照料者、护士和医生等。在生命质量研究的发展过程中，由于生命质量没有完全界定为个体的主观评判，因而出现了大量的代理评价的量表和实践。从目前生命质量的发展趋势及对其内涵的界定来看，生命质量是不能由代理者评价的。然而年幼、年老、病重或者精神疾病患者不能自行评价其生命质量，此时代理者评价（如照料者报告）可为了解其生命质量提供一定的参考。

（三）生命质量资料的统计分析

1. 生命质量资料的特点 生命质量资料是不可直接观察的主观资料，生命质量的分析不同于一般客观指标的分析，开始时需进行很多的过渡性预处理，如量化记分、逆向指标的正向化等。生命质量包括多个领域，每个领域又分为多个维度和条目，因此，生命质量资料是一种多指标多终点的资料。

2. 生命质量资料的评价目的 根据生命质量资料的特点，其分析评价可概括为三大类：同一时点的横向分析、不同时点的纵向分析，以及生命质量与客观指标的结合分析。横向分析用于比较某个时点不同特征组的生命质量。纵向分析可以比较同一组人群不同时点的生命质量，揭示生命质量在时间上的变化规律；也可以比较两组或多组人群的生命质量在时间上的变化规律是否相同。在生命质量作为结果变量之一的临床研究中，除了生命质量，还同时得到多项指标。因此，将生命质量与一些客观指标结合分析，可以起到取长补短，综合衡量患者的健康状况的作用。

3. 生命质量分值的意义 生命质量分值是一个没有单位的相对数字，它代表的意义要根据正常人群分值的分布状态来解释。不同量表测量结果及同一量表不同维度的得分值不能直接进行比较。在对分析结果作解释时，除了统计学检验结果，还要综合考虑生命质量变化的临床意义、量表的信度和反应度。

第三节　生命质量的测量工具

生命质量评价多数采用量表测定的方法进行。各种量表的适用对象、范围和特点各异，但都是从生命质量的基本概念和内容出发，提出问题、构建问卷。目前，已有大量的生命质量测定量表，根据量表使用对象的不同，一般可将问卷分为两大类，即通用型量表和特异型量表。以下介绍每种类型的常用量表。

一、通用型量表

（一）良好适应状态指数评价量表

卡普兰（Kaplan）于 1976 年提出良好适应状态指数（QWB）。死亡的生命质量为“0”，功能与感觉的良好状态为“1”，生命质量反映为 0 ～ 1 频谱时点状态。QWB 能概括各种功能或症状水平，是一个从正向角度反映患者特定健康状态效用的量表。

QWB 评价量表包括两个部分：第一部分是有关患者日常生活活动方面的内容，包括移动（mobility，MOB）、生理活动能力（physiological activity capability，PAC）和社会活动能力（social activity capability，SAC）三个方面，每个方面下设 3 ～ 5 个等级描述。第二部分包括 21 个症状及健康问题综合描述（CPX）。最后按公式综合所有评价指标的权重值，得出对生命质量的评价（*W*）。计算公式为

$$W=1+CPX+MOB+PAC+SAC$$

（二）36条目简明健康量表

36 条目简明健康量表（SF-36 量表）是美国波士顿健康研究所在医疗结果研究调查表（medical outcomes study，MOS）的基础上开发出来的通用型简明健康调查问卷，它适用于普通人群的生命质量评价、临床试验研究和卫生政策评价等。

SF-36 量表包括 36 个条目，评价健康相关生活质量的 8 个维度（表 8-3），分别属于“生理健康”和“精神健康”两大类。此外，SF-36 还包括 1 条健康变化指标（reported health transition，HT），用于评价过去一年内健康状况的变化。每个维度的最终评分值均以 0 分为最低值，100 分为最高值，分数越高，表明生命质量越好。

表 8-3 SF-36 量表各维度的解释

维度	相关性		含义
	生理健康	精神健康	
生理功能	强	弱	因健康原因生理活动受限
社会功能	中	强	因生理或情感原因社会活动受限
生理职能	强	弱	因生理健康原因角色活动受限
躯体疼痛	强	弱	疼痛程度及其对日常活动的影响
精神健康	弱	强	心理压抑和良好适应
情感职能	弱	强	因情感原因角色活动受限
活力	中	中	个体对自身精力和疲劳程度的主观感受
总体健康	中	中	个体对自身健康及发展趋势的评价

国际生命质量评价项目（international quality of life assessment，IQOLA）成立于 1991 年，旨在制定标准程序，包括翻译、性能测试、常模制定三个阶段，研究 SF-36 量表在其他国家的适用情况，以利于多国临床试验和国际比较研究，同时使 SF-36 量表在各国的运用达到统一的程序化管理。SF-36 量表有超过 60 个不同的语言版本，是一个被普遍认可的生命质量测定量表，它的改良版 SF-36 V2 和简化版 SF-12 也已被开发并广泛使用。浙江大学社会医学研究所首先在全国年会上报告了 SF-36 量表研制成果，该量表近年来被国内外医疗科研机构广泛应用。

（三）世界卫生组织生命质量测定量表

世界卫生组织生命质量测定量表（WHOQOL）是 WHO 组织 20 多个处于不同文化背景、不同经济发展水平的国家和地区的研究中心共同研制的，用于测量个体与健康有关的生存质量。目前，已经研制成的量表有 WHOQOL-100 和 WHOQOL-BREF。WHOQOL-100 包含 100 个条目，覆盖了 6 个领域的 24 个方面（表 8-4），每个方面由 4 个条目构成，分别从强度、频度、能力和评价反映同一特质。此外，量表还包括 4 个关于总体健康状况和生存质量的条目。WHOQOL-BREF 是在 WHOQOL-100 基础上发展起来的，保留了量表的全面性，仅包含 26 个问题条目，简表各个领域的得分与 WHOQOL-100 量表相应领域的得分具有较高的相关性，适用于生存质量是众多兴趣变量之一的大型研究。中山大学卫生统计学教研室已主持研制了中文版 WHOQOL-100 和 WHOQOL-BREF。

表 8-4 WHOQOL-100 的结构

Ⅰ. 生理领域	Ⅳ. 社会关系领域
1. 疼痛与不适	13. 个人关系
2. 精力与疲倦	14. 所需社会支持的满足程度
3. 睡眠与休息	15. 性生活
Ⅱ. 心理领域	Ⅴ. 环境领域
4. 积极感受	16. 社会安全保障
5. 思想、学习、记忆和注意力	17. 住房环境
6. 自尊	18. 经济来源
7. 身材与相貌	19. 医疗服务与社会保障：获取途径与质量
8. 消极感受	20. 获取新信息、知识、技能的机会
Ⅲ. 独立性领域	21. 休闲娱乐活动的参与机会与参与程度
9. 行动能力	22. 环境条件（污染 / 噪声 / 交通 / 气候）
10. 日常生活能力	23. 交通条件
11. 对药物及医疗手段的依赖性	Ⅵ. 精神支柱 / 宗教 / 个人信仰
12. 工作能力	24. 精神支柱 / 宗教 / 个人信仰

（四）欧洲生命质量测定量表

欧洲生命质量组织成立于 1987 年，是欧洲一个多学科的国际研究网络，现在该组织的研究人员已扩展到北美、亚洲、非洲、澳大利亚和新西兰等地区。欧洲生命质量测定量表（EQ-5D 量表）是欧洲生命质量组织发展起来的一个简易通用型生命质量自评量表，目前已有 100 多个正式的语言版本。该量表由两部分构成：第一部分，应答者回答在移动性、自我照顾、日常活动、疼痛或不适、焦虑或压抑等 5 个方面存在问题的程度；第二部分，应答者在视觉模拟评分法（visual analogue scale，VAS）上标记他们总的健康感觉。EQ-5D 可作为疾病专门化问卷或其他通用型问卷的补充问卷，也可在卫生经济学评价和人群健康调查中单独使用。

二、特异型量表

特异型量表中以癌症生命质量量表为主，又可分为测定癌症患者生命质量共性部分的量表和专门针对不同癌症患者的特异型量表。

（一）癌症患者生活功能指数量表

癌症患者生活功能指数量表（FLIC）由加拿大学者施佩尔（Schipper）等建立，包括 22 个条目，用于癌症患者生命质量的自我测试，也可作为鉴定特异性功能障碍的筛选工具。FLIC 量表从癌症患者在日常生活中可能面临的问题入手，比较全面地描述了患者的活动能力、执行角色功能的能力、社会交往能力、情绪状态、症状和主观感受等。

FLIC 量表面向一般的癌症患者，尤其适用于预后较好的癌症患者，如乳腺癌患者、宫颈癌患者等，在癌症患者的临床疗效评价中得到了广泛的应用。内容的描述围绕癌症特性，在心理方面，着重表现癌症患者常有的对死亡的恐惧和对健康的忧虑等；对疾病和治疗的描述，着重围绕癌症患者常有的眩晕、疼痛等症状。

FLIC 量表每个条目的回答均在一条 1 ～ 7 的线段上划记，根据所划的位置即可得到条目得分。将所属条目的得分相加，可计算 5 个领域及总量表的得分（表 8-5）。

表 8-5 FLIC 量表各领域及其计分方法

领域	条目数	计分方法（所属条目得分相加）
躯体良好和能力	9	4+6+7+10+11+13+15+20+22
心理良好	6	1+2+3+9+18+21

续表

领域	条目数	计分方法（所属条目得分相加）
因癌造成的艰难	3	8+12+14
社会良好	2	16+19
恶心	2	5+17
总量表	22	全部条目

（二）慢性病治疗功能评价系统

慢性病治疗功能评价系统（the functional assessment of chronic illness therapy，FACIT）由美国结局研究与教育中心（center on outcomes，research and education，CORE）的塞拉（Cella）等研制。该系统是由一个测量癌症患者生命质量共性部分的一般量表（共性模块）FACT-G 和针对一些特定癌症、某些慢性病、治疗和症状的特异模块所构成的量表群。第四版的 FACT-G 由 27 个条目构成，分为 4 个维度：生理状况（7 条）、社会 / 家庭状况（7 条）、情感状况（6 条）和功能状况（7 条）。特异型量表则由共性模块加各自的特异模块构成。特异模块的条目数不一，如乳腺癌患者的特异型量表 FACT-B 由 FACT-G 和乳腺癌的特异模块（9 个条目）构成。慢性病治疗相关疲劳功能评估 FACIT-F 包含 FACT-G 和评价疲劳的 13 个条目。

（三）癌症患者生命质量测定量表EORTC QLQ系列

欧洲癌症研究与治疗组织（the European organization for research and treatment of cancer，EORTC）研制的癌症患者生命质量测定量表 QLQ 系列是由针对所有癌症患者的核心量表（共性模块）QLQ-C30 和针对不同癌症的特异性条目（特异模块）构成的量表群。第三版的 QLQ-C30 由 5 个功能维度（躯体、角色、认知、情绪和社会功能）、3 个症状维度（疲劳、疼痛、恶心呕吐）、1 个总体健康维度和 6 个单一条目（呼吸困难、食欲减退、睡眠障碍、便秘、腹泻和经济状况）组成。每一个维度包含 2 ～ 5 个条目，整个量表共 30 个条目。在此基础上增加不同癌症的特异条目（模块）即构成不同癌症的特异型量表，如 QLQ-H&N35 由 QLQ-C30 和附加针对头颈肿瘤患者的 35 个条目构成。该量表系列已有较多语言版本，应用于多国的肿瘤临床试验，对不同癌症人群、治疗效果和健康变化敏感。

（四）中国癌症和慢性病患者生命质量测定量表系列

癌症患者生命质量测定量表系列（quality of life instruments for cancer patient，QLICP）和慢性病患者生命质量测定量表系列（quality of life instruments for chronic disease，QLICD）由昆明医科大学公共卫生学院研制，该系列包括我国常见癌症和慢性病的生命质量测定量表。

三、其他特异型量表

（一）儿童有关生命质量测定量表

由于儿童认知水平有限，其生命质量的测定与成年人相比表现出特殊性和复杂性，需制订符合儿童认知水平的生命质量测定量表。儿童生命质量调查表（pediatric quality of life inventory™ 4.0，PedsQL™ 4.0）是广泛应用的儿童通用型量表，分为儿童报告版和父母报告版，根据儿童不同年龄段的理解能力和认知发展水平的差异，分别研制了 2 ～ 4 岁、5 ～ 7 岁、8 ～ 12 岁、13 ～ 18 岁共 4 个年龄阶段测评量表，其中 2 ～ 4 岁仅有父母报告版，其余 3 个年龄段均包含了儿童报告和父母报告两个版本的问卷。该量表包含生理、情感、社会和角色 4 个维度共 23 个条目，目前已有 100 多种语言版本，中文版本具有良好的信效度，适用于中国儿童生命质量的评估。青少年与体重有关生命质量量表（youth quality of life-weight module，YQOL-W）是针对超重肥胖儿童的特异型生命质量量表，由华盛顿大学西雅图生命质量研究组研制，浙江大学公共卫生学院对其进行严格的汉化调适和新条目研制，中文修订版包含自我、环境和社会3个维度共23个条目，具有良好的信度和效度，适用于中国文化背景下青少年与体重有关的生命质量评估。

（二）老年人有关生命质量量表

老年人群的特异型量表主要包括针对特殊疾病及特殊状况的量表。美国华盛顿大学洛格斯登（Logsdon）等针对老年阿尔茨海默病患者研制了阿尔茨海默病生命质量量表（quality of life Alzheimer's disease，QOL-AD），目前该量表已有包括中文在内的多种语言版本，量表共有13个条目，每个条目评分分为4级，总分为13～52分，分数越高，代表生命质量越好。针对老年人特殊能力（躯体、心理或社会活动能力）的量表包括日常生活活动（activities of daily living，ADL），该量表包括躯体生活自理量表（physical self-maintenance scale，PSMS）和工具性日常生活活动能力（instrumental activities of daily living，IADL）量表两部分。PSMS包括上厕所、进食、穿衣、修饰、行走、洗澡6项，IADL量表包括打电话、购物、做家务、使用交通工具、吃药、处理突发事件、休闲活动、理财8项，能够反映老年人基本生活的家庭功能和社会功能，量表总共有20个条目，每个条目评分分为4级，量表得分范围为20～80分。

第四节　生命质量的应用

生命质量已广泛应用于临床医学、预防医学、药学和卫生管理学等领域，研究对象包括各年龄和各疾病人群。生命质量在临床医学的应用主要集中在肿瘤和非传染性慢性病。近年来，生命质量已作为评价不同医疗干预的临床试验的重要结果指标。美国FDA自1985年起将生命质量用于新药评价，2009年建议将患者报告结果指标用于医疗产品的功能评价。

一、人群健康状况的评定

一般人群的生命质量评定需要采用通用型量表，如SF-36量表、WHOQOL和EQ-5D量表等，测评的目的在于了解一般人群的综合健康状况，或者作为一种综合的社会经济和医疗卫生指标，比较不同国家、不同地区、不同民族人群的生命质量和发展水平，以及对其影响因素进行研究。1992年，韦尔（Ware）等通过信访（80%）和电话调查（20%）方式使用SF-36量表对美国人群进行健康状况调查，信访和电话调查应答率分别为77%和68.9%，共调查2474人，该调查分年龄、性别制定了美国人各维度的正常值。1993年，詹金森（Jenkinson）等在英国通过信访进行了同样的调查，最终调查9332人，得到了英国人分性别、年龄、社会阶层的健康正常值。1996年，沃森（Watson）等报告了使用SF-36量表在澳大利亚的全国调查，制定了各年龄、性别人群健康正常值。1998年，德国全国健康调查使用SF-36量表，共调查7124人，与1994年SF-36量表的常模样本比较，老年组的维度分数上升，提示4年来老年人健康状况的改善，与人群期望寿命的延长相符。2018年，我国第六次国家卫生服务调查采用EQ-5D量表测量10岁及以上居民的健康效用，分年龄、性别、城乡建立了普通人群常模，揭示了不同社会经济地位和慢性病患病人群的健康差异。

鉴于肿瘤和慢性病病程长、较难治愈，很难用延长生存时间、提高治愈率来评价治疗效果，因此，肿瘤与慢性病患者的生命质量评价成为医学领域生命质量研究的主流。波士顿健康研究机构的医疗结果研究调查组比较了在生理疾病和（或）精神疾病严重程度不等的患者组的SF-36量表维度分数。病情较轻的慢性病患者（包括无合并症的高血压患者）归入“轻病组”；病情严重的患者[如充血性心力衰竭、慢性阻塞性肺疾病和（或）进展性糖尿病患者]归入“重病组”；精神障碍患者（如抑郁症患者）归入“精神障碍组”。“重病组”与“轻病组”相比，描述生理健康的维度（包括生理功能、生理职能、躯体疼痛和总体健康）得分低，而在心理健康维度的差别则小得多。“轻病组”与“精神障碍组”相比，精神健康、情感职能、社会功能和活力等维度的差别较大，这些维度对心理健康方面的差别敏感。“重病组”合并“精神障碍组”，8个维度得分均低于“轻病组”。

可通过特殊人群的生命质量评定了解特殊人群健康状况及其影响因素，如评价参与不同保险业或按服务项目支付（fee for service，FFS）的老年人、贫困者、慢性病患者的健康状况。阿片类药物（如海洛因、鸦片、吗啡等）依赖者的生命质量显著低于健康人群，且吸毒时间长的人群生命质量相对较低。在亚健康人群中，可测量超重或肥胖者的生命质量，作为体重管理的一个重要方面。

二、卫生服务的效果评价和方案选择

传统的健康状况指标如死亡率和期望寿命等曾是评价卫生服务效果的主要指标。近年来，除了传统意义上的医学终点，不同疗法或干预措施对于患者功能和良好适应的影响，正在越来越多地得到评价。美国国立健康研究所利用 SF-36 量表进行乳腺癌干预试验和前列腺癌干预试验，以更好地理解癌症预防的效益与治疗副作用。每一项试验跟踪观察了 5 ～ 7 年，调查人数达 1.5 万～ 2 万人，从 100 ～ 300 个医疗点中抽样，得到了极其丰富的第一手资料。菲利普斯（Phillips）等评价心脏病的负担和心脏瓣膜移植术的效益，分别在术前、术后 1 月、术后 6 月调查 100 名患者。术前患者所有 8 个维度分数均低于正常值，其中生理功能、生理职能、活力、社会功能和情感职能维度的得分尤其低。术后 1 月，总体健康维度得分与正常值一致，其余 7 个维度仍低于正常值；术后 6 月，除了生理职能和情感职能维度外，患者其余维度得分均等于或高于正常值。

长期以来，有关药物或治疗方法的选择都以医生的专业知识和经验判断为基础。生命质量可帮助医生判断具体治疗方案或预防康复措施的实施与否，以及会对患者今后的生活产生多大的影响。通过测定与评价患者在不同疗法或措施中的生命质量，为治疗和预防康复措施的比较与选择提供新的参考依据。

例如，为了预防高血压患者心、脑、肾等器官并发症的发生，对患者进行药物治疗是必要的。布尔比特（Bullpitt）等观察了 477 例高血压患者采用不同的降压药治疗后的副作用。通过应用自评量表，了解到各种降压药（如甲基多巴、普萘洛尔、胍乙啶、利血平及利尿剂等）对患者体力和脑力方面的影响，了解同性能的药物具有不同的副作用，如记忆能力减退、思维能力降低、心情压抑、性功能失调、体力渐衰、睡眠失调和工作能力降低，从而帮助临床医生选用适宜药物。有研究将出院的老年慢性病患者随机分为高强度有氧间歇运动组和家庭锻炼组，评估 3 个月后的生命质量、体能和身体活动。两组患者的生命质量和身体活动均有改善，但在体能测试中，高强度有氧间歇运动组的体能改善明显大于家庭锻炼组，提示体育锻炼能提高老年人的生命质量和身体活动，有氧间歇运动能显著改善体能。

又如，对于肢体肉瘤的治疗方法通常有两种：一是截肢；二是保留疗法并辅以大剂量的放射治疗。按传统的观点，认为能不截肢尽量不截肢。休格巴克尔（Sugarbaker）等对 26 名肢体肉瘤患者开展了生命质量评价，其中 9 名截肢，17 名采取保留疗法。比较发现，两组患者总的生命质量没有差异，但在情绪行为、自我照顾和活动、性功能等方面差异具有统计学意义（表 8-6）。保留疗法对患者的情绪行为、自我照顾和活动、性功能的损害较截肢疗法严重。由此得出这样的结论：从生命质量的观点出发，保留疗法并不优于截肢疗法；从减少复发的愿望出发，更应考虑截肢。

表 8-6　肢体肉瘤患者截肢与保留疗法的生命质量比较

评价内容	截肢疗法	保留疗法	P
情绪行为	3.60	11.2	＜ 0.05
自我照顾和活动	2.45	24.5	＜ 0.01
性功能	0.40	3.50	＜ 0.01

注：低分表示生命质量较高

三、卫生资源配置与利用的决策

卫生决策的重要任务是选择重点投资目标，合理优化地分配卫生资源以产生最大的收益。成本 - 效果分析是配置卫生资源的基本依据。传统的成本 - 效果分析效果指标往往比较单一、局限，如生存年数、死亡率、患病率等，不能综合反映卫生服务对人群健康的影响。生命质量评价为完善成本-效果分析提供了有效的途径，采用生命质量效用值和质量调整生命年等作为效果指标，将成本-效果分析又推进了一步，又称为成本-效用分析。对卫生部门来说，最大的效益就是给人群带来更多的生存年数和更高的生存质量，因此在卫生政策制定中，如医保药物目录遴选和医疗定价等，常常把生命质量作为评价医疗方式优劣或价值高低的重要参考指标。

（一）质量调整生命年

在传统寿命计算方法中，把健康人的生存时间和患者的生存时间等同看待。长期失能或卧床的患者，其生命质量是不完善的，应该从他的生存时间中扣除不完善部分，由此获得健康生存时间。生命质量评价提供了衡量生存时间质量的方法，如质量调整生命年（quality-adjusted life year，QALY）的计算综合反映了个体或人群生命质量和生存数量。

计算质量调整生命年，通常以生命质量得分充当一种权重值，计算公式如下：

$$E=\sum W_k \times Y_k$$

式中，E 为质量调整生命年，W_k 为处于 k 状态的生命质量权重值，Y_k 为处于 k 状态的年数。

例如，某养老院全体老年人的平均寿命是 71.6 岁，其中，健康生活了 65.2 岁，非卧床功能丧失生活了 4.5 年(生命质量权重值为 0.59)，卧床功能丧失又生活了 1.9 年(生命质量权重值为 0.34)，计算质量调整生命年为 68.5 年，即该养老院老年人因功能丧失人均健康寿命损失 3.1 年（表 8-7）。

表 8-7　质量调整生命年计算表

状态	Y_k	W_k	$W_k \times Y_k$
健康	65.2	1.00	65.2
非卧床功能丧失	4.5	0.59	2.7
卧床功能丧失	1.9	0.34	0.6
总计	71.6		68.5

注：$E=\sum W_k \times Y_k$=65.2+2.7+0.6=68.5（年），人均健康寿命损失为 71.6−68.5=3.1（年）

（二）效果评价

医疗干预的效果评价，通过接受某治疗和未接受该治疗的患者作配对研究（如比较临终关怀疗效来决策护理医院建设），便可比较相同生存时间内的生命质量的差异，其差值便是治疗带来的效果。

（三）成本-效用评价

单凭效果评价不足以构成决策的依据。要选择决策，还需考虑单位成本所带来的效果。目前，西方医学界用每拯救 1 个质量调整生命年所需要的费用（成本）作为成本-效用指标（COST-QALY）。相同成本产生最大的质量调整生命年或相同质量调整生命年对应的最小成本就是医疗卫生决策的原则，如冠心病预防的成本-效用分析（表 8-8）。

表 8-8　冠心病三种预防措施的成本-效用分析

措施	COST-QALY（美元）
戒烟	＜180
控制高血压	≤1700
控制血脂水平	≥1700

（王红妹）

思　考　题

1. 国外量表可以直接拿来使用吗？
2. 健康相关生活质量评价包括哪些方面的内容？
3. 解释评价量表性能的基本指标。
4. 健康相关生命质量作为健康结局指标有何优点？

第九章　社会卫生状况

开展社会卫生状况研究，是社会医学的基本任务，也是制定卫生政策、策略、方针和措施不可缺少的步骤。通过了解一个地区人群的健康状况及其主要社会影响因素，可以判断该地区的卫生发展水平和社会发展水平，发现主要的社会卫生问题，找到高危人群和重点防治对象，对于制定社会卫生政策和防治措施、促进健康和提高生命质量，具有十分重要的意义。

第一节　概　　述

一、社会卫生状况的概念与内容

（一）社会卫生状况的概念

社会卫生状况（social health status）指人群健康状况，以及影响人群健康的各种社会因素的状况。人群健康状况是社会因素与自然因素综合作用的反映。在有些情况下社会因素通过自然因素对人群健康产生影响，而自然因素对人群健康的影响，通常又受社会因素的左右。在自然因素相同或相似的国家和地区，因其社会因素有较明显差异，人群健康状况也存在较大差异。因此，社会因素对人群健康的影响更为重要。

（二）社会卫生状况的内容

社会卫生状况内容广泛，由人群健康状况和影响人群健康状况的因素两部分组成。人群健康状况包括人口状况，生长发育，营养水平，疾病发生、发展，死亡及平均寿命等几个方面。根据生物 - 心理 - 社会医学模式，人群健康状况不仅受生物因素的影响，还受到卫生服务、人们的行为及生活方式，以及人们赖以生存的环境因素的影响。因此，影响人群健康状况的因素可以概括为遗传因素、环境因素、卫生服务和行为生活方式四个方面。环境因素包括自然和社会环境因素，是影响健康的最重要的因素。

二、研究社会卫生状况的意义

研究社会卫生状况多采用比较分析的方法，通过连续不断地对社会卫生的现状、特征、变化和发展趋势进行研究与评价，明确已取得的成绩和找出存在的社会卫生问题，从而提出改善社会卫生状况的有效措施。其主要特征是从社会卫生状况出发，经过研究找出办法，改善社会卫生状况。研究社会卫生状况的意义如下。

（一）是社会医学的重要组成部分

解决社会卫生问题是社会医学的基本任务。进行社会卫生状况研究，作出正确的“社会诊断”，是提出有针对性的社会卫生措施，开展“社会医疗”的重要基础。研究社会卫生状况的目的是发现主要的社会卫生问题及其影响因素，为解决这些问题提供科学依据。因此，社会卫生状况研究是社会医学的重要组成部分。社会因素往往是多重因素同时存在，相互影响，相互渗透。在分析时，需要运用社会学、统计学、行为科学等一系列方法，从错综复杂的因素中找出问题的症结和关键所在。

（二）是卫生事业科学管理的基础工作

卫生事业科学管理的主要目标是以社会为基点，分析社会经济发展及人民健康水平，分析社会卫生问题，科学组织卫生服务，合理分配卫生资源，为国家的卫生决策提供科学依据，最终目标是最大限度地满足人们的卫生服务需求，提高全民族的健康水平。

只有充分地认识人群健康状况和社会因素对人群健康的影响，找出主要的社会卫生问题，才能科学地制定改善社会卫生的措施，使有限的卫生资源得到充分、有效的利用，获取最大的卫生效果，改善与增进人群的健康状况。

（三）为制定卫生政策与计划提供依据

社会卫生状况是卫生事业宏观管理的基础资料，也是评价卫生事业发展不可缺少的卫生信息。WHO 在制定全球卫生战略时，曾分析研究世界卫生状况，并指出制定全球卫生战略的重要性。分析中所用的“社会卫生指标”已成为世界各地区和国家实现人人享有卫生保健的主要评价指标，也是检查卫生目标实现程度、评价卫生规划执行情况和卫生服务效率与效果的主要依据。

（四）用于探索卫生状况变化与发展趋势

社会卫生状况受社会经济、政治、文化等条件的影响。各个国家社会制度不同，经济发展极不平衡，资源水平和分布、医疗体制、人口发展速度、文化风俗各不相同。不同历史时期的社会卫生状况也受到当时社会、政治、经济、文化等条件的影响。运用比较分析的方法，研究和分析不同历史阶段、不同国家、不同地区的社会卫生状况，探索其变化和发展趋势，可以为改善社会卫生状况积累宝贵的经验。

三、社会卫生状况的资料来源

（一）世界卫生状况资料

1.《世界卫生报告》（*The World Health Report*） 是 WHO 出版物，主要内容：政治形势、经济状况、人口状况、教育、环境与住房、食物供应与营养、卫生资源、与人群健康有关的不良行为、严重危害人群健康疾病的现状和防治情况，并附有各国社会卫生状况统计指标。

2.《世界儿童状况》（*The State of the World' s Children*） 是联合国儿童基金会的出版物，主要内容有世界各国与儿童状况有关的社会卫生状况统计资料，包括基本指标、营养状况、卫生状况、教育状况、妇女状况、人口统计指标、经济指标、某些统计指标改善情况，除此之外，还有重点关注的儿童卫生问题。

3.《人口年鉴》（*Demographic Yearbook*） 为联合国出版物，内容包括世界人口概况、人口、出生、胎儿死亡、合法的人工流产、婴儿和孕产妇死亡、总死亡状况、婚姻状况等。

4.《世界卫生统计年鉴》（*World Health Statistics Annual*） 是 WHO 出版物，主要内容为世界各国、各地区生命统计资料：人口、出生、死亡、寿命、死亡原因等。

5.《世界卫生统计季刊》（*World Health Statistics Quarterly*） 是 WHO 出版物，主要内容包括卫生评价方法、疾病预防与控制、人群健康、卫生资源、卫生费用与筹资、卫生保健等。

6.《世界人口状况》（*The State of World Population*） 为联合国人口基金（UNFPA）出版物。

7.《世界发展报告》（*World Development Report*） 为世界银行出版物，每年一刊，各年内容不一，每一年分别专设卫生、教育、环境、交通等栏目。

8.《世界人口数据表》（*World Population Data Sheet*） 由美国人口咨询局编制，每年一份。

9.《亚太地区人口数据表》（*ESCAP Population Data Sheet*） 由亚太经合组织社会人口处编制，每年一份。

（二）中国卫生状况资料

研究国内及地区的社会卫生状况，主要有下列信息来源。

1.《中国卫生健康统计年鉴》：由国家卫生健康委员会编写，主要内容：全国及31个省、自治区、直辖市卫生健康事业发展情况和目前居民健康的统计数据。

2.《中国统计年鉴》：由国家统计局编写，内容较为丰富，主要有自然资源，经济，能源生产与消费，城乡建设与住房，文化教育，医疗卫生保健，交通、电讯，食物与饮水，环境污染与保护，人口，就业与失业等。

3.《中国人口年鉴》：由中国社会科学院人口与劳动经济研究所编写，主要内容包括各省、自治区、直辖市人口发展，人口普查，人口统计，计划生育，中国人口，经济发展，社会发展与世界各国对比。

4.《中国环境统计年鉴》：为国家统计局生态环境部编写。

5.《中国人口数据表》：由中国人口与发展研究中心编制。

6. 有关专题研究报告，由专业杂志、学报发表。

7. 卫生工作统计资料。

8. 必要时，可进行有关的专题调查。

第二节　社会卫生状况评价

一、社会卫生状况评价概述

社会卫生状况评价（evaluation of social health status）通过收集现有资料或进行专项调查，获取评价地区人群健康状况及其社会影响因素的数据，分析、判断人群健康水平及其变化，探讨人群存在的主要健康问题，筛选影响人群健康水平及其发展变化的主要因素。

根据社会卫生状况的研究内容，选择或构建社会卫生状况的评价指标，通过评价指标来反映社会卫生状况各方面的水平。社会卫生状况的评价指标包括人群健康状况指标及影响人群健康状况且已指标化了的社会因素指标两部分。评价人群健康状况可以从生物医学的角度，应用生物医学的技术和方法评价每个个体的健康状况。但是，随着社会经济的发展、人民生活水平的提高、医学模式和健康观念的转变，对健康状况的评价已经从个体病例诊断向社会诊断转变，群体健康状况评价成为健康状况评价不可或缺的评价指标体系。社会医学侧重于群体健康状况的研究。

社会卫生状况的评价指标众多，分类方式亦多样，可分为基础指标与专题指标，单一指标和复合指标等。WHO 指出“健康、人口与发展是相互不可分割的”，有些指标，如期望寿命既是反映人群健康的重要指标，也是评价人口质量和社会发展的重要指标。

二、社会发展指标

（一）经济指标

1. 国民生产总值（gross national product，GNP）　一个国家或地区范围内的所有国民在一定时期内所产生的最终产品的价值，包括本国或本地区的公民，以及常住外国但未加入外国籍的居民，外国公司在本国开设的分公司，则不能计入本国的国民生产总值。

2. 国内生产总值（gross domestic product，GDP）　一个国家或地区的所有常住单位在一定时期内所产生和提供的最终产品及劳务的价值总和，反映一个国家或地区在一定时间内新创造物质财富的总和，包括所有企业和个人，不管投资者是本国人还是外国人，在一定程度上代表着一个国家的竞争力。

3. 国民总收入（gross national income，GNI）　一个国家所有常住单位在一定时期内获得的劳动者报酬、生产税、补贴、固定资产折旧、营业盈余和财产收入等原始收入总额。世界银行按照人均国民总收入把世界各国经济发展水平分为四组：低收入国家、中等偏下收入国家、中等偏上收入国家、高收入国家。

（二）发展指标

1. 人口负担系数 亦称人口抚养比，指非劳动年龄人口与劳动年龄人口比例。国际通常规定0～14岁和65岁及以上者为非劳动年龄人口；15～64岁者为劳动年龄人口。人口负担系数是反映劳动人口负担程度的指标。该系数越大，表明被赡养人口比重越大，社会负担越重，对社会卫生状况的影响越明显。

2. 成人识字率 是指15岁以上人口能读、能写字的人数的百分比。一个国家或地区成人识字率达到80%以上，社会经济才有可能发展。此外学龄儿童入学率、高等院校入学率等教育指标也常被用于评价社会发展状况。妇女识字率对评价社会卫生状况来说，具有特别重要的意义。

3. 劳动人口就业率、劳动人口失业（待业或下岗）**率** 劳动人口就业率和失业率反映国家经济发展水平及工业化程度，亦反映劳动人口潜在能力和社会安定程度。

4. 城市化率 也称为城镇化率，一般采用人口统计指标，即城镇人口占总人口的比例。城市化的程度是衡量一个国家和地区经济、社会、文化、科技水平的重要标准，是现代化的重要体现，也是人类社会进步的必经过程。然而，城市化过程中会出现各种社会问题，致使社会相关性疾病高发。

5. 人类发展指数（human development index，HDI） 联合国开发计划署于1990年公布，用以衡量各国社会经济发展程度的标准。人类发展指数包括经济收入、健康和教育三个维度。2010年经过修订后的HDI包括出生时期望寿命、平均受教育年限、预期受教育年限和国民总收入。

6. 美国社会卫生协会（American social health association，ASHA）**指标** 是由美国社会健康协会（American Social Health Association）公布，并以该组织命名的一个综合评价指标，主要用来反映国家尤其是发展中国家在满足其人民的物质性需要及其社会、经济的发展水平和在满足人民基本需要等方面所取得的成就。该指标还可反映人口的社会状态、文化状态、人口变化状态及身体素质状况等几个方面的人口素质状况。ASHA的计算公式如下：

$$\text{ASHA}=\frac{\text{成人识字率}\times\text{就业率}\times\text{人均国民生产总值增长率}\times\text{出生期望寿命}}{\text{出生率}\times\text{婴儿死亡率}}$$

三、人口统计指标

（一）人口数量和结构

1. 人口数量 包括绝对人口数和相对人口数指标。人口数量是指一定地域范围中所有个体的总和，它是通过反映群体规模来描述群体健康状况的。人口密度是指单位面积上的人口数量，它通过描述人口拥挤程度和人口与资源的比例，与绝对人口数量一起反映群体的基本健康状况。人口数量对于群体健康的反映与人口相对资源有关，在人口相对资源充足的情况下，人口越多越好，反之则不利于群体健康。

2. 人口结构 是指不同特征的人口占总人口的百分构成情况。各类特征人口比例是社会总人口特征的标志。人口结构包括人口性别、年龄、婚姻、职业及文化等结构。从卫生服务的角度，人口的性别、年龄结构有重要意义。因为不同性别、年龄组人口健康状况及医疗卫生工作的侧重点不同。从生育角度看，婚姻状况有重要意义。人口职业、文化等结构更多的是社会经济学意义。

性比例是用来评价人口性别结构是否平衡的指标，它是指当女性人口为1或100时男性的人口数量，其计算方法为

$$人口性比例=\frac{男性人口数量}{女性人口数量}\times 100\%$$

一般国家人口性比例为103%～107%。性比例平衡是社会安定的基础因素之一，性比例失调则是滋生社会问题的根源之一。

年龄结构是指一定地区、一定时点的各年龄人数占总人口数量的比例。通常按年龄序列每岁或每5岁分组计算各年龄组的人口构成。一般用人口金字塔反映人口的年龄结构。

国际上一般规定：0～14岁为少年儿童人口，15～64岁为劳动人口，65岁及以上为老年人口。65岁及以上老年人口比例大于7%，或60岁以上老年人口比例大于10%，表示进入老龄化人口社会。

（二）人口出生评价指标

1. 出生率　亦称粗出生率，指一定地区及一定时期内（通常是1年内）平均每千人口所出生的活产数。

出生率 =（年出生活产婴儿数 / 年平均人口数量）×1000‰

出生率是反映人口生育水平的综合指标。生育水平与人口年龄及性别构成、育龄妇女（15～49岁妇女）人口的比例及其生育率等有直接关系，还受社会经济发展、文化、职业、宗教、传统观念及价值观念、人口政策等多种社会因素的影响。高出生率表明20岁以下的母亲和高龄妇女的分娩率高，分娩间隔短，因而母子健康较差，死亡率较高。了解出生率的动态有助于计划生育、妇幼卫生工作。

2. 生育率　是一组人口生产和再生产指标，也反映妇女生育强度水平。常用的指标有育龄妇女生育率（总生育率）、年龄别妇女生育率、总和生育率、终生生育率、粗再生育率、净再生育率等。其中，育龄妇女生育率和总和生育率是最常用的两个反映妇女生育强度的指标。育龄妇女生育率指一定地区（人群）中活产婴儿数与15～49岁育龄妇女数的比值。总和生育率是指各年龄组育龄妇女生育率的合计数。

育龄妇女生育率 =（某年活产婴儿数 / 同年育龄妇女数）×1000‰

总和生育率 = 年龄别生育率之和 × 年龄组距

3. 人口自然增长率　出生率和死亡率之差即为人口自然增长率，人口自然增长率也称为人口净增率，是评价人口数量变化的主要指标。一般情况下，出生率高于死亡率，导致人口不断增长，是健康水平高的一种标志；而过高的人口自然增长率则是健康水平低的表现。社会发展到一定的时期，增长率就会趋向一个低的稳定水平。

根据对人口出生率与死亡率的长期观察，纵观世界各国人口发展史，发现人口自然增长有这样一种趋势，即由高出生高死亡向低出生低死亡转变。这种转变的各个时期显示出不同的人口增长速度及人口再生产类型。

（1）原始人口再生产类型：其特征是极高的死亡率、极高的出生率及极低的人口自然增长率。这种再生产类型存在于原始社会及封建社会早期，由劳动生活条件极差所致。

（2）传统人口再生产类型：其特征是高出生率、高死亡率、低人口自然增长率。这种人口再生产类型多存在于封建社会后期及资本主义早期。生产力水平有所提高，人们的生产和生活条件有所改善，抵御疾病能力有所提高，死亡死产仍高，但略低于出生率，故人口开始缓慢增长。

（3）过渡型人口再生产类型：其特征是高出生率，低死亡率，高人口自然增长率。此时，生产力水平大幅度提高，容易出现人口快速增加，中华人民共和国成立初期属这种人口再生产类型。

（4）现代人口再生产类型：其特征是低出生率、低死亡率和低人口自然增长率。目前发达国家处于这种人口再生产类型。由于生产力水平进一步提高，社会生产由劳动力数量需求转变为质量需求，即效率上的不断提高，对人口素质的要求提高也增加了养育的难度，加之生活节奏加快，生活方式及传统观念的转变，使出生率下降，人口自然增长率降低。

（三）生长、发育统计指标

身体发育水平与特征是人口质量的一个重要侧面。常用的身体发育统计指标有下列几种。

1. 新生儿低体重百分比 新生儿低体重危及婴儿存活及其生长发育。新生儿低体重百分比高，表明母亲健康状况不良、生育过密、产前保健利用不够，也说明社区营养状况不良。

2. 年龄别性别低身高百分比 低身高系指低于同年龄同性别健康儿童身高均值减去 2 个标准差。判定低身高，可利用本地区、国家或国际所制定的年龄别性别身高标准。该指标反映出生后或出生前的营养不足和感染的累积作用，以及环境状况差，早期营养不良，亦反映社区营养状况及食物供应情况。

3. 年龄别性别低体重百分比 低体重系指低于同年龄同性别健康儿童体重均值减去 2 个标准差。判定低体重，可利用本地区、国家或国际所制定的年龄别性别体重标准。该指标反映情况与年龄别性别低身高百分比相同。

四、人群健康指标

（一）疾病统计指标

疾病与伤残是反映居民健康状况的一个重要方面。使用不同的疾病统计指标，可从不同的侧面说明疾病在人群中发生、分布的特征，以及对人群健康的危害程度等。

1. 疾病发生与存在额度的指标

（1）发病率：指在一定时期内（年、月或周）可能发生某病的某一人群中新发生某病的频率。对发病频度高的疾病，常用 %、‰ 作比例基数，如某些传染病；对发病频度低的疾病常用 1/ 万、l/10 万表示，如恶性肿瘤等。发病率资料可以通过疾病登记报告制度获得。

（2）患病率：是指观察时间内，一定人群中存在或流行某病的频度，包括观察时间内新发病例、旧病例、死亡病例及痊愈病例。因此，患病率资料只有通过居民调查或社区卫生状况监测的方式收集。

2. 疾病构成与顺位

（1）疾病构成：指在观察时间内，某人群某种疾病的病例数在总病例数中所占的比例。通常按年龄、性别分组计算疾病构成，以分析不同特征人群的患病或发病特点。

（2）疾病顺位：按疾病种类或系统，依据构成比的大小排出顺序。

3. 疾病严重程度评价指标 评价疾病严重程度的指标主要有病死率、因病休工（休学）或卧床日数、治愈率、生存率等。病死率指某病患者中因该病死亡的比例，常用百分率表示。因某病的休工（休学）或卧床日数，是通过疾病对机体活动能力的影响评价疾病的严重程度。治愈率及生存率反映疾病的疗效及对生命的威胁程度。

（二）人口死亡评价指标

1. 死亡率 又称普通死亡率或粗死亡率，是指某年每千人口中的死亡数，表示一个国家或地区在一定时期内人口的死亡频度。

$$\text{死亡率}=\frac{\text{一年内死亡人数}}{\text{年平均人口数}}\times 1000‰$$

人口死亡率的高低与社会生活条件、医疗卫生服务的质量及人口年龄结构等因素有密切关系。20 世纪 50 年代发达国家死亡率普遍低于发展中国家。到 80 年代，发展中国家由于社会经济的发展及医疗卫生条件的改善，死亡率明显下降，而发达国家，由于社会人口老龄化，死亡率下降不明显，有的国家甚至略为升高，以致发达国家死亡率高于一些发展中国家的水平。

死亡率的高低受人口年龄构成影响甚大。老年、婴儿死亡率高，幼年、少年和青年死亡率低。

若老年人和婴儿占总人口比重大时，死亡率就会相对地增高。在分析不同地区死亡率时，须特别注意这个问题，必要时，可用标化死亡率。

2. 年龄别死亡率　亦称年龄组死亡率。年龄别死亡率有其自身规律。婴儿死亡率高，幼儿死亡率迅速下降，10～15 岁最低，青年期较平稳，壮年期以后就逐渐升高。婴幼儿死亡率经努力比较容易下降，而老年死亡率下降难度大。低年龄死亡是健康水平低的表现。年龄别死亡率不受人口年龄构成的影响，不同地区同一年龄组的死亡率可直接进行比较。通过对年龄别死亡率的对比分析，可找出卫生工作的重点人群。

3. 婴儿死亡率（infant mortality rate，IMR）　是指婴儿出生后不满周岁死亡数与同年活产数之比。该指标是一个敏感、综合的指标，不仅反映直接影响婴儿健康的卫生问题，也反映母亲的健康状况、产前和产后的保健水平，以及婴儿保健水平和环境卫生状况等。生活水平提高、环境卫生条件改善、良好的医疗卫生保健服务等可以稳步地降低婴儿死亡率。婴儿死亡率的下降与众多的社会、经济因素有关，单一的社会干预措施很难使其发生改变。婴儿死亡率是评价人群健康状况常用的指标，也是评价社会、经济发展和人口生活质量的一个重要指标。

4. 新生儿死亡率　婴儿越是幼小，死亡率越高。据统计，20 世纪 60 年代，新生儿死亡数占婴儿死亡总数的 30%～50%，而死于生后不满 7 天者（早期新生儿）占新生儿死亡总数的 50%。随着社会、经济和卫生事业的迅速发展，婴儿死亡率有了大幅度下降；如今新生儿死亡数占婴儿死亡总数的 55%～75%，早期新生儿死亡数占新生儿死亡数的 60%～70%。该指标有助于评价婴儿死亡漏报的可能性。新生儿死亡率高低与围生期保健密切相关。

5. 围产儿死亡率　该指标是评价妇幼保健，尤其是围生期保健的重要指标。

6. 五岁以下儿童死亡率（mortality rate of children under 5）　是指某年五岁以下儿童死亡数与同年活产数之比，以千分率表示。这是近几年来 WHO 和联合国儿童基金会用来评价儿童健康状况的常用指标。联合国有关机构甚至认为五岁以下儿童死亡率是衡量整个社会发展的最佳单一指标。国家对预防医学的重视和预防医学的水平，对五岁以下儿童死亡率的降低起着决定性作用。五岁以下儿童死亡率高，反映母亲在围生期所处的不良卫生条件及有害环境因素对婴幼儿的影响。由于在多数发展中国家婴儿死亡率资料不易获得且准确性差，而五岁以下儿童死亡率又较高，故用五岁以下儿童死亡率反映婴幼儿的死亡水平。

7. 幼儿死亡率　又称儿童死亡率，是反映社会、经济发展状况的敏感指标，它比婴儿死亡率更能反映出贫困状况；亦可反映营养状况、环境卫生状况和意外事故对幼儿健康的影响。

8. 孕产妇死亡率（maternal mortality rate）　即每万例活产或每十万例活产中孕产妇的死亡数。孕产妇死亡率反映妇女妊娠和分娩期的危险性，死亡率高低受社会经济状况、妇女妊娠前的健康状况、妊娠和分娩期的各种合并症、有无卫生保健设施及围产保健利用等因素的影响。

9. 死因别死亡率　死亡率分析的重点是死因分析。死因别死亡率是死因分析的重要指标，它能较准确地反映社会因素对人群健康的影响，反映各类疾病对人群健康的危害程度。为排除年龄、性别构成对死因别死亡率的影响，必要时可计算年龄、性别死因别死亡率，或计算标准化死因别死亡率。

10. 死因构成比和死因顺位　该指标能反映某人群的主要死亡原因，可明确不同时期重点防治的疾病。

（三）生命评价指标

1. 期望寿命（life expectancy，LE）　又称生命期望，是寿命表中重要指标之一，寿命表是一种统计工具，表中各项指标均依据年龄别死亡率计算而得。该指标既能综合反映各个年龄组死亡水平，又能预期寿命的长短；它和死亡率是一个事物的两个相反方面，死亡率低，期望寿命就高。因不受人口年龄构成的影响，各地区期望寿命可直接比较。期望寿命是评价人群健康状况、社会、经济发展和人民生活质量的一个常用的重要指标。

2. 减寿人年数（potential years of life lost，PYLL） 亦称死亡损失健康生命年，是指某一人群在一定时间内（通常为一年），在目标生存年龄（通常定为70岁或出生期望寿命）内因死亡而使寿命损失的总人年数。该指标主要用于比较特定人群中不同死因的危害程度，反映某死因对一定年龄某人群的寿命损失；它对死者的年龄给予相应的权重，做出定量计算，死亡时间越早，PYLL值就越大，突出了过早死亡的危害。

3. 无残疾期望寿命（life expectancy free of disability，LEFD） 期望寿命是以死亡作为观察终点，而无残疾期望寿命则以残疾作为观察终点。这是寿命表方法在功能状态的研究中的应用。运用寿命表的计算原理，扣除处于残疾状态下所耗的平均期望寿命，从而可得出无残疾状态的期望寿命。无残疾期望寿命是质量较高的生命过程，能更好地反映一个国家、一个地区社会、经济发展和人民生活质量的综合水平。

4. 健康预期寿命（active life expectancy，ALE） 亦称活动期望寿命，是以生活自理能力丧失率为基础计算而得。生活自理能力系指正常人生存所必须具备的、日常生活所必须完成的活动，如吃饭、穿衣、上下床、上厕所、洗澡等活动。该指标目前已得到广泛的应用；它不仅能客观地反映人群生存质量，亦有助于卫生政策与卫生规划制定。

5. 伤残调整生命年（disability-adjusted life year，DALY） 指疾病死亡损失健康生命年（years of life lost，YLL）与疾病伤残（残疾）损失健康生命年（years lived with disability，YLD）相结合的综合性指标。某一人群的DALY即将该人群的死亡损失健康生命年和伤残损失健康生命年进行综合计算，再以生命年的年龄相对值（年龄权数）和时间相对值（贴现率）作加权调整。

DALY主要有以下几个方面的用途：第一是找出某地区严重危害健康的疾病和主要卫生问题，即对不同地区、不同对象（性别、年龄、民族、职业等）、不同疾病进行DALY分析，可以确定高发地区、重点人群及重要疾病；第二是通过干预前后DALY指标的比对，可评价某项措施是否有效；第三是比较几种干预措施的DALY效果，选择最佳的方案来控制重点疾病，以达到使用有限的资源，取得最大成效的目的；第四是进行全球疾病负担（global burden disease，GBD）分析。

（四）卫生服务指标和卫生资源指标

1. 卫生服务指标

（1）初级卫生保健普及面指标：主要有农村的初级卫生保健普及率、城镇社区的初级卫生保健普及率。

（2）安全饮用水普及率：安全饮用水系指感观性状良好、无毒无害、流行病学安全的饮用水。

（3）妇幼保健指标：包括易感儿童主要传染病的免疫接种覆盖率、新法接生率、孕妇产前检查率、孕妇产后访视率、孕产妇住院分娩率、新生儿访视率、儿童定期体检率、已婚妇女婚前体检率、已婚妇女节育率等。

（4）卫生服务需要量：主要有两周患病率、慢性病患病率、两周卧床率、两周活动受限率和两周休工（学）率等指标。

（5）医疗卫生保健质量：常用误诊率、漏诊率、医疗卫生保健差错率、事故发生率等指标。

2. 卫生资源指标 包括卫生总费用占国内生产总值百分比，人均卫生费用，每千人口拥有医师、医士、护士和其他卫生人员的数量，每千农村人口拥有乡村医生、卫生员、经培训的接生员的数量，每千人口拥有病床数，以及各类医疗卫生保健机构拥有万元以上的设备件数等。

（五）卫生行为指标

1. 吸烟指标：常用吸烟指数、每千人口中吸烟人数及吸烟者每日平均吸烟量等指标。

2. 饮（酗）酒指标：常用每千人口中饮（酗）酒人数，饮（酗）酒者每日平均饮（酗）酒量，以及人均乙醇消耗量等。

3. 每万人口吸毒人数。

4. 每万人口患性病人数。

5. 刑事犯人中因酗酒、吸毒、性乱（卖淫嫖娼）罪所占百分比。

五、社会卫生状况评价指标的选择

在进行社会卫生状况评价时应注重选用一些最基本的指标和指数，或者尽量简化地应用一些指标和指数。要选择合适的指标和指数，就要遵循一定的原则，下面介绍有关选择指标和指数时的参考标准。

（一）资料易于取得

资料易于取得指现有的资料可以满足计算指标或指数的必要的数据，不需要再进行复杂的调查。资料可来源于以下几个方面：公共卫生机构出版的各种报告、报表资料；对有关机构所收集的资料略作调整后使用；对以往专题调查所获得资料的收集与分析。

（二）敏感度高

各项指标应能敏感地反映出特定现象的变化。例如，对社区居民健康状况的测量，当健康水平提高到一定程度以后，有些指标就会变化不大，即不敏感，如平均期望寿命、死亡率等。此时，需要寻找敏感指标，如健康预期寿命等。

（三）容易计算

所建立的各类指标或指数可用经济而简单的方法计算。必要时可附加详细的计算步骤。如果指标或指数的计算过程和方法过于复杂，将会给实际应用带来困难，影响可操作性。

（四）广为接受

为了使指标和指数能够获得最大的利用率，所选出的指标应该能够广泛地为人们所接受，并且容易学习或遵照去做，总而言之，所选定的指标和指数应该具有较大的实用价值。

（五）重复使用结果一致

各项指标由不同的专家，在不同的条件或不同的时间内使用，所获得的结果应该一致。

第三节　全球与中国卫生状况

一、社会经济状况

全球社会经济总体呈增长趋势。2021 年全球人均国内生产总值（现价美元）达到了 12 237 美元，按 2015 年不变美元价计算，2021 年全球人均国内生产总值达到 11 011 美元，是 1960 年全球人均国内生产总值 3597 美元的 3.06 倍。人类贫困状况有了大幅度的改善。进一步扩大了安全饮用水、卫生设施、医疗卫生服务的覆盖面。在 20 世纪 70 年代中期，只有 38% 的人口获得安全饮用水，30% 的人口可获得卫生设施；2017 年，全球 71% 的人口（53 亿人）可享受安全饮用水服务；卫生设施的覆盖率达到全球 45% 的人口（34 亿人）。同时，各国卫生服务系统的建立及其覆盖面的不断扩大，对人类健康状况的改善也起到了巨大的推动作用。由于各国政府不断致力于推广和普及教育，各国人口的受教育程度有了明显的提高。世界各地区的成人识字率已从 1970 年的不足 50% 增至 2019 年的 86%。

尽管全球已在社会、经济领域里取得了辉煌的成就，但人类的贫富差距正日益加剧，国家间收入差距拉大而出现的各国收入分配不平等现象也进一步加剧。2019 年低收入国家人均国内生产总值为810美元，仅为高收入国家人均国内生产总值的1/5；在低收入国家，生活在每天不足1.9美元国际贫困线以下的人口比例达到45.6%，而高收入国家这一比例仅为0.6%。因此，在人类已经取得的经济成就的基础上，如何使贫困人口和社会地位低下的人们更均等地分享到人类社会经济的巨大进步所带来的收益，并将这种收益平等地扩大到对健康的改善上，已经是摆在人类面前的一个重要挑战。

自改革开放以来，中国经济呈现高速增长态势。2007年，中国超越德国成为第三大经济体，2009年又超越日本成为第二大经济体。2018年，国内生产总值总量超过90万亿元，1979～2018年年均增长9.4%，按平均汇率折算，达到13.6万亿美元，稳居世界第二位，占全球份额的16.7%；人均国内生产总值达到1万美元。作为人口最多的发展中国家，中国经过长期努力，在扶贫领域取得了突出成绩，现行标准下9899万农村贫困人口全部脱贫，832个贫困县全部摘帽，12.8万个贫困村全部出列，由此成为世界上减贫人口最多的国家。2021年2月25日，习近平同志庄严宣告：我国脱贫攻坚战取得了全面胜利。从贫困原因看，疾病是贫困人口最为突出的致贫因素，“辛辛苦苦奔小康，得场大病全泡汤”，健康扶贫是脱贫攻坚的重中之重、坚中之坚、难中之难。我国通过全面提升基层医疗卫生服务能力、因户因人因病精准施策、强化健康危险因素控制、构建健康环境等健康扶贫措施，使贫困地区健康环境全面改善，群众健康水平明显提升。

中国在减贫领域所取得的巨大成就，不但直接推动了全球减贫事业进程，而且给全世界消除贫困带来了巨大信心。此外，中国推出的一系列脱贫策略与措施，为全球的减贫治理创造了中国样本，特别是绿色发展和健康扶贫的理念，为实现可持续发展、推动构建人类命运共同体作出了重大贡献。

二、人口状况

世界人口从缓慢发展到快速增长经历了漫长的历史时期。1800年为10亿，1930年为20亿，1960年为30亿，1974年为40亿，1987年达到50亿，1999年达60亿，2011年突破70亿，截至2021年达到了78.88亿。由于人口数量还在不断地增加，尽管增长率在下降，但是世界人口增长过快还是当前世界所面临的重大社会问题。人口过快的增长导致就业、教育、营养、医疗卫生服务等得不到满足的人群增加。

全球整体已进入老龄化社会，65岁及以上人口占9%，收入越高老龄化程度越严重。人口老龄化是卫生需求增加及卫生费用增长的重要原因。2007年人类经历了历史性的转变，即城市人口超过农村人口，越来越多的人进入城市生活，在1800年，城市人口不足世界人口的3%，2019年接近56%。城市的发展给人类带来了双重前景，一方面，它给人类带来了无与伦比的发展契机；另一方面，它给经济、交通、能源、就业、环境、卫生服务等方面带来了巨大压力，产生了诸多卫生问题。

经过近30年努力，中国人口过快增长得到有效控制。人口粗出生率、自然增长率分别由1970年的33‰和25‰下降到2021年的7.52‰和0.30‰，2021年总和生育率为1.15，远低于更替水平（2.1），已进入世界低生育水平国家行列。中国用较短的时间实现了人口再生产类型从高出生、低死亡、高增长到低出生、低死亡、低增长的历史性转变。然而，较低的生育率加速了中国老龄化进程，2021年，我国65岁及以上人口比例超过14%，进入深度老龄化社会。法国从老龄化到深度老龄化经历了126年、英国46年、德国40年、日本24年，中国只有21年。随着人口老龄化的加剧，社会负担也不断加重。我国养老保障的负担之重，养老保障体系建设面临的压力之大，养老保险制度的改革难度之大，养老保障对社会经济发展的影响之远，都将是前所未有的（表9-1）。

表 9-1 2020 年人口状况表

	总人口数量（亿）	粗出生率（%）	自然增长率（‰）	65 岁及以上人口比例（%）	总和生育率	城镇人口占总人口比例（%）
低收入国家	6.6	34	27	3	4.6	33
中低收入国家	29.1	22	15	6	2.8	40
中高收入国家	28.6	13	7	10	1.9	66
高收入国家	12.3	10	1	18	1.6	81
中国	13.9	11	4	12	1.7	60
全球	76.7	18	10	9	2.4	56

三、人群健康状况

（一）人群健康状况普遍改善，中国卫生成就斐然

20 世纪下半叶，人类在健康状况改善方面取得了巨大的成就。在近 50 年，全球人口的人均预期寿命已从 1970 年的 58.8 岁增至 2019 年的 72.7 岁。五岁以下儿童死亡率和婴儿死亡率在全世界范围内均有大幅度下降（表 9-2）。分别从 1970 年的 148‰、97‰ 降至 2019 年的 37.7‰、28.2‰，孕产妇死亡率由 1990 年的 430/10 万降至 2017 年的 211/10 万（表 9-2）。

表 9-2 全球健康水平

年份	人均预期寿命	五岁以下儿童死亡率（‰）	婴儿死亡率（‰）	年份	人均预期寿命	五岁以下儿童死亡率（‰）	婴儿死亡率（‰）
1970	58.8	148	97	2010	70.6	51.2	37
1990	65.4	90	62	2019	72.7	37.7	28.2

资料来源：2000 年人类发展报告，2010 年世界卫生统计报告，2020 年世界卫生统计报告

中国取得了超越其经济发展水平的卫生成就，健康水平有了显著的提高。人均预期寿命由中华人民共和国成立前的 35 岁提高到 2021 年的 78.2 岁。婴儿死亡率和孕产妇死亡率由中华人民共和国成立初期的 200‰ 和 1500/10 万降至 2021 年的 5.6‰ 和 16.1/10 万；五岁以下儿童死亡率由 1960 年的 173‰ 降至 2021 年的 7.1‰。更重要的是，健康状况的改善程度远远超过了同等经济水平的发展中国家，一些主要的健康指标已达到发达国家的水平。

我国所取得的卫生成就离不开党和政府对卫生事业发展的高度重视。在经济不发达的时期，根据国情，建立健全了城乡三级医疗卫生网络，逐步培养了一支专业的医药卫生技术队伍。坚持预防为主的工作方针，重视疾病控制和妇幼保健，在较短的时间内基本消灭了严重危害人民健康的传染病。改革开放后中国卫生事业得到进一步快速发展，卫生资源不断增加，卫生总费用由 1980 年 143.23 亿元，增加到 2019 年 65 841.39 亿元，占国内生产总值的比例由 3.15% 增加到 6.64%，人均卫生总费用达到 4702.8 元；2019 年每千人口 2.3 名执业医师和每千人口 6.3 张病床。为提高居民疾病经济支付能力，20 世纪 90 年代开始进行医疗保障制度改革，目前我国已基本实现了医保全民覆盖。国家基本公共卫生服务项目的实施，大大提高了卫生服务的均等化。

（二）人群健康状况差距较大

尽管全世界健康状况取得明显改善，但各国和各地区之间健康状况有较大的差别，在低收入国家，平均期望寿命为 62 岁，而在高收入国家则为 81 岁。发展中国家的孕产妇年死亡数占全世界的 99%。撒哈拉以南非洲国家的儿童 5 岁之前死亡的可能性是世界其他地方的 14 倍。各国内部的健康不公平现象也令人担忧，即便在美国，仅占总人口 13% 的非洲裔美国人，却占全美新感染 HIV 人群总数的近一半。同一城市中也存在巨大的健康差异，根据伦敦卫生观察站的调查发现，

如果从伦敦威斯敏斯特向东出发，每有一个地铁站就代表着预期寿命减少近一年。WHO 指出：健康不公平现象源自个人出生、成长、生活、工作及变老所处的社会状况，而通过正确的政府综合措施可使其得以减少。由于自然、历史及地理等诸多因素的影响，以及我国各地社会经济发展的不平衡等因素，我国人群健康状况也存在着明显的城乡和区域差异，城市居民健康状况优于农村居民，东部地区人群健康状况普遍优于中西部地区。

（三）非传染性慢性病成为主要疾病负担

随着社会经济的发展、生活方式的转变，非传染性慢性病发病率和死亡率在全球处于上升趋势，造成疾病负担不断增加。全球 10 大死因中有 7 个是非传染性疾病，占所有死亡的 44%，前 10 个死因的 80%。所有非传染性疾病合计占全球死亡人数的 74%。全球最大杀手是缺血性心脏病，占世界总死亡人数的 16%，自 2000 年以来，每年死亡人数显著上升，2019 年增加了 200 多万人，达到 890 万人。脑卒中和慢性阻塞性肺疾病是第二和第三大死亡原因，分别占总死亡人数的 11% 和 6%。在公共卫生系统薄弱的地区，非传染性慢性病产生的长期医护费用可能会使贫困家庭深陷负债和疾病恶性循环之中。世界银行的一项研究显示，心血管疾病给印度 25% 的家庭带来灾难性支出，并使 10% 的家庭陷入贫困。另外，罹患非传染性疾病的人缺勤、失业或提前退休的可能性增高。

尽管发达国家心脑血管疾病死亡所占的比重已有所下降，但仍有近半数的死亡是由它导致的。在发展中国家，虽然传染性疾病仍然是最主要的健康威胁，但心脑血管疾病及癌症的危害也正在逐步加大。在今后一段相当长的时期里，发展中国家将不得不面对两次卫生革命的双重挑战。我国发布的《中国防治慢性病中长期规划（2017—2025 年）》中指出非传染性慢性病是严重威胁我国居民健康的一类疾病，我国居民慢性病死亡占总死亡人数的比例高达 86.6%，造成的疾病负担已占总疾病负担的 70% 以上。

（四）人群健康状况面临多重挑战

虽然人类已宣称取得了第一次卫生革命的重大胜利，但是这一战役远未结束。与此同时，非传染性慢性病对人类健康的危害正日益呈现蔓延之势。结核、疟疾等疾病重新肆虐起来；新发传染病、艾滋病、各类新的耐药性疾病不断涌现；与人类社会的现代化及城市化密切相关的各种城市病和现代社会病、由于人类的自身活动而带来的严重的环境污染及由此造成的一系列新的健康损害出现。因此，在未来，我们仍将面对更多新的健康问题。

人类还将面临的一个挑战是，如何更好地预防并推迟慢性病及由其所造成的残疾的发生。经过人类长期艰苦不懈的努力，人类的寿命延长了。由于老年人口的不断增加，人群中与人口老化相关的残疾和障碍的发生率增加。另外，由于人类科学技术的飞速发展及医疗技术水平的日益提高，使得原先会死亡的人因医疗技术的作用从严重的疾病和事故中得以幸存下来，因而造成了人群中残障率的进一步提高。因此，如何使人类通过艰苦努力所延长的生命，成为一种健康的、不给社会造成负担的生活，而不仅仅是有量无质地生存，这是人类面临的关于健康的一个重大课题。

同全球一样，我国也面临着多重健康问题的挑战。一些曾经得到有效控制的传染性疾病发病率出现反弹；SARS、甲型 H1N1 流感、新冠感染等新发传染病的流行所引发的突发公共卫生事件给国家公共卫生体系带来严峻挑战；一些地方病仍未得到完全控制；各种急、慢性职业病居高不下；伤害、药物滥用和精神障碍等社会因素相关疾病或成为影响我国社会发展和社会进步的障碍。

（孙　亮）

思考题

1. 为什么婴儿死亡率是评价人群健康状况常用的重要指标？

2. 改进卫生信息数据系统、扩大卫生信息的统计范围和提高卫生信息的数据质量对研究社会卫生状况有什么积极作用？

第十章　社会因素与健康

随着医学模式由单纯生物医学模式转变为生物 - 心理 - 社会医学模式，人们在重视生物学致病因素的同时，也更加重视疾病发生的心理因素和社会因素。分析社会因素对人群健康和疾病的作用及规律，从而认识病因、防治疾病、增进健康，是社会医学最核心的研究内容。

第一节　概　　述

一、社会因素的概念

社会因素（social factor）是指社会环境的各项构成要素，包括一系列与社会生产力和生产关系有密切联系的因素。以生产力发展水平为基础的因素包括经济状况、人口状况、社会保障、营养、教育、科学技术等；以生产关系为基础的因素包括社会制度、法律体系、社会关系（家庭、婚姻）、卫生保健、社会文明等。

社会的各项构成要素也可以归纳为人口、文明和环境三个类别，涉及人类社会的各个方面，存在于每个人周围，并不断对其产生影响（图 10-1）。

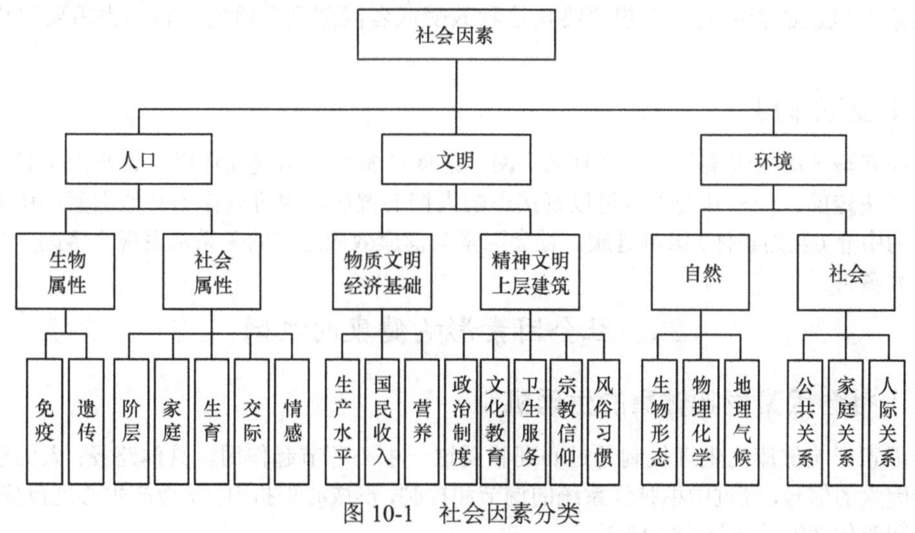

图 10-1　社会因素分类

二、社会因素影响健康的规律与特点

由于人体的极度复杂性，我们在研究各个因素与人体健康之间的关系时发现，这种因果关系不是简单的单因单果关系，而是非常复杂、多元的因果关系。这种复杂、多元的因果关系在社会因素对健康的影响中更加明显，这使得人们在探究社会因素对应的健康问题时常常有种无力感，因为千丝万缕的因果关系构成了社会因素和健康之间复杂的网络。尽管这种复杂的因果网络容易桎梏人们对社会因素作用的研究，但是社会因素对健康的影响还是有其基本的规律可循的。概括起来，社会因素影响健康的规律和特点主要有以下几方面。

（一）泛影响性

社会因素对健康的泛影响性是指一种社会因素不仅对人体某个器官及其功能有靶向作用，还会导致全身多个器官及其功能发生变化，即具有发散性作用。虽然某些社会因素会靶向有益于或损害某个器官及其功能，但是这种特异性也是相对的。其原因如下。

(1)社会因素对健康的影响具有非常明显的重叠性，由于社会因素广泛地存在于人们的生活中，所以每一种社会因素难以显示出其特异的作用。

(2) 不同的个体对于同样的外界环境刺激的反应不同，使得社会因素对健康的影响结果呈现出明显的个体差异性，而这种差异性是由于每个个体的遗传因素和后天发展不同造成的。

(3) 社会因素对健康的影响通常不会作为致病因素或者促进健康的因素直接作用于人体，而是通过其他因素间接发挥作用的。这种间接作用也是缓慢地逐步累积的，从而强化了其非特异性和泛影响性的特质。

(二) 恒常性

人生活在社会中，社会因素的广泛存在性使得人们时刻受到各种各样社会因素的影响，必然会对人体产生持久的作用。并且由于社会因素对健康的影响是无形的、缓慢的，人体对其产生的效应不易被察觉，这会进一步延长社会因素的作用时间，从而使社会因素对健康产生恒常性作用。

(三) 累积性

累积性是指社会因素对健康的影响可以随着时间推移逐渐累积，并且由于社会因素对健康作用的恒常性，使得这种累积可以持续不断，最后形成人体健康的应答累积和损害累积或者健康效应的累积。这种累积性正是导致人们容易忽视社会因素作用的重要原因。当人们主观感受到社会因素对健康的影响时，若想要终止这种改变或者回溯到之前的状态，也需要付出长时间的努力。

(四) 交互作用

社会因素与健康的因果关系相当复杂，两者之间通常呈现出交互作用，这是由于其因果关系的多元性所决定的。一种社会因素可以直接影响人们的健康，也可以作为其他因素的中介，或以其他因素为中介（互为条件）影响健康。社会因素与健康效应之间的关系常表现为多因一果、一因多果或多因多果。

三、社会因素影响健康的机制

(一) 社会因素影响健康的生理机制

社会因素影响健康的生理机制通过心理感受这一中心环节起作用。具体路径：人的感知系统接收社会因素的信号，经过中枢神经系统的调节和控制，形成心理折射，从而产生心理反应及行为、社会适应和躯体功能的变化（图 10-2）。

1. 感知觉系统 感知觉系统是社会因素作用于人体的门户，由眼、鼻、舌等感觉器官及相应的神经系统组成。外环境的所有刺激，包括社会因素，必须通过感知觉系统的接收和知觉才能发挥作用。由于感知觉系统对社会因素的刺激没有生物、物理、化学等因素刺激敏感，所以人们容易忽视社会因素对健康的重要作用。当充分认识社会因素对健康的影响时，结合感知觉系统的特点，可以避免社会因素的有害刺激，或者促进其有益于健康的刺激。

2. 神经 - 内分泌 - 免疫系统调节网络 神经 - 内分泌 - 免疫系统常作为社会因素作用于人体健康的中介因素而发挥作用。当人体接受刺激和形成心理反应之后，神经系统、内分泌系统、免疫系统开始运作，产生“中介物质”或者引起“中介物质”变化，从而形成调节网络，这里的“中介物质”包括生物电、神经递质和激素等，最终引起躯体功能的改变。

3. 中枢神经系统 中枢神经系统即人体的大脑，是社会因素作用于健康整个过程的指挥官，起到全程控制的作用，这种控制作用于整个流程的每一个具体细节。由于大脑的调节和控制作用，使得社会因素对人体的影响呈现多样性，即同样的社会因素刺激会产生不同的健康结果。而这种控制主要通过调节内分泌功能实现的，在这个过程中社会化程度也会影响刺激的结果。社会化程度决定了人们在面对社会生活中各种环境刺激时的承受能力及所采取的应对手段。

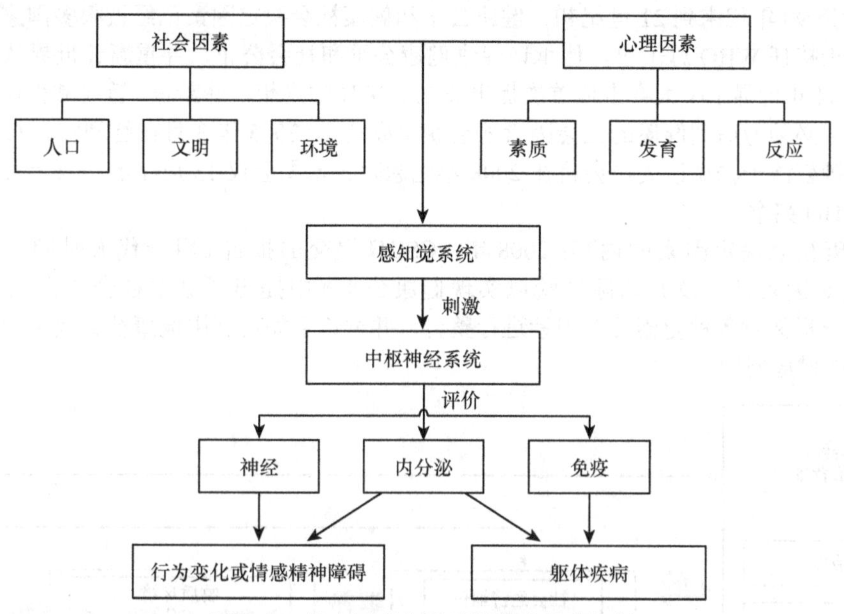

图 10-2 社会因素作用于健康的生理机制

（二）社会因素影响健康的社会机制

近几十年，国际上对于促进健康的理解从狭隘地将其归因为基于技术的医疗手段和公共卫生干预，发展到认为它是一个社会现象，并且需要更加复杂的多层次政策行动，甚至于从公平的角度来理解健康的影响因素。相关的学者通过对社会因素影响健康的机制进行研究，提出了一些理论模型。

1. 达尔格伦和怀特黑德的健康社会决定因素分层模型 达尔格伦（Dahlgren）和怀特黑德（Whitehead）在 1991 年建立的健康社会决定因素分层模型（详见图 4-2）被认为是解释健康的社会影响机制的经典模型。模型中由内而外分别代表个体健康的主要影响因素及这些因素的更深层次诱因。

2. 世界卫生组织健康社会决定因素委员会的健康社会决定因素概念框架 2005 年，WHO 成立了由学者、国家元首和卫生部长等知名人士组成的世界卫生组织健康社会决定因素委员会（Commission on Social Determinants of Health，CSDH）。该委员会的宗旨是通过多方面的努力促进全球健康公平，为此委员会致力于开展各项活动来缩小不同国家和不同社会群体之间的健康差距。为了能够完成这项任务，需要回答以下三个基础性问题：①导致不同社会群体之间健康差距的根本原因是什么？②这些原因通过何种途径导致不同群体之间的健康差距？③如何应对以缩小健康不平等？

（1）健康社会决定因素理论（social determinants of health，SDH）的发展历程：1948 年 WHO 的宪章中明确提到了社会和政治因素对健康的作用，以及需要农业、教育、社会福利等多个部门合作才可以促进健康。然而，在 20 世纪 50 ～ 60 年代，WHO 和其他全球性健康组织机构都针对特殊疾病（如传染病等），强调医学技术的重要性，几乎没有提到社会因素。直到 1978 年 9 月，WHO 与联合国儿童基金会在阿拉木图共同召开了国际初级卫生保健会议，在会议上发表了《阿拉木图宣言》，其中强调了社会因素的作用，提出“综合的卫生政策不仅提供卫生服务，也要重视社会、经济和政策对健康的影响"。此后很多国家秉持该原则开始多部门合作，以针对健康社会决定因素进行各项行动。20 世纪 80 年代至 90 年代初期，很多国家开展了一系列关于健康不公平的全国性调查，社会因素对健康的作用逐渐清晰。WHO 欧洲办公室在 20 世纪 90 年代早期开展的各项重要工作为健康公平奠定了新的概念性基础，"健康社会决定因素"这一词汇开始被广泛应用起来。20 世纪 90 年代末到 21 世纪初，健康公平和健康社会决定因素已经被很多国家接受。2003 年李钟郁博士接任 WHO 总干事，他承诺促进健康公平和社会公正，并重新让世界认识到健康的价值。在 2004 年世界卫生大会上他首次提出成立 CSDH 的设想，并断言"旨在减少疾病和拯救生命的干预项目必须考虑到健康的社会因素才会获得成功"。2005 年 3 月在智利宣布 CSDH 成立的演讲中，李钟郁博士强调该委员会将在 2008 年纪念阿拉木图会议 13 周年的会议上发布报告，并将其写进 WHO 宪章。

（2）健康社会决定因素的内容：2008 年，CSDH 提交的报告《用一代人时间弥合差距——健康社会决定因素理论及其国际经验以实现健康公平》中提出了健康社会决定因素概念框架（图 10-3），该框架对各种健康社会因素进行整合，并讨论了如何利用健康社会决定因素的理论来解决全球性的健康问题。

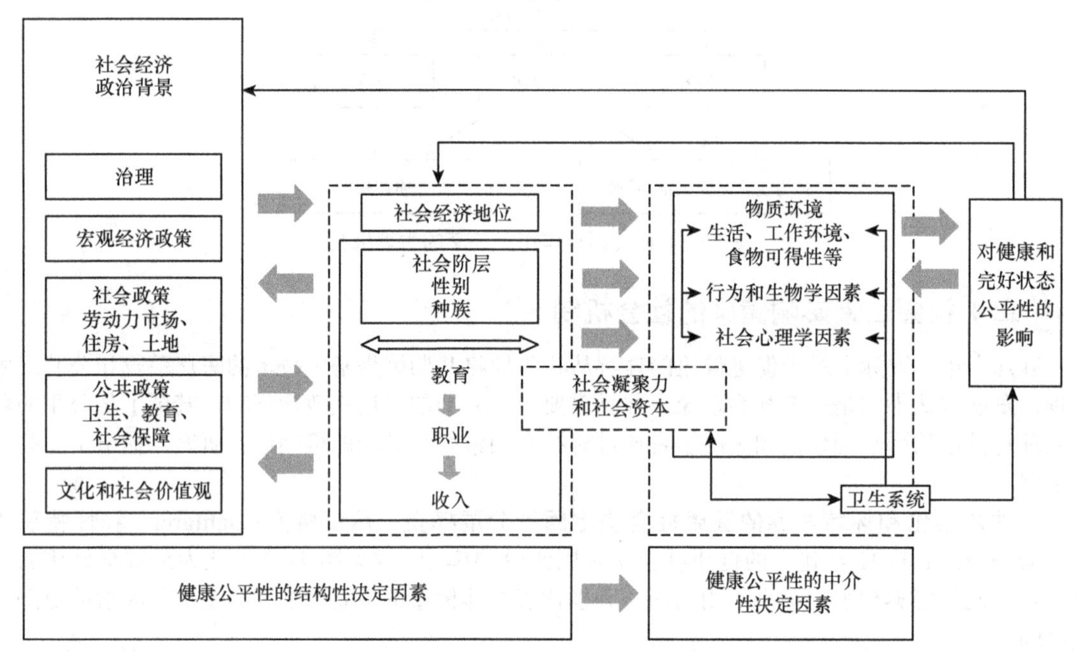

图 10-3　CSDH 的健康社会决定因素概念框架

健康社会决定因素被认为是决定人们健康和疾病的根本原因。该框架将影响健康的社会决定因素分为中介性决定因素（物质环境因素、行为和生物学因素、社会心理学因素）和结构性决定因素（社会经济地位、社会经济政治背景等）两方面。在 WHO 健康社会决定因素的概念中，其核心价值理念是健康公平，它体现了一直以来所倡导的"健康是一项基本人权，不因种族、宗教、政治信仰、经济或者社会情境不同而有差异"的理念。

CSDH 以多个国家的经验证据为基础，列出一些因素作为目前各国采取政策干预措施的重点因素，包括儿童早期发展、劳动条件、城市建设、社会歧视、女性和性别平等、全球化、卫生体系、优先发展公共卫生等。

第二节　社会经济因素与健康

社会经济因素既包括宏观层面的一个国家或地区的经济发展水平，也包括微观层面的个人在社会中相对于他人的位置。社会经济是影响健康的重要社会因素之一。社会经济因素与健康之间关系密切，这是因为社会经济因素是人群健康的根本保证，反过来，只有尽可能地保证人群的健康水平，才能够更好地从事社会经济活动，社会才能够持续发展。

一、经济发展水平与健康

经济的飞速发展为维持和促进健康提供了物质的可能性，在丰富的物质经济基础之上，开展维护人群健康的各项医疗卫生活动将会事半功倍。而人群健康水平的提高为经济发展提供了生产力的保证，促进更多经济活动发展，从而创造更多社会财富。因此，经济发展与健康之间呈现互为因果、彼此联系、相互促进的交互作用关系。

（一）经济发展对健康的促进作用

经济发展决定健康的发展，是维护和促进健康的基础性因素，良好的经济发展可以明显改善人们的生活水平和生命质量，从而促进健康水平的提高。经济收入高的国家，生产力水平高，科学技术先进，人们的生活和工作条件、卫生状况及享有的医疗卫生服务水平、社会保障体系、教育的普及都处于领先地位，相应的人群健康水平显著高于低收入国家。全世界范围的统计资料表明，不同经济水平的国家之间，健康水平存在显著差异（表 10-1）。与高收入国家比较，低收入国家人群的健康状况要差得多。从经济发展的时间跨度看，随着第二次世界大战之后世界各国经济迅速发展，生物技术不断进步，全世界人口的平均期望寿命从 1950 年的 48 岁延长到 2021 年的 72.81 岁，而中国人均预期寿命则从 1950 年的 38 岁延长到 2021 年的 78.2 岁。

表 10-1　不同收入水平国家的国民健康水平

国家类别	期望寿命（岁）		新生儿死亡率（‰）		婴儿死亡率（‰）		五岁以下儿童死亡率（‰）		15～60 岁死亡率（‰）			
									男		女	
	1990	2013	1990	2013	1990	2013	1990	2013	1990	2013	1990	2013
低收入	53	62	47.4	28.2	104.7	52.9	166.6	76.3	343	264	294	219
中低收入	59	66	44	27.1	82.6	44	118.9	59	286	236	222	160
中高收入	68	74	24.1	9.7	42.5	15.6	54.4	19.6	199	139	133	89
高收入	75	79	7.5	3.5	11.9	5.3	14.3	6.3	182	135	83	66
全球	64	71	33.3	20	62.7	33.6	90.2	45.6	233	182	161	121

经济发展促进国民健康的改善是通过多渠道综合作用的结果。①经济发展提高人们的物质生存条件。经济的发展及收入的增加可促进物质生活条件和劳动条件的改善，有利于维护和促进居民健康状况及生命质量。②经济发展促进社会生活改善。社会经济水平的提高有利于促进社会保障和法律体系的完善，促进科教文卫的发展及和谐社会关系的建立，增加人们提高生活质量的机会。③经济发展促进卫生资源投入。经济的发展可以促使社会医疗卫生的投入增加，包括与医药卫生相关的教育和科研投入，以及医院、社区卫生服务中心、各级疾病预防控制中心等人力、物力和财力投入增加。这些方面的投入增加为预防控制和治疗疾病创造了必要的物质条件。

（二）经济发展带来的负面效应

1. 环境污染加剧　现代经济的发展主要以能源消耗为主，随着盲目围湖造田、毁林开荒，工业废品排放等，在创造财富的同时也造成了诸如干旱、沙漠化、水土流失、石油污染、核泄漏，酸雨、雾霾和光化烟雾等生态环境问题，人类活动中大量污染物排入环境，影响自然的自净能力，降低了生态系统功能，给人类的健康带来了新的隐患。

2. 不良生活方式与现代社会病　不良生活方式是指人们长期受一定社会文化、经济、风俗、家庭影响而形成的一系列有害的生活习惯、生活制度和生活意识。社会发展和经济进步在带给人们丰富物质享受的同时，也在改变着人们的饮食起居和生活习惯。与吸烟、酗酒、缺乏体力活动、膳食不合理等生活方式密切相关的高血脂、高血压、高血糖、肥胖等已成为影响全球人民健康的大敌。WHO 指出，不健康的饮食、身体活动不足和吸烟是导致慢性病的重要行为危险因素。此外，受经济和科学技术发展的影响，人们的生活和休闲方式发生根本改变，空调病、电脑综合征、网络成瘾等“现代社会病”已经逐渐成为威胁人类健康的新问题。

3. 社会负性事件增多　经济高速发展阶段，同时也是社会矛盾的凸显期。有研究显示，一个国家发展到人均国内生产总值达 500 ～ 3000 美元时，往往也是人口、资源、环境、效率与公平等社会矛盾较为严重的瓶颈时期，易造成社会失序、教育功能失调、心理失衡、人际关系紧张等负性影响。这些社会负性事件会对居民的健康水平产生直接或间接的影响。

4. 心理压力突出　随着经济的发展和科技的进步，劳动生产率显著提高，现代生活和工作节奏明显加快，社会对其成员个人的知识、技能的更新要求也随之提高，社会竞争日益激烈，激烈的竞争使得社会成员心理压力变大，紧张因素增多，引发一系列健康问题。压力产生的危害主要作用于生理、情绪、认知、行为等方面。生理上，压力过大会导致多种躯体疾病，如消化性溃疡、紧张性头痛、脱发症、神经性呕吐、神经性厌食等。情绪上，长期的高强度压力下，容易产生恐惧、焦虑、抑郁等不良情绪。认知上，心理压力过大容易出现记忆力下降、注意力不集中、思维迟缓等。行为上，长期压力过大的人倾向于染上吸烟、酗酒、吸毒等成瘾行为，进而危害健康。

5. 社会人口的剧烈变化　经济的飞速发展为保证和促进健康提供了可能，加之我国实施的计划生育政策，使得我国人口自然增长模式已经由高出生率、低死亡率、高增长率模式过渡为低出生率、低死亡率、低增长率模式。在这种模式之下，我国老龄化速度日益加快。剧增的老年人数量对我国的卫生保健提出了挑战，同时也在影响着我国整体的健康水平。另外，随着经济的发展，人口流动的增加，大批农村劳动力流入城市，增加了城市生活设施、治安、卫生保健等的负担，带来诸多健康问题，对计划免疫、传染病控制和农村妇女儿童保健等健康工作的开展带来挑战。

（三）健康水平的提高对经济的促进作用

经济的发展必须依赖于生产力，而人力是生产力第一要素，具有一定知识、技能、身心健康的人是整个社会经济可持续发展最重要的资本。

经典的经济增长理论认为，经济增长主要来自两个方面：生产率的提高和投入要素的增加。其中，投入要素又可分为实物资本投入和劳动力投入两部分。健康作为人力资本的一部分，关系着劳动力供给的数量和质量。研究显示，在过去 40 年里全世界 8% ～ 10% 的经济增长归因于健康人群，而亚洲经济增长板块中高达 30% ～ 40% 来自健康人群。

1. 增加劳动力供给　促进经济的发展最核心的动力是劳动力，对人力资源进行健康投资不仅是经济发展所必需的生产力投资，更是一种具有长期回报的战略性投资。对人的健康投资，会促进健康，进而减少因疾病损失的工作日；会延长健康寿命，继而延长劳动寿命。中华人民共和国成立以来，我国居民的人均预期寿命从 38 岁增加到 2021 年的 78.2 岁，以 60 岁退休计算，平均每个劳动者延长工作 25 年。有研究测算，1950 ～ 1980 年，仅因延长寿命而创造的经济价值每年约 773 亿美元，相当于我国 20 世纪 80 年代国内生产总值的 24% 左右。

2. 提高劳动生产率　良好的健康水平是个体进行生产劳动的基本保障。充沛的体力、较强的脑力和认知能力是顺利开展生产活动的前提。通过对健康的投资，可以有效地改善劳动者健康水平，提高身体素质，在这种状态下往往容易激发创造性、积极性，可以有效地提升劳动效率，从而对经济发展起到促进作用。

3. 减少疾病经济损失　疾病、失能及过早死亡给患者家庭和社会带来直接经济损失，同时消耗大量的卫生资源。WHO 对 20 世纪 60 年代经济水平相当的两个非洲地区进行经济发展差距的研究发现，经济差距的 50% 来自于疾病负担及人口环境问题。2020 年，新型冠状病毒肺炎疫情在全球蔓延，亚洲开发银行发布《新冠肺炎疫情潜在经济影响最新评估》，报告称，如果疫情全球大流行持续 3 个月，亚洲东部和大洋洲地区（亚太地区）经济损失将达 1.7 万亿美元；如果持续 6 个月，该地区经济损失将达 2.5 万亿美元，占全球产出下滑总额的 30%。

二、社会阶层与健康

社会阶层（social class）或称社会经济地位（socioeconomic status，SES），是指一个人在社会中相对于他人的位置。测量社会阶层的指标包括教育、收入、职业、生活条件、拥有的财富、居住地区、价值观念等。其中，收入、教育和职业是健康的主要决定因素。与西方不同，我国城乡差异很大，居民健康存在较大的城乡差异，因此，城乡（或户籍）因素对健康的影响亦被广泛关注。不同收入、教育和职业等社会因素的差别导致人们处在不同的社会阶层，拥有不同的社会资源，进而对健康产生不同的影响。

1. 收入与健康　收入被广泛认为是影响个人健康的重要指标。大量研究表明，社会中的低收入人群健康状况最差。收入一方面通过影响个人生存所需的物质条件影响健康；另一方面通过影响社会参与和生活环境影响健康。收入水平与个人拥有的资源密切相关，高收入人群拥有更多的健康相关资源，如营养、住房条件，以及应对日常挑战而减少压力的资源。研究发现，当一个国家或社区提供的商品和服务越少时，个人收入对健康的影响越大。随着收入不平等问题的日益突出，收入对健康的影响得到越来越多的关注。

2. 教育与健康　教育在个人和社会发展中起着基础性作用，受教育程度较高的人往往比教育程度较低的人更健康。教育通过多个途径影响健康。一方面，教育通过提高与健康有关的知识水平改善健康。例如，通过教育传播健康知识，使个人作出更理性的健康相关决策。另一方面，受教育程度与就业机会和收入密切相关，进而影响营养、住房和社会参与等。此外，教育也可能通过影响心理因素影响健康。

3. 职业与健康　职业和工作条件是许多其他社会决定因素的起源。以个人最佳形式开展工作可以为其提供经济保障、社会地位、自尊、社交网络和社会支持、个人发展等其他促进健康的属性。职业性质是影响健康的直接途径。例如，从事高体力工作的人群罹患肌肉、骨骼损伤和疾病的风险更高，而从事低体力工作的人群罹患肥胖和慢性病（如糖尿病和心脏病）的风险增加。职业状态对健康也有影响。失业与各种不利的健康结果直接相关，如自我伤害、自杀和心理健康状况下降。此外，工作的稳定性与健康密切相关。研究发现，不稳定的工作与疾病发病率增加、死亡率增加有关。

4. 城乡与健康　我国在社会结构上实行城市 / 乡村二元结构。城乡二元结构以二元户籍制度为核心，包括二元的粮食供给制度、副食品与燃料供给制度、教育制度、就业制度、医疗制度、养老保险制度、劳动保障制度、人才制度、兵役制度、婚姻制度、生育制度等 14 个方面的社会制度体系。城乡二元结构人为地从政治、经济、文化等方面把统一的中国社会分割为城市和农村。大量研究显示，我国城乡居民在健康及健康行为上存在较大差异，城乡居民的健康差异与城乡经济发展水平，基础设施、资源投入和制度设计差异密切相关。

研究不同社会阶层人群的健康差异，旨在将社会阶层作为一项综合指标，探讨社会经济因素对不同人群健康的影响，进而发现高危人群并采取针对性的策略与措施，维护和促进人群健康。在我国改革开放以前，居民的收入长期保持均衡，随着社会转型，社会结构发生了重大调整，不同社会群体之间收入和生活方式的差别逐渐扩大，基于教育、职业和收入差异的现代化社会阶层雏形已经形成。建设和谐社会要求努力降低社会人群的健康差异，力求使每个社会成员都有机会达到在现有社会发展水平下的最佳健康标准。因此，加强社会阶层与健康关系的研究，区分社会阶层各因素与疾病的关系，建立一个从社会和经济到个人行为的多层次政策框架，对于改善卫生服务，缩小健康差异，提高人群整体健康水平具有重要意义。

三、社会营养与健康

营养与健康是人类全面发展的最基本要求，居民营养健康状况是人的素质的重要构成部分。

营养（nutrition）指人体摄取、消化、吸收、利用食物中的营养物质以满足机体自身生理需要的生物学过程。平衡而全面的营养是人体正常生长发育、维持生理活动、提高机体抵抗力、延年益寿的保证。

1. 衡量社会营养状况的指标 人群营养状况的衡量依据摄入能量和食物的营养结构两方面。摄入能量衡量人群摄入的食物是否能维持基本生命功能；食物营养结构反映摄入食物中各种营养素比例的合理性。

人体每天必须摄入一定量的能量来维持自身需要。碳水化合物、脂肪、蛋白质三大营养素是主要的能量来源。从生理角度讲，一个中等强度体力劳动成年人，男性每天需要摄入3000kcal能量，女性为2800kcal。从营养结构看，人体摄入的食物中蛋白质、脂肪、碳水化合物三大营养素的适合比例应该是15 ∶ 20 ∶ 65，其中蛋白质以动物蛋白及植物蛋白各占50%为宜。此外，膳食中维生素、微量元素也不能缺少。人的智力、体力、学习能力、运动能力、抗病能力、康复能力、生殖能力等都与营养有着不可分割的联系。

2. 营养状况与健康 人类健康面临着营养缺乏和营养过剩两方面的威胁。营养缺乏多见于低收入国家。低收入国家粮食供应不足，居民膳食中蛋白质和脂肪比例低下，造成饥饿和营养缺乏现象普遍，严重损害着儿童的体格和智力发育。据WHO估计，每年大约有500万名儿童患有蛋白质-能量营养不良，大多是由于贫困和饥饿引起的，多发生在非洲、中美洲、南美洲、中东、东亚和南亚地区。营养过剩常见于高收入国家和中低收入国家中较高社会阶层的人群。由于过多地摄入能量和营养素，且膳食结构中动物蛋白和脂肪含量偏高，导致肥胖症、心血管疾病、糖尿病、肿瘤等患病率上升。WHO报告显示，1975年，世界儿童和青少年的肥胖率不到1%；到2016年时，女童的肥胖率增加到近6%，男童的肥胖率增加到近8%，全球5岁至19岁年龄组的肥胖人数增加了10倍以上。其中，高收入国家儿童和青少年肥胖率的上升速度有所放缓并达到稳定；低收入和中等收入国家，尤其是亚洲，儿童和青少年肥胖率的上升速度近年来有所加快。

机体内含有20多种对于构成人体组织、调节机体代谢、维持生理功能所必需的元素。一些元素的缺乏可以导致某些疾病，如碘缺乏可以导致地方性甲状腺肿，长期钙缺乏可导致骨质疏松，铁缺乏可导致缺铁性贫血等。一些元素超过特定含量时会对身体产生潜在毒性作用，如铅、汞、铬、砷、镉等。此外，还有维持机体生命活动过程所必需的一类微量的低分子有机化合物，即维生素（vitamin）。维生素在产生能量的反应过程中及调节机体物质代谢的过程中起着十分重要的作用。营养素缺乏中最常见的就是维生素缺乏，其中维生素A和维生素D的缺乏对儿童和青少年的健康造成极大的影响，是全世界普遍面临的重大公共卫生问题。

国民营养与健康状况是反映一个国家或地区经济与社会发展、卫生保健水平和人口素质的重要指标。良好的营养与健康状况既是经济发展的基础，也是社会经济发展的重要目标。全球多个国家，尤其是发达国家，会定期开展国民营养与健康状况调查，并根据调查结果制定和评价相应的社会发展政策，以改善国民营养和健康状况，促进社会经济协调发展。我国也进行过多次全国营养与健康状况调查。国家卫生健康委员会发布的《中国居民营养与慢性病状况报告（2020年）》显示，居民体格发育与营养不足问题持续改善，城乡差异逐步缩小。居民膳食能量和宏量营养素摄入充足，优质蛋白质摄入不断增加。成人平均身高继续增长，儿童青少年生长发育水平持续改善，6岁以下儿童生长迟缓率降至7%以下，低体重率降至5%以下。农村儿童的生长迟缓问题得到了根本改善，农村6岁以下儿童生长迟缓率由2015年的11.3%降至5.8%；6～17岁儿童青少年生长迟缓率从4.7%降至2.2%。人群微量营养素缺乏症也得到了持续改善。以贫血为例，我国18岁及以上居民贫血率为8.7%，6～17岁儿童青少年贫血率为6.1%，孕妇贫血率为13.6%，与2015年发布的结果相比均有显著下降。我国居民超重肥胖的形势严峻，城乡各年龄段居民超重肥胖率持续上升。18岁及以上居民超重率和肥胖率分别为34.3%和16.4%，6～17岁儿童青少年超重率和肥胖率分别为11.1%和7.9%，6岁以下儿童超重率和肥胖率分别为6.8%和3.6%。能量摄入和能量支出不平衡是导致个体超重肥胖的直接原因。

第三节　社会发展因素与健康

社会发展以人为中心，人是社会发展的最终目标。在现代社会，社会制度、社会关系、人口发展等社会发展因素无一不对人类健康产生深刻影响。这些因素被认为是推动社会发展的重要构成要素而备受关注。本节主要探讨和健康关系密切的社会发展因素对健康的作用。

一、社会制度与健康

（一）社会制度的概念

社会制度是指在一定历史条件下形成的社会关系和社会活动的规范体系。具体来说，有三层含义：第一，指社会形态，如封建主义制度、社会主义制度，反映了人类社会的不同发展阶段和不同性质，是广义上的社会制度；第二，指各种具体的社会制度，如政治制度、经济制度、法律制度等，这是社会制度最基本的内容，是一般意义上的社会制度；第三，指各种社会组织的管理制度，如财务制度、考勤制度等，这是由部门制定的社会事务的行动规范和办事程序，是狭义上的社会制度。一般认为，各个国家或地区间的健康差异往往与其政治、经济等宏观社会制度不同密切有关，宏观社会制度可以对人群健康产生深远的影响。

（二）社会制度影响健康的途径

社会制度主要从以下几个途径影响人类健康。

1. 分配制度与贫富差距　分配制度即劳动产品在社会主体中分割、配给制度的总称。有按劳分配、按资分配、按需分配及多种分配方式并存的分配制度。一个社会的经济收入能否合理分配到社会的各个阶层人群中取决于社会的分配制度。收入分配制度与人群健康关系相对更加密切。社会的分配制度有缺陷时，容易导致等量劳动的人不能够获得等量的报酬，社会财富会掌握在少数人手中，导致社会的贫富两极分化，进而导致生活资料及卫生资源的分配不均，这势必会影响人群健康。威尔金森（Wilkinson）在研究平均期望寿命与社会分配制度之间的关系时发现，期望寿命最高的国家并不是人均国内生产总值最高的国家，而是分配制度平均程度高、贫富差距小的国家。

2. 卫生政策　社会制度，特别是政治制度，决定着社会卫生方针和政策。在 1986 年的《渥太华宪章》和 1988 年的《阿德莱德宣言》等全球健康促进大会的成果基础上，芬兰在其担任欧盟主席国期间，于 2006 年首次明确提出“将健康融入所有政策”（health in all policies，HiAP）。这一概念在接下来的 2011 年《健康社会决定因素：里约政治宣言》和 2011 年《联合国慢性非传染性疾病防控峰会政治宣言》中再次被提及。2013 年举办的第八届全球健康促进大会的会议主题就是“将健康融入所有政策”，会议审议通过了《赫尔辛基宣言》和《实施“将健康融入所有政策”的国家行动框架》，呼吁各国重视健康的社会决定因素，为实施 HiAP 这一策略提供了组织和技术保障。HiAP 使保障与促进人类健康的行为上升到国家乃至国际政策支持的高度。

3. 社会规范　社会规范是指调整人与人之间社会关系的行为规范。以一定的社会关系为内容，目的是维护一定的社会秩序，包括风俗习惯、宗教规范、道德规范、社团章程、法律规范等。社会规范对其社会成员的行为具有最广泛的导向和调适作用。当社会成员之间发生行为冲突时，社会制度会通过规定社会角色的行为模式，提倡或禁止某些行为来调节社会成员的行为，消除冲突，维持并促进社会的协调发展。与健康密切相关的社会制度包括建立医疗保险制度、禁毒、控烟、对食品生产加工和销售企业进行监督与管理等，这些社会制度对维护和促进健康发挥了不可低估的作用。

二、社会关系与健康

（一）社会网络

社会关系是指人们在生产和共同生活过程中形成的人与人之间的关系。人生活在由一定的社会关系构成的社会群体之中，这些群体交织在一起形成社会网络。社会网络不仅是健康的影响因素，也是保障健康的基础。

1954年巴恩斯（Barnes）首次提出了社会网络（social network）的概念。社会网络是相互联系的社会行动者之间结成的稳定的关系结构。社会支持（social support）是社会关系的重要功能，是指个体从社会网络中所获得的物质和情感的帮助。具体来说，社会支持分为实际支持、情感支持、信息支持和评价支持。

（二）社会网络影响健康的机制

根据伯克曼（Berkman）和格拉斯（Glass）的总结，社会网络影响人类健康的机制无外乎五种。

第一种是社会支持。具体来讲有四种典型的社会支持可能会影响到健康：①有形支持（instrumental support），指的是有形的帮助或援助，如生活照料、帮忙买东西、打扫和做饭等；②情感支持（emotional support），指的是在感情上提供"爱、照顾、同情或理解"等精神上的支持；③信息支持（informational support），指的是针对具体需要提供建议或信息的帮助；④评价支持（appraisal support），指的是在做决策、做事情的具体方法和步骤等方面提供的帮助。社会支持在机体应激情况下对健康是一种重要的心理保护因子。一方面，一定的情感和物质社会支持可以帮助减少个体的负面情绪，减轻应激对个体健康的损害。另一方面，信息和评价支持可以为个体提供应对策略，从而减小压力的危害性。法国社会学家涂尔干的研究显示，当一个人离群索居，或者当其与社会的联系被削弱或破坏时，自杀的概率就会提高。

第二种是社会影响。由于社会互动而逐渐形成共享的关于健康的社会规范会对健康产生影响。健康相关行为在社会网络对健康发挥作用的过程中是极其重要的调节因素。有学者通过整体网络分析发现，一个人变胖可能会受到其社会关系影响：若一个人的朋友、兄弟姐妹或配偶的体重增加，那么这个人变胖的可能性增加。某种程度上说明，肥胖是可以通过社会网络"传染"的。除肥胖外，其他许多影响健康的行为（如吸烟、饮酒、吸毒、饮食和锻炼）都会通过社会网络进行传播。典型的例子是，同伴的吸烟行为是预测青少年是否吸烟的最好因素。

第三种是社会参与。社会关系的建立会提高社会活动的参与，如与朋友聚会、娱乐或到教堂做礼拜等，通过社会网络进行的社会参与会加强人们对自己的各种社会角色的认识，最终会影响个人的价值观、归属感和自我认同。同时社会网络参与还为友谊的建立、交际能力的提升和促进社会交往提供了机会。通过社会参与，社会网络会间接地对人的身体或精神健康产生影响。研究发现，若学生所在学校的社会网络密度较大，即学生之间的社会联系比较普遍，那么女生的自杀意念相对降低，但对男生没有影响。如果女生比较孤独（社会关系很少），则其产生自杀意念的风险就会增加。

第四种是人际接触。许多病菌的传播是依靠人与人之的物理接触进行传播的，如性传播疾病（sexually transmitted diseases，STD）、艾滋病、肺结核和肺炎等。当一个新的病毒（比如2020年的新冠病毒和2008年的H1N1流感病毒）出现时，由于人们对新病毒缺乏了解，往往需要较长时间才能制造出免疫疫苗，而且在开始时疫苗的数量有限，不可能做到全部人口的免疫注射，那么选择哪些人作为目标人群优先进行免疫注射对于传染病的遏制非常重要。根据网络节点的位置确定疫苗注射策略优于随机注射策略。例如，有研究指出，优先对连接不同小群体的"桥"节点进行注射会对疾病的传播具有较好的控制作用。中国在2020年预防和控制新冠感染时，优先对海关、边防口岸、从事与疫情相关工作的医务防疫人员等进行免疫注射的道理就在于此。

第五种是资源获取。个人可以通过社会网络动员他人拥有的资源或信息为自己所用，如通过朋友获取医疗信息等情况。

总之，一个人的疾病残疾、健康行为、健康护理和死亡可能会导致与其有社会联系的很多其他人出现相同遭遇。这既可能归因于生物学原因（如性病），也可能是由于非生物学的原因（如肥胖）而传播的。在公共卫生领域，社会网络对人的健康的影响具有重要的政策含义，个人的健康状况并非仅仅受到个人的生理状况和社会行动的影响，也受到与其发生联系的其他人的生理状况和社会行动的影响，在这样的情况下，仅仅从个人角度对人的健康进行干预有不足之处，从社会网络的角度来考虑健康干预就显得十分必要。

三、人口发展与健康

在一定的生产力发展水平下，人口的数量、质量、结构、流动和发展速度等决定着人们的生活条件与保健状况，从而构成影响健康的一个重要因素。

（一）人口规模与健康

人口和经济的协调发展是社会发展的重要前提。根据联合国发布的2022年《世界人口展望》报告，世界人口将在2030年和2050年分别增长至约85亿和约97亿，到本世纪80年代达到约104亿的峰值，并在本世纪结束前维持这一水平。全球人口增长归功于公共卫生、营养、个人卫生以及医药的改善使人类寿命逐渐延长。然而，巨大的人口规模，将会对资源造成巨大的压力，并通过制约社会经济和卫生事业的可持续发展对人群健康产生重要影响，主要体现在如下方面。

1. 影响生活质量　在世界上一些地区，由于人口增长速度过快，导致人们平均消费水平下降，失业人员增加，大批居民营养缺乏，不合标准住房率上升，社会卫生条件恶化，生活质量下降，患病率和死亡率增高。

2. 影响人口质量　人口经济学家估计，社会人口每增长1%，资产投资必须增加3%，才能使整个人群生活及卫生教育标准与原有水平持平。人口增长过快，使社会财富主要用于解决人们的温饱问题，而相对降低对教育和医疗保健的投入，人们的身心健康及人口质量都将难以保障。

3. 影响环境质量　过多人口的生产和消费活动，对自然界的干预将形成空前的规模，导致自然环境发生巨大变化，如地表结构的变化、生物圈的变化等。同时，产生的大量的各种废弃物不断地进入环境，已经超越了生态系统的自洁能力。由此导致环境质量的下降，不仅影响人类健康，而且严重阻碍社会生产的可持续发展。

（二）人口结构与健康

人口结构主要是指人口的性别、年龄、婚姻、职业等特征分布，其中与健康较为密切的是年龄和性别结构。

1. 年龄结构　年龄结构是指不同年龄组人口在总人口中所占的比例。衡量人口年龄结构的指标主要有老年人口系数（老年人口数量/总人口数量×100%）和儿童少年人口系数（15岁以下儿童少年人口数量/总人口数量×100%）。儿童少年与老年人是非劳动人口，这两部分人口所占比例大，其结果是使劳动人口的平均赡养负担加重，消费人口的增加大于经济增长的发展速度，造成人口的相对生活水平下降，不利于人们维护健康。

按照联合国的定义，当一个国家或地区60岁及以上人口超过10%或65岁及以上人口超过7%时，该国家或地区便进入老龄社会。目前，人口老龄化及其应对成为全球性话题，西方发达国家已经步入成熟的老龄社会，发展中国家的老龄化进程正在加速。由于“未富先老”，我国老年人的赡养和健康保障成为严重的社会问题，为社会经济和医疗卫生事业的发展带来严峻的挑战。

2. 性别结构 人口的性别结构是指男、女性人口在总人口中所占的比例。通常用性别比来评价人口性别结构是否平衡，即以女性人口数量为100或1时的男性人口数量（男性人口数量 / 女性人口数量 ×100）。

出生人口性别比是其他年龄人口性别比的基础，对总人口性别构成起着根本性影响。出生性别比一般略大于100，国际上公认的正常范围为103～107，从人类生物学特点分析，出生性别比能保持自然平衡。性别比失衡是传统价值观念、战争、社会生产及不适当医疗保健措施等因素综合作用的结果。性别比失衡直接影响婚配率和妇女生育率，进而影响人口再生产，是社会安定的基础因素之一。因此，保持合理的人口性别结构是维持人类健康的重要基础。

（三）人口素质与健康

人口素质的提高对健康促进的正效应是不容忽视的，尤其在现代社会，公民素质正日益成为综合国力和国际竞争力的核心组成部分。

1. 身体素质 是指人的身体状况与健康水平，在人口学上常用健康状况、体力和精力状况、生命力和寿命来反映身体素质。身体素质是人口素质的自然条件和基础。

2. 文化素质 是指人们在文化方面具有的较为稳定的、内在的基本品质，不仅包括人们的科技和人文知识水平，还包括与这些知识相适应的能力、行为和情感等方面综合发展的质量水平与个性特点。具有良好文化素质的人群健康生存能力强，从而享有更高的健康水平。

3. 思想道德素质 是指人们的道德认识和道德行为水平。提高公民思想道德素质有利于社会成员间建立良好的互助合作网络和信任关系，提高社会凝聚力，彼此享有更多的社会资源，有利于提高全人群整体健康水平。

（四）人口流动与健康

人口流动（population movement）是指人口在地理空间位置上的变动和社会阶层上的变动，是社会发展过程中经常发生和普遍存在的一种现象。一般情况下，人口流动可促进经济繁荣，进而给人群健康带来有利影响。但当人口流动打破原有人口分布与资源和环境的动态平衡时，则会产生一系列特殊的卫生与健康问题。第七次全国人口普查数据显示，2020年全国流动人口总量为3.76亿人，其中，跨省流动人口为1.25亿。流动人口以育龄青壮年的农民工为主体，其处于弱势地位的教育水平、劳动技能生活条件、保健状态和维权意识等，导致该群体产生诸多新的健康问题，同时其庞大规模明显加大了文化教育和公共卫生工作的难度，尤其不利于传染病的控制与管理及妇幼保健工作的开展；对户籍管理、劳动就业及社会保障等也造成巨大冲击，进而对整个社会人口的健康带来严重的负面影响；同时，人口流动引发的留守儿童健康问题值得关注。2016年11月至2017年1月，国家卫生和计划生育委员会流动人口司与联合国儿童基金会合作，在全国12个省（区、市）的27个县（区）组织开展贫困地区农村留守儿童健康服务需求评估调查。调查发现，祖父母辈是留守儿童的主要看护人，占90%以上，平均年龄59岁，小学及以下学历者占70%以上。由于文化程度低、年龄大，祖父母往往更多关注孩子的生理需求，忽视其情感需求。另外，多数学龄期留守儿童基本要靠自己料理日常生活，同时还要承担一部分家务和农活。与农村非留守儿童相比，行为心理健康问题是当前留守儿童面临的突出健康问题，并且随着年龄增加问题更加突显。相对非留守儿童，留守儿童在情绪控制、注意力、社会适应能力、自伤行为风险等方面表现出更多问题。从意外伤害看，留守儿童安全防护知识和技能均比较缺乏，较易发生伤害。此外，人口流动可能成为多种新、老传染病的传染源和促进疫区扩大的重要原因。

四、卫生事业发展与健康

卫生事业的发展及成熟度与这个国家居民的健康状况密切相关。医疗卫生服务体系是否健全决定了国家的防病、治病能力及居民是否可以享受到合理的卫生服务。医疗保险的覆盖面及医疗保障水平直接影响居民的就医行为，从而影响人群的健康水平。

卫生服务工作需要通过采取预防、治疗、康复、健康教育和健康促进等措施，降低人群疾病的发病率和死亡率，以及对生理、心理和社会适应等因素加以调节，以维护健康，提高生命质量。卫生资源的投入与人群健康密切相关，卫生资源投入的数量与人群健康水平成正比。在中低发展中国家，卫生资源投入不足的现象极为普遍。此外，卫生资源的合理配置也是影响人群健康的重要因素，卫生资源分布不均是世界各国存在的问题。据 WHO 资料，占发展中国家总人口 1/4 的城市人口，却拥有 3/4 的医生为其提供医疗服务，而 3/4 的农村人口仅有 1/4 的医生为其提供医疗服务。

为了改善国民的健康水平，中国一直致力于卫生事业的发展与改革。自改革开放以来，我国的医疗卫生事业发展较快，但医疗卫生事业改革与发展依然面临很多问题、风险和挑战。经过卫生事业改革与发展，城乡居民整体健康水平得到持续改善，人均期望寿命显著延长。我国人均期望寿命在 60 多年的发展历程中延长了 40.2 岁。我国的婴儿死亡率从中华人民共和国成立前的 200‰ 下降到 2021 年的 5‰，已经明显低于世界平均水平。我国孕产妇死亡率从 2005 年的 47.7/10 万下降到 2021 年的 16.1/10 万，低于中高收入国家平均水平，但是与发达国家相比依然存在一定差距。我国目前在卫生事业发展方面取得的成果有目共睹，但卫生资源与广大人民群众日益增长的卫生保健需求之间的矛盾越来越突出，尤其是卫生资源在城乡之间的分布差异显著。过多的卫生资源集中在城市，在很大程度上影响了城市以外地区的居民健康。这就要求政府在加大对卫生资源投入的同时，思考如何优化卫生资源的结构配置，提高卫生资源的利用效率，从而最大限度地满足广大人民群众的卫生保健需求。

五、科技发展与健康

（一）科技进步影响健康的途径

科技对健康的影响，一方面通过促进社会发展，优化人类的生存环境和提高人们的生存质量；另一方面通过为医学发展提供理论基础和先进技术手段影响健康。近百年来，自然科技成就在医学领域的广泛应用，特别是现代高新科技在计划生育及生殖健康、公共卫生、医学研究等领域的应用，使得医学得到迅猛发展，基因工程、干细胞移植、介入手术、试管婴儿等技术的应用，解决了很多以往无法解决的健康难题。

（二）科技进步与医学发展

1. 提高医学技术整体水平　自然科技成就应用于医学领域，常会引起医学革命，如 B 超、CT、磁共振等带来了医学影像革命，伴随着激光、光导纤维、新能源、新材料的出现，医学活动拥有了更多更新的技术设备，人们能够更清晰地观察人体生理的动态变化，使许多疾病的早发现、早诊断成为可能，疑难疾病的诊疗水平大为提高。正处于发展中的生命科学技术（如基因工程、生殖工程技术）和纳米技术等在医学中的应用，也势必对疾病的早预防、早诊治和早康复及提高生命质量起到不可估量的作用。现代计算机技术在医学中的广泛应用及其与各种医学技术的结合，推动了医学技术各方面的飞跃，包括自动检测分析处理系统、医学图像处理系统、计算机辅助诊疗系统、医学情报检索系统和医院信息系统等的形成与完善，为提高医学技术整体水平和医药卫生工作效率提供了有力手段。

2. 卫生信息化发展　借助现代网络通信技术和信息科学的发展成果建立起来的信息高速公路在卫生领域的应用，推进了卫生信息化进程，有助于提高卫生服务的质量和效率，节省卫生资源。美国等发达国家都把医疗卫生现代化作为信息高速公路领域的重要组成部分。基于互联网，医务人员可以了解最新的医药发展动态，患者可以了解有关疾病信息，购买非处方药，基层医疗机构可以邀请教学医院的专家对患者进行会诊，实时的数据图像交互，使患者在居住地附近的医院就能得到应有的治疗，从而减少因延误诊治而导致病情恶化的危险。

3. 互联网＋医疗健康发展 互联网＋医疗健康是互联网在医疗行业的应用，其包括了以互联网为载体和技术手段的健康教育、医疗信息查询、电子健康档案、疾病风险评估、在线疾病咨询、电子处方、远程会诊及远程治疗和康复等多种形式的健康管家服务。随着我国医疗刚性需求的不断扩大，医疗资源不足导致供需失衡。在此背景下，国家政府各部门积极推动政策，推动互联网＋医疗的发展，引入优质医疗资源，提高医疗健康服务的可及性。

（三）技术滥用的负面影响

科学技术是一把双刃剑，在促进人类健康发展的同时，也存在许多负面影响。首先，科技进步使诊断和治疗技术不断升级，使医生能够更加快速、直观地确诊，从而提高治愈率。但这种有效性使得医生和患者逐渐对先进的医疗技术产生依赖，减少医患之间的交流，从而物化医患关系。其次，高精尖医疗技术的滥用，增加了医疗卫生费用，加重了患者及其家庭的经济负担，进一步影响了医患之间的信任关系，从而激化医患矛盾。再次，高科技的诊疗手段使患者对治愈疾病的期望值过高，当治疗结局与患者所期望的不相符时，可使其产生相对剥夺感，如果这种相对剥夺感过强，就为增加医患矛盾提供了机会。最后，人们在利用先进科学技术的过程中，对自然环境的人为干预会加重环境污染，生成新的有害因素，威胁人类健康。

六、城市化与健康

城市化（urbanization）亦称城镇化、都市化，指人口由农村向城市转移，农村逐步演变成城市，城市数量增加或城市规模扩大的过程，是反映一个国家或地区文明与发展水平的重要标志。城市化是社会发展的必然趋势，根据联合国的估测，世界发达国家的城市化率在2050年将达到86%，我国的城市化率在2050年将达到71.2%。我国城市化进程不断加速，2011年城市化率首次突破50%，逐步逼近中等收入国家平均水平。城市化为人们提供了现代科技、现代文明，但人口高度密集、生活节奏紧张、交通拥堵、生活空间狭小及不良生活方式等，不仅使城市管理和规划面临新的挑战，同时也严重威胁人们的身心健康，主要表现在环境污染的加重、精神障碍的增多及城市特有的“现代病”的出现。例如，2013年1月，我国33个城市由于大气中的可入肺颗粒物（PM_{10}和$PM_{2.5}$）含量严重超标，出现连续多日的严重雾霾天气，致使交通事故和呼吸道疾病显著增加。WHO将2010年世界卫生日的主题定为“城市化与健康”，旨在引起人们对两者关系的密切关注。

第四节 社会文化因素与健康

人的社会属性决定了每个人都生活在一定的文化环境中，其思想和行为必然要受到文学、艺术、教育、道德规范、风俗习惯、宗教信仰等社会文化因素的影响和制约。文化对人思想意识和观念的影响一经产生就不会在短期内消失，其影响可以持续于生命的整个过程甚至数代人。

一、文化的内涵

（一）文化的概念

文化（culture）是人类长期创造并共同享有的物质实体、价值观念、意义体系和行为方式，是人类群体的整个生活状态。文化的定义有广义和狭义之分。

广义上讲，文化是指与自然现象相对的人类物质生产和精神活动的实践成果，包括人们劳动创造的物质产品与技术，以及各种知识、规范、习惯、风俗、信仰与价值等不同方面。狭义的文化，专指精神文化，即社会意识形态及与之相适应的典章制度、政治和社会组织、风俗习惯、宗教信仰、文学艺术、科学技术等。社会医学主要从狭义的文化角度研究其对健康的影响。

（二）文化的类型

由于人类文化的多样性，很难给出一个准确清晰的分类标准。根据文化的内容可将文化分为智能文化、规范文化和思想文化三种类型。智能文化包括科学技术、生产生活知识等，主要通过影响人类生活环境和劳动条件作用于人群健康。规范文化包括社会制度、教育、法律、风俗习惯、语言、伦理道德等，主要通过支配人类的生活方式与行为状态来影响人群健康。思想文化包括思想意识、宗教信仰、审美、文学、艺术等，主要通过影响心理状态和精神生活作用于人群健康。不同类型的文化通过不同途径影响人群健康（图 10-4）。

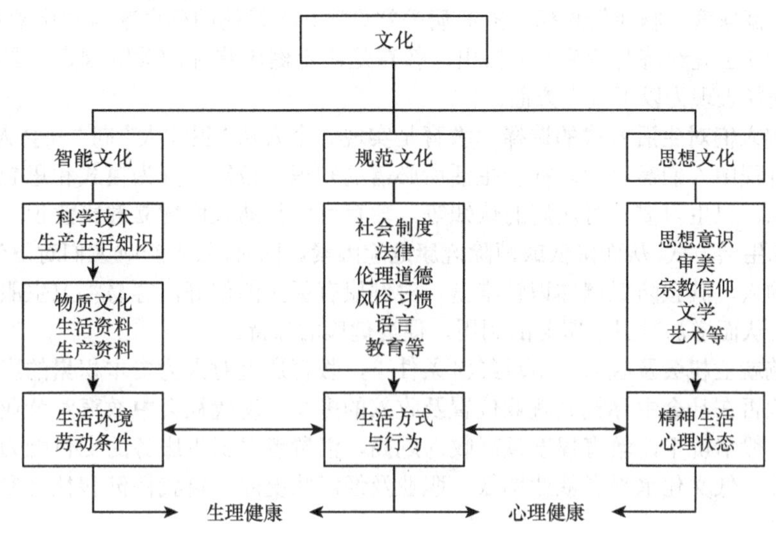

图 10-4　不同类型文化影响人群健康的影响机制

二、文化影响健康的特点

文化因素作为社会因素的重要组成，除具备社会因素影响健康的一般特点外，还具有其特殊性。

1. 无形性　文化对人的影响一般都不是有形、强制的，而是潜移默化的过程，人们在文化活动中得到思想的启示、精神的享受，这种感受是无法度量的。文化对健康的影响体现在文化可引导人们养成良好的行为和生活方式，进而促进健康。

2. 本源性　每个民族都有自己民族的文化，这种文化的本源性势必会影响健康。中华传统本源文化的核心是围绕对天、地、人的探索，注重人和自然的和谐统一，因此也形成了相应的健康观念和保健思想，影响着本民族的健康。

3. 软约束性　社会文化对其成员的思想、心理和行为具有约束和规范作用，但这种约束不是制度式的硬约束，而是一种基于社会文化氛围、群体行为准则和道德规范的软性约束。群体意识社会论、共同的习俗和风尚等会形成使个体行为从众化的心理压力及动力，使社会成员产生心理共鸣，继而影响其行为。

4. 稳定性　文化具有稳定性，一种文化一旦形成，一般来讲是抗拒变化的。这种稳定性表现在时间上就是惯性，也就是说，文化发展变化的速度比较慢，总是落后于时代的发展，具有滞后性；这种稳定性表现在空间上，就是民族文化的独特性，也就是维持自己民族文化的发展轨迹，避免外来文化的影响，形成了一定的保守性。因此一种文化和其相应的健康观念会代代相传，影响深远。

5. 民族性　任何文化都是由某一具体的民族或族群创造的，因而带有鲜明的民族性或族群性。文化的民族性决定了其文化具有与其他民族文化相区别的特色或个性，并因它的长期存在形成民族传统和民族精神，对该民族产生巨大的影响。不同的民族在健康和疾病观念方面存在着差异，理解并尊重这种差异才能更好地保护全社会的健康。

三、文化诸现象对健康的影响

（一）教育与健康

教育是一种有目的、有组织、有计划、系统传授知识和技术规范的社会活动，影响人的身心发展的社会实践活动。教育水平是反映一个国家和民族文化水平及素质的重要指标。国内外大量的实证研究说明，教育程度和健康水平有十分显著的正相关关系。据WHO疾病监测中心统计，结核病、流感、糖尿病、脑血管疾病、冠心病等常见病和多发病的死亡率与文化素养有密切相关。WHO在2002年《宏观经济与卫生》中指出，教育是决定健康状况的关键因素。具体来说，教育对健康的影响途径表现为以下几个方面。

1. 教育影响人们对生活方式的选择 教育是实现一个人从“生物人”向“社会人”转变的重要手段，在这个过程中人们需要学习社会生活所必需的知识、技能、行为模式和思想观念，如健康意识、保健知识、卫生习惯、对疾病的认知等。教育可以帮助人们树立健康意识，自觉选择有益于健康的行为和生活方式，从而降低或消除健康危险因素。同时，教育影响人们对卫生服务的利用。受过较多教育的人，其预防保健知识较丰富，对健康有更大的偏好，容易将卫生服务需要转化为卫生服务需求，从而增加对卫生服务的利用，促进健康的保持。

2. 教育影响就业机会及收入 市场经济条件下，教育通过对人力资本积累的影响，进而影响和决定着人们能否在社会中寻找到就业位置及收入的多少。现代社会中教育对就业和收入的影响越来越明显。一般情况下，教育程度越高收入越高，消费者对卫生服务的支付能力越强，健康水平就可能也越高。低文化水平者就业率低、职业及经济状况差，自我保健和社会参与意识弱，健康水平可能也差。

尽管大量实证研究表明教育程度和健康水平呈正相关，但这种相关性能否等同于因果关系，仍是学术界争论的一个焦点。教育水平和健康状况作为人力资本中的两个关键因素，两者之间相互影响，还会受其他因素的影响，因此因果关系的判断比较复杂。还有研究表明，教育投入和健康资本存量之间呈倒“U”形关系，这与收入对健康的影响相似，即当个人受教育程度较低时，增加教育投入可使个人的健康状态改善，但当超过某个临界值时，继续增加教育投入反而会对健康产生负面影响。具体机制有待进一步探讨。

（二）风俗习惯对健康的影响

风俗习惯是指个人或集体的传统风尚、礼节、习性、禁忌，是特定文化区域内人们长期共同遵守的行为模式或规范。风俗是人类社会物质生活和精神生活的形式，是一定时代、一定社会群体的心理表现，它贯穿于人们的衣、食、住、行、娱乐、体育卫生等各个环节，对其社会成员有非常强烈的行为制约作用。

风俗习惯对健康观的影响不是仅限于个人，而是影响整个人群，其影响的广泛程度要大于生物因素和自然因素。良好的风俗习惯有益于健康，如中国的茶文化与人的身体健康、心理健康和社会健康关系密切，西方的分餐制可减少疾病的传播；不良的风俗习惯，如曾经流行于一些少数民族中的姑表婚、童婚等，则会对人群健康造成损害。对于良好的、有利于健康的风俗习惯应保持和发扬，而不良的风俗习惯应加以摒弃。

（三）宗教信仰与健康

宗教是支配人们日常生活的自然力量和社会力量在人们头脑中虚幻的反映，是以神的崇拜和神的旨意为核心的信仰及行为准则的总和。在世界范围内宗教信仰有着很高的普及率。宗教文化以其传统的力量深刻地影响着民族气质、思想方式和观念形态。其中有些还以习俗的形式贯穿于人们日常生活中。因此，宗教和健康有着很复杂的联系。国外相关研究开始较早，主要内容涉及宗教与寿命、癌症和心理健康等。现有的研究表明，宗教信仰对健康具有积极和消极影响的两面性，但其作用机制尚不清楚，学者们主要根据自己的研究提出了行为模式假说、心理因素假说及神秘因素假说等。具体来说，宗教对健康的影响概括为以下几个方面。

1. 宗教对医学发展的影响　人们通常认为大部分早期的医学理论是基于宗教而来的。在历史上，宗教的传播与发展在一定程度上促进了医学的发展。例如，自东汉以来，我国佛学界翻译和编著的佛教著作中医理专论或涉及医理的经书有400多部，其中主要从医德（提倡"大慈大悲""普救众生"）和心理治疗（佛教的思想能使人解脱世俗的苦恼，治愈精神的创伤）两方面助推医学向前发展。鸦片战争后，教会诊所和医院制度的出现使国人逐步了解与接受了西方医学，促进了现代医学在我国的传播和发展。我国的道教对养生医学也有极大的贡献。但宗教作为人类历史上的一种文化现象，其本质是以宣扬超自然的力量为旨意，其共同特征还是反科学、反自然，历史上宗教势力扼杀科学技术的事例屡见不鲜，即便到了现代，由于医学的发展，相关研究涉及人伦问题而引起了宗教对医学问题密切的关注乃至反对和限制。罗马教皇曾多次发表声明，反对器官移植、人体试验和试管婴儿等医学试验。宗教有可能为医学发展提供动力，也可能成为医学发展的绊脚石。

2. 宗教对精神力量的影响　进入现代，宗教更着重于宣扬伦理道德，提倡孝敬父母、尊敬他人、救助孤贫，提供情感支持和精神诉求，这对信仰者的心理健康在某些方面是有利的。宗教有心理调节功能，通过特定的宗教信念把人们原来心态的不平衡调节到相对平衡的状态，并由此使人们在精神上、行为上和生理上达到有益的适度状态。然而，宗教信仰的强大心理驱动作用是非信仰者难以理解的，他们相信神的旨意胜过医嘱。

3. 宗教对行为的影响　宗教对人的行为的影响具有明显的强制性及高度自觉性，这主要是通过教规、教令及教徒的信仰来实现的。例如，犹太教对男性婴儿要举行割礼（包皮环切仪式），因此犹太人几乎不患阴茎癌。但有时教徒的盲目信仰也会对健康造成危害，如世界上六次古典霍乱大流行都源于印度恒河，主要原因是教徒视恒河为圣河，生前饮其水，死后浴其身，导致河水污染长年不息。

（四）亚文化和反文化对健康的影响

从文化之间的从属地位与矛盾关系看，在一个社会的文化系统中，存在主流文化（mainstream culture）、亚文化（subculture）和反文化（counterculture）。

主流文化是指被社会上绝大多数成员接受和共享的文化，即对人们的行为规范和价值取向发挥主导性影响的文化力量。相对于主流文化而言，亚文化与反文化属于非主流文化。亚文化是指社会中某一群体所共享的、在行为规范与价值取向上与其他大多社会群体有明显不同的文化。例如，亚文化常常表现为民族性或地域性的文化（通过节日风俗饮食习惯、服饰着装等方面体现），以及不同职业或行业的具有各自特色的文化。反文化是指社会中某一群体持有的、与主流文化价值和社会规范迥然相异且具有对抗性质的文化。虽然亚文化与反文化同属于非主流文化，但两者的最大区别：亚文化与主流文化之间一般没有对抗性，是"和而不同"的矛盾关系，某种亚文化的群体对主流文化的价值规范一般都持接受的态度；与之相反，反文化是一种与主流文化相对抗的文化，两者之间是"抵触排斥"的冲突关系，某种反文化的群体对主流文化的价值规范基本上持明确拒绝的态度。

亚文化源于一定社会背景下人的个性化生存方式和多样化文化选择，它可以是积极的，也可能具有消极的影响。积极的亚文化预示社会进步的方向，体现思想解放、追求自由的价值取向，它既是对既定社会意识形态的挑战与超越，又是孕育新文化的土壤和驱动因素，值得高度重视和包容；消极的亚文化则经常导致人的社会角色错位、价值取向紊乱、信仰失落，影响人格完善，不利于身心健康，如青少年的暴力行为、破坏行为、吸毒等都是不良亚文化的极端表现。在社会转型时期，由于亚文化的大量涌现，主文化与亚文化之间的冲突、亚文化相互之间的摩擦将是社会发展中不可避免的现象。亚文化仍将会以相对独立的形态，以其独特的价值观和行为方式来调整文化与现实的差距。它可能成为主文化的补充，也可能成为反文化。因此必须正确地对待并充分地利用亚文化，吸取其积极因素，这对维护社会的整体健康水平具有巨大作用。

（周忠良）

思考题

1. 围绕本章内容，谈谈你如何理解社会因素与健康的关系。
2. 社会经济因素如何影响人群健康？
3. 社会网络对人群的健康有怎样的影响？其影响机制是什么？
4. 城市化进程中产生的健康问题主要有哪些？

5 讨论题：2020 年初，一场突如其来的新型冠状病毒肺炎疫情席卷全球，给许多国家和人民带来严重的生命财产损失。此次疫情是世界上很多国家自 1918 年西班牙大流感以来最严重的疫情，也是首个真正的“全球化疫情”。根据本章所学内容，谈一谈社会因素对疫情蔓延、防控和救治的影响。

第十一章　环境因素与健康

1952 年 12 月的“伦敦烟雾事件”导致英国约 12 000 人因为空气污染而早逝。在此之后，英国开始加快环境保护的进程。1956 年，英国出台了世界上第一部空气污染防治法案——《清洁空气法》，经过几十年的努力，伦敦的空气质量已经得到显著的改善。

半个世纪后，中国的首都北京也经历了类似严重的空气污染事件。2013 年的严重雾霾污染事件引发了前所未有的社会关注。2014 年、2015 年和 2016 年，雾霾再次笼罩中国，对公众健康造成巨大威胁。为了应对严重的空气污染并减轻其导致的不利健康影响，中国政府推出了一系列的政策措施和行动计划，包括重组工业和能源基础设施，修订和实施《环境空气质量标准》（GB3095—2012），制定并实施了《大气污染防治行动计划》（2013 年）、《打赢蓝天保卫战三年行动计划（2018）》、《深入打好重污染天气消除、臭氧污染防治和柴油货车污染治理攻坚战行动方案（2022）》等。

在过去 50 年里，全球环境发生了空前的变化。传统的环境健康风险仍然是一项重大挑战，尤其在发展中国家。然而，诸如气候变化这样的大规模环境灾害也正在对全球人类和其他物种及其赖以生存的生态系统造成巨大威胁。全球环境变化引起环境问题发生的频率和规模仍在不断增加、扩大，应对全球环境变化、保护人类健康刻不容缓。

第一节　基本概念

一、环境的定义

在过去几十年里，全球环境发生了空前的变化。直到今天，高需求度的一次性电子产品仍在产生有害废物；石油钻探和泄漏仍在损害生态系统；山体上遍布的露天煤矿仍在威胁着野生动物的安全；燃烧的化石燃料仍在污染大气并加剧温室效应。而环境有害因素也会对人类健康产生严重的危害。2016 年 WHO 发布的有关环境风险造成的全球疾病负担报告显示，全球 23% 的总死亡人数和 26% 的 5 岁以下儿童死亡人数归因于可改变的环境因素，而相比于高收入国家，与环境危险因素有关的疾病负担在低收入和中等收入国家更大。

理解“环境”的定义非常重要。在某些情况下，“环境”的定义非常宽泛，包括所有的非遗传因素，而在研究人体健康时，“环境”通常只包括直接影响人类健康的生物、物理或化学因素。在本章中，环境被定义为“影响个人和群体而不能被个人直接控制的外部物理、化学及微生物的暴露与过程”。

在对“环境”的定义进行界定时，我们需要注意以下两点。第一，需要明确环境暴露会受到自然变化和人类活动的共同影响。自然暴露产生于极端炎热或寒冷天气、暴雨和干旱、土壤微量营养素缺乏，以及地震、洪水、龙卷风和野火等灾害。然而，常见的环境问题很多是由于人为因素造成的环境破坏。例如，在高收入国家，人们主要关注对水、土壤和食物产生污染的化学污染物，以及电离辐射和城市噪声等物理危害。而在中低收入国家，诸如食品和饮用水安全、室内空气污染等传统环境健康问题则受到更多重视。

第二，环境的两个不同性质维度与人类健康风险密切相关。首先是人们熟悉的物理化学和微生物环境，它们是传播特定危害的媒介，可以导致伤害、感染、中毒或营养缺乏等。其次是人们并不熟知的由现代生物圈和地圈破坏所引起的危害，造成了对生命维持系统的破坏。该系统具有稳定、补充、循环、净化和生产的作用，保证了气候稳定、粮食产量、清洁的淡水、营养循环和可持续发展的生物多样性。

联合国环境规划署（UNEP 2019）的一项评估表明，全球环境变化和无计划的城市化之间的复杂相互作用，将在巨大的空间和时间尺度上危及人类的健康。环境恶化对健康的影响会因国家或地域的不同而异，在未来，这种差异还将继续扩大。一是因为全球环境变化的强度因地区而异，另一个原因是各地区间的经济、社会和人力资本及政府的领导力存在差异。因此，为了保护人类共同的家园，减少环境健康危害，亟须全球、国家和地方各级采取行动。

二、全球化背景下的环境健康

全球化是全球范围内的人口、经济和政府之间的交流融合过程。2000 年，国际货币基金组织（IMF）指出全球化的三个基本方面：贸易和交易、资本和投资流动、人口流动和知识传播。环境挑战如全球变暖、空气污染、跨境水资源污染和海洋过度捕捞等，都与全球化密切相关。近年来，公共卫生领域开始讨论全球化背景下的环境问题，以及它们将如何影响个人和人群健康。

全球化在公共卫生领域既有积极影响，也有消极影响。全球化的积极影响在于加强健康信息和疾病防控的知识共享，这可能具有重要的环境健康益处。例如，促进结核病和烟草控制等全球健康问题的国际交流与合作；促进传播与社区环境健康及保健有关的思想和政策；促进性别平等和确保个人获得医疗服务等。然而，全球化也可能因为经济发展不平衡而扩大健康的不公平现象，从而产生负面影响。全球健康的主要威胁来自于跨国经济利益对世界货币的投机行为，通过世界贸易组织严格的市场推广政策，对弱势人群造成更严重的健康危害。公共卫生专业人员也担心全球化直接影响健康，如疾病流行模式的改变，全球气候变化的健康影响，以及在许多发展中国家仍然存在的工作条件较差问题。

中国在过去的几十年经历了经济的高速增长和社会的快速发展，庞大的人口数量和资源的相对短缺也给生态可持续发展带来了重大挑战，各种环境问题在此阶段集中出现，存在着传统环境问题和新兴环境问题共存的复杂局面。近年来，室内空气污染、食品和饮用水安全等传统环境问题在经过能源转型、饮用水工程等项目实施后得到了大幅改善，但伴随着工业化、城市化进程的化学环境污染和气候变化等问题却越来越严峻。

三、环境因素造成的疾病负担

2016 年，WHO 对环境风险造成的疾病负担进行了全球评估（Prüss-Üstün，Neira，2016）。报告显示，2012 年全球有 1260 万人的死亡归因于环境危险因素，占全球死亡人数的 22.7%，约 21.8% 的疾病负担（5.96 亿伤残调整寿命年）可归因于环境危害（图 11-1a）。

5 岁以下儿童和 50 ～ 75 岁的成年人，更容易受到环境有害因素的影响。在儿童中，环境因素对传染病、寄生虫病、新生儿疾病、营养性疾病，以及伤害有重大影响，如果消除了这些环境危险因素，那么可以避免多达 26% 的儿童死亡；在人口老龄化方面，由环境风险导致的非传染性疾病比例也变得更加显著。

另外，由于安全饮用水和卫生基础设施的可及性增加，以及家庭做饭使用固体燃料的减少，环境相关的疾病负担已经发生了巨大的变化。在过去十年，与环境风险有关的最常见疾病类型已从传染病、寄生虫病、新生儿疾病和营养性疾病转变为非传染性疾病（图 11-1b）。但疾病类型的转变与经济发展水平密切相关，多数的高收入国家如欧洲已经以非传染性疾病为主，部分发展中国家如非洲仍以传染病、寄生虫病、新生儿疾病和营养性疾病为主（图 11-1c）。

在中国，环境危险因素也是导致疾病的重要原因，特别是在低收入人群中。贫富差距导致的人群健康差异，部分是由于空气污染暴露差异和不安全饮用水暴露差异造成的。为此，中国政府出台了一系列空气治理政策和行动计划，以控制空气污染并减轻其对健康的不利影响。“十三五”生态环境保护规划提出了空气质量的改善目标，到 2020 年中国与 $PM_{2.5}$ 相关的过早死亡人数比 2010 年减少 13 万人，到 2030 年将减少 22 万人。另一项研究表明，2007 年有超过 40% 的农村居民和 6.2% 的城市居民暴露在不安全的饮用水和较差的卫生条件下，这增加了患甲型肝炎和血吸虫病的风险（Zhang，2010）。中国自来水的可及性从 1985 年占人口的 30% 提高到 2007 年的 77%，这大大减少了介水传染病的传播。例如，中国法定传染病报告系统报告的三种与水有关的疾病（霍乱、伤寒 / 副伤寒和痢疾）的发病率，在过去一段时间出现了稳步下降（图 11-2）。

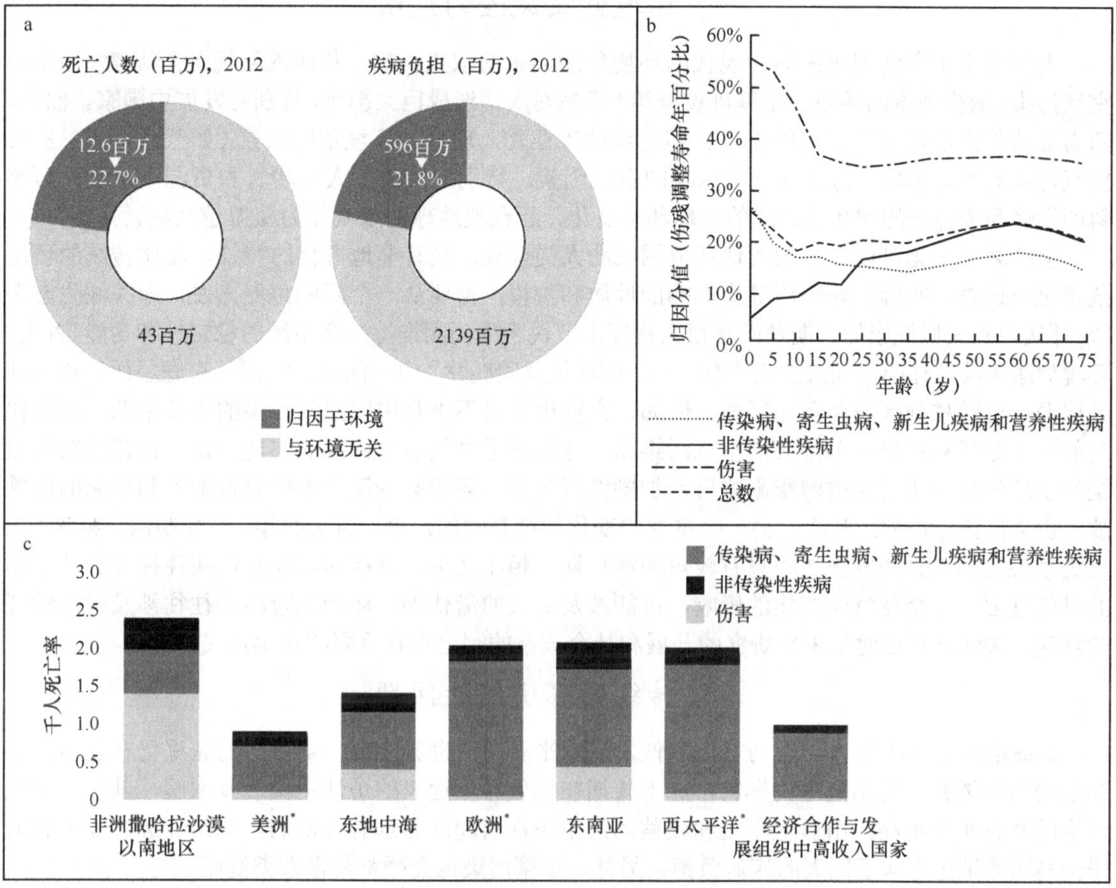

图 11-1　2012 年全球疾病的环境负担

a. 2012 年全球环境相关死亡和伤残调整寿命年比例；b. 按年龄和疾病组划分的环境相关全球疾病负担比例；c. 2012 年按区域和疾病组划分的环境相关人均死亡；* 表示非经济合作与发展组织国家

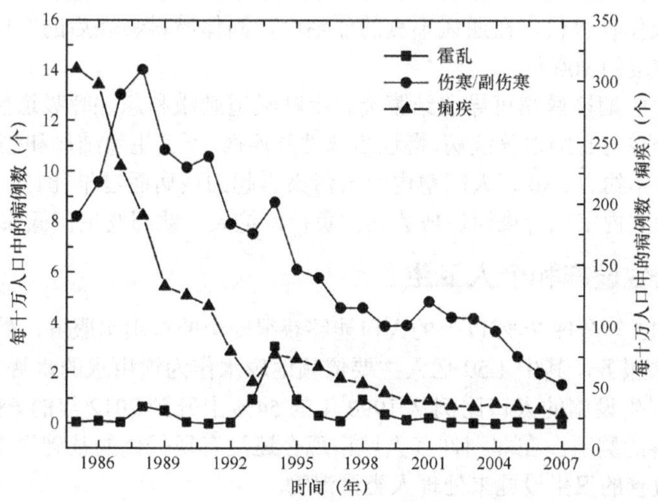

图 11-2　1985 ～ 2007 年霍乱、痢疾和伤寒 / 副伤寒感染的发病率趋势

第二节 环境健康危害

一、环境健康风险的范围

人群健康正在受到传统的和现代的环境危险因素的双重影响。传统的环境危险因素（如室内空气污染、缺少基本的环境卫生基础设施等）仍然对疾病造成巨大影响，特别是发展中国家。然而，随着显著的经济增长、快速的城市化和持续的工业化，现代的环境危险因素（如气候变化、室外空气污染等）又逐渐成为影响健康风险的重要因素。特别地，由于人口增长和资源不足及化石燃料的燃烧和废弃物的增加等造成的全球环境变化，正在使地球的承载能力变得越来越紧张。

全球环境变化可以在更大的地理范围威胁人类健康，具有非地方化的特征，相比传统的环境危害更难调查。明确全球环境健康影响的性质和规模，需要从一个新的角度出发，即关注生态系统，并认识到人群健康的长期基础在很大程度上取决于生物圈维持生命系统的稳定性和功能。首先，环境健康风险往往随空间尺度而变化。作为"环境风险转移"的一部分，它们从家庭层面转移到社区层面，再转移到区域和全球层面。例如，家庭用煤已不再是中国空气污染的主要来源。取而代之的是工业活动和机动车排放的空气污染物，这促进了空气质量标准的快速制定。在跨界空气污染和全球气候变化对人类健康影响日益加剧的背景下，环境健康风险不仅来自地方和国家的碳排放，也来自国际排放。其次，另一个重要的变化特征是时间尺度。许多传染病（如腹泻、疟疾）在人类接触危险因素和发病之间只有较短的潜伏期。相比之下，癌症和其他慢性病往往会有几十年的时间延迟。而全球气候变化的影响，可能涉及更长的潜伏期。环境风险转移往往涉及时间特征的转变，关注此特征对于未来研究的开展和社会政策的制定具有重要的现实意义。

二、传统的环境健康问题

传统的环境危害因素一般与贫穷和低发展水平有关。世界上有一半以上的家庭仍在使用未经加工的固体燃料，特别是生物燃料，加上长期在低效和不通风的炉灶中做饭及取暖，其室内空气污染的暴露水平更高。由供水不足和较差的卫生条件引起的与水有关疾病，也给非洲、亚洲和太平洋岛国等地区造成了巨大的疾病负担，另外，土壤污染也会严重危害人类健康。

（一）室内空气污染

室内空气污染是全球重要的环境危险因素。据 WHO 估计，大约有 30 亿人依靠固体燃料做饭和取暖，其中大多数居住在中低收入发展中国家。这些燃料包括煤、矿物燃料和生物质燃料，如牛粪、木材、伐木废料和农作物废料。在通风不良的住宅中，固体燃料燃烧后的室内烟雾浓度可能是大气污染物允许排放浓度的 100 倍。

燃烧生物质产生的烟雾暴露可导致结膜炎、上呼吸道刺激和急性呼吸道感染。此外，长期暴露于室内空气污染物也与心脑血管疾病、慢性阻塞性肺疾病、不良生殖结局和癌症的发病风险有关。根据 WHO 报告，每年约有 380 万人因室内空气污染引起的疾病而过早死亡。图 11-3 显示了全球在 2011 ～ 2019 年因室内空气污染而造成的死亡负担，绝大多数都发生在低收入和中等收入国家。

（二）水、卫生设施和个人卫生

WHO 估计，2015 年全球 75% 以上的人口能够获得安全的饮用水服务，然而仍有 8.44 亿人无法获得基本的饮用水服务，其中 1.59 亿人主要依赖地表水作为饮用水的水源（WHO，2017）。全球获得改善的基础卫生设施的人口比例从 1990 年的 54% 上升到 2012 年的 68%，但仍有 23 亿人没有厕所或没有改善的厕所。在非洲许多大城市现今还没有现代化的基础卫生设施，而在东南亚的很多社区也缺乏改善的卫生设施来处理人类排泄物。

受污染的水和恶劣的卫生条件可能传播腹泻、霍乱、痢疾、伤寒、脊髓灰质炎等疾病，这些疾病还可能导致机体营养不良（WHO，2017）。WHO 评估显示，每年有 84.2 万人的死亡可归因

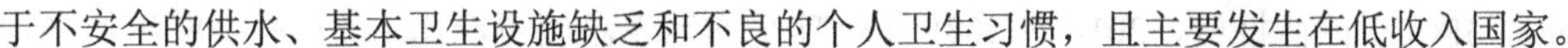

于不安全的供水、基本卫生设施缺乏和不良的个人卫生习惯，且主要发生在低收入国家。

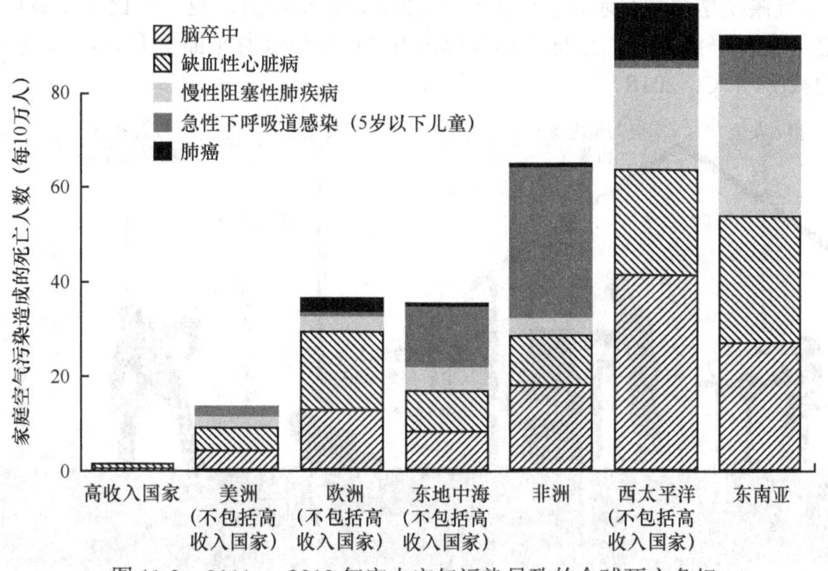

图 11-3 2011 ～ 2019 年室内空气污染导致的全球死亡负担

（三）土壤污染

当土壤中有害物质含量过多，会引起土壤的组成、结构和功能发生变化，微生物活动受到抑制，就会发生土壤污染。土壤污染可能是人类活动或自然过程造成的，且往往是由于过量使用农药、除草剂、重金属等化学物质的原因。近几十年来，由于工业化和城市化的快速发展，土壤中各种有毒金属和金属类物质的污染引起人们的极大关注。例如，对城市土壤重金属和非金属污染的研究发现，中国许多城市都存在镉、铬、汞、铅和砷污染的现象。

土壤污染物对人体健康的影响差异很大，取决于污染物类型、暴露途径和暴露人群的脆弱性。长期接触铬、铅和其他金属，石油，溶剂及许多杀虫剂和除草剂可导致癌症、先天性疾病和其他慢性健康影响。由于工业或其他人类活动，过量的自然物质如农业作业中与牲畜粪便有关的硝酸盐和氨等，也被确定为有害的土壤和地下水污染物。

污染物的暴露途径包括经口食入、皮肤接触和口鼻吸入三种方式（图 11-4）。例如，吸入或食入土壤中的镉造成的慢性健康影响包括肺癌、前列腺增生性病变、骨折、肾脏功能障碍和高血压。长期吸入砷尘也可能对健康产生不利的影响，包括皮肤损伤、皮肤癌、周围神经病变和周围血管疾病等。

三、全球环境变化与健康

近几十年来，人类关于环境问题产生健康影响的观念发生了显著的改变。30 年前，公共卫生领域最关心的是地方性的环境退化问题，如空气污染和水污染等。虽然环境问题的直接健康影响评估较为复杂，但公共卫生领域对传统环境问题采取了合理的应对措施，使得很多国家的地方性环境问题在 20 世纪得到了解决。但由于环境问题还存在非地方性，如全球环境变化对人类健康的威胁会在世界范围内普遍存在，其对健康的影响更加难以准确评估。全球环境变化主要是由于人类活动对自然和生态环境的压力造成的，其主要驱动力是人口增长、人均资源利用和废弃物产量的增加。

（一）气候变化

全球气候正在发生快速变化，由于持续的温室气体（greenhouse gas，GHG）排放，目前全球平均气温每 10 年上升约 0.2℃。温室气体排放增加了气候系统的能量，导致极端天气事件的发生频率、强度和持续时间增加。根据政府间气候变化专门委员会（The Intergovernmental Panel on Climate Change，IPCC）评估报告，2016～2035年全球平均地表温度可能比1850～1900年的平均温度高出1℃。气候模型预测显示，到21世纪末，部分地区最凉爽的夏天将比现在最热的夏天更热。气候变化还会导致海平面上升，全球平均气温上升2℃将导致海平面上升0.1米，会使1000万人口面临洪水的威胁（IPCC 2018）。

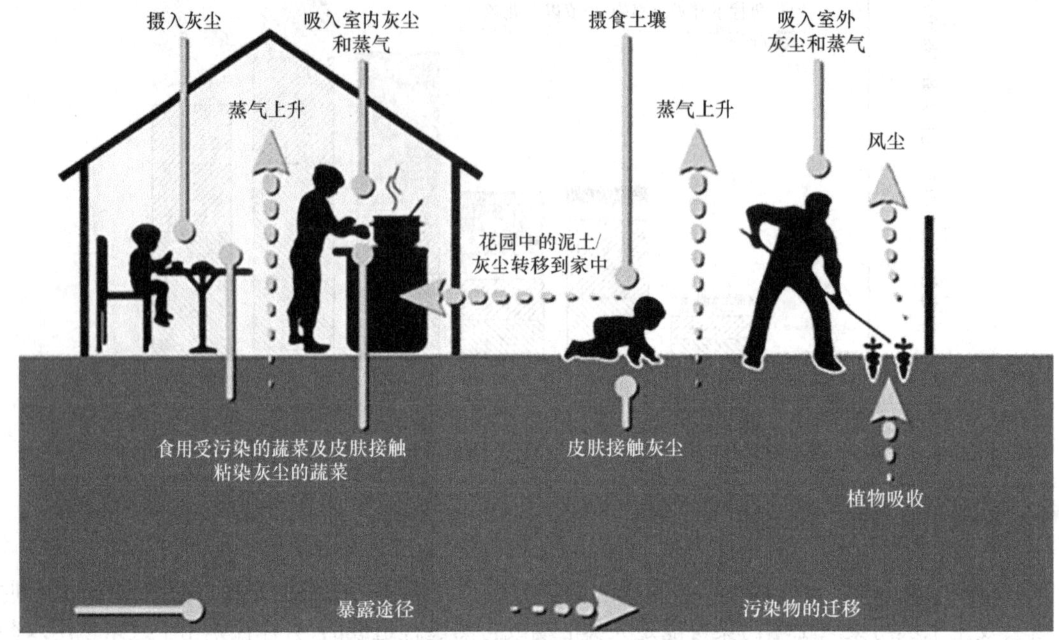

图11-4　住宅区域土壤污染的潜在暴露途径

气候变化主要通过三种途径影响人类健康，包括直接影响、通过自然系统调节的影响，以及通过社会经济系统调节的影响（Haines，Ebi，2019）。直接影响主要包括极端温度暴露导致的人群发病率和死亡率的增加，台风、洪水或干旱等极端天气事件所造成的人员伤亡，以及职业人群由于在工作场所缺乏空调冷却系统所造成热暴露的健康影响等。生态系统介导的气候变化影响主要包括媒介传染病、介水传染病、空气污染和过敏原等。媒介传染病很多是由对气候条件敏感的昆虫（如蚊子）传播引起的，而气候变化可能导致病媒的范围和活动发生变化，进而对人类健康产生影响。气温升高和降水变化可能会降低粮食产量和质量，以及引起农产品价格的上升，这会对食品消费及人群的营养和健康产生负面影响。此外，气候变化也会对人类精神心理健康产生不利的影响，如人群暴露于洪水和其他极端天气事件会增加其患抑郁及焦虑的风险（图11-5）。

（二）室外空气污染

室外空气污染包括颗粒物和气态污染物的混合体，会对人类健康造成一系列的不利影响。全球每年约有420万人因室外空气污染而过早死亡，如增加缺血性心脏病、肺癌、脑卒中和慢性阻塞性肺疾病的死亡风险。颗粒物（PM）、二氧化硫（SO_2）、臭氧（O_3）和二氧化氮（NO_2）是对健康产生危害最主要的污染物。其中，一些颗粒物可以深入肺部气管，进入血液循环，并对心脑血管系统和呼吸系统造成危害。图11-6显示了全球不同区域由于颗粒物相关室外空气污染所造成的死亡人数时间变化趋势。

但区域的空气质量也会受到来自遥远地区排放的空气污染物影响。另外，污染物的全球化还表现为某些产品生产地区排放的空气污染物可能导致其他消费地区的环境污染。一项2017年的研究通过结合四种全球模型，估算了全球不同地区在生产、消费和服务过程中产生的$PM_{2.5}$在大气运输中造成的过早死亡人数。据报道，2007年全球有345万人因$PM_{2.5}$污染而过早死亡，其中近12%的人与远离死亡地点的空气污染物排放有关。

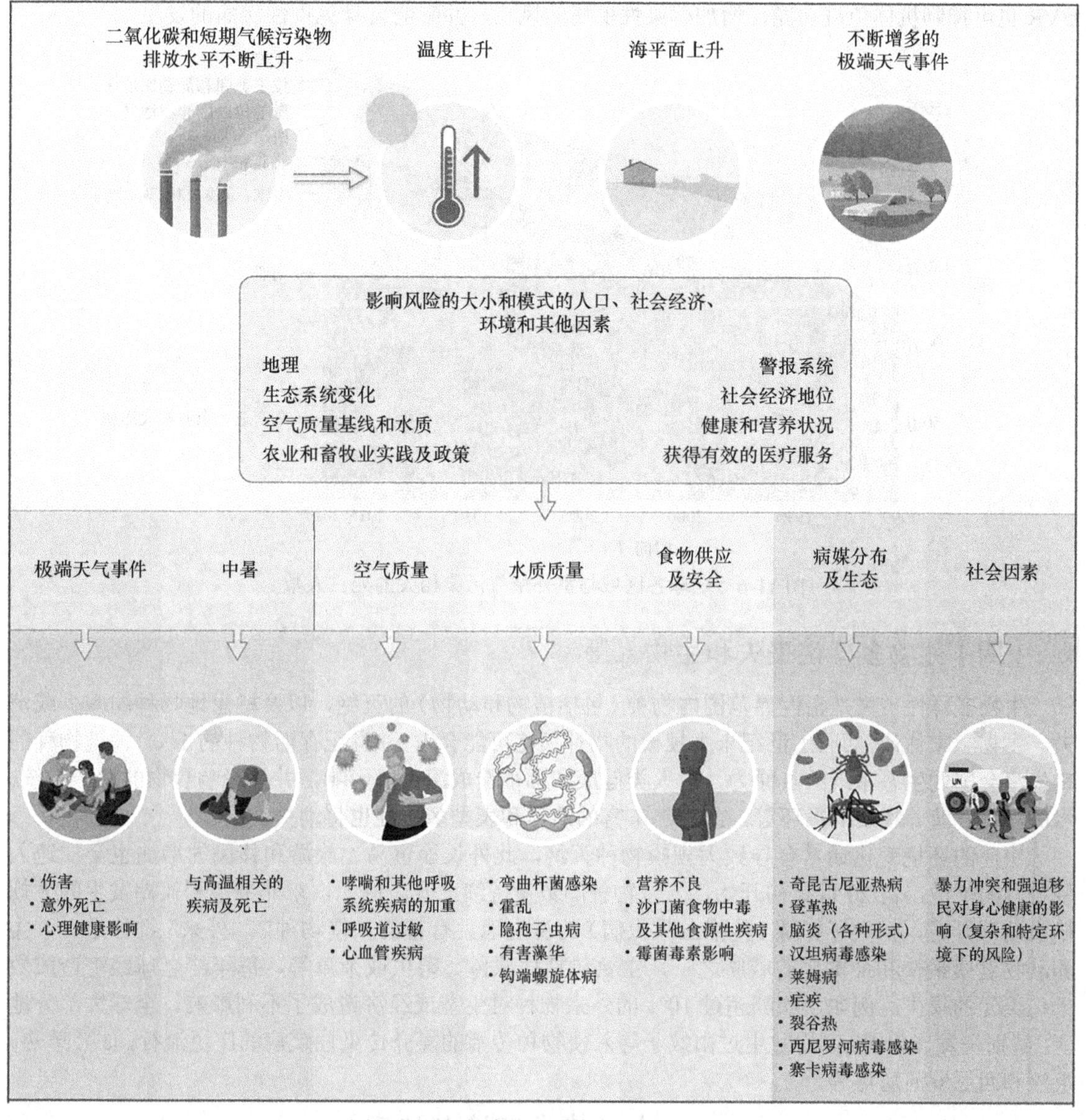

图 11-5　气候变化导致的主要健康风险

（三）平流层臭氧耗竭

近年来，人们已经认识到排放含氯氟烃和其他大气污染物会消耗平流层的臭氧，进而增加了人类的紫外线辐射（ultraviolet radiation，UVR）暴露，导致皮肤癌、白内障及遗传和免疫系统受损。研究预测，随着破坏臭氧层的主要工农业化学品正在被逐步淘汰，UVR 的暴露将在未来 20 年内达到峰值，然后开始缓慢下降。

平流层臭氧耗竭会给人类带来一系列的健康问题。流行病学证据表明，太阳辐射是导致人类患皮肤癌的原因之一，其中基底细胞癌和鳞状细胞癌是最常见的皮肤癌，与紫外线 B（ultraviolet B，UVB）的暴露密切相关。研究发现，平流层臭氧每减少 1%，这些癌症的发病率增加 2%。恶性黑色素瘤是另一种发病率较低的皮肤癌，但致死率高达 15% ～ 20%。美国的一项研究发现，UVB 辐射每增加 10% 会导致女性患黑色素瘤的风险增加 16%，男性患黑色素瘤的风险增加 19%。高强度的 UVR 也会损害眼睛的外部组织，导致“雪盲症”，而慢性 UVR 与翼状胬肉等疾病有关。此外，

UVR也可抑制机体免疫功能，增加感染性疾病的风险，并影响自身免疫性疾病的发生。

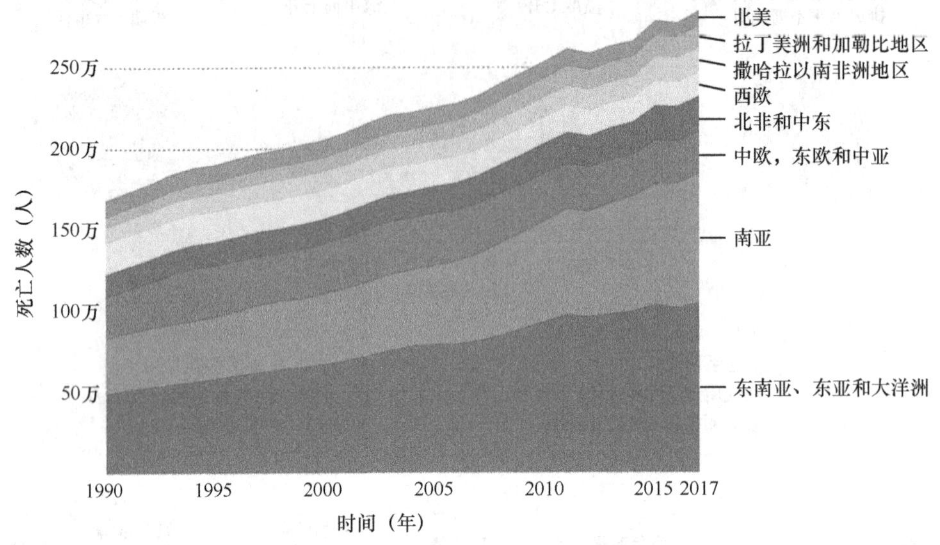

图 11-6　全球各区域与室外空气污染相关的死亡人数

（四）生物多样性丧失和生物入侵

生物多样性丧失是指世界范围内物种（包括植物和动物）的灭绝，以及栖息地物种的减少或消失。生物学家估计，到21世纪末大规模的物种灭绝可能会占19世纪存活物种的1/3。关键物种的丧失将会削弱生态系统的复原力，对人类健康和福祉造成深远的影响，并且影响食物的生产系统、水的净化、营养物质的循环等。此外，丰富的遗传和表型多样性也将消失。

快速的环境变化通常会导致大规模物种灭绝，此外长途贸易、旅游和移民的增加也会加速入侵物种的扩散。自20世纪初开始，入侵物种的数量持续上升。例如，东非维多利亚湖发生的大规模水葫芦开花，扩大了钉螺（传播血吸虫病）的滋生地。有害的入侵物种或"外来"物种是对人类和动物健康最快和最重要的威胁之一，主要包括病原体、害虫或杂草等，每年给全球经济造成数千亿美元的损失。例如，欧洲超过10%的外来物种对生态或经济造成了不利影响。全球大部分地区，特别是发展中国家，均发生过由蚊子等入侵物种传播的媒介传染性疾病的广泛流行，如登革热、疟疾和西尼罗河病毒等。

四、人工建成环境与健康

人工建成环境（built environment）主要是指由土地利用、交通规划等组成的城市环境，包括建筑密度和强度、土地混合利用、街道规划和衔接性，以及城市景观审美质量等，包含人类创造或改造的所有建筑、空间和产品。越来越多的研究表明，土地规划和建筑设计会影响居民身心健康。

建成环境对人类健康的影响主要包括以下三个方面。首先，建成环境影响体育活动。通过整合土地利用和公共交通来鼓励步行及骑自行车，保留休憩用地，设计街道网络，并为积极的交通和娱乐用途提供基础设施。其次，建成环境可以连接和加强社区交流。为社区提供清洁、安全和有吸引力的街道和公共空间，鼓励综合及私人住宅的发展，并通过积极参与土地使用决策来增强社区权利与职能。最后，建成环境可以提供公平获取健康食品的途径。主要通过减少学校附近的快餐店，保持部分农地使其成为容易获取健康食物的来源，鼓励居民建立社区花园和当地市场。

（一）城市化与交通

城市化（urbanization）是涉及政治、经济、社会、人口和地理多重变革的复杂的社会过程。城市化的定义目前尚无统一界定，根据国务院颁布的《国家新型城镇化规划（2014—2020）》，城镇化是伴随工业化发展，非农产业在城镇集聚、农村人口向城镇集中的自然历史过程，是人类社会发展的客观趋势，是国家现代化的重要标志。城镇化是现代化的必由之路，是保持经济持续健康发展的强大引擎，是加快产业结构转型升级的重要抓手，是解决农业农村农民问题的重要途径，是促进社会全面进步的必然要求，是推动区域协调发展的有力支撑。从环境健康的角度，城市化可以界定为与城市环境相关的地理、规划、社会、经济和公共卫生的持续变化过程。

尽管城市环境中的公共卫生问题有所改善，居民获得了更好的卫生保健，但城市化仍然给城市居民带来了许多职业和生活方式方面的挑战（如饮食和锻炼模式等）。城市基础设施和公共服务与快速增长的城市人口发展不协调，不仅会导致贫困人口和流浪人口的增加，同时会增加城市居民的不满情绪，导致较高的犯罪率，也会带来城市的无序扩张、空气污染和交通拥堵等一系列社会问题。

城市化进程中，随着机动车使用量的快速增加，道路交通伤害和死亡人数也在增加。缺乏完善的急救响应系统和创伤护理服务也增加了道路交通伤害的风险。直到 2003 年中国第一部主要的交通运输法律《中华人民共和国道路交通安全法》颁布后，与道路交通有关的伤亡人数才呈现下降趋势。2015 年我国由机动车造成的道路交通死亡比例为 87%，且道路交通伤害和死亡的分布在不同地区存在显著差异。

国家制定实施的空气质量和排放控制技术标准会对大气污染防治产生积极的影响，但日益增长的车辆数量和交通拥堵造成的空气污染问题仍然形势严峻。另外，当前的城市规划与设计更加倾向于机动交通工具，且由于缺乏完善的城市体育锻炼基础设施，阻碍了居民的体育活动及其相关的健康效益。尽管城市化建设过程中面临诸多复杂的挑战，但城市规划和政策方面的技术进步与工具创新将会有助于使城市成为可持续发展的重要力量。

（二）城市热岛

城市热岛效应（urban heat island，UHI）是指城市或大都市的中心地区比其周围的郊区或农村地区更温暖的现象（图 11-7）。城市热岛效应在夏季和冬季最明显，其主要由地表变形引起的，而能源利用余热是其中的一个重要因素。随着城市中心区域人口的增长，城市热岛效应的面积和强度也在不断扩大。

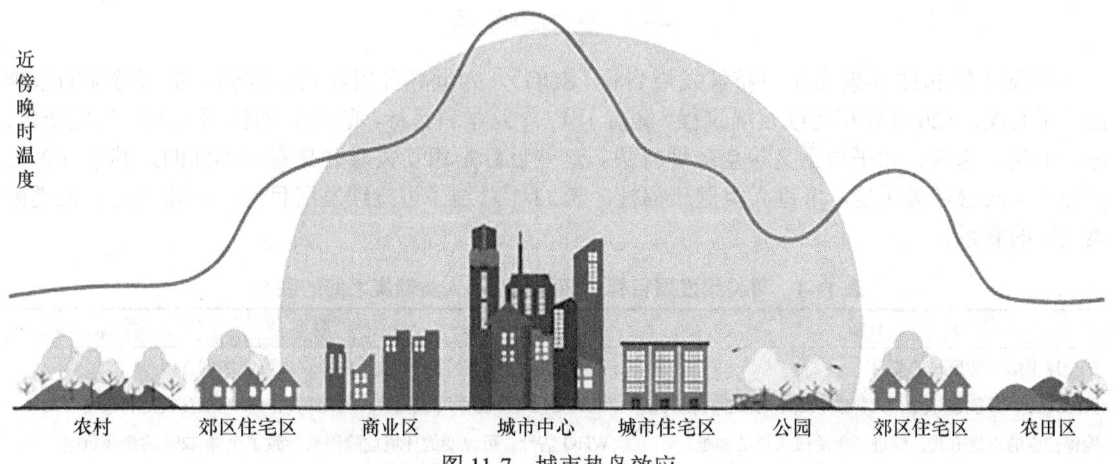

图 11-7　城市热岛效应

城市热岛效应可加剧空气污染、影响降雨模式、增加洪水风险及降低水质，从而加剧对健康的不利影响。城市热岛效应对人类健康效应最直接的影响是极端高温暴露带来的健康风险。大量研究表明，炎热的天气会导致与热相关的过早死亡在几天内达到顶峰。例如，2021 年加拿大西部的不列颠哥伦比亚省出现了49.5℃的极端高温天气，并导致了500例死亡。由于城市热岛效应带来的额外热量，会导致城市人口的热相关健康风险更高。因此，随着城市化进程的快速增长，人口对热暴露的脆弱性预计会增加。此外，由于高密度的住宅和有限的绿化空间，不良的建筑设计和城市规划还会加重城市热岛效应的潜在热负荷。

（三）光、噪声及核污染

城市中存在许多光污染来源，特别是体育场灯光和路灯等。光污染会影响机体由松果体分泌的褪黑激素的合成，这种激素是一种强大的抗氧化剂，会增加人体中谷胱甘肽的合成，参与调节免疫系统和睡眠。褪黑激素还能够保护细胞核和线粒体DNA，缺失时会增加机体罹患癌症的风险。夜间暴露灯光还会增加女性患乳腺癌、阿尔茨海默病、自闭症、心血管疾病及抑郁症的风险。此外，光污染与肥胖之间可能也存在潜在关联性。

噪声污染的主要来源是交通、嘈杂的音乐及建筑工程。长期或过度接触噪声会导致一系列的健康问题，主要包括精神压力、注意力不集中、工作效率降低、睡眠不足和疲劳，以及认知功能障碍、耳鸣、心血管疾病和听力丧失等健康问题。WHO发布的《环境噪声造成的疾病负担》报告显示，噪声污染至少造成西欧国家每年一百万的寿命损失年。尽管其他形式的污染正在减少，噪声污染却越来越多，其中交通噪声是第二大环境健康危险因素（第一是空气污染）。

核污染的电离辐射释放到环境中也会严重威胁人类健康，主要包括核燃料循环、核反应堆运行和核事故。世界范围曾经发生过多次严重危害人类健康的核反应堆事故，例如，克什特姆核废料爆炸事故（1957年）、温斯乔火灾（1957年）、三英里岛核泄漏事故（1979年）、切尔诺贝利核事故（1986年）和福岛第一核电站事故（2011年）。核污染事故对人类健康的影响是复杂而持久的，此外灾后的人群疏散和长期流离失所对老年人与住院患者等脆弱人群也造成了更加严重的健康危害。

第三节 环境健康风险的应对

政府、社会和个人都需要采取积极的行动以应对环境健康风险，并需要重点关注全球环境变化带来的新威胁。否则，地球将可能因为气候和环境的持续恶化而变得越来越不适宜人类居住。

一、全球响应

联合国在2015年发布了可持续发展目标（SDG），为世界各国建设更健康、更可持续的未来描绘了蓝图。《2030年可持续发展议程》涵盖了17个跨学科目标，它关注贫困、不平等、气候变化、环境退化、繁荣、和平与正义等全球性挑战。这些目标是相互关联并具有包容性的，其中许多目标侧重于改善环境质量，增进人类健康福祉。表11-1总结了可持续发展目标、环境风险和人类健康之间的联系。

表11-1 可持续发展目标、环境风险和人类健康之间的联系

目标	联系
在全球消除一切形式的贫困	贫困的环境和社会可能导致疾病，这也可能加剧贫困
消除饥饿，实现粮食安全，改善营养状况，促进可持续农业	气候变化与生态系统退化等环境问题共同影响粮食安全和粮食可及性
确保健康的生活方式，促进各年龄段人群的福祉	WHO估计，可改变的环境危险因素导致了全球22%的疾病负担
确保包容和公平的优质教育，让全民享有终身学习机会	确保获得基础教育服务和资源对实现这一目标很重要，因为它使人们能够把更多的时间花在学校、作业、成人学习和专业培训上
实现性别平等，增强所有妇女和女童的赋能	为家庭收集水和燃料等艰巨而耗时的任务，导致了严重的性别不平等
为所有人提供水和环境卫生并对其进行可持续管理	水的可及性与其他可持续发展目标有更多的交叉联系，包括通过管理水资源来改善粮食安全和性别平等

续表

目标	联系
确保人人获得可负担、可靠和可持续的现代能源	使用固体燃料做饭和取暖造成家庭室内空气污染，每年导致全球 430 万人过早死亡
促进持久、包容和可持续的经济增长，促进充分的生产性就业和人人获得体面的工作	通过提供环境服务来应对健康风险可以创造许多就业机会，这符合“绿色经济”的要求
建设具备抵御灾害能力的基础设施，促进具有包容性的可持续工业化，推动创新	为了实现可持续发展目标，需要对现有制度进行创新改造，以实现社会和部门的不同功能
减少国家内部和国家之间的不平等	就国家内部和国家之间的主要环境风险而言，存在城乡和收入差异
建设包容、安全、有抵御灾害能力和可持续的城市与人类居住区	许多环境风险如空气污染和供水，往往对城市和农村居民产生不同的影响
采用可持续的消费和生产模式	消费和生产模式与环境污染、化学品、水和卫生等关键环境风险有着密切关系
采取紧急行动，应对气候变化及其影响	气候变化与许多目标有关，影响到空气质量、水资源、荒漠化和粮食生产，进而影响到人类健康
保护海洋和海洋资源以促进可持续发展	海洋是一种可持续的食物资源，需要对流入河流和海洋的排泄物进行卫生管理
保护、恢复和促进可持续利用陆地生态系统，可持续管理森林，防治荒漠化，制止和扭转土地退化，遏制生物多样性的丧失	为了解决环境污染对人类福祉的影响，控制和扭转不必要的土地利用，关于沙漠化、生物多样性和气候变化的《里约热内卢公约》应运而生
创建和平、包容的社会以促进可持续发展，让所有人都能诉诸司法，在各级建立有效、负责和包容性的机构	不公平地获得生态系统服务，如清洁水源和能源，可能导致不平等问题和地区冲突，以及移民和流离失所
加强治理手段，重振可持续发展的全球伙伴关系	卫生部门和非卫生部门必须共同努力，有效解决环境介导的疾病负担

二、国家行动

各国政府对经济发展、产业政策、土地利用具有广泛的影响，是环境问题的主要管理和决策机构，在保护环境和促进健康方面应该发挥重要作用。

1. 法规和标准　环境健康保护包括许多措施，包括限制和消除工业环境中的有害物质及废物，限制空气和水中有毒物质的排放，保护濒危物种，立法保护土地等。禁止有害的消费品和化学品是另一项措施。例如，2007 年，澳大利亚政府禁止使用白炽灯泡，取而代之的是更环保的荧光灯，到 2012 年，澳大利亚约减少 80 万吨碳排放，并降低家庭电费。

为了控制环境危险因素对健康的影响，减少环境相关性疾病的发生，保障国民健康，促进社会与经济协调发展，中国政府也采取了相应措施。例如，2005 年我国颁布《国家环境与健康行动计划（2006—2010 年）》，规定了我国环境健康行动的目标、内容和保障措施，为促进环境与健康提供了很大的帮助。此外，党的十九大提出了实施健康中国战略的重大决策部署，并制定了《健康中国行动（2019—2030 年）》。其中，重要行动中有专门一个章节为健康环境促进行动。该行动通过针对影响健康的空气、水、土壤等自然环境问题，室内污染等家居环境风险，道路交通伤害等社会环境危险因素，分别给出了健康防护和应对建议，并提出了政府和社会应该采取的主要措施。党的二十大报告提出“推动绿色发展，促进人与自然和谐共生”，并将“健康中国”作为我国 2035 年发展总体目标的一个重要方面，提出“把保障人民健康放在优先发展的战略位置”。

2. 绿色税收和激励　对碳排放、生活垃圾、汽车购买、地下水开采和水污染物征收绿色税的目的是通过对工业、公司和消费者征税来降低污染水平。在一些欧洲国家，政府使用碳税和其他生态税来鼓励可持续的土地及水的使用，从而促进生态系统的平衡。绿色政策还包括鼓励和补贴绿色投资。例如，荷兰政府对鼓励并付钱让员工使用公共交通的公司进行补贴。另外，世界上一些对绿色税收政策不太关注的国家现在正在加强这方面的管理。2014 年，拉丁美洲超过 50% 的电力来自可再生能源，而世界平均水平为 22%。2015 年，哥伦比亚制定了一项行动计划，以减少环境影响，提高生活质量，增加获得更清洁和可再生能源的机会。2014 年，智利设立了碳税，作为其政府税收改革计划的一部分，并在 2016 年对所有新车销售征收绿色税。

在中国，为树立和践行绿水青山就是金山银山的理念，坚持节约资源和环境保护的基本国策，推进绿色发展，建设美丽中国，税务系统也构建了生态税收体系。2018 年，中国开始实施《中华人民共和国环境保护税法》，环保税的开征有效发挥了“多排多缴、少排少缴、不排不缴”的反向约束和正向激励机制作用，双向发力促进转型升级，促进了绿色发展。

生态税收体系的建立和实施可以促进碳中和目标的实现，政府间气候变化专门委员会（IPCC）《全球变暖 1.5℃特别报告》定义碳中和：在全球范围内通过人为二氧化碳移除来抵消人为二氧化碳排放，以此达到二氧化碳的相对零排放。目前，全球多个国家都已经开展碳中和行动，但是相关政策文件的制定程度和具体的实施力度各有不同。中国于 2020 年 9 月第七十五届联合国大会一般性辩论中宣布碳中和目标，明确提出“力争于 2030 年前达到峰值，2030 年单位国内生产总值二氧化碳排放将比 2005 年下降 60% ～ 65%，努力争取 2060 年前实现碳中和”。至于相关的政策及法律还在制定过程中，预计未来随着各相关政策的出台及实施，我国碳排放状况将有巨大改善。

3. 可持续技术 发展可再生能源和可持续技术对改善环境状况具有重要作用。目前，全球大约有 30 亿人由于难以获得清洁燃料而呼吸有害的室内空气污染物。此外，全球有近 10 亿人在无电的环境下工作，其中一半居住在撒哈拉以南非洲地区。幸运的是，在过去十年中，全球在实现发展目标方面取得了一些进展，如水力发电、风力发电和太阳能发电，以及单位国内生产总值能耗比例的降低。然而，未来仍有许多挑战，需要进一步努力获取清洁燃料和技术。同时采取更多行动，将可再生能源应用于建筑、运输和工业的终端应用。此外，能源领域的公共和私人投资也应得到加强，重点放在监管和创新商业模式上，以改造能源系统。

中国近年来一直注重可持续技术的发展，在可持续技术及其应用上取得了一系列重大突破。中国现在是世界上最大的可再生能源生产国，拥有世界首屈一指的风能企业。深圳市目前所有公共汽车和出租车都已经被替换成不使用化石燃料的电动车型，中国的绿色发展必将对全球产生积极的影响。当今世界科技迅速发展，日益成为人类社会进步的强大动力。我们应努力把科学技术特别是信息、生物等高新技术领域的成果，应用于人口健康资源利用、环境保护和生态建设。

三、地方努力

虽然在全球和国家层面的努力将产生更为广泛的影响，但许多有利于生态环境保护和可持续发展的政策与行动在地方层级上会更加有效。

1. 绿色城市与生态设计 城市在全球可持续发展议程中具有核心地位。生态设计力求减少环境危害，同时将绿色空间和活跃的交通工具融入城市环境。由于住宅建设和运营消耗了全球约 40% 的能源，因此要大力发展生态住宅和绿色商业建筑，努力实现低能耗、低水耗和最低汽车需求。近几十年来，包括芝加哥、克利夫兰和圣莫尼卡在内的许多美国城市及地方政府都制定并实施了可持续发展计划。虽然已经取得了显著进展，但可持续性行动仍处于形成阶段。北欧及西欧国家对城市可持续性和城市绿化政策的承诺很少得到实现。典型的绿色城市体现了广泛的生态设计和规划概念，包括太阳能和风能的转化、社区粮食生产、新开发区和城市社区的自然排水，这些都证明了生态和城市环境可以共存。在欧洲很多城市体现了生态设计和规划的概念，如德国弗赖堡市的沃班生态村和英国伦敦的泰晤士港。

生态文明建设是中华民族永续发展的千年大计，绿色生态可持续发展的理念在中国新城开发规划建设与管理中也得到体现与落实。为了积极践行绿色发展理念，中国也不断发展生计生态城市，完善生态发展制度，将绿色理念融入科学布局，以绿色低碳发展为方向，实现生态城市的健康运行，为生态城市可持续性的经济繁荣，打造以生态产业为核心的竞争力。《中共中央关于制定国民经济和社会发展第十四个五年规划和二〇三五年远景目标的建议》更是提出，实施城市更新行动。通过将城市更新与绿色城市建设相结合，将城市物质环境的绿色更新与城市社会软环境的绿色重构相统一，实现功能复合、健康宜居、安全韧性的城市更新模式。

2. 公共交通系统 实施安全、便捷、低污染、廉价的公共交通系统对城市健康非常重要。一些城市创新性地实施了共享汽车项目，以消除私家车的需求。在荷兰，减速带和人行道的延伸、物理屏障的引入、街道上树木的排布和停车场的减少有效地减少了汽车的流量。此外，作为一种对环境友好、对健康有益的交通方式，非机动车可能是汽车运输的最佳选择。一些城市通过对汽车使用和泊车征收生态税、建立自行车共享系统、增加或粉刷自行车道及为自行车道设置保护屏障来促进自行车使用。

建设绿色生态城市，绿色交通系统是重要组成部分。以南京市南部新城绿色生态示范城区为例，通过规划全覆盖、高品质的公共交通体系及稳静化、慢生活的步行和非机动车交通网络，从而构建公交主导、步行（骑行）友好、绿色生态的交通体系。近年来，中国的公共交通网络建设取得了举世瞩目的成就。干支衔接、贯通全国的公路网已经形成，数百个民用机场织成的航线网范围越来越广，“八横八纵”的高速铁路网宏大蓝图也在走向现实，方便快捷的轨道交通也在高速发展，这些不可或缺、全覆盖、高品质、低能耗、低污染、大运量的基础设施网建设对我国生态文明建设意义重大。

四、星球健康：通往健康未来之路

在减少环境危险因素的过程中，环境健康科学家需要考虑几个重要概念。其中，环境影响评价（environmental impact assessment，EIA）是指为评估项目开发造成环境后果的过程。环境影响评价旨在评价风险评估和决策过程中任何可用方法对环境的影响，是确保人类在环境条件下生存的重要方法，是对规划和项目实施后可能造成的环境影响进行分析、预测和评估，提出预防或者减轻不良环境影响的对策和措施，进行跟踪监测的方法与制度。环境影响评估的独特之处在于，它要求决策者在决策时考虑环境价值、对潜在环境和健康后果的详细评估和公众意见，而不是遵循预先确定的环境结果。

健康影响评估（HIA）也是一种实用的方法，主要用于判断政策、规划或规划对人口特别是弱势人群的潜在健康影响。健康影响评估会促进决策者和利益相关者最大化采取对健康有积极影响的建议，最小化采取对健康有负面影响的建议。健康影响评估目前已经应用于文体、教育、环境、农业等多个领域，但是具体内容仍需长期探索，在全球化的背景下，随着世界各国关注度及实施度逐渐上升，其意义和现实价值将会越来越凸显。

当面临复杂的环境问题时，预防原则为保护所有生命和维持生态系统采取预测、分析和防范措施，以避免、消除由此可能带来的环境损害。《里约宣言》第15条原则是现行出版物和国际宣言、条约中最具代表性的预防定义之一。它将预防定义为“为了保护环境，各国应根据其能力广泛适用预警原则。如果环境受到严重或不可逆转的破坏威胁，不应以缺乏充分的科学确定性作为推迟采取具有成本效益的防止环境退化措施的理由”。

人类健康受益于20世纪农业、工业、技术和公共卫生的空前发展。然而，巨大的全球社会经济进步正在给地球的自然环境和生态系统造成严重的损失。众所周知，地球维持人口增长的能力正在下降，这是由人口增长和不可持续的资源消耗之间的矛盾造成的。我们对生态系统的持续破坏对人类和其他物种的生存均会产生严重的威胁，并可能最终导致人类文明的消失。因此，我们迫切需要改变我们的价值观和做法，这应以认识到我们面临的相互依存和相互关联的健康风险为基础，在社会各个层面上采取新的协作和民主行动，并需要一种新的“星球建康”和“人人享有卫生保健”的原则，这项原则要求我们保护并增强对地球和人类系统的适应力。

就范围而言，星球健康涉及人类文明的可持续性，不公平、无效和不可持续资源消耗的代价，以及人类健康。除了考虑人类和环境健康之外，星球健康还要求采取跨学科办法，审查政治、经济和社会制度。原星球健康宣言和洛克菲勒基金会柳叶刀星球健康委员会将星球健康定义为“通过对人类系统——政治、经济和社会系统的审慎关注，在全球范围内实现可达到的最高健康、福祉和公平标准，这些标准塑造了人类的未来，并界定了人类可以在其中蓬勃发展的安全环境限度”。简而言之，星球健康是人类文明健康和人所依赖的自然系统的状态。星球健康作为一种生活态度和生活哲学，强调的是人而不是疾病，注重公平，努力减少收入、文化、性别和地域造成的健康差异，把知识作为社会变革的原因之一，支持逐步实现最高水平的健康和福祉的权利。

人类和其他物种共享一个地球，相同的环境风险、传染媒介、其他生理和心理健康因素的基本假设是由“同一健康”“生态健康”和“星球健康”所推动的。但是，这三种方法有不同之处。“同一健康”是一种结合了公共卫生和动物医学的方法学。“生态健康”更注重生物多样性，强调所有生物，这意味着寄生虫、单细胞生物和病毒是有价值的，应该受到保护。“星球健康”的基础是理解自然系统和人类系统之间的相互依赖性。它致力于推进一个新的多学科领域，寻找应对由于我们对地球管理不善而造成的健康风险。

总而言之，在过去的几十年里，环境发生了空前的变化。与全球环境相关的疾病负担代表了全世界对环境风险严重性及各种污染源对人类健康造成的不利影响的关注。2016 年 WHO 全球环境健康风险评估报告指出，可改变的环境因素造成全球 23% 的死亡和 26% 的 5 岁以下儿童死亡。在全球化的背景下，健康信息和疾病预防与控制知识交流的增加可能对环境健康产生益处。然而，由于经济变化，全球化也加剧了健康不平等的现象。

环境健康危险因素可能是物理的、化学的、生物的或者社会心理的。它们包括传统的环境影响因素，如较差的卫生设施和条件、不安全的饮用水、室内空气污染等，这些都会对健康产生不利影响。它们还会继续加重许多发展中国家的环境相关疾病负担。环境健康也是一个动态的、不断发展的领域，随着经济的显著增长、城市化和工业化的持续推进，大气污染和气候变化等全球性环境问题正在影响着人类健康。这些环境问题造成的健康影响有些是间接的，并且在较大的空间尺度和较长的时间尺度上发生作用，且环境健康风险的时空分布也在不断变化，可能对全球人口的预期寿命和健康改善造成威胁。

随着城市化的持续推进，城市交通、热岛效应、光、噪声污染对人类健康的影响日益受到重视。我们塑造着建成环境，建成环境也塑造着我们，城市化使得探究建成环境对健康的影响极具价值。现有研究表明不契合群体需求的建成环境会带来种种问题，如交通堵塞、环境污染、肥胖等。另外，建成环境若能在土地利用模式和交通系统等方面与群体的生活健康需求相匹配，那么便能在多维度上降低环境健康危险因素，促进城市的绿色发展，增强居民的生活幸福感。

环境健康问题的规模和复杂性要求我们做出更大的努力来研究环境与健康之间的相互作用。为了应对这些挑战，需要加强多学科的合作，以及促进全球、国家和地方的多层次和多部门行动开展。《2030 年可持续发展议程》包括了 17 项可持续发展目标，其中许多目标都会提高环境的质量，促进人类的健康和福祉。人类文明有赖于人类社会、自然系统的繁荣和自然资源的合理管理。星球健康是一个新领域，需要多学科的想法和解决方案，以指导我们对地球进行创造性管理，从而保护人类健康。

（黄存瑞）

思 考 题

1. 高收入的发达国家与中低收入的发展中国家面临的环境健康问题存在什么样的差异？

2. 随着人类对全球环境的影响在不断扩大，人们开始关注野生动物栖息地被破坏的后果。这可能会带来哪些健康风险？

第十二章 行为心理因素与健康

人的健康受到多种因素的影响，现代医学研究表明，疾病的产生、发展及转归和预后，很多是由心理、社会的刺激因素所引起的行为和情绪变化而导致；同时也受到行为生活方式的影响，而且行为和心理因素又会相互作用和相互影响。因此，关注行为和心理因素对健康的影响并剖析其作用机制，对于健康管理作用的有效发挥至关重要。本章主要介绍行为心理因素的概念与特征，阐述行为生活方式、心理因素与健康的关系，并提出行为心理问题的干预措施。

第一节 概 述

一、基本概念

（一）行为

行为是将思想意识付诸行动的所作所为，它是在一定的物质条件下，不同的个人或群体，在社会文化制度、个人价值观念的影响下，在生活中表现出来的基本特征，或对内外环境因素刺激所作出的能动反应。

人的行为可分为外显行为和内在行为：外显行为是可以被他人直接观察到的行为，如言谈举止；而内在行为则是不能被他人直接观察到的行为，如意识、思维活动等，即通常所说的心理活动。

（二）心理

心理是指人的心理过程和个性心理特征的总称。心理过程包括认知过程、情感过程和意志过程；个性心理特征包括能力、气质和性格。

影响人健康的因素有很多，分为生物因素和非生物因素，其中心理因素就是重要的非生物因素。种种研究表明，人的心理因素与其身体健康状态息息相关。例如，产生抑郁症的原因纷繁复杂，通过调查研究发现，其中大部分病例是由生理或社会、心理因素引起的。再如，冠心病是一类心血管疾病，即症状表现为躯体性的，而其成因与心理因素有关。国内外相关调查发现，冠心病的发生与患者受教育程度、紧张焦虑、职业应激等因素都有关联。

（三）心理社会因素

心理社会因素是指在社会环境中普遍存在的，能导致人的心理应激从而影响健康的各种社会因素。社会因素是影响心理活动及行为的基本因素，包括社会文化、社会关系、社会工作和生活环境等。心理社会因素与健康之间的因果关系有以下三种情况：一是心理社会因素是影响健康状况的原因；二是心理社会因素与健康之间互为因果；三是心理社会因素在其他因素的致病过程中。

（四）心身疾病

心身疾病是一组与心理社会因素密切相关，但以躯体症状表现为主的疾病。主要特点包括：①心理社会因素在疾病的发生与发展过程中起重要作用；②表现为躯体症状，有器质性病理改变或已知的病理生理过程；③不属于躯体形式障碍。

二、行为心理因素的特点

（一）行为的特点

1. 具有主观能动性 个体行为不是盲目的，任何行为的产生绝不是偶然出现的，行为者可能会并不自觉地意识到自己的行为是在一定的意志支配下产生的，具有主观能动性。但在外在环境的作用下，个人可能会改变行为的强度和方向。

2. 具有因果性 将行为看作表现出来的结果，则这个行为必然存在事先的一个原因；当然，在行为产生之后，这个行为又可能成为促发下一个行为的原因。

3. 具有持久性 人的行为包括先天性行为和后天学习性行为。后天学习性行为主要受条件反射控制，逐渐建立起持久稳定的行为模式，形成行为习惯。习惯常是满足人的某种需要，可能起到积极和消极的双重作用。

4. 具有可改变性 人不仅有最基本的生理需求，也有复杂的社会需求。人的各种活动是在一定的自然环境和社会环境下进行，必然会受到外在环境的影响，在主观能动性的作用下会对环境刺激作出适应性反应。因此，可以通过制定政策、构建健康文化、实施干预等方式改变人的不健康行为。

（二）心理社会因素的特点

1. 具有复杂性 心理社会因素的概念非常复杂，其内涵和外延常常会因研究者的认识不同而有所区别。

2. 具有交互性 各心理社会因素之间，以及心理社会因素与其他因素之间存在广泛而复杂的相互作用，很难分离出相对独立的心理社会因素。

3. 不易测量 心理社会因素必须通过个体的评估才会对健康产生积极或消极的影响，而对心理社会因素的评估则会受到价值观念、个性、应对方式、社会支持等诸多因素的影响。它的测量主要依靠自我评价和自我报告，缺乏一般意义上的客观方法。

第二节 行为生活方式与健康

一、行为与健康行为

人既有生物动机，也有社会动机，不仅有最基本的生理需求，也有复杂的社会需求。行为的出现有它内在的动因，即人的行为是对这些需求的表达。与此同时，人的各种活动必然是在一定的自然和社会活动中进行，一切内在的愿望动机必然要受到外在环境的影响。行为是个体对环境刺激所作出的适应性反应。更重要的是，人类不是一种类似机器的反应机体，人类活动绝不是被无法控制的内部和外部力量所驱使，人有自我意识和行为自我调控能力，所以人的行为具有能动性。因此，行为可以概括为人类在内外因素的共同作用下产生的外部活动。

20世纪60年代，卡斯尔（Kasl）等提出了健康行为，认为它是人们为了预防疾病或及早发现疾病而实施的行为。随后，戈赫曼（Gochman）针对个人提出了健康行为的定义，认为内容不仅包括可观察到的外显行为，还包括可以报告、测量的心理事件和感受状态。他将健康行为定义为“与健康的维持、恢复和改善相关的明显的行为图式、行动和习惯”。健康行为的功能从早期对疾病的预防和发现，扩展到疾病的康复、健康的促进和维持。帕克森（Parkerson）将健康行为定义为个人、群体采取的改善应对技能、提高生活质量的行为及决定条件、相关因素和结果，包括社会变化、政策发展和实施等。

健康行为在此处指健康相关行为，是指个体或群体与健康和疾病有关的行为。按照行为者对自身和他人健康状况的影响，可分为促进健康的行为和危害健康的行为。

二、行为因素与健康

健康行为因素与慢性病密切相关，慢性病是当今健康的头号杀手。严重影响到健康的慢性非传染性疾病有心脑血管疾病、癌症、慢性呼吸道疾病、糖尿病等。个体行为生活方式的差异对其健康有着重要影响，不良行为方式会加快疾病的发生，如吸烟、酗酒等。

影响健康的行为因素可以分为健康行为促进因素与健康行为阻碍因素。健康促进行为是指个体为维护或促进健康、满足自我、实现自我而采取的有利健康的行为；或是能够帮助人们最大限度地激发潜能，取得较高健康水平而采取的行动。健康行为促进因素包括家庭内部支持、以媒体为主的健康知识来源、良好的遵医行为等；健康行为阻碍因素包括较低的认知水平、畏惧心理、落后的民俗文化、不信任社区健康教育等。

众多证据表明，调整或改变不良行为就能有效减少疾病的发生。美国在20世纪50年代至70年代初，临床诊断和治疗技术突飞猛进，但死亡率并没有下降。70年代后，美国逐渐重视生活方式对人们健康的影响，通过政策举措和大众干预使人们的生活方式得到改变，许多慢性病的发病率和死亡率均明显下降。世界银行报告，50%以上的慢性病负担可通过改变生活方式和控制行为风险来预防。

三、健康行为的观点与理论

（一）生物学观点

许多健康行为存在生物学基础，如神经系统和内分泌系统均与健康行为有着密切关系。吸烟可能是21世纪危害中国人健康的重要因素。

烟草危害是当今世界最严重的公共卫生问题之一，是人类健康所面临的可以预防的最大危险因素。据WHO调查统计，截至2019年全球约有11亿烟民，每年有500多万人因烟草致死。若按其趋势发展，到2030年，全球每年因烟草致死人数将超过800万人，且3/4将集中在发展中国家。

从生物学视角分析，与吸烟成瘾的有关物质是存在于烟草中的尼古丁。尼古丁又称烟碱，是高度成瘾性物质，其成瘾性仅次于海洛因。尼古丁可作用于吸烟者的大脑，使吸烟者对烟草产生依赖，是导致烟草成瘾的主要成分。尼古丁还可引起血管收缩、血压升高、心跳加快，引起冠状动脉痉挛，血管内膜受损，诱发心绞痛和心肌梗死。人在一定的时间摄入一定量的成瘾物（酒精、咖啡因、尼古丁等）之后，可以激活人脑中的一个区域，即奖赏中枢区域，从而对其产生高度的依赖。

（二）心理学观点

1. 自我表达理论　很多不良行为方式与自我表达关联。青春期由于不恰当的自我表达方式是多种危险行为的易感时期。青少年为了使自己得到社会的认可，常借助吸烟与饮酒等不健康的行为方式，试图让自己像成年人那样世故与老练，从而养成不良的行为生活习惯。因此，我们应该对青少年的易感窗口进行适当的干预，加强健康行为生活方式的宣传，让青少年回归身心健康。

2. 心理压力理论　包括压力反应说与压力刺激说。塞利在贝尔纳德（Bernard）和坎农（Cannon）研究的基础上，明确指出压力是身体对任何需求的非特定的反应，由此，他提出了一般适应综合征的压力反应模式，他认为，人面临压力的反应包括三个阶段：预警阶段、抵抗阶段、耗竭阶段。压力刺激说认为工作压力是作用于个人的力量或刺激，一种给人们增加要求的外部力量，从而导致人的紧张反应。它把压力看成是人对外界刺激所引起的生理的紧张、恐惧等，强调的是人的一种生理反应。压力反应说与压力过高有关，当压力过高时，就会产生饮酒等不健康的行为；压力刺激说与缺乏压力有关，缺少应对压力的方法也会对健康产生一定的影响。

3. 情感激发理论 处于青春发育期的青少年有着较高的情感激发需求，他们往往通过某种方式使自己达到某种愉快的状态，存在同学之间的从众心理而去吸烟或饮酒等，以此来证明是“合群”的表现。很多不良成瘾行为的诱惑在于表面上可以获得暂时的“愉快”，然而，我们可以通过建议“娱乐”或者“锻炼”的方式减少他们成瘾的不良行为。

4. 恐惧诱导理论 一般来说，人们接触到某种恐惧诱导的讯息，就会减少危害健康的行为，在一定范围内这种关系成正比。但过度的恐吓可能会损害健康，然而有时候恐怖诱导只对行为意向产生作用。因此，恐惧诱导需要与教育和动机结合在一起才能产生作用。

（三）行为学观点

1. 强化模式 行为学将行为看作一种强化的结果，强化行为一般发生于某种特殊的情景下，经反复重复形成一种条件反射。强化模式也称为强化理论。一种行为紧跟一种结果，从而产生为了得到这种结果而不断重复这种行为的需要。这种结果可以使人愉快，也可以使人摆脱痛苦与不舒服。例如，首次吸烟的感觉是痛苦的，如恶心、痛苦、头痛等，但某些促使行动的力量足以超越痛苦的感受。在一次次重复过程中适应，痛苦减轻而“愉快”上升。当形成习惯后，成瘾物产生心理效应的快感，可以构成一种正性强化作用。而一旦终止就会产生身心的痛苦折磨，起到负性强化作用。

2. 时间价值期望模式 行为的发生不仅与实现的价值有关，也与实现的时间有关。为什么人们某些行为会有害健康，却不愿意改变？而有些行为可以促进健康，却不愿意做？因为患病被认为是很久以后的事。往往眼前发生的事件易于强化，人们普遍对立竿见影的事备加重视，而对远期要发生的事漫不经心。

3. 健康意识模式 现代健康意识的内涵指的是对于健康应从生理、心理、社会、环境等多方面进行综合评价，降低和消除影响健康的不利因素，以达到环境与身心平衡的协调统一。意识是理解健康行为的一个重要概念，是人们对事物的感悟和觉醒状态，是感知、感到、觉醒等方面的综合。

现代社会所提倡的健康意识，是建立在现代生物 - 心理 - 社会医学模式基础上的，主要关注的是健康与疾病、心理及社会的关系，是对健康全新的、本质的认识。

4. 个人控制力模式 个人控制力即个人控制能力，也称个人自我控制力，是个人对自身的心理与行为的主动掌握，是个体自觉地选择目标，在没有外部限制的情况下，克服困难，排除干扰，采取某种方式控制自己的行为，从而保证目标的实现。个人控制力是自我意识的重要组成部分，是人类个体从幼稚、依赖走向成熟、独立的标志。

个人控制力还与健康息息相关。个人控制力有好坏之分，拥有积极的控制力会促进健康，如控制自己少玩游戏、少吸烟 / 喝酒，对健康产生积极作用；反之如果对自己的控制力极低，如控制不了自己吸烟、喝酒的欲望，自律性不强，不仅会对身体健康造成损害，还会影响精神状态，导致身心健康大大受损。

行为习惯是长期形成的，在短期内很难改变。健康行为是一种慢性行为，行为的养成或戒除需要一定的毅力。显然，行为的启动需要足够的个人控制感，行为的实施和维持要有足够的自我效能。在行为改变中要应用增强个人控制感、与自我效能的方法与技术。

（四）社会学观点

1. 社会功能主义观点 功能主义理论主要研究有利于行为形成的社会规范和条件。急剧的社会动荡、变化或社会失范，会让人们感到困惑与迷茫，容易借助某些行为来逃避，如吸毒等不健康行为。

2. 社会规范与社会影响观点 社会规范影响人们的行为选择。我们每个人的行为方式除了受个体态度影响外，还与社会规范紧密相连。我们每个人都处在特定的网络环境中，会受到各种社会文化的渲染，因此个人的健康行为还受到社会规范的影响，包括描述性规范和指令性规范，以及外部生态环境的约束和健康传播层面等的影响。这说明，社会规范与社会影响对我们的健康行为既有正向作用，也有负向作用，在生活中我们要辨别什么是正确的社会规范和正向的社会影响，减少从众心理，从而获得更健康的生活方式。

3. 经济学观点　在经济学的观点里，可以用理性行动理论来诠释一些成瘾行为，该理论由美国社会学家科尔曼所提出，也称为理性选择理论。科尔曼认为此理论包括宏观与微观层面。宏观主要是指社会结构、社会运行方面。而微观主要是个人层面的理论。以往的社会理论假定社会规范是既定的，个人通过社会化将其内化并依据规范采取行动。而科尔曼认为个人的利益偏好是既定的，个人根据利益最大化的原则采取行动。因此，在理性行动理论中，对于行动者来说，不同的行动会带来不同的利益，行动者行动最大的目的就是获取最大的利益。

理性行动理论在保持个人行为追求最大利益化的前提下，也会考虑到个人的习惯与迷恋，于是便形成了理性成瘾模型。理性成瘾模型认为，某种成瘾商品在价格方面的持久变化对需求产生的影响会随着时间的变化不断增加，并且上瘾程度的加深会增加成瘾商品价格变化对消费产生的长远影响。人们对成瘾商品的长期需求要比非成瘾商品的需求更有弹性。因此，理性成瘾模型可以用来解释为什么有些人在烟草涨价后会减少吸烟行为，而另一些人尽管明白吸烟会降低效用水平，但因为吸烟可以感受到愉快，还是坚持自己的嗜好。

第三节　心理因素与健康

一、人格与健康

（一）人格的概念

“人格”一词最早来源于拉丁文“面子”，即一种遮蔽性、表演性的伪装，转译为用面具表演出来的角色。《现代汉语词典》主要从三个方面来解释人格：一是人的性格、气质、能力等特征的总和；二是个人的道德品质；三是人作为权利、义务的主体资格。不同的学科对人格有不同的定义，人类学认为人格是在不同民族、地域、文化和环境中人的素质、能力、知识、风俗习惯等方面存在的差异，是人区别于动物的显著特点；法学认为人格是享有法律地位的人，代表着人的尊严和自由，诽谤、侮辱他人的人格是违法行为；社会学认为人格是个人在社会中的地位和角色；心理学认为人格是一个人从整体上表现出来的心理面貌；哲学认为人格是现实的人在与客体的交互过程中，经过外界环境的影响和自我调节与选择，所形成的以自我意识为主导的精神因素的综合体及其外化。综上，本书认为人格是指个体在遗传素质的基础上，通过与后天环境的相互作用而形成的相对稳定的独特的心理行为模式，是一个人的内在品质和外在行为的总和，包括人的各种心理过程，如认知能力、情绪反应、行为动机、人际关系、态度信仰、道德价值等人格构成要素。

（二）人格的特征

1. 独特性　人格是人的独特结构，具有复杂的内在组织，是在环境、遗传、教育等多种因素的交互作用下形成的，不同的环境、遗传及教育方式往往会形成不同的人格。人格结构组合的多样性使得人与人之间的心理和行为往往是不相同的，在现实生活中表现出气质、能力、兴趣、性格、理想、动机、信念、世界观等的差异，即每个人都具有独特的人格，如“人心不同，各如其面”。

2. 稳定性　人格的稳定性表现在两个方面，一是人格跨时间的持续性，人格的稳定性源于孕育期，会经历婴儿期、童年期、成人期和老年期，随着年龄的增长，儿童时代的人格特征会变得日益巩固，在一段时间内是难以改变的，如“江山易改，禀性难移”；二是人格跨情景的一致性。人格具有稳定性并不意味着人格是一成不变的，稳定是相对的稳定，随着生理的成熟和环境的变化，人格可能会发生或多或少的变化。

3. 功能性 人格可以决定一个人的生活方式，甚至可以决定一个人的命运，是影响人生成功与否的重要因素之一。面对挫折和失败时，拥有不同人格的人会作出不同的反应，坚强者能够乐观积极，奋勇拼搏；而懦弱者会一蹶不振。

4. 整体性 人格是由多种成分和特质共同组成的有机整体，如能力、气质、性格、情感、意志、认知、需要、动机、态度、价值观等，它是对人的整体性描述而不仅是对人的某一方面的描述，既包含人的内在品质，又包含人的外在行为实践，具有内在统一的一致性，受自我意识的调控。人格的整体性是衡量个体心理健康的重要指标，当一个人的人格在各方面彼此和谐统一时，他的人格就是健康的，否则，可能会出现适应困难甚至人格分裂。

（三）人格的决定因素

1. 遗传 是指那些受胚胎决定的因素，它们全部或部分会受到父母生物的、生理的、内在心理配置的影响，如身高、模样、秉性等，在决定个体的人格特征方面发挥了很大的作用，遗传观点认为人类染色体上基因的分子结构可以对个体的人格特征进行详细说明。

2. 环境 对个体人格的塑造也发挥着非常重要的作用，成长的文化背景、早年的生活条件、家庭环境、社会背景等会影响个体的人格塑造。

3. 情景 除遗传和环境，情景也在一定程度上影响个体的人格，一般来说，个体的人格是稳定和持久的，只有在特定的情景下才会发生变化，不同的情景要求一个人的人格表现出不同的侧面。

（四）人格与健康的关系

WHO 提出：健康不仅仅是没有疾病或虚弱，而且是身体、心理和社会适应能力三方面的完美状态。人格特征与健康密切相关。不同的人格特点，会带来不一样的心理问题，从而一环扣一环，影响整个身体的健康，不同的性格所带来的疾病也不一样。具有 A 型人格的人比较争强好胜，拥有强烈的上进心和时间观念，喜欢争辩，遇事容易急躁、紧张和激动，脾气暴躁，经常会因为一些小事而生气，容易患高血压、心肌梗死、冠心病、心律失常、胆石症、抑郁症、紧张性头痛等疾病。具有 B 型人格的人满于现状，知足常乐，不争强好胜，为人随和，情绪稳定，温和乐观，遇事时懂得冷静思考，善于处理突发事件，能勇敢地面对挫折和困难，具有良好的社会适应能力，患疾病的概率较低，但缺乏抱负和主见，隐忍偏多，进取心不足。具有 C 型人格的人多具有情绪稳定、感情内向、勤于思索、注重人际和谐、肯忍让自律、少招惹是非等特点，比较自卑，遇事忍气吞声，压抑情绪，过分顺从、忍让，不善于对外表达和交流，面对事情时第一反应是回避、忍让，倾向于悲观消极，长时间处于压抑状态容易患胆囊炎、乳腺增生、癌症等疾病。具有 D 型人格的人比较孤僻，消极悲观，不善于社交，认为世界充满了威胁，表面上保持平静，但内心极力控制着自我表达，在交往中始终与人保持着心理距离，容易患抑郁症、焦虑症、动脉粥样硬化、冠心病等疾病。

健康的人格也可以使人在困难和贫困中品出快乐，在失败时取得成功，在平凡中创造辉煌，还可以给人提供一套恰当的、适度的、平稳的行为方式。例如，积极乐观的人格，可以使人喜笑颜开，加深呼吸，增大肺活量，使氧气供应充分，促进血液循环，促使人的整个机体的免疫系统和体内化学物质处于平衡状态，增强身体对疾病的抵抗能力，从而延年益寿。悲观消极的人格往往呈现出较低的健康水平，经常抑郁、愤怒、焦虑、充满敌意，容易患哮喘、关节炎、溃疡、头痛和心血管疾病。

二、认知与健康

（一）认知的概念

认知是指人们认识活动的过程，即个体对感觉信号接收、检测、转换、简约、合成、编码、储存、提取、重建、概念形成、判断和问题解决的信息加工处理过程，是人的最基本的心理过程，它包括感觉、知觉、记忆、思维、想象等。人脑接收外界输入的信息，经过大脑的加工处理，转换成内在的心理活动，进而支配人的行为，这个过程就是信息加工的过程，也就是认知过程。人的认知能力与人的认识过程是密切相关的，认知是人的认识过程的一种产物。一般说来，人们对客观事物的感知（感觉、知觉）、思维（想象、联想、思考）等都是认知活动，认知活动按照一定的关系组成一定的功能系统，从而实现对个体认知活动的调节作用。认知过程是主观客观化的过程，即主观反映客观，使客观表现在主观中。在个体与环境的作用过程中，个体认知的功能系统不断发展，并趋于完善。

（二）认知与健康的关系

认知与健康的关系主要通过价值观、健康意识和健康信念、认知能力、个人控制信念等方面体现出来。认知对健康的影响是非常大的，那些不良认知、歪曲的、不合理的、消极的观念或思想，常常会导致情绪障碍和非适应性行为。正确的认知会使人保持心理健康，拥有积极乐观的生活态度。

1. 价值观　个体的价值观不仅会影响其生存状态，而且会通过各种途径影响人的健康。积极乐观的价值观和人生态度会使个体获得良好的健康状况，而享乐价值观导致享乐型的生活方式，会产生各种健康问题，如文明病。

2. 健康意识和健康信念　往往会影响一个人的身体健康状态，由于人们的生活经历、文化程度、所处环境、拥有的财富资源等存在差异，因此对健康有不同的认识和理解，那些具有良好的健康意识和健康信念的人更加注重自己的身体健康状况，在日常生活中会保持良好的健康习惯，积极采取预防和应对疾病的措施，而健康意识和健康信念差的人较少关心自己的身体健康状况。

3. 认知能力　是对思想、情感、行为进行自上而下控制的能力。高认知能力的人，情绪稳定性更好，进而降低健康危险行为的发生率。反之，低认知能力的人，不能很好地把控自我的情绪，从而会提高健康危险行为的发生率。

4. 个人控制信念　是指个体对自己面对的问题或情境进行把握和控制的信心。研究证明，人的控制感与健康状况存在着密切的关系，有较好个人控制信念的人能积极有效地应对困难和挑战，会付出更多的努力来追求自己的健康目标。人一旦患有严重的疾病，那些具有强烈控制感的人能够理性地对待医生建议并且采取行动，相反，那些个人控制信念较弱的人则表现较差，遇到困难和问题时就会感到无助，即使情况出现转机，有些人也不会再作出努力，控制感较差的人对改变行为缺乏信心和恒心。

三、心理压力与健康

（一）心理压力

心理压力的概念来自日常生活的改变给人带来的压力，是人们在日常生活中经历的各种生活事件、创伤性体验、慢性紧张等导致的一种心理紧张状态。心理压力是个体认识和评估作用于自身的刺激事件之后产生的一种心理反应。

（二）心理压力的产生原因

心理压力的产生原因是复杂的，主要是压力源，压力源是指具有伤害性、威胁性并能够给人带来压力感受的事件或环境，人类面临的最主要的压力源是人，人际关系是造成压力的主要来源。根据造成压力的各种生活事件可以将压力源分为四类。

1. 躯体性压力源　是指通过对人的身体直接发生刺激作用而造成身心紧张状态的刺激物，包含生物、物理、化学的刺激物，如变质食品、微生物、酸碱刺激、温度过高或过低等。

2. 心理性压力源 是指人们头脑中的紧张性信息，如心理冲突、挫折、不符合实际的期望与工作责任相关的压力和紧张等。面对生活中的挫折，有的人无动于衷，有的人耿耿于怀，原因在于他们内心对压力的认知不同，如果过分夸大压力的威胁，就会制造一种自我验证的预言：我会失败，我应对不了。长期下去，会产生长期性压力感，畏惧压力。

3. 社会性压力源 是指造成个人生活方式上的变化，并要求人们对其作出调整和适应的情境与事件。社会性压力源包括个人生活中的变化和社会生活中的重要事件。心理学家霍曼和瑞希编制的生活改变与压力感量表列出了 43 种大部分人都可能经历的生活事件，经过 400 位不同职业、阶层、身份、年龄的人对这些事件产生的压力大小打分，发现其中 24 个项目直接与家庭内人际关系的变化有关。

4. 文化性压力源 最常见的是文化性迁移，即从一种语言环境或文化背景进入到另一种语言环境或文化背景中，使人面临全新的生活环境、陌生的风俗习惯和不同的生活方式，从而产生压力。若不改变原习惯、适应新的变化，常常会出现不良的心理反应，甚至积郁成疾。如出国留学，如果缺乏对环境改变所应有的心理准备，没有一定的外语水平，在异域文化背景下就难以适应、难以沟通，无法交流，因而不得不中断学业或引发疾病的事例也是时有发生。

（三）心理压力对健康的影响

1. 积极影响 当人们面临压力时会产生一系列生理、心理、行为上的反应，称为压力反应。这些反应在一定程度上是机体主动适应环境变化的需要，它能够唤起和发挥机体的潜能，增强抵御和抗病能力。

汉斯·薛利曾指出："完全脱离应激等于死亡。"马斯洛也曾指出："必须意识到，现在所具有的压力太低了，以致不能发挥我们进化的潜能。"医学和心理学都已证明，人的生理、心理都需要足够的刺激来引发生理激活状态，情绪的适度唤起等，如果毫无压力会感到厌烦，难以保持适当的效率。如果没有压力，就无法正常生活，也更无从发挥个人能力和潜能。

在现实生活中，适度的压力可能是一种挑战，促使机体适应变化的需要，增强适应性，促进个体的成长和发展。正如人们所说的"愉快欢乐的压力"，主要是强调压力带给人们积极的一面。适度的压力可以增加心理警觉，加深人们的印象，集中注意力，提高记忆力，还可以导致高级认知与行为表现，有助于个体适应环境。

2. 负面影响 如果压力反应过于强烈持久，超过机体自身的调节和控制能力就可能导致心理、生理功能的紊乱而致病。压力的负面影响，主要有以下表现：

（1）压力影响生理健康：在应激状态下，机体的生理活动和能量消耗可能超出了机体的负荷，从而使人精神过度紧张、烦躁、焦虑。如果这种状态长期持续下去，就会引起机体内营养物质和能量的过度损耗，降低免疫系统的功能，很容易患上各种生理疾病，严重危害身体健康。

（2）压力引发消极心理：心理上的紧张反应通常是通过行为变化表现出来的。压力状态下，心烦意乱、情绪压抑、注意力不集中、思维混乱、缺乏逻辑、健忘等。一般来讲，心烦意乱表现为急躁、爱发脾气；情绪压抑表现为沉默、退缩，行动减少；注意力不集中表现为行为缺乏主动性，失去对生活目的和意义的追求等。

第四节 行为心理问题的干预

一、个体干预

个体干预是指针对个体的知识、态度、信念、动机、技巧和经历等方面进行的行为干预和心理干预。其中，行为干预包括消除强化和刺激控制两种基本模式。成功的干预往往是个体指导与群体教育相结合。

二、社会工程干预

社会工程干预是指采取某些社会性的措施来对出现的行为心理问题进行干预，从而改变现状、解决问题。社会工程干预包括社会实施干预、政策干预、组织干预、大众媒体干预四项措施，每一项干预措施对解决行为心理问题都有事半功倍的效果。

（一）社会实施干预

通过某种社会实施的方法进行干预会取得良好的效果。行为能够得到实施，在于是否具有以下条件：行为是否具有可得性，能否得到实施；行为是否具有可及性，能否达到所预期的效果，满足两者之一便可进行社会实施干预。

（二）政策干预

在所有的干预策略中，政策干预被认为是效益较好的。政策干预制定与实施的主体是政府，实施干预相关的专业人员会通过倡导的方式来建议政府制定、实施有用的、能促进人民身心健康的政策。例如，在财政方面，补贴健康食品生产，提高烟草、酒类等产品价格；在基础设施和交通运输方面，优化道路、交通和住房规划，减少损害环境的排放及降低交通伤害；在社会保障方面，扩大医保的覆盖范围和提高保障水平等。

为推进健康中国建设，提高人民健康水平，根据党的十八届五中全会战略部署，中共中央、国务院印发了《“健康中国”2030规划纲要》，提出要把健康摆在优先发展的战略地位，立足国情，将促进健康的理念融入公共政策制定实施的全过程，加快转变健康领域发展方式，全方位、全周期维护和保障人民健康，大幅提高健康水平。这是推进健康中国建设的宏伟蓝图和行动纲领，对全面建成小康社会、加快推进社会主义现代化具有重大意义。

（三）组织干预

组织干预通过对不合理的组织结构和行为进行改变，达到干预目标。在当今社会，人们所面临的工作压力，在一定程度上与组织管理结构和行为有密切关系。组织压力管理主要使工作压力结构系统得以调整和优化，包括压力生成系统的控制管理、压力承受系统的改进管理、人力资源管理层面的各种管理机制的建立和完善等。提高组织构建和运作的合理性和程序性，是进行压力管理的制度保障。

组织改变策略也常应用于行为干预之中。组织分阶段改变理论是指组织变化要经过一系列阶段，在不同的阶段采用不同改变策略的理论。实施过程分为四个阶段：问题界定、行动启动（采纳）、实施和定型化。以组织缓解医务人员职业倦怠为例，采取以下几种干预方式：

（1）给予医务人员一定的社会支持，如提供情绪性的社会支持，情绪性社会支持包括谈话、倾听及表达关心等，来自家人、朋友的非正式支持也可以减少工作倦怠的发生。

（2）评估员工心理生活质量现状，并找出健康问题产生的原因，从而预防职业倦怠。

（3）改善工作环境，增加人员编制，减轻医务人员的工作负荷，或进一步提高医务人员的工资及福利待遇。

（4）解决冲突和突发事件，为应对突发事件（医疗事故、医疗纠纷或者家庭变故、裁军等）的心理冲击，要迅速启动应急预案进行心理干预，通过引导、沟通、抚慰等方式，帮助医务人员释放、宣泄和重新调整情绪，减轻焦虑和不愉快，并尽快恢复正常的心理状态。

（四）大众媒体干预

在21世纪的现代科技社会，大众媒体已经高度影响大众及决策者的知识、信任、态度、行为。不仅如此，媒体可以通过各种渠道或途径采取干预措施来促进大众健康，早年便通过报纸、电视、广播、广告牌等途径进行信息传递；近几年随着新媒体的快速发展，大众媒体也会紧跟时代的潮流，利用互联网（包括有关健康的微信公众号或微博账号）等渠道对大众进行身心干预，大众也能掌握一些实时新闻与趣事。

目前，随着新媒体的发展与普及，人们通过新媒体平台获取健康教育知识，从而改善大众的思想态度和行为，新媒体对大众的身心健康进行了有效的干预。

三、各种场合的干预

（一）家庭干预

人的社会化是从家庭开始的，很多思维和行为模式是从父母那里学来的。现在人们越来越重视家庭干预的重要性。如利用家庭环境的稳定性及不变性，家庭成员间关系及情感交流对子女心理健康行为状况会产生巨大的影响，可以通过家长正确的教育态度和养育方式，促进亲子交流和亲子关系的和谐发展，为青少年营造出温馨融洽的家庭氛围，从而促进其心理行为健康发展。

（二）学校干预

学校是理想的干预场所。学校的学生处于各方面成长和成型的阶段，是效果最佳的干预时期。例如，开展形式多种多样心理健康教育，开设心理健康必修课或选修课，另外，可以充分利用校报、橱窗、板报、广播、电话、网络等多种教育手段对学生进行心理健康教育。可以建立以学校心理咨询中心为基点的校、院（系）、学生社团三级心理保健网络。一级网络为学生社团心理健康协会，它是由具有一定心理学知识、心理素质高、责任心强的同学组成的学生心理自助组织，通过学生团体的努力，达到自助、助人的目的。二级网络为心理健康辅导组，由学生工作人员、德育工作者组成，并确定心理健康负责人，他们面对更多的是学生个体，对学生日常的心理问题能够及时发现、及时干预。三级网络为学校心理咨询中心，由专兼职心理咨询教师、精神病专科医生组成，主要职能是规划与统筹全校心理健康教育工作，并对有心理障碍的学生实施专业心理咨询与行为治疗。

（三）工作场所干预

这是对大多数成年人行为心理问题干预的合适场所。在用人单位层面，将工作场所行为心理问题纳入企业职业健康管理，用人单位可以开展行为心理问题预防控制工作和工作场所心理健康促进工作。在个人层面，参加行为心理问题及其危害知识普及教育，提高认知和应对水平，逐渐养成良好的生活习惯和健康行为。

（四）社区干预

相对以上场所，社区属于一个相对松散的组织，需要进行充分的社区动员。社区动员是将满足社区居民需求的社会目标转化成社区成员广泛参与社区行动的过程。社区动员不仅仅是解决问题，而且可以增强社区能力建设。社区居民通过参与健康计划制订、实施和评价等一系列的活动，可以提高认识和理解自身问题的能力，既有利于改善自己健康，也有利于他人健康。

（李　莉）

思考题

1. 行为心理因素有哪些特点？
2. 简述健康行为的社会学观点。
3. 简述认知与健康的关系。
4. 简述心理压力对健康的影响。

第十三章　社会卫生策略

社会卫生策略是促进人群健康改善、实现社会卫生发展目标的重要保障。本章从引入社会卫生策略概念为起点，较为全面地介绍了社会卫生策略的含义、特点和历史演变，进而介绍了全球卫生的主要策略，包括2000年人人健康、千年发展目标、全民健康覆盖、2030年可持续发展议程等。在此基础上，从卫生政策层面，对近20多年来中国的社会策略从政策的价值选择和政策发展的视角进行了较为系统的介绍，包括卫生与健康工作方针、深化医改、健康中国、健康扶贫、医疗保障制度改革等。通过这些介绍，期望读者可以更好地理解社会卫生策略、理解中国卫生与健康事业发展的现状与趋势。

第一节　概　述

一、社会卫生策略概念

在医学发展的早期阶段，人们对疾病和健康的认识范围仅限于患者个体，这个时期尚没有社会卫生的概念。随着生物 - 心理 - 社会医学模式的形成和现代健康观的建立，人们逐步认识到健康问题不仅是个体问题，也不仅有生物学因素，更重要的是群体和社会问题，行为、环境、社会等因素发挥着越来越重要的作用，从而也就逐渐形成了社会卫生状况这一概念。生物 - 心理 - 社会医学模式指出，人群健康状况不仅受到生物遗传因素的影响，还受到自然和社会环境因素、行为生活方式和卫生服务因素等的影响。因此，社会卫生状况是指人群的健康，以及影响人群健康的诸多社会因素的存在状态。

所谓社会卫生策略，即根据健康状况评价和健康影响因素的研究，找出需要优先解决的健康问题，通过政治、法律、规章制度等渠道，采取卫生立法、卫生规划和卫生服务等手段，改善社会卫生状况，从而从根本上解决影响人群健康状况的问题，达到医学保护人群健康、提高人群健康水平的目标。可见，简单地说，社会卫生策略即根据社会卫生状况，针对卫生和健康问题所采取的一系列干预措施的综合，通常包括合理配置卫生资源、科学组织日常卫生服务和突发性公共卫生事件应急处置，发展医疗卫生事业，研究与保护人群健康等一系列的政治、经济、法律和文化教育等方面的策略与措施。其目的就是要通过这一系列策略与措施的实施，实现社会卫生状况和人群健康状况的根本改善。

医学模式的转变和现代医学模式的形成，从根本上改变了人们对健康及其影响因素的认识，也让人们认识到健康不仅是个人的状况，更是群体的状况，在不健康的自然和社会环境下，每个人都难以独善其身。因此，要改善健康状况，个体的健康促进虽然也很重要，但社会卫生策略将更加重要，而且在很多时候，可能起着决定性的作用。

二、社会卫生策略的特点

（一）面向人群聚集社会卫生问题

随着人们对健康社会决定因素研究的深入，社会卫生问题受到了更高的关注，研究并解决社会卫生问题，不仅是人们的主观需求，更是政府和社会的关注焦点，从而就有了社会卫生策略。社会卫生策略是根据人群所面临的社会卫生问题的类型及其严重程度，以及产生这些问题的原因，以改善社会卫生状况、提高人群健康水平为目的的综合性、社会性策略与措施，即提出社会医学的“处方”。

（二）以促进全人群健康为目标

社会卫生策略主要是通过消除健康危害因素，以实现全人群健康改善为目标，聚焦于社会卫生问题的解决。其目的就是要通过综合性策略和措施的实施，对存在于社会环境中的健康危险因素进行干预，减少甚至消除其不利影响，保护人群健康。也就是说，社会卫生策略指不以防治特定疾病为目标，而是以消除危险因素为主要目的的综合性社会卫生措施。

（三）以公平性为目标的群体性策略

社会卫生策略的目标群体是整个社会人群，所有策略措施均是面向群体健康，而不是特定个体，这是社会医学的任务所决定的。当然，强调全体人群，是指保护全体人群都能有相同的机会获得健康，即实现健康公平。因此，在社会卫生策略的制定与实施过程中，应特别重视某些特定的高危人群或弱势人群如老人、妇女、儿童、残疾人等。

（四）以系统化为特色的综合性措施

系统性和综合性措施是社会卫生策略的另一重要特点。由于很多健康危险因素的作用结果是非特异性的，很多慢性非传染性疾病的危险因素也是非特异性的，不同的健康危险因素，其产生的原因、存在方式和作用机制都是千差万别的，同时，不同健康社会决定因素间还存在着相互联系、相互影响。因此，健康问题的解决也需要采取系统性、综合性策略，既要促进环境健康又要培养健康行为，既要关注生物性健康又要关注心理和社会健康，在应对社会卫生问题时，既要针对问题又要针对产生问题的影响因素，从预防发生、控制发展和保护人群等多方面采取综合性的措施。

（五）以健康为中心的综合治理策略

社会卫生策略的实施，是面向所有人，以保护人群健康为目标，而不是针对某一特定健康状态的人群，如患者或亚健康人群，是通过一系列策略措施的实施，减少甚至消除健康危险因素对人群健康的影响，提高人群健康水平和生命质量，即社会卫生策略应该存在于所有可能影响人群健康的领域，保护全体人群（包括健康人群、亚健康人群和患者）的健康，是以保护健康为中心，而不仅仅是预防或治疗疾病。因此，WHO 倡导的将健康融入所有政策（HiAP），也成为我国新时代卫生工作方针的内容。

三、社会卫生策略的演变

经济社会的发展，也带来了卫生事业的快速发展，全球卫生状况、主要卫生问题也发生了相应的变化，因此，社会卫生策略也要进行相应的调整。20 世纪中后期，随着全球经济的快速发展，人群健康状况和主要卫生问题也随之发展改变，慢性非传染性疾病逐步成为威胁人群健康的主要公共卫生问题；另外，经济发展的不平衡性，也导致了健康的不公平性。促进全体社会成员健康的公平性，也就成为国际社会共同关心的问题。因此，WHO 在 1977 年第三十届世界卫生大会上提出了 2000 年人人健康（Health for all by the year 2000，HFA/2000）的全球战略目标，其目的就是要使全体社会人群都能有相同的机会获得与经济发展相适应的最佳的健康水平。进入 21 世纪后，2000 年人人健康在很多地区取得了良好的效果，有效提高了人群健康水平。但在新的经济社会环境下，人群健康又面临新的问题，需要采取更进一步的措施加以解决，这就形成了 21 世纪人人享有卫生保健新的全球卫生目标和相应的策略措施，如千年发展目标、全民健康覆盖等，以适应这一变化，同时，健康危险因素的复杂性决定了仅仅依靠卫生部门的努力是难以实现人人健康的，需要全社会的共同努力，需要政府各部门都关注健康并建立以健康目标为发展思想，所以就有了将健康融入所有政策。可见，社会卫生策略的制定与实施，是与经济社会和人群健康状况相适应的，是一个动态发展变化的过程。

第二节　全球卫生策略

全球卫生策略一般是由联合国及其相关机构如 WHO、联合国儿童基金会等发起或倡导的全球性卫生发展策略。随着全球化进程的加速和影响的深化，卫生问题全球化的趋势越来越受到世界各国政府的重视，全球卫生策略也受到更多国家政府的积极响应。自 20 世纪 70 年代以来，针对健康不平等、卫生问题的转型和多样化等特征，全球卫生策略也随之发展和调整，先后提出了 2000 年人人健康、千年发展目标、全民健康覆盖、2030 年可持续发展议程等一系列的全球卫生策略，对改善全球卫生状况发挥了积极的作用。

一、人人健康的全球战略

（一）2000年人人健康

WHO 在其宪章中宣告："享受最高标准的健康是每个人的基本权利之一"。WHO 从 20 世纪 70 年代开始的广泛调查分析中发现，世界上许多国家居民的生存条件恶劣，全世界 154 个发展中国家中，有 70 多个国家的人均期望寿命不到 55 岁，有 50 个国家的婴儿死亡率为 100‰ 以上，发展中国家只有不到 1/3 的人口能够得到清洁的饮用水；传染病、寄生虫病流行，心脑血管疾病、癌症等发病率上升；文化教育不普及，成人识字率低；社会经济发展不平衡，卫生资源分配不合理；人口剧增和老龄化。这些因素引发了一系列的社会卫生问题，对卫生保健资源形成了沉重的负担。针对上述状况，WHO 逐步明确了以下观点：①卫生工作的重点应从大城市、大医院转移到农村基层；②应当从治疗疾病为主转移到预防疾病为主；③应当从为少数人服务转移到为大多数人服务。WHO 对中国农村卫生工作中所采取的解决这些问题的办法进行了考察，从我国农村卫生工作经验中受到了启发，提出了使人人获得基本卫生保健服务的设想，这种设想成为 WHO 各成员国的共同努力的目标。1977 年第三十届世界卫生大会决定，各国政府和 WHO 的主要卫生目标应该是到 2000 年使世界所有的人民在社会和经济方面达到生活富有成效的那种健康水平，即 2000 年人人健康的战略目标。我国学者更确切地将其译为 2000 年人人享有卫生保健。1978 年，WHO 和联合国儿童基金会联合召开会议，发表了著名的《阿拉木图宣言》（*Declaration of Alma-Ata*），明确提出，初级卫生保健是实现上述目标的基本策略和途径。1988 年第四十一届世界卫生大会再次声明，"人人享有卫生保健"将作为 2000 年以前及以后年代的一项永久性目标。

WHO 提出了 2000 年人人健康的战略目标，旨在改变卫生资源分配严重不公平，并通过推进初级卫生保健策略，缩小有卫生保健和无卫生保健的鸿沟，使人人享有基本卫生保健服务，目标的重点是使发展中国家人人能够得到最基本的卫生保健服务。需要强调的是，"Primary health care"在引入我国的时候被翻译成了"初级卫生保健"，进而被理解甚至解释成简单的、低水平的卫生保健服务，因此，在进入 21 世纪后，很多政府官员，甚至学者认为，我们经济发展了，生活水平提高了，不应该只保障人们获得初级卫生保健了。而 WHO 所提出的初级卫生保健的本质含义是指维护必需的基本卫生保健服务，我国在深化医改的政策中，对这一概念的表述进行调整，提出了人人享有基本卫生保健服务的改革与发展目标，不再用"初级卫生保健"这一概念，就是为了减少人们的误解。

（二）全球卫生目标

为了使 2000 年人人健康的目标更加具体化，以便有效推进全球战略的实施，1981 年第三十四届世界卫生大会修订形成了下列十二项全球卫生目标：

1. 人人享有卫生保健策略已得到批准；公平分配卫生资源；社区高度参与。

2. 已经建立或加强了吸收人民参加策略实施工作的机构；卫生事业的决策权充分下放到各个行政级别。

3. 至少有5%国民生产总值用于卫生事业。
4. 有一个适当比例的卫生经费用于初级卫生保健。
5. 资源分配公平。
6. 人人享有卫生保健的策略明确。
7. 全体居民享有基本卫生保健，至少达到：
（1）在家中或步行15分钟的距离之内有安全水，在家中或邻近地方有适当的卫生设施。
（2）有抗百白破（百日咳、白喉、破伤风）、麻疹、脊髓灰质炎和结核的免疫接种。
（3）在步行或坐车1小时行程距离以内有初级卫生保健服务，包括得到至少20种药物。
（4）有经过培训的人员接生，以及至少1岁内的儿童可以得到保健服务。
8. 儿童的营养状况相当于：
（1）至少90%新生儿的出生体重达到2500g以上。
（2）至少90%儿童体重符合平均数±2个标准差的参考值。
9. 每千名活产婴儿死亡数在50以下。
10. 出生平均期望寿命在60岁以上。
11. 成年男女受教育比例超过70%。
12. 人均国民生产总值超过500美元。

（三）21世纪人人享有卫生保健

尽管世界各国高度重视人人健康全球战略目标的落实，但到20世纪末，全球卫生目标仍未能在大部分发展中国家实现。针对这一实际情况，1998年第51届世界卫生大会上，WHO成员国发表了题为"Health-for-all policy for the twenty-first century"的宣言，我国将其翻译为"21世纪人人享有卫生保健"。其主要内容是：

（1）重申健康是每个公民的一项基本人权，每个公民都有相同的权利、义务和责任，来获得最大可能的健康。

（2）人类健康水平提高和幸福，是社会经济发展的终极目标。

21世纪人人享有卫生保健的目标，反映了对健康改善的不断追求，努力使得每一个社会成员都在其所处的经济社会环境下，最大限度地获得健康。其基本思想强调了健康是基本人权，健康和幸福是社会经济发展的最终目标。

21世纪人人享有卫生保健的总目标是：
（1）提高平均期望寿命的同时提高生活质量。
（2）在国家内部和国家之间改善健康的公平程度。
（3）卫生系统可持续发展，保证人民利用这一系统所提供的服务。
具体目标包括：

（1）到2005年：①在各地区和国家间确定并实行健康公平性评估；②各成员国制定具体的行动计划，并开始实施和评估。

（2）到2010年：①消灭麻风病；②全体居民获得终身的综合、基本、优质的卫生服务；③建立适宜的卫生信息系统；④实施政策研究和体制研究的机制。

（3）到2020年：①确定孕产妇死亡率、婴儿死亡率、五岁以下儿童死亡率和平均期望寿命的具体目标；②大大减轻全球疾病负担，与结核、艾滋病、烟草、暴力相关的发病和残疾上升趋势得到控制；③消灭麻疹、丝虫病和沙眼；④加强部门间行动的协调性，重点在安全饮水、环境卫生、营养和食品卫生以及住房环境方面；⑤社区建立综合健康行为促进计划并予以实施。

二、21世纪全球卫生策略

随着社会和经济全球化的不断深入，世界卫生领域也出现了一些新的趋势和挑战。主要表现为，发达国家死亡率不断下降且下降速度加快，以艾滋病为代表的新发传染病发病率上升，成人与儿童死亡率出现分离现象，存在一些被低估的潜在危险因素及健康方面持续的社会不平衡等。

为应对全球卫生发展的新形势，第 51 届世界卫生大会审议通过了 WHO 提出的 21 世纪人人享有卫生保健的全球卫生战略。21 世纪人人享有卫生保健是建立在原有《阿拉木图宣言》2000 年人人健康战略政策有力的基础上。但它着重强调了健康作为一项人权和性别平等问题，并重点指出贫穷和不平等既是人们不健康的根源，又是不健康的结果。强调全球化赋予国际社会新的责任，开展全球集体行动，来帮助和支持在国家水平上的活动，非常重要。

WHO 致力于改革，以更好地预见趋势和应对挑战。在卫生系统的改革中应注意以下几个方面，即坚持伦理学原则、明确优先需求、采取充分的激励措施、促进政府适应新角色、保护全体人群等。

进入 21 世纪后，WHO 提出了四项战略性行动，并将其作为实现全球卫生战略目标的基本策略。

1. 与贫困做斗争，不仅仅是为贫困人口提供他们赖以生存所必需的物质，更重要的是寻找一种机制让他们能够通过自救改变生存环境。采取卫生干预措施，打破贫困和不健康的恶性环境。

2. 在所有环境中促进健康包括生活、工作、娱乐和学习所需要的环境。通过社会行动促进健康，通过媒体形象倡导健康。

3. 部门间的协调、协商和互利。卫生部门要敏感地意识到各个部门的动机，以便与之协调，实现在促进人类健康目标上的一致性。

4. 将卫生列入可持续发展规划。要使发展可以持续，必须使当代和后代受益；要使健康成为发展中心，健康必须在可持续发展计划中优先考虑。

三、全民健康覆盖

（一）全民健康覆盖的含义

2005 年第五十八届世界卫生大会将健康权益提上会议日程，提出了全民健康覆盖（universal health coverage，UHC）的概念，其目标是确保所有人都能获得所需要的卫生保健服务，不会因为经济、服务可及性、弱势人群等因素导致保健服务获得障碍，最终达到提升人口健康水平、促进健康公平性的目的。全民健康覆盖要求 WHO 各成员国确保其卫生筹资系统能够使人们共担风险，避免个人因寻求医疗服务而发生灾难性卫生支出和陷入贫困；确保质量良好的卫生保健基础设施和卫生人力资源的适当配置与公平分布，保证人们能够获得质量良好和公平可及的卫生服务；确保用于特定卫生规划或活动的外部资金以有助于发展卫生系统可持续筹资机制的管理和组织。

全民健康覆盖以宣布健康为基本人权的 1948 年 WHO《世界卫生组织组织法》和 1978 年《阿拉木图宣言》所确定的全民健康议程为基础，公平是其最核心的内容。实施全民健康覆盖意味着各国不仅要跟踪整个国家人口健康覆盖的进展情况，而且要促进不同的群体（如按收入水平、性别、年龄、居住地、移民身份和民族等）能在卫生筹资、卫生保健服务等方面享有公平的权利。

（二）全民健康覆盖的内容

全民健康覆盖的目标主要包括三个维度，或者说要实现三个覆盖，即人群覆盖、服务覆盖和费用覆盖（图 13-1）。人群覆盖，指服务项目（如公共卫生项目）、筹资制度（如社会医疗保险）等覆盖的人口比例，以及在不同人群间人口覆盖比例的差别。在服务范围和费用覆盖不变的情况下，人口覆盖的比例越高，全民健康覆盖实现的程度就越高，不同人群间覆盖比例差别越小，人群覆盖的公平性越高。服务覆盖，指服务的范围和质量，在其他两个维度不变的情况下，服务覆盖的范围越广、质量越高，全民健康覆盖实现的程度就越高。费用覆盖，指医疗服务费用通过预付制筹资体系（税收、社会医疗保险等）支付的程度（反向指标是直接自付费用），反映了公共筹资在卫生筹资中所占比重。同理，其他两个维度不变，提高费用覆盖水平，可以提高全民健康覆盖实现的程度。

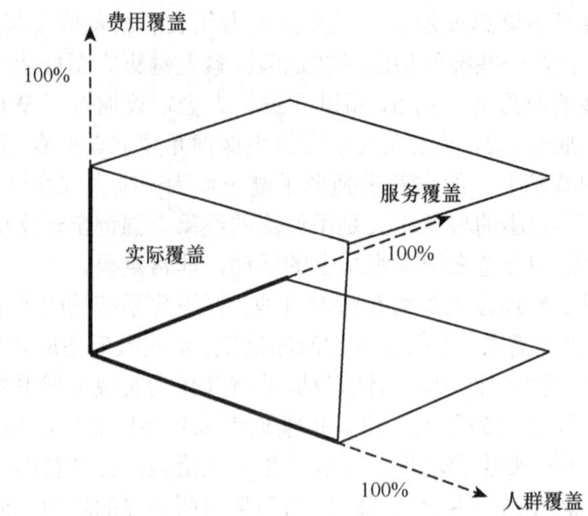

图 13-1 全民健康覆盖目标的三个维度及其实现情况测量示意

实现全民健康覆盖最重要的是行动。国际上对于如何推进全民健康覆盖已经取得一些共识，主要包括：①每个国家，无论经济社会发展水平如何，都可以根据自身情况开展全民健康覆盖；②每个国家都应当有实现全民健康覆盖的愿景、战略和行动领域；③对于发展中国家，持续的政治支持是实现全民健康覆盖最重要的保证，增加卫生筹资和提高资源使用效率是实现全民健康覆盖最重要的条件；④加强基层卫生能力建设，动员各方力量参与，提高卫生管理能力，发挥不同所有制卫生服务提供者的作用，是实现全民健康覆盖的重要路径；⑤推动全民健康覆盖的核心目标是公平，但在资源使用上也需要关注效率，使有限的卫生资源获得最大服务和健康产出；⑥弱势人群、经济欠发达地区是全民健康覆盖关注的重点，卫生体系发展需要以人为中心，而不是以卫生机构的发展为中心；⑦推进全民健康覆盖需要客观科学的监测和评价，信息系统是完善全民健康覆盖策略和实施的重要支撑。

全民健康覆盖对人口健康有直接影响。获得卫生服务使人们能够更具生产力，从而能够积极为家庭和社区作出贡献。它还确保儿童能够到学校上学。同时，财务风险保护措施可以有效预防因自费支付卫生服务费用而致贫。因此，全民健康覆盖是可持续发展和减贫的关键组成部分，也是减少社会不公平的关键措施。全民覆盖是政府致力于改善其公民福祉的标志。确保全民健康覆盖、避免因病致贫是实现联合国可持续发展目标中有关卫生健康目标的基石。为全面实现可持续发展目标，必须将全民健康作为所有努力的重中之重，因为只有人人健康，他们的家庭、社区和国家才能受益。

四、千年发展目标与可持续发展目标

千年发展目标和可持续发展目标均是联合国为了针对全球经济社会发展不平衡、发展中国家人群和弱势人群面临的现实问题，所提出全球发展目标。虽然并不是为了解决人群卫生与健康问题所采取的策略，但健康问题始终是国际社会关注的重要问题，也千年发展目标和可持续发展目标的重要内容。

（一）千年发展目标

千年发展目标是在 2000 年 9 月联合国千年首脑会议上，由 189 个国家签署《联合国千年宣言》一致通过的一项行动计划，共分 8 项目标，旨在将全球贫困水平在 2015 年之前降低一半（以 1990 年的水平为标准）。

在本次会议上，世界各国领导人就消除贫穷、饥饿、疾病、文盲、环境恶化和对妇女的歧视，商定了一套有时限的目标和指标。即消灭极端贫穷和饥饿；普及小学教育；促进男女平等并赋予妇女权利；降低儿童死亡率；改善产妇保健；与艾滋病、疟疾和其他疾病做斗争；确保环境的可持续能力；全球合作促进发展。这些目标和指标被置于全球议程的核心，统称为千年发展目标。千年发展目标——极端贫穷人口比例减半，遏止艾滋病病毒 / 艾滋病的蔓延，普及小学教育，所有目标完成时间是 2015 年——这是一幅由全世界所有国家和主要发展机构共同展现的蓝图。这些国家和机构已全力以赴来满足全世界贫困人群的需求。八项目标具体内容如下：

（1）消灭极端贫穷和饥饿：靠每日不到 1 美元维生的人口比例减半，所有人包括妇女和青年人都享有充分的生产就业和获得体面的工作的权利，挨饿的人口比例减半。

（2）普及小学教育：确保不论男童或女童都能完成全部初等教育课程。

（3）两性平等和女性赋权：最好到 2005 年在小学教育和中学教育中消除两性差距，最迟于 2015 年在各级教育中消除此种差距。

（4）降低儿童死亡率：五岁以下儿童死亡率降低 2/3。

（5）改善产妇保健：产妇死亡率降低 3/4，到 2015 年实现使其普遍享有生殖保健的目标。

（6）对抗艾滋病及其他疾病：遏止并开始扭转艾滋病病毒 / 艾滋病的蔓延，到 2010 年向所有需要者普遍提供艾滋病病毒 / 艾滋病治疗，遏止并开始扭转疟疾和其他主要疾病的发病率增长趋势。

（7）确保环境可持续性：将可持续发展原则纳入国家政策和方案，扭转环境资源的流失。

减少生物多样性的丧失，到 2010 年显著降低生物多样性的丧失率。

到 2015 年将无法持续获得安全饮用水和基本卫生设施的人口比例减半。

到 2020 年使至少 1 亿贫民窟居民的生活有明显改善。

（8）全球发展合作：进一步发展开放的、遵循规则的、可预测的、非歧视性的贸易和金融体制。在国家和国际两级致力于善政、发展和减轻贫穷。

满足最不发达国家的特殊需要。这包括对其出口免征关税、不实行配额；加强重债穷国的减债方案，注销官方双边债务；向致力于减贫的国家提供更为慷慨的官方发展援助。

满足内陆国家和小岛屿发展中国家的特殊需要。

通过国家和国际措施全面处理发展中国家的债务问题，使债务可以长期持续承受。

与发展中国家合作，为青年创造体面的生产性就业机会。

与制药公司合作，在发展中国家提供负担得起的基本药物。

与私营部门合作，提供新技术特别是信息和通信技术产生的好处。

（二）可持续发展目标

2015 年 9 月在第 70 届联合国大会上，193 个会员国首脑会议一致通过了《2030 年可持续发展议程》，并决定其于 2016 年 1 月 1 日正式启动。在《2030 年可持续发展议程》中，呼吁各国政府在未来 15 年要努力实现 17 项具体发展目标，即可持续发展目标，又称全球目标，致力于通过协同行动消除贫困，保护地球并确保人类享有和平与繁荣。在联合国千年发展目标（2000 ～ 2015）到期之后继续指导 2015 ～ 2030 年的全球发展工作。

共有 17 项可持续发展目标，169 个子目标，旨在促进世界转向可持续发展道路，解决社会、经济和环境三个维度的发展问题。17 项具体目标包括：

目标 1：在全世界消除一切形式的贫困。

目标 2：消除饥饿，实现粮食安全，改善营养状况和促进可持续农业。

目标 3：确保健康的生活方式，促进各年龄段人群的福祉。

目标 4：确保包容和公平的优质教育，让全民终身享有学习机会。

目标 5：实现性别平等，增强所有妇女和女童的权能。

目标 6：为所有人提供水和环境卫生并对其进行可持续管理。

目标 7：确保人人获得负担得起的、可靠和可持续的现代能源。

目标 8：促进持久、包容和可持续的经济增长，促进充分的生产性就业和人人可获得体面工作。

目标 9：建造具备抵御灾害能力的基础设施，促进具有包容性的可持续工业化，推动创新。

目标 10：减少国家内部和国家之间的不平等。

目标 11：建设包容、安全、有抵御灾害能力和可持续的城市和人类住区。

目标 12：采用可持续的消费和生产模式。

目标 13：采取紧急行动应对气候变化及其影响。

目标 14：保护和可持续利用海洋和海洋资源以促进可持续发展。

目标 15：保护、恢复可持续利用陆地生态系统，可持续管理森林，防治荒漠化，制止和扭转土地退化，遏制生物多样性的丧失。

目标 16：创建和平、包容的社会以促进可持续发展，让所有人都能诉诸司法，在各级建立有效、负责和包容的机构。

目标 17：加强执行手段，重振可持续发展全球伙伴关系。

除了上述 17 个大目标，在每个大目标下，还有若干个具体目标，以对实现 17 个目标的具体内容和工作重点提供依据。例如，在目标 3 下面，就有 13 个具体目标，包括：①到 2030 年，全球孕产妇每 10 万例活产的死亡数降至 70 例以下。②到 2030 年，消除新生儿和 5 岁以下儿童可预防的死亡，各国争取将新生儿每 1000 例活产的死亡数至少降至 12 例，5 岁以下儿童每 1000 例活产的死亡数至少降至 25 例。③到 2030 年，消除艾滋病、结核病、疟疾和被忽视的热带疾病等流行病，抗击肝炎、水传播疾病和其他传染病。④到 2030 年，通过预防、治疗及促进身心健康，将非传染性疾病导致的过早死亡减少 1/3。⑤加强对滥用药物包括滥用麻醉药品和有害使用乙醇的预防和治疗。⑥到 2020 年，全球公路交通事故造成的死伤人数减半。⑦到 2030 年，确保普及性健康和生殖健康保健服务，包括计划生育、信息获取和教育，将生殖健康纳入国家战略和方案。⑧实现全民健康保障，包括提供金融风险保护，人人享有优质的基本保健服务，人人获得安全、有效、优质和负担得起的基本药品和疫苗。⑨到 2030 年，大幅减少危险化学品以及空气、水和土壤污染导致的死亡和患病人数。⑩酌情在所有国家加强执行《世界卫生组织烟草控制框架公约》。⑪支持研发主要影响发展中国家的传染和非传染性疾病的疫苗和药品，根据《TRIPS 与公共健康多哈宣言》（简称《多哈宣言》）的规定，提供负担得起的基本药品和疫苗，《多哈宣言》确认发展中国家有权充分利用《与贸易有关的知识产权协议》中关于采用变通办法保护公众健康，尤其是让所有人获得药品的条款。⑫大幅加强发展中国家，尤其是最不发达国家和小岛屿发展中国家的卫生筹资，增加其卫生工作者的招聘、培养、培训和留用。⑬加强各国，特别是发展中国家早期预警、减少风险，以及管理国家和全球健康风险的能力。

可持续发展目标建立在千年发展目标所取得的成就之上，增加了气候变化、经济不平等、创新、可持续消费、和平与正义等新领域。这些目标相互联系，一个目标实现的关键往往依赖于其他目标相关问题的解决。可持续发展目标要求我们坚持合作与务实的态度，建立全社会的协同治理机制，以可持续的方式来提高我们及后代的生活质量。它们为所有国家提供了明确的指导方针和目标，将本国的发展重点与全世界面临的环境挑战结合起来。

第三节 中国卫生政策

一、卫生政策概述

（一）卫生政策的概念

政策（policy）是国家机关、政党及其他政治团体在一定时期为实现一定的社会政治、经济和文化目标所采取的政治行为或规定的行为准则，是进行政治决策的一种成果形式，是一系列谋略、法令、法规、措施、办法、方法、条例等的总称。

所谓卫生政策则指政府或社会权威为了发展卫生事业、改善社会卫生状况、满足人们的医疗卫生需要而采取的行动方案和行为依据。其目的就是通过采取合理的措施，在能承担的成本下（一定的资源条件）提供高质量和高数量的满意卫生服务。卫生政策属于公共政策范畴。

（二）卫生政策的特点

1. 利益和价值倾向　任何政策都是政策主体所代表人群的意志和利益的体现，并受政策主体价值观的影响。卫生政策也不例外，是决策者的价值观和服务群体的健康利益的体现。

2. 目标取向　政策具有很强的目的性和目标性。所有卫生政策都是为了实现卫生事业发展、解决相应的社会卫生问题等具体的目标而制定的。

3. 合法性、权威性和强制性　任何政策的制定过程、内容、形式等只有符合法律要求，才能成为有效的政策。而所有政策作用对象的行为必须服从政策的规范，无论是自觉的还是被迫的。

4. 功能多样性　政策的功能体现在促进政策目标的实现。不同的政策为了实现其目标，必然具备相应功能，即不同的政策会有不同的功能；而另一方面，一个政策为了实现一个或多个目标，往往会有多种功能，如导向功能、调控功能、分配功能等。

5. 过程及阶段性　任何一个卫生政策都是由不同的过程组成的，常称为政策过程，如政策制定过程、政策执行过程等；卫生政策从形成到终止的全过程即政策的生命周期。政策的阶段性体现在政策效力通常具有阶段性，即生命周期的有限性，没有永远有效的政策。

（三）卫生政策的功能

根据政策学的研究，公共政策主要有导向、协调、控制、分配、监督、规范、中介、管理、再生、动力等功能。卫生政策属于公共政策范畴，也具有公共政策的相关功能。

1. 导向功能　指政策能够引导人们行为和事物发展的方向，即政策对事物发展方向的一种约束作用。一项政策的出台或废止，会导致人力、物力、财力资源在空间布局和流向上的变动。政策的导向功能为一切政策体系所具有，是种普遍性的功能。

不同的政策导向，会导致不同的政策结果。如果我们期望通过适宜的卫生政策引导实现分级诊疗秩序，那就应该实施有利于促进基层首诊和根据首诊医生的判断进行合理治疗或转诊的政策。没有政策约束，必然会出现自主就医、无序就医的局面。

2. 协调功能　亦称调节功能或调适功能，是指政策协调事物发展的作用。社会经济的发展不是一个盲目的、自发的过程，而是遵循一定规律、按一定秩序相互协调发展的过程。政策能够协调人与社会、人与事物、事物与事物之间的关系，保证经济社会持续、稳定、协调发展。如医疗保险政策的制定，就要协调参保者对医保基金按需利用，从而实现互助共济。

3. 控制功能　指政策能够对人们行为和事物的发展起到制约或促进作用，从而实现对社会发展的控制，它通过检查和掌握政策系统、政策对象系统及各个系统的活动，使其符合政策目标并对偏离目标的情况、因素及时做出调整与消除。我国当前存在的卫生资源分布“倒三角”与医疗服务需要的“正三角”的矛盾，就是卫生资源配置政策不当所致。

4. 分配功能　指政策在一定历史时期内新创造出来的价值或体现这部分价值的利益和权利在不同阶段、社会集团或社会成员之间的分配的能力与作用。分配功能是由政策价值决定的，没有价值的分配，便没有分配的功能；价值的性质怎样，分配功能的性质便怎样。分配功能又反过来影响政策价值，促进或阻碍政策价值的实现。因此，政策的分配功能，实质上是政策对利益的分配或价值的分割以满足不同政策主、客体需要的能力与作用，是一种权威性的分配功能。

5. 监督功能　政策监督从广义上看，就是政党、政府和人民代表机构对政策活动的监察与督导；从政策领域来说，是对政策过程，包括对政策的制定、实施、调整和终止的各阶段、各环节进行全面的监察和督导，包括政党的监督、国家机关的监督、社会监督、人民监督、法律监督等。

二、中国卫生与健康工作方针

（一）卫生工作方针的形成与发展

卫生工作方针是卫生基本政策，是党和政府在一定历史时期，根据社会经济发展的背景和特点，为保障人民健康和发展卫生事业所确定的指导原则，它对卫生事业的管理、改革和发展起主导作用。

中华人民共和国成立后，中央政府制定了我国的卫生工作四大方针，即面向工农兵，团结中西医，预防为主，卫生工作与群众运动相结合。这一卫生工作方针在中华人民共和国成立后40年的时间里，指导着卫生事业的发展，使我国卫生事业取得了举世瞩目的成绩。

进入20世纪80年代后期，随着经济体制改革的深入发展，我国社会经济状况发生了巨大的变化，人群健康和社会卫生状况均发生了根本性的改变。1996年12月9日，在北京召开了全国卫生工作会议，会议明确了我国在新的历史时期卫生工作的奋斗目标："……坚持党的基本路线和基本方针，不断深化卫生改革，到2000年，初步建立起具有中国特色的包括卫生服务、医疗保障、卫生执法监督的卫生体系，基本实现人人享有基本卫生保健，国民健康水平进一步提高……"1997年1月15日，中共中央、国务院印发了《中共中央、国务院关于卫生改革与发展的决定》，明确了我国新时期卫生工作方针是："以农村为重点，预防为主，中西医并重，依靠科技与教育，动员全社会参与，为人民健康服务，为社会主义现代化建设服务。"

这一卫生工作方针充分考虑了我国当时的经济社会和卫生发展状况，针对农村卫生发展面临的突出问题，把加强农村卫生工作作为我国卫生工作重点，明确了"以农村为重点"的方针；在总结中华人民共和国成立以来卫生工作成就的基础上，继续坚持"预防为主"；中医作为中华民族医药学的瑰宝，应该在保护人民健康中发挥重要作用，因而需要"中西医并重"；科技与教育是医疗卫生事业发展的重要保证，人民健康是卫生事业发展的根本目标，也是社会主义现代化建设的生产力基础，因此，为人民健康服务，为社会主义现代化建设服务，是我国卫生工作的根本宗旨和最终目标。

（二）新时代卫生健康工作方针

党的十八大以来，在习近平新时代中国特色社会主义思想的指导下，确立了以人民为中心的发展思想。我国的卫生事业的发展思路也有了根本性的转变。2016年8月19日，在北京召开了全国卫生与健康大会，习近平同志到会发表了重要讲话，对我国卫生事业的发展提出了新的要求，要全方位、全周期保障人民健康，提出了卫生事业应该从"以治疗为中心"向"以健康为中心"转变。在这一思想指导下，卫生健康工作方针也有了新表述：以基层为重点，以改革创新为动力，预防为主，中西医并重，将健康融入所有政策，人民共建共享。

这一卫生健康工作突出了几个重要内容：一是城乡统筹，以基层为重点，更进一步强化深化医改所明确的"强基层"的发展方向；二是改革创新，即以改革的办法解决新时代卫生健康新问题；三是明确了健康为中心的发展思想，要将健康融入所有政策，这是一思想在党的十九大报告中得到了进一步的明确，即人民健康是民族昌盛和国家富强的重要标志；四是将共享的理念融入健康事业的发展。

三、中国卫生政策的发展

中国特色社会主义进入新时代，我国卫生健康事业的发展也有了簇新的思想，卫生健康政策也有了更多新的内容。在卫生健康政策的发展中，以健康为中心的思想得到了加强；推进健康中国建设，确立了"健康中国2030"的建设目标；健康在全面建成小康社会的总体布局中发挥了非常重要的作用，健康扶贫成为脱贫攻坚的重要策略。

（一）深化医药卫生体制改革

进入21世纪，中国在实现经济进一步腾飞的同时，对医药卫生事业的发展和人民健康也给予更高的关注。针对医药卫生体制方面存在的诸多问题，于2009年4月启动了新一轮全面系统医药卫生体制改革。新一轮深化医改涵盖了公共卫生体系、医疗服务体系、医疗保障体系、药品保障供应体系等四大体系的改革与完善，并同时以体制机制改革为重点，以保障四大体系改革的成效与可持续。新一轮的医药卫生体制改革突出体现了以人人享有基本卫生保健为目标，以全面系统的改革为特色，明确并有效落实了政府的健康责任。

（二）以健康为中心

自全国卫生健康大会召开以来，以健康为中心的发展思想逐步深入人心，健康不仅是人全面发展的基础，更是国家富强和民族昌盛的重要标志，成为经济社会发展的目标。将健康融入所有政策，要求经济社会的发展应该以保护人民健康为准则。同样，卫生事业的发展也要以健康为中心，而不再是以服务为中心，即未来在卫生事业发展评价中，不应该再以卫生事业发展、卫生技术发展水平等作为考核卫生事业发展的核心内容，尽管这也非常重要，但更重要的应该考核人民健康状况是否得到了改善以及改善的水平，人群健康危险因素是否得到有效控制。这一转变不仅是卫生健康政策领域的重大转变，更是我国经济社会发展模式的重大转变。

（三）健康中国战略

在2015年10月26～29日召开的十八届五中全会上，明确将健康中国上升为国家战略，并将“推进健康中国建设”纳入了《中共中央关于制定国民经济和社会发展第十三个五年规划的建议》。2016年10月25日，中共中央、国务院向社会印发了《“健康中国2030”规划纲要》，正式启动了推进健康中国建设。

健康中国建设的战略主题是“共建共享，全民健康”，其核心即以人民健康为中心，针对健康影响因素，坚持政府主导与调动社会、个人的积极性相结合，推动人人参与、人人尽力、人人享有，从而实现全民健康。全民健康是建设健康中国的根本目的。健康中国建设包括五项重点内容，以普及健康生活、优化健康服务、完善健康保障、建设健康环境、发展健康产业为重点，加快转变健康领域发展方式，全方位、全周期维护和保障人民健康，大幅提高健康水平，显著改善健康公平。

（四）健康扶贫政策

全面建成小康社会是党中央“四个全面”总体布局的重要内容。“没有全民健康，就没有全面小康”，已经成为全党共识。据相关调查显示，在贫困人口中，因病致贫、因贫返贫要占到40%以上，因此，健康扶贫在脱贫攻坚斗争中占有重要的地位。保障贫困人口享有基本医疗卫生服务，防止因病致贫返贫，事关贫困人口健康权益，事关脱贫攻坚成败，事关健康中国建设进程，事关如期全面建成小康社会。2016年，国家卫生计生委、国务院扶贫办、国家发展改革委、教育部、科技部、民政部、财政部、人力资源社会保障部、环境保护部、住房城乡建设部、水利部、国家中医药管理局、中央军委政治工作部、中央军委后勤保障部、中国残联15个部门联合印发了《关于实施健康扶贫工程的指导意见》（国卫财务发〔2016〕26号）。文件要求将健康扶贫纳入国家“精准扶贫、精准脱贫”的基本方略，针对农村贫困人口因病致贫、因病返贫问题，突出重点地区、重点人群、重点病种，进一步加强统筹协调和资源整合，采取有效措施提升农村贫困人口医疗保障水平和贫困地区医疗卫生服务能力，全面提高农村贫困人口健康水平，为农村贫困人口与全国人民一道迈入全面小康社会提供健康保障。

在此后的相关文件中，每年均有一些具体措施，推进和巩固健康扶贫成果。例如，在2017年《关于印发健康扶贫工程“三个一批”行动计划的通知》（国卫财务发〔2017〕19号）中，提出了“大病救治一批，慢病管理一批，重病兜底保障一批”的“三个一批”行动计划，将健康扶贫工作做深做实。

在健康扶贫相关政策的保障下，实现了因户因人因病精准施策，推动措施落实到人、精准到病。对贫困患者实行分类救治，实行“及时发现、精准救治、有效保障、动态监测”全过程管理，全面实现了对贫困人口的应治尽治、应保尽保，有效减轻了贫困人口医疗费用负担，累计分类救治1900多万贫困患者。健康扶贫政策的实施，为我国全面建成小康社会目标的实现，做出了非常重要的贡献。

第四节　健康保障制度

制定卫生发展目标和社会卫生策略，其根本目的即要改善社会卫生状况，提高人群健康水平。要实现这一根本目的，健康保障制度是其重要的手段。

一、健康保障制度概述

(一)健康保障制度的概念

健康保障制度指一个国家或地区为解决居民防病治病问题而筹集、分配和使用卫生保健经费所采取的一系列综合性措施，包括卫生机构(供方)费用的来源和居民(需方)卫生费用的负担形式。由这一概念可见，健康保障制度的建立与运行，其目的是保障健康，而保障健康目标则是通过卫生保健经费的筹集、分配与使用来实现的。因此，建立适宜的健康保障制度，无论对供方的卫生服务提供还是需方的卫生服务需要的满足，都具有重要的作用。健康保障制度既是一个国家社会保障体系的重要组成部分，也是社会卫生策略的重要内容。

任何一个国家、一个政府或政党，都会建立一定形式的健康保障制度，但不同政治制度、经济水平、文化背景的国家，其健康保障制度的特点也是不同的；同样，一个国家实行什么样的健康保障制度，也受到诸多因素的影响，包括政治制度、经济制度、宗教信仰、文化传统、历史条件、卫生服务组织及现状等。例如，英国国家医疗服务体系(National Health Service，NHS)的建立源自其宗教体系的慈善服务；美国的商业保险占主要地位则源于其高度的市场化等。

(二)健康保障制度的基本功能

健康保障制度在合理筹集卫生资源、优化卫生资源配置、促进卫生服务合理提供、引导居民合理利用卫生服务、防治疾病增进健康等方面，均具有重要的功能与作用。

1. 保障基本卫生服务利用　所谓基本卫生服务，指维护健康所必需的基本的卫生服务项目，不同的社会经济发展水平，对基本卫生服务内容的界定也会进行相应的调整。因此，基本卫生服务实际上是一个经济学概念，随经济社会的发展而发展。健康保障制度的目的是保障健康。WHO重申，健康是人的基本权利。保障基本人权是政府的责任，因此，任何政府都应为其居民建立保障健康的适宜机制，通过健康保障制度的实施，有效降低居民的卫生服务负担，保障基本卫生服务利用。WHO关于健康的界定是在生理、心理、社会适应等方面均处于良好的状态。健康保障制度，在保障健康的方面，强调基本健康权利的维护，即保障所有人群均能够获得维护健康所必需的基本的卫生服务，任何保障制度都不可能提供无限的保障。

2. 促进卫生保健服务公平　健康保障制度对卫生保健服务公平性的促进作用，主要通过减轻需方的卫生服务负担、降低需方在卫生保健服务利用中经济障碍来实现。保障基本健康权利是政府的责任，实现健康的手段是合理利用卫生服务。国内外很多研究均显示，通过实施健康保障制度，可以有效提高居民卫生服务利用水平，有健康保障覆盖的人群，两周就诊率、住院率、人均卫生费用等，均远高于无保障者。因病致贫、因贫致病的恶性循环，在中国贫困农村普遍存在；甚至在城市地区也时有发生。健康保障制度，有利于降低患者医疗费用负担，是改善健康、打破“贫—病”恶性循环的有效手段。

3. 改善卫生服务合理提供　任何健康保障制度，都会试图对卫生服务提供进行有效的约束，其目的主要是保证卫生服务质量，控制卫生费用的不合理增长，提高健康保障基金的利用效率，最大限度地改善居民的健康状况。通过一系列的卫生服务管理与医疗费用支付方式，在客观上可以规范和引导卫生服务供方的服务行为，促进供方提高质量、合理施治、降低不必要的服务提供；另外，健康保障制度对卫生服务定点机构的确认和契约管理，还可以相对稳定定点机构的服务量，改善其运营状况，从而实现卫生服务提供系统的改善和卫生服务质量与效果的提高。

4. 有利于建立合理的卫生筹资机制　根据健康保障制度的基本概念，我们可以看到，完善健康保障制度，归根结底是要建立一个合理、高效的卫生筹资机制，通过合理筹集保健基金，并对其进行有效分配和使用，来实现筹资公平，并促进卫生保健服务公平，从而可以最大限度地实现保障人群健康水平提高和公平性改善的目标。因此，提供卫生服务，保障人群健康和卫生服务利用，筹资是关键。健康保障制度属于社会保障范畴，体现公平是其基本原则。2003 年以来，随着我国医疗保障制度的不断完善，人群覆盖率不断提高，我国基本医疗保险覆盖率由 2003 年不到 20%，增加到 2020 年超过 95%，个人卫生现金支出占卫生总费用的比重从 2001 年的 59.97% 下降到 2019 年的 28.36%，卫生筹资公平性得到了有效改善。

二、全球健康保障制度主要形式

（一）自费医疗模式

自费医疗模式，通过向卫生服务需求者提供医疗服务，并由接受服务者自己支付相应费用的形式。这一制度的特点：一是不公平性，其可能直接降低了最需要服务的人群对卫生服务的可得性，因为最需要服务的人群支付能力可能也最低；二是缺乏风险分摊机制；三是效率低，卫生服务提供者不承担经济风险，服务行为缺乏制约，过分提供医疗服务会导致资源浪费；四是预防工作容易被忽视。

目前，世界上很少有哪个国家实行完全的自费医疗模式，但在大多数国家都会或多或少地存在自费人群。由上述特点我们可以看到，自费医疗将不利于较好地实现“人人享有卫生保健”的目标。因此，在初级卫生保健实施过程中，农村健康保障形式一直是一个重要的指标。

（二）国家税收模式

国家税收模式指政府通过国家税收方式来筹集卫生费用，通过财政预算分配到卫生保健领域，并建立相应的卫生机构提供卫生保健服务的健康保障制度形式。英国的国家卫生服务体系就是由政府通过税收筹资的卫生保健制度，是典型的国家税收模式。这是一种公共筹资方式，无论其职业、社会地位、经济水平、健康状况如何，均可获得健康保健服务。目前除英国外，澳大利亚、加拿大、俄罗斯、新西兰、瑞典、丹麦、挪威、芬兰、葡萄牙、西班牙、冰岛、爱尔兰等国家也采取国家税收模式。这一制度的最大优点是，由政府投入保健经费，在卫生服务筹资和利用方面可获得较高的公平性，但低效率则是这类制度的一大弊端。

（三）社会医疗保险

保险通常是由保险机构组织实施，参保人按照保险规定向保险经办机构缴纳一定数量的保险费，而保险经办机构则按照合同规定向参保人提供保险服务。它是通过风险分摊的办法，在风险发生时，使被保险者的风险损失得到一定的补偿。

社会医疗保险是政府通过立法的形式建立的保障体系的重要组成部分，将社会与个人利益相结合，由雇主（或其他公共筹资方，如政府）和雇员（个人）按一定的比例缴纳保险费，建立社会健康保险基金，参保者在看病时可获得一定比例的资金补偿。它是对基本卫生服务市场机制失灵的一种补救方式，同时也是社会促进卫生保健的公平性和保护弱势人群利益的愿望的体现。在组织管理上多通过契约的方式与医疗机构建立定点服务关系，向参保人群提供医疗保健服务。失业者、低收入人群、退休人员等则可通过社会保险基金获得医疗保障，但其保险费多来源于政府部门的有关基金，如失业基金、养老基金等。

（四）商业医疗保险

商业医疗保险是按照市场规则，由商业保险公司设立险种，居民自愿购买医疗保险来筹集卫生保健费用的一种模式。与社会医疗保险不同的是，商业医疗保险的参保是完全自愿的，雇主和雇员出资的比例也不是强制性的。美国是商业医疗保险的代表性国家，就业人群通常通过雇主和雇员共同出资的方式参加商业医疗保险。这种筹资方式的最大优点是自由、灵活、多样化，适应社会不同层次的需求；由于保险机构之间互相竞争，消费者自由选择，促使医疗保险机构在医疗市场上提供价廉质优的保险服务。其弊端是保险和医疗服务的不公平性，由于其非强制性，中、小业主不愿意为雇员投保时，保险费用全由个人承担，这将是一笔不小的费用，也是一个不小的负担，制约了一部分中、低收入人群参保。

三、中国健康保障制度

中华人民共和国成立初期，即建立了以就业人群为主体、同时惠及其直系亲属的公费医疗制度和劳保医疗制度，后又逐步建立起了覆盖农村居民的农村合作医疗制度。随着我国经济体制改革的深入和发展，对公费医疗和劳保医疗制度进行了改革，合并建立了以就业城镇人群为主体的社会化医疗保险制度——城镇职工基本医疗保险制度，于 2000 年在全国全面推进；2002 年，《中共中央 国务院关于进一步加强农村卫生工作的决定》，启动了新型农村合作医疗制度的试点工作，并逐步覆盖了全体农村居民；2007 年，面向老人、学生和失业等城镇未就业人群，开始建立城镇居民基本医疗保险。从而逐步形成了我国多层次、多样化的医疗保险体系，实现了全体城乡居民基本医疗保险制度全覆盖。

（一）城镇职工基本医疗保险

中国政务院于 1951 年正式颁布了《中华人民共和国劳动保险条例》，这个条例明确了建立职工劳保医疗制度的有关规定。劳保医疗的对象为全民所有制企业的职工，城镇集体企业可参照执行。劳保医疗经费主要来源是从企业经营收入中提取。

1952 年，政务院又发布《中央人民政府政务院关于全国各级人民政府、党派、团体及所属事业单位的国家工作人员实行公费医疗预防的指示》，建立了我国的公费医疗制度。其对象是政府机关、党派、人民团体及文化、教育、科研、卫生等事业单位的工作人员，以及二等以上革命残疾军人和高等学校在校学生。公费医疗经费由各级财政在预算内安排。

至此，我国基本建立起了覆盖城镇就业人群医疗保健制度。劳保医疗不仅保障企业职工的就医费用，还对职工所供养的直系亲属就医的手术费和药费提供半费保障（俗称半劳保）。公费和劳保医疗制度有一个共同的特点，即社会化程度低、经费共济能力弱。进入 20 世纪 80 年代后，随着我国经济体制改革的不断深入，传统的公费、劳保医疗制度不再适合社会化保障体系建设的需要，制约了我国经济体制改革，于 1994 年开始了我国职工基本医疗保险改革的试点工作，即“两江”试点。2000 年起，这一社会化的医疗制度逐步取代了传统的公费、劳保医疗制度，在全国推广。

职工基本医疗保险属于社会医疗保险范围，由用人单位和职工本人共同筹集资金，为全体城镇劳动者提供基本的医疗保健服务。城镇职工基本医疗保险的基本原则是保障的水平要与社会主义初级阶段生产力发展水平相适应；城镇所有用人单位及其职工都要参加基本医疗保险，实行属地化管理；基本医疗保险费用由用人单位和职工双方共同负担；基本医疗保险金实行社会统筹与个人账户相结合。

城镇职工基本医疗保险实行多层次医疗保障体系，即以基本医疗保险为基础，通过补充医疗保险、公务员医疗补助、重大疾病医疗补助和社会医疗救助等实现多层次保障，同时还鼓励有能力的单位和个人参加商业医疗保险和职工医疗互助。与过去的公费和劳保医疗不同的是，职工基本医疗保险要求一般以地市为单位统筹，提高了基金的统筹层次和抗风险能力。

（二）城乡居民基本医疗保险

1. 新型农村合作医疗制度　合作医疗是我国农民独创的一种集资医疗形式，农村居民在互助共济的基础上，通过政府组织引导，由个人、集体、国家共同筹集基金，为参保者提供基本的医疗预防保健服务，具有社区筹资性质。合作医疗创建于20世纪50年代中期，随农业合作化的发展而出现并得到发展。中国农村合作医疗曾在改善农村卫生状况、保障农村居民基本卫生服务方面，发挥过重要的作用，受到国际社会的推崇，WHO曾将我国县乡村三级卫生网、乡村医生队伍、农村合作医疗制度作为农村卫生工作的成功经验，向发展中国家推荐。

2002年10月的全国农村卫生工作会议上，《中共中央　国务院关于进一步加强农村卫生工作的决定》明确了要在我广大农村地区建立新型农村合作医疗（简称新农合）制度，并首次明确了中央和地方政府在新农合制度建设中的主导责任，其承担主要的筹资责任。2003年起在全国开始建立试点，人均30元的筹资总额中，各级政府共承担20元筹资责任，以后逐年增加筹资额，各级政府承担的筹资额基本保持在筹资总额的75%左右。新农合对门诊和住院费用补偿全部实行统筹支付，取消了试点开始时的家庭医疗账户。到2010年，新农合基本覆盖农村居民。

2. 城镇居民基本医疗保险制度　我国城镇地区一直实行的是以就业为基础的医疗保障制度，即公费医疗、劳保医疗和城镇职工基本医疗保险，而那些未就业人群和灵活就业人群，除了自己承担全部筹资责任参加职工医疗保险或商业保险外，没有其他保险制度覆盖。随着新农合制度的基本建立，中央政府决定，从2007年起，在全国开展试点建立覆盖城镇未就业居民的医疗保险，政府和个人共同筹资，政府筹资为主，以大病保险为主，兼顾门诊服务。到2010年，这一制度也基本覆盖全体城镇未就业居民。这一目标的实现，也基本实现了我国城乡居民医疗保健制度的全覆盖。

3. 城乡居民基本医疗保险制度　随着新农合和城镇居民基本医疗保险制度在我国的逐步建立和完善，我国基本实现城乡居民的全覆盖，整合城乡医保成为统筹城乡发展的重要内容，更是我国建立全民医保体系的重要内容。因此，国务院于2016年1月12日发布《国务院关于整合城乡居民基本医疗保险制度的意见》（国发〔2016〕3号），要对新农合和城镇居民基本医疗保险进行整合，建立城乡居民基本医疗保险制度。对城乡居民的医疗保险实行六统一，即统一覆盖范围、统一筹资政策、统一保障待遇、统一医保目录、统一定点管理、统一基金管理，以保障城乡居民在医疗保障待遇和卫生保健服务利用方面的公平性。

（三）城乡医疗救助制度

为缓解城乡特困群众看病难、看病贵问题，2002年《中共中央　国务院关于进一步加强农村卫生工作的决定》明确了新农合制度建设的同时提出要建立农村医疗救助制度，从2003年开始进行农村医疗救助试点，截至2005年底全国已普遍建立农村医疗救助制度；城市医疗救助制度从2005年开始试点。城乡医疗救助资金的主要来源是财政和彩票公益金。

为更好地推动各地建立和完善城乡医疗救助制度，适当提高救助水平，2006年中央财政进一步增加对城乡医疗救助制度的补助资金，除加大专项彩票公益金资助力度外，还从预算内安排部分资金，用于支持困难地区开展城乡医疗救助工作。医疗救助制度的救助范围主要包括医疗保险救助、门诊医疗救助、住院医疗救助和临时医疗救助。医疗保险救助是帮助救助对象缴纳城乡居民医疗保险的个人筹资；门诊医疗救助和住院医疗救助即对救助对象的门诊和住院医药费提供救助；而临时医疗救助则主要对发生高额医药费支出的家庭，提供一次性的临时医疗救助，以免出现因病返贫。

城乡医疗救助实行属地管理，救助对象包括七类：城乡低保对象；农村五保对象；在乡重点优抚对象（不含1～6级残疾军人）；城乡重度（1、2级）残疾人员；城镇低收入老年人，即本人收入低于本市企业退休人员基本养老金最低标准的60周岁以上老年人；家庭经济困难大学生，即辖区内各类全日制普通高等学校（包括民办高校）、科研院所中接受普通高等学历教育的全日制本专科生、全日制研究生中的城乡低保、农村五保等困难家庭大学生，以及其他享受国家助学金大学生，重度（1、2级）残疾大学生；其他低收入人员。

2009年6月，民政部、财政部、卫生部与人力资源和社会保障部联合发布《关于进一步完善城乡医疗救助制度的意见》（民发〔2009〕81号），结合我国新一轮深化医改的相关政策，对城乡医疗救助制度制定了统一的政策，明确了任务目标，要进一步完善医疗救助制度，筑牢医疗保障底线。用3年左右的时间，在全国基本建立起资金来源稳定，管理运行规范，救助效果明显，能够为困难群众提供方便、快捷服务的医疗救助制度，织密、织牢我国的社会保障网，为城乡居民提供兜底保障。

四、健康保障制度的改革与发展

2017年10月18日，习近平同志在党的十九大报告中指出，加强社会保障体系建设，全面建成覆盖全民、城乡统筹、权责清晰、保障适度、可持续的多层次社会保障体系。全面实施全民参保计划。完善城镇职工基本养老保险和城乡居民基本养老保险制度，尽快实现养老保险全国统筹。完善统一的城乡居民基本医疗保险制度和大病保险制度。完善失业、工伤保险制度。建立全国统一的社会保险公共服务平台。

健康保障制度作为社会保障体系的重要组成，在提高居民健康水平、改善社会卫生状况方面的积极作用受到人们的高度重视，世界各国在制定改善社会卫生状况的策略过程中，改革与完善健康保障制度，均是其重要的内容之一。我国20世纪初级卫生保健的13项指标中，农村集资医疗制度建设也是重要的指标之一。在过去的几十年中，世界各国均建立了适合本国国情的医疗保障制度，这些制度随着经济社会发展、人群健康问题转变，或多或少都面临各种问题。因此，改革、完善成了医疗保障制度建设的重要内容。在2010年前，我国医疗保障制度建设与改革的主要任务是建立起基本覆盖城乡居民的医疗保险制度。之后，我国将在吸收国际经验的基础上，逐步完善保障制度设计，逐步建立全国统一、城乡一体化的医疗保险制度，实现真正意义上的全民健康保险覆盖。

在各国的医疗保障制度所面临的问题中，医疗费用快速上涨、保险基金赤字频频，几乎是各国共同的问题。因此，改革的重要目标，即控制医疗费用快速上涨、提高基金效率。主要的改革内容包括：①在资金的筹集与使用上，引进管理保健（managed care）模式。将保险组织和医疗机构的利益有机地结合起来，减少管理环节，强调购买者与提供者、提供者与提供者之间的协调与配合，鼓励提供者主动规范服务行为、节约成本、提高质量。②在管理机制上，允许第三方即保险付费方在控制服务成本、保护患者利益方面发挥更大的作用，充当投保者的代理人。③允许医院有更大的独立性。通过市场机制的引入，给医院更大的自主权，以改善服务、提高效率。④控制费用上涨。人口老年化，社会卫生费用快速上涨，是全球面临的共同问题，因此，很多国家的保险方案，均提高了患者分摊医疗费用的比例，即便在过去全民免费医疗的英国，居民在门诊就诊时，也必须自付部分药费，但这种机制带来的另一个问题即低收入人群可能会因无法承担自付费用而不能得到公平的卫生服务利用。

我国的医疗保障制度既面临国际上的共性问题，又存在中国的个性问题，因此，医疗保障制度的改革完善更加迫切。2020年2月，中共中央、国务院印发了《中共中央　国务院关于深化医疗保障制度改革的意见》，明确到2025年，要实现医疗保障制度更加成熟定型，基本完成待遇保障、筹资运行、医保支付、基金监管等重要机制和医药服务供给、医保管理服务等关键领域的改革任务。到2030年，全面建成以基本医疗保险为主体，医疗救助为托底，补充医疗保险、商业健康保险、慈善捐赠、医疗互助共同发展的医疗保障制度体系，待遇保障公平适度，基金运行稳健持续，管理服务优化便捷，医保治理现代化水平显著提升，实现更好保障病有所医的目标。

（陈家应）

思 考 题

1. 不同时期社会卫生策略的演变动力是什么？

2. 2000 年人人享有卫生保健战略目标对我国卫生事业发展的影响有哪些？

3. 2016 年，全国卫生与健康大会明确了我国的新时代卫生工作方针，要“将健康融入所有政策”。请分析这一方针的重大意义。

4. 健康保障制度是重要的社会卫生策略之一。请分析其促进人群健康改善的机制，并探讨如何更好地发挥积极作用。

第十四章　卫生服务体系

健康是促进人全面发展的必然要求，是经济社会发展的基础条件。卫生服务体系建设与广大人民群众的健康水平息息相关。推进卫生服务体系建设，是推进“健康中国 2030”建设、基本实现社会主义现代化的重要基础，是全面提高国家卫生服务水平、促进居民健康发展的国家战略，是积极参与全球健康治理、履行 2030 年可持续发展议程国际承诺的重大举措。随着我国新时期卫生健康工作方针的调整，本章所指的卫生服务体系实际上就是卫生健康服务体系。

第一节　概　　述

一、卫生服务体系的概念

1. 卫生服务的概念　卫生服务（health care service）指卫生部门通过一定的途径向居民提供医疗、预防、保健和康复等服务的过程。

2. 卫生服务体系的概念　卫生服务体系作为近年来国际卫生健康领域的热点话题，被国内外学者所关注，究其概念，尚未统一。本章将分别从宏观和微观角度来介绍卫生服务体系的概念。

（1）宏观角度：WHO 将卫生服务体系（health care service delivery）定义为通过不同层级机构间协作，根据人们生命不同阶段的需要提供的促进健康，预防、诊断、治疗、管理疾病，康复和姑息治疗等连续性服务的体系。卫生服务体系的功能可分成领导 / 治理、筹资、卫生人力、医药产品和技术、信息和卫生服务提供六个方面。

我国学者刘亚敏从系统论的角度将卫生服务体系定义为，卫生服务体系是为了提高卫生资源利用率、提升卫生服务综合能力而建立的服务体系和管理体系，包括公共卫生体系（主要包括疾病预防与控制体系、公共卫生应急体系、卫生监督体系、妇幼保健体系）、医疗服务体系、医疗保障体系、药品供应保障体系和医疗卫生信息体系。

（2）微观角度：卫生服务体系指提供医疗、预防、保健、康复、计划生育技术指导和健康教育等服务的组织和机构在提供卫生服务过程中所形成的相互关联的一个系统。它强调卫生服务体系是由卫生服务组织机构构成的系统，包括医疗服务体系和公共卫生服务体系。医疗服务体系指经卫生行政部门批准，获得《医疗机构执业许可证》，以承担疾病治疗为主，预防、康复、健康咨询相结合，为保障居民健康进行医学服务的体系。一般由医院、疗养院、社区卫生服务中心（站）、卫生院、村卫生室等组织构成。公共卫生服务体系是指为保障社会公众健康，以政府为主导的有关机构、团体和个人有组织地向社会提供疾病防控、妇幼保健、健康教育与健康促进、卫生监督、采供血、公共卫生应急、院前急救、食品安全等服务构成的整体。

综上所述，结合相关学者对卫生服务体系的认识，本章从微观角度出发，认为卫生服务体系是以保障居民健康为主要目标，直接或间接向居民提供预防、医疗、康复、健康教育和健康促进等服务，按照一定的秩序和内部联系组合而成的整体，主要包括医疗服务体系和公共卫生服务体系，由医院、基层医疗卫生机构、专业公共卫生机构等卫生服务机构组成。

二、卫生服务体系的结构

不同国家由于历史经验、文化、经济制度、政治意识形态、社会组织、教育水平和生活水平、经济资源以及对福利和国家功能的态度的不同，卫生服务体系的结构存在差异，如美国现有的卫生服务体系是卫生执业者、卫生机构和组织的联合体。

在我国，卫生服务体系由医院、基层医疗卫生机构、专业公共卫生机构和其他医疗卫生机构等组成。按照功能任务和提供的服务专业，医院可分为不同的类别，包括综合医院、中医医院、中西医结合医院、民族医院、专科医院（如口腔医院、妇产医院、儿童医院、肿瘤医院、传染病医院等）和护理院；基层医疗卫生机构包括社区卫生服务中心（站）、街道卫生院、乡镇卫生院、村卫生室、门诊部和诊所（医务室）；专业公共卫生机构包括疾病预防控制中心、专科疾病防治机构、妇幼保健机构、健康教育机构、急救中心（站）、采供血机构、卫生监督机构、计划生育技术服务机构；其他医疗卫生机构包括疗养院、临床检验中心、医学科研机构、医学在职教育机构、医学考试中心、统计信息中心等卫生事业单位。我国医疗卫生机构结构示意图见图 14-1，2019 ～ 2021 年医疗卫生机构数见表 14-1。本章第二节～第四节将详细介绍医院、基层医疗卫生机构和专业公共卫生机构的功能定位、机构设置和资源配置。

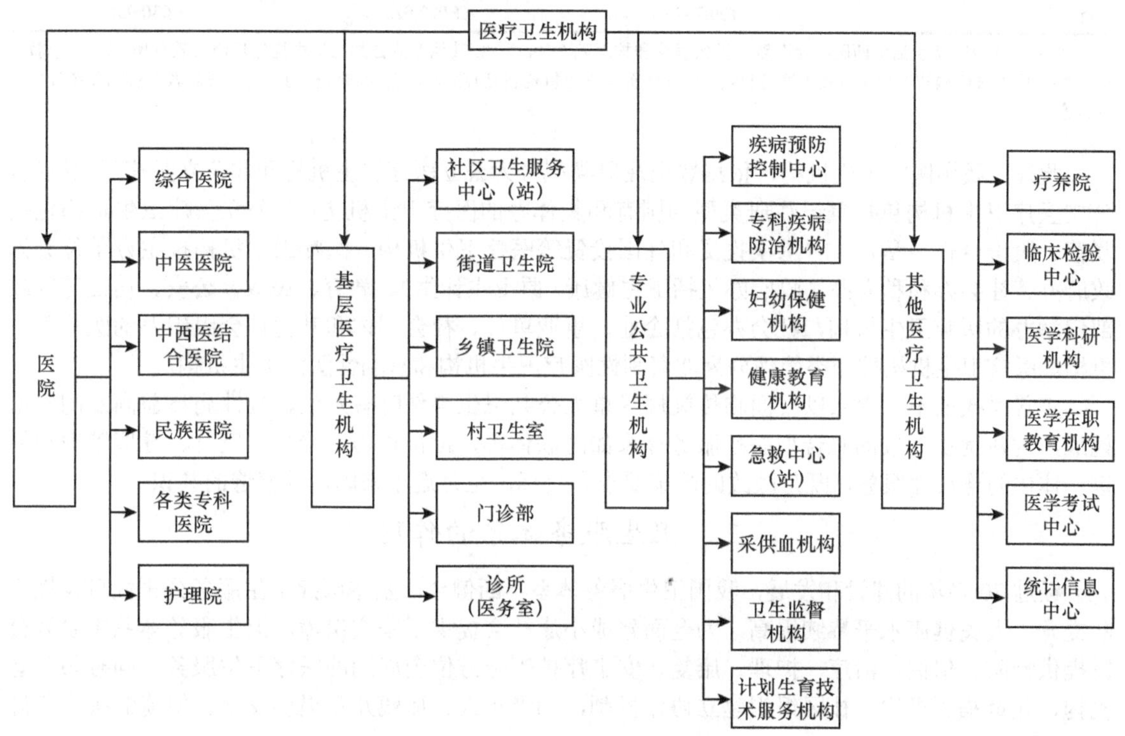

图 14-1　医疗卫生机构结构示意图

来源于 2019 年中国卫生健康统计年鉴

表 14-1　我国 2019 ～ 2021 年医疗卫生机构数

	2019 年	2020 年	2021 年
医院	34 354	35 394	36 570
综合医院	19 963	20 133	20 307
中医医院	4221	4426	4630
专科医院	8531	9021	9699
其他医院 [1]	1639	1814	1934
基层医疗卫生机构	9543 90	970 036	977 790
社区卫生服务中心（站）	35 013	35 365	36 160
乡镇（街道）卫生院	36 624	36 301	35 455
村卫生室	616 094	608 828	599 292

续表

	2019 年	2020 年	2021 年
门诊部（所）	266 659	289 542	306 883
专业公共卫生机构	15 958	14 492	13 276
疾病预防控制中心	3403	3384	3376
专科疾病防治院（所 / 站）	1128	1048	932
妇幼保健院（所 / 站）	3071	3052	3032
卫生监督所（中心）	2869	2934	3010
其他专业公共卫生机构[2]	5487	4074	2926
其他医疗卫生机构[3]	2877	3000	3299
合计	100 7579	1 022 922	1 030 935

注：1. 其他医院包括中西医结合医院、民族医院和护理院（中心）；2. 其他专业公共卫生机构包括健康教育所（站）、急救中心（站）、采供血机构和计划生育技术服务机构；3. 其他医疗卫生机构包括疗养院、医学科研机构、医学在职教育机构和统计信息中心等

此外，我国医疗卫生机构，依据登记注册类型分为公立医疗卫生机构和非公立医疗卫生机构，公立医疗卫生机构包括登记注册类型为国有和集体办的医疗卫生机构；非公立医疗卫生机构包括联营、股份合作、私营、台港澳投资和外国投资等医疗卫生机构。医疗卫生机构按主办单位分为政府办、社会办和私人办。政府办包括卫生健康（原卫生计生）、教育、民政、公安、司法等行政部门举办的医疗卫生机构，社会办包括企业、事业单位、社会团体和其他社会组织办的医疗卫生机构。医疗卫生机构按分类管理分为非营利性医疗卫生机构和营利性医疗卫生机构。

随着医改的不断深入以及面临传染病等重大公共卫生事件时有发生、慢性病日益高发的双重挑战，构建优质高效的整合型医疗服务体系如医联体等，提供预防、治疗、康复、健康管理和促进一体化的连续性服务，既是医改的政策要求和目标，也是近年来国内外普遍的共识。

三、卫生服务体系的作用

经过 70 多年的建设和发展，我国卫生服务体系不断健全，基本医疗卫生服务公平性可及性不断提升，人民健康水平持续提高，为全面建成小康社会提供了坚实保障。卫生服务体系主要为公民提供预防、保健、治疗、护理、康复、安宁疗护等全方位全周期的医疗卫生服务，同时与养老机构、儿童福利机构、社区组织建立协作机制，为老年人、孤残儿童提供安全、便捷的医疗和健康服务。

1. 提供医疗服务 医疗服务指为满足患者的需要，在同患者的接触中，由医疗机构提供的医疗活动和医疗活动的成果。医疗卫生机构运用与其功能任务相适应的医疗卫生技术，遵循科学、安全、规范、有效、经济的原则，开展预防、保健、诊断、治疗、护理和康复服务，并符合伦理。在提供医疗服务方面，我国坚持基本医疗卫生事业公益属性，加快优质医疗资源扩容和区域均衡布局，加快建设分级诊疗体系，深化医药卫生体制改革，加强公立医院建设和管理考核。支持社会办医，坚持中西医并重。加强老年人居家医疗服务，重点对居家行动不便的高龄或失能老年人，慢性病、疾病康复期或终末期、出院后仍需要医疗服务的老年患者提供诊疗服务、医疗护理、康复治疗、药学服务、安宁疗护。2013 ～ 2018 年，全国医疗卫生机构总诊疗人次由每年 73.14 亿人次增加到 83.08 亿人次，年均增长 25.81%，住院人数由每年 1.92 亿人增加到 2.55 亿人，年均增长 5.84%。

2. 提供预防服务 国家通过卫生服务体系特别是疾病预防控制体系等提供预防服务，包括监控健康状况；传染病与非传染病性疾病的预防、监测和控制；健康促进等。预防服务还包括卫生监督服务和卫生应急服务。卫生监督机构在同级卫生行政部门的领导下，依法监督管理消毒产品、生活饮用水及涉及饮用水卫生安全产品、公共场所、职业、放射、学校卫生、传染病防治等工作；

还依法监督医疗机构和采供血机构及其执业人员的执业活动等。卫生应急指为了预防突发公共卫生事件，控制、减轻和消除各类突发公共卫生事件引起的健康危害所采取的一切活动的总称。在经济社会发展日益复杂、各种风险隐患有增无减、人民群众对公共卫生安全期望不断提高的新形势下，卫生应急服务的重要地位与作用日益提升。

3. 提供保健服务　国家通过妇幼保健体系等为弱势人群和高危人群提供卫生保健服务。例如，实施母婴安全计划、倡导优生优育、向孕产妇免费提供生育全过程的基本医疗保健服务；加强出生缺陷综合防治，加强儿童早期发展、儿童重点疾病防治和重点地区儿童营养改善等项目；提高妇女常见病筛查率和早诊早治率；通过健康管理加强老年人功能维护。

4. 提供康复服务　卫生服务系统通过医院和基层医疗卫生机构等提供康复医学服务，主要面向慢性病患者及伤残者，强调功能上的康复，使患者不但在身体上，而且在心理上和精神上得到康复，提高生活素质，重返社会，过有意义的生活。例如，社区康复作为我国的社区卫生服务中心（站）提供的基本服务，包括残疾康复、疾病恢复期康复、家庭和社区康复训练指导等。

第二节　医　　院

一、功能定位

（一）医院的定义

医院（hospital）是以诊疗疾病、照护患者为主要目的的医疗机构。具体来说，医院是运用医学科学理论和技术，备有一定数量的病床设施、医务人员和必要的医疗器械设备，通过医务人员的集体协作，对患者、特定人群或健康人群提供医疗、预防、保健和康复等服务的机构，以保障人民群众健康。

（二）医院的功能

国务院颁发的《医疗机构管理条例》指出：“医疗机构以救死扶伤，防病治病，为公民的健康服务为宗旨。”医院的主要功能是提供疾病诊治，特别是急危重症和疑难病症的诊疗，突发事件医疗处置和救援以及健康教育等医疗卫生服务，并开展医学教育、医疗卫生人员培训、医学科学研究和对基层医疗卫生机构的业务指导等工作。

（三）医院的分类及其功能定位

国际上，如美国和德国，一般把医院按照所有制形式分为政府医院（governmental hospital）、非政府非营利医院（non-governmental nonprofit hospital）和营利性医院（for-profit hospital）三类。按照所有制形式（经济类型），我国将医院分为公立医院和非公立医院。

1. 公立医院（public hospital）　是我国医疗服务体系的主体，应坚持公益性，充分发挥其在提供基本医疗服务、诊疗急危重症和疑难病症等方面的骨干作用，承担医疗卫生机构人才培养、医学科研、医疗教学等任务，承担法定和政府指定的公共卫生服务、突发事件紧急医疗救援、援外、国防卫生动员、支农、支边和支援社区等任务。公立医院分为政府办医院（根据功能定位主要划分为县办医院、市办医院、省办医院、部门办医）和其他公立医院（主要包括军队医院、国有和集体企事业单位等举办的医院）。政府办医院中，各类医院的功能定位如下：①县办医院：主要承担县级区域内居民的常见病、多发病的诊疗，急危重症的抢救与疑难病的转诊，培训和指导基层医疗卫生机构人员，发挥相应公共卫生服务职能以及负责突发事件紧急医疗救援等工作，是政府向县级区域内居民提供基本医疗卫生服务的重要载体。②市办医院：主要向地市级区域内居民提供代表本区域高水平的综合性或专科医疗服务，接受下级医院转诊，并承担人才培养和一定的科研任务以及相应公共卫生和突发事件紧急医疗救援任务。③省办医院：主要向省级区域内若干个地市提供急危重症、疑难病症诊疗和专科医疗服务，接受下级医院转诊，并承担人才培养、医学科研及相应公共卫生和突发事件紧急医疗救援任务。④部门办医院：主要向跨省份区域提供疑难危重症诊疗和专科医疗服务，接受下级医院转诊，并承担人才培养、医学科研及相应公共卫生和突发事件紧急医疗救援等任务和技术支撑，带动医疗服务的区域发展和整体水平提升。

2. 非公立医院（non-public hospital） 即民营医院，指经济类型为国有和集体之外的医院，其经营性质一般为营利性，也可为非营利性。民营医院是医疗卫生服务体系不可或缺的重要组成部分，是满足人民群众多层次、多元化医疗服务需求的有效途径。民营医院可以提供基本医疗服务，与公立医院形成有序竞争；可以提供高端服务，满足非基本需求；可以提供康复、老年护理等紧缺服务，对公立医院形成补充。

按照医院承担的功能及任务的不同，还可将医院分为三个级别：①一级医院：是直接向一定人口的社区提供预防、医疗、保健、康复服务的基层医院、卫生院，包括农村乡镇卫生院、城市街道卫生院、地市级的区医院和相当规模的工矿、企事业单位的职工医院。②二级医院：是向多个社区提供综合医疗卫生服务和承担一定教学、科研任务的地区性医院，包括各地一般市、县医院及省、直辖市的区级医院。③三级医院：是向几个地方提供高水平专科性医疗卫生服务和执行高等教学、科研任务的区域性以上的医院，包括中央、省、市直属的城市大医院及高等医学院校的附属医院。

二、机构设置

按照国家卫生健康委制定的《医疗机构设置规划指导原则（2021—2025 年）》，医疗机构设置应遵循需求导向原则、区域统筹规划原则、科学布局原则和协同创新原则、中西医并重原则，医院的设置也不例外。

（一）公立医院

按照《医疗机构设置规划指导原则（2021—2025 年）》要求，公立医院的设置要符合国家和地方的卫生健康事业发展总体规划。

在省级区域，每 1000 万～ 1500 万人口规划设置 1 个省级区域医疗中心，同时根据需要规划布局儿童、肿瘤、精神、传染病等专科医院和中医医院，地广人稀地区人口规模可以适当放宽，并根据医疗服务实际需要设置职业病和口腔医院。

在地市级区域，每 100 万～ 200 万人口设置 1 ～ 2 个地市办三级综合医院（含中医类医院，地广人稀的地区人口规模可以适当放宽），根据需要设置儿童、精神、妇产、肿瘤、传染病、康复等市办专科医院（含中医类专科医院）。有序引导部分城市区级医院转型为康复、护理、精神、职业病等专科医疗机构。

在县级区域，依据常住人口数，原则上设置 1 个县办综合医院和 1 个县办中医类医院（含中医医院、中西医结合医院、少数民族医院等），民族地区、民族自治的县级区域优先设立少数民族医院。原则上县域常住人口超过 100 万的地区，可适当增加县办医院数量；县域常住人口低于 10 万，应整合设置县办医院。服务人口多且地市级医疗机构覆盖不到的县区可根据需要建设精神专科医院或依托县办综合医院设置精神专科和病房。

（二）民营医院

国家采取多种措施，放宽社会资本举办医疗机构的准入范围，改善社会资本举办医疗机构的执业环境，鼓励和引导社会力量依法举办医疗卫生机构，政府对社会办医区域总量和空间不作规划限制，鼓励社会力量在康复、护理等短缺专科领域举办非营利性医疗机构，鼓励社会力量举办的医疗机构牵头成立或加入医疗联合体。

三、资源配置

（一）床位资源配置及单体规模

病床是医院为患者提供医疗服务的必备条件，医院病床编制的多少，一定程度上决定了医院提供医疗服务的能力。患者和社会需求是医院床位设置的一个重要指标，可以根据常住人口规模等合理配置公立医院床位规模。国家或卫生行政部门适时提出公立医院床位设置参考标准。例如，国务院发布的《全国医疗卫生服务体系规划纲要（2015-2020 年）》给出了各地公立医院床位层级设置的参考标准；又如，国家卫生健康委制定的《医疗机构设置规划指导原则（2021-2025 年）》要求，省、市、县办综合医院具体床位规模可根据辖区内人口数量及实际需求确定。专科医院、中医医院的床位规模根据实际需要设置；2025 年市办及以上公立医院的床位数可按每千人口 1.90 ～ 2.00 张配置，而县办公立医院和基层医疗卫生机构的床位数可按每千人口 3.50 张配置。

合理确定公立医院单体（单个执业点）床位规模，依据住房和城乡建设部、国家发展和改革委员会批准发布《综合医院建设标准》（建标 110-2021）（2021 年 7 月 1 日起实施），综合医院建设规模应根据区域卫生规划、医疗机构设置规划、服务人口数量、发病率和区域经济发展水平进行综合平衡后确定。综合医院建设规模按病床数量应分为 200 张床以下、200 ～ 499 张床、500 ～ 799 张床、800 ～ 1199 张床、1200 ～ 1500 张床 5 个级别。

公立医院根据其功能定位和服务能力，合理设置科室和病区数量。每个病区床位规模不超过 50 张。新设置的县办综合医院（单个执业点，下同）床位数一般以 600 ～ 1000 张为宜；新设置的地市办综合医院床位数一般以 1000 ～ 1500 张为宜；新设置的省办及以上综合医院床位数一般以 1500 ～ 3000 张为宜。省级卫生健康行政部门确定设置床单元建筑面积、门诊量 / 门诊建筑面积的最低控制标准。承担区域医疗中心任务的，可根据医疗服务需求适当增加床位规模。

（二）人力资源配置

根据医院的组织结构、体制、任务、职能分工及医院现代化的要求，我国医院人员的职类大体上分为卫生技术人员、工程技术人员、工勤人员和党政管理人员。按照《全国医疗卫生服务体系规划纲要（2015-2020 年）》要求，医院人员配备以执业（助理）医师和注册护士配置为重点，以居民卫生服务需求量和医师标准工作量为依据，结合服务人口、经济状况、自然条件等因素配置医生和护士的数量，合理确定医护人员比例。按照医院级别与功能任务的需要确定床位与人员配比，承担临床教学、带教实习、支援基层、援外医疗、应急救援、医学科研等任务的医疗卫生机构可以适当增加人员配置。

医院工作人员编制可参考综合医院病床与工作人员之比进行，还可以根据工作量进行人员配备，即按照每名门诊医师每小时门诊工作量和每名住院医师和护理人员担当病床工作量进行。综合医院病床与工作人员之比，依据各医院规模和担负的任务分为三类：299 张床及以下的，按 1 ：（1.30 ～ 1.40）计算；300 ～ 499 张床的，按 1 ：（1.40 ～ 1.50）计算；500 张床及以上的按 1 ：（1.60 ～ 1.70）计算。各类人员的比例：卫生技术人员应占总编制的 70% ～ 72%，医师、中医师占 25%，护理人员占 50%，药剂人员占 8%，检验人员占 4.6%，放射人员占 4.4%，其他卫技人员占 8%；行政管理和工勤人员占 28% ～ 30%，其中行政管理人员占 8% ～ 10%。

此外，医院要根据功能定位、服务半径、床位规模、临床科室特点、患者病情轻重和临床工作量科学配置护士人力，《全国护理事业发展规划（2016-2020 年）》要求，到 2020 年，全国三级综合医院和部分三级专科医院（肿瘤、儿童、妇产、心血管病专科医院）全院护士总数与实际开放床位比（以下简称为“护床比”）不低于 0.8 ：1，全院病区“护床比”不低于 0.6 ：1；二级综合医院、部分二级专科医院（肿瘤、儿童、妇产、心血管病专科医院）两个“护床比”分别不低于 0.7 ：1 和 0.5 ：1。临床护理岗位护士数量占全院护士数量不低于 95%。鼓励对护士实施弹性排班，在护理工作量较大的时间段和科室，弹性动态增加护士人力。要结合实际制定护士人力紧急调配预案，确保有效应对突发事件或特殊情况下临床护理的紧急需要。

（三）设备资源配置

医疗设备是医疗卫生资源的重要组成部分，更是开展医疗卫生服务所必备的条件，是医院开展医疗、科研、教学的基本保障，其配置水平直接反映医疗卫生机构的现代化程度。尤其是大型医用设备配置应遵循安全、有效、合理和必需的原则。

按照2018年国家卫生健康委药监局发布的《大型医用设备配置与使用管理办法（试行）》，国家按照有关部门提出的大型医用设备目录对大型医用设备实行分级分类配置规划和配置许可证管理。大型医用设备配置规划原则上每5年编制一次，分年度实施。配置规划包括规划数量、年度实施计划、区域布局和配置标准等内容。首次配置的大型医用设备配置规划原则上不超过5台，其中，单一企业生产的，不超过3台。国家卫生健康委负责制定大型医用设备配置规划，并向社会公开，同时组织制定并发布大型医用设备档次机型的阶梯分型。医疗器械使用单位应当根据功能定位、临床服务需求、医疗技术水平和专科发展等合理选择大型医用设备的适宜档次和机型。申请配置甲类大型医用设备的，向国家卫生健康委提出申请；申请配置乙类大型医用设备的，向所在地省级卫生健康行政部门提出申请。

（四）信息资源配置

医院信息系统资源一般包括医院临床信息系统、医院管理信息系统、医院影像归档和通信系统、医院临床支持系统、医院人力资源管理系统、医院实验室信息系统等。“十四五”期间，医院要强化信息化的支撑作用，合理引进先进的信息化技术，切实落实医院信息化建设标准与规范，推动人工智能、大数据、云计算、5G、物联网等新兴信息技术与医疗服务深度融合，推进智慧医院建设和医院信息标准化建设，大力发展并规范远程医疗和互联网医疗。

第三节　基层医疗卫生机构

一、功能定位

1. 基层医疗卫生机构的定义　基层医疗卫生机构一般情况下是指县一级的医疗机构和小型社区卫生服务机构（或者乡镇卫生院与村卫生室等）。基层医疗卫生机构主要包括乡镇卫生院、社区卫生服务中心（站）、村卫生室、医务室、门诊部（所）和军队基层卫生机构等。

2. 基层医疗卫生机构的作用　基层医疗卫生机构的主要职责是提供预防、保健、健康教育、疾病管理，为居民建立健康档案，常见病、多发病的诊疗以及部分疾病的康复、护理，接收医院转诊患者，向医院转诊超出自身服务能力的患者等基本医疗卫生服务。

乡镇卫生院和社区卫生服务中心负责提供基本公共卫生服务，以及常见病、多发病的诊疗、护理、康复等综合服务，并受县级卫生健康行政部门委托，承担辖区内的公共卫生管理工作，负责对村卫生室、社区卫生服务站的综合管理、乡村医生的技术指导和培训等。乡镇卫生院分为中心乡镇卫生院和一般乡镇卫生院，中心乡镇卫生院除具备一般乡镇卫生院的服务功能外，还应开展普通常见手术等，着重强化医疗服务能力并承担对周边区域内一般乡镇卫生院的技术指导工作。

村卫生室、社区卫生服务站在乡镇卫生院和社区卫生服务中心的统一管理和指导下，承担建制村、居委会范围内人群的基本公共卫生服务和普通常见病、多发病的初级诊治、康复等工作。

单位内部的医务室和门诊部等基层医疗卫生机构负责本单位或本功能社区的基本公共卫生和基本医疗服务。

其他门诊部、诊所等基层医疗卫生机构根据居民健康需求，提供相关医疗卫生服务。

二、机构设置

乡镇卫生院、社区卫生服务中心按照乡镇、街道办事处行政区划或一定服务人口进行设置。在每个乡镇建成 1 所标准化乡镇卫生院，综合考虑城镇化、地理位置、人口聚集程度等因素，可以选择对 1/3 左右的乡镇卫生院的服务能力和水平进行提升，建设中心乡镇卫生院。在每个街道办事处范围或每 3 万～ 10 万居民规划设置 1 所社区卫生服务中心。

对于合理确定村卫生室和社区卫生服务站的配置数量和布局，应根据乡镇卫生院、社区卫生服务中心覆盖情况以及服务半径、服务人口等因素进行合理设置。根据需要可设置若干社区卫生服务站。新建社区，可由所在街道办事处范围的社区卫生服务中心就近增设社区卫生服务站。原则上每个建制村应当设置 1 个村卫生室。根据 2014 年国家卫生计生委、发展改革委、教育部、财政部、中医药局颁发的《村卫生室管理办法（试行）》，村卫生室设置应当遵循以下基本原则：①符合当地区域卫生规划、医疗机构设置规划和新农村建设规划；②统筹考虑当地经济社会发展水平、农村居民卫生服务需求、服务人口、地理交通条件等因素，方便群众就医；③综合利用农村卫生资源，优化卫生资源配置；④符合《医疗机构管理条例》及实施细则的有关规定，达到《医疗机构基本标准》要求。

个体诊所等其他基层医疗卫生机构的设置，不受规划布局限制，实行市场调节的管理方式。

三、资源配置

（一）床位资源配置

基层医疗卫生机构承担着常见病和多发病的诊疗、基本公共卫生服务、健康管理等功能任务，因此，应按照所承担的基本任务和功能合理确定基层医疗卫生机构床位规模，重在提升床位质量，提高使用效率。2020 年，每千常住人口基层医疗卫生机构床位数达到 1.2 张，重点加强护理、康复病床的设置。

1. 社区卫生服务中心　根据服务范围和人口合理配置床位。至少设日间观察床 5 张；根据当地医疗机构设置规划，可设一定数量的以护理康复为主要功能的病床，但不得超过 50 张。

2. 社区卫生服务站　至少设日间观察床 1 张。不设病床。

3. 乡镇卫生院　根据住房和城乡建设部与国家发展和改革委员会 2008 年批准颁布的《乡镇卫生院建设标准（建标 107—2008）》，乡镇卫生院按床位规模分为无床位卫生院、1 ～ 20 张床位卫生院和 21 ～ 99 张床位卫生院三种类型。乡镇卫生院床位规模应根据其服务人口数量、当地经济发展水平、服务半径、地理位置、交通条件等因素，按照乡镇卫生院的类型、基本任务和功能合理确定，每千服务人口宜设置 0.6 ～ 1.2 张床位。乡镇卫生院床位规模宜控制在 100 张以内。

4. 村卫生室　村卫生室不得设置手术室、制剂室、产房和住院病床。

（二）人力资源配置

基层医疗卫生机构人力资源指在基层医疗卫生机构工作的在岗职工，包括卫生技术人员、乡村医生和卫生员、其他技术人员、管理人员和工勤人员。其数量和质量直接决定着基层卫生服务的供给。因此，应合理规划基层卫生人力，确保基层医疗卫生机构功能的发挥。例如，《全国医疗卫生服务体系规划纲要（2015-2020 年）》要求，2020 年，每千常住人口基层卫生人员数达到 3.5 人以上，基本实现城乡每万名居民有 2 ～ 3 名合格的全科医生。

1. 社区卫生服务中心　政府举办的社区卫生服务中心的人员编制原则上按每万名居民配备 2 ～ 3 名全科医师、1 名公共卫生医师。每个社区卫生服务中心在医师总编制内配备一定比例的中医类别执业医师。全科医师与护士的比例，目前按 1 ∶ 1 的标准配备。其他人员不超过社区卫生服务中心编制总数的 5%。按照 2006 年卫生部和国家中医药管理局制定的《城市社区卫生服务中心基本标准》，人员配置要符合：①至少有 6 名执业范围为全科医学专业的临床类别、中医类别执业医师，9 名注册护士；②至少有 1 名副高级以上任职资格的执业医师；至少有 1 名中级以上任职资格的中医类别执业医师；至少有 1 名公共卫生执业医师；③每名执业医师至少配备 1 名注册护士，其中至少具有 1 名中级以上任职资格的注册护士；④设病床的，每 5 张病床至少增加配备 1 名执业医师、1 名注册护士；⑤其他人员按需配备。

2. 社区卫生服务站 按照 2006 年卫生部和国家中医药管理局制定的《城市社区卫生服务站基本标准》，人员配置要符合：①至少配备 2 名执业范围为全科医学专业的临床类别、中医类别执业医师；②至少有 1 名中级以上任职资格的执业医师；至少有 1 名能够提供中医药服务的执业医师；③每名执业医师至少配备 1 名注册护士；④其他人员按需配备。

3. 乡镇卫生院 人员配置上除了要达到《医疗机构基本标准（试行）》（卫医发〔1994〕第 30 号）以外，依据 2018 年国家卫生健康委制定《乡镇卫生院服务能力标准（2018 年版）》要求，至少要有 1 名注册全科医生，设立中医科的，中医类别医师不少于 2 名。

4. 村卫生室 原则上按照每千服务人口不少于 1 名的标准配备乡村医生。每所村卫生室至少有 1 名乡村医生执业。

（三）设备资源配置

基层医疗卫生机构应根据其服务能力配置相应的医疗设备，以保证为居民提供基本医疗和基本公共卫生等服务。社区卫生服务中心必须配置诊疗设备、辅助检查设备、预防保健设备和健康教育及其他设备。设病床的，配备与之相应的病床单元设施；社区卫生服务站按照基本标准配备基本设备和有与开展的工作相应的其他设备。乡镇卫生院按照《医疗机构基本标准（试行）》（卫医发〔1994〕第 30 号）要求配备相关设备，配备必要的中医药服务设备。村卫生室应配置有与开展的工作相应的基本设备。

（四）信息资源配置

加强基层医疗卫生信息化，是医改“保基本、强基层、建机制”的重要技术支撑，更是提升我国基本医疗服务与基本公共卫生服务水平、实现分级诊疗的基础。当前，基层医疗卫生信息资源配置应遵循完善功能、拓展运用及整合基层卫生信息资源的原则，即通过制定信息化政策规范、完善相关标准、优化资源配置、合理投入资金、实施人才培养等措施，提高基层医疗卫生机构之间的互联、沟通水平，方便群众就医，不断提升卫生健康服务的均等化、普惠化、便捷化应用程度。例如，社区卫生服务中心（站）均须设有健康信息管理室，均须配置计算机和打印机等网络信息设备。按照国家基层医疗卫生机构信息化建设相关标准，建立涵盖基本药物采购供应和使用管理、居民健康管理、诊疗导航和绩效考核等功能的基层医疗卫生管理系统，开发云医院管理信息系统、区域医学影像存储与传输系统和电子健康卡、远程医疗、电子处方流转等应用，加强居民信息、电子健康档案和电子病历建设。

第四节　专业公共卫生机构

一、功能定位

（一）专业公共卫生机构的定义

专业公共卫生机构指向辖区内提供专业公共卫生服务（主要包括疾病预防控制、健康教育、妇幼保健、精神卫生、急救、采供血、综合监督执法、食品安全风险监测评估与标准管理、计划生育、出生缺陷防治等），并承担相应管理工作的机构。专业公共卫生机构包括疾病预防控制中心、卫生监督执法、健康教育机构、妇幼保健机构、急救中心（站）等，原则上由政府举办。

（二）专业公共卫生机构的作用

专业公共卫生机构主要提供传染病、慢性非传染性疾病、职业病、地方病等疾病预防控制和健康教育、妇幼保健、精神卫生、院前急救、采供血、食品安全风险监测评估、出生缺陷防治等公共卫生服务。

（1）县办专业公共卫生机构的主要职责：完成上级下达的指令性任务，承担辖区内专业公共卫生任务及相应的业务管理、信息报送等工作，并对辖区内医疗卫生机构相关公共卫生工作进行技术指导、人员培训、监督考核等。

（2）市办专业公共卫生机构的主要职责：完成上级下达的指令性任务，承担辖区内的专业公共卫生任务及相应的信息管理等工作，并对下级专业公共卫生机构开展业务指导、人员培训、监督考核等。

（3）省办专业公共卫生机构的主要职责：完成上级下达的指令性任务，承担辖区内的专业公共卫生任务，开展区域业务规划、科研培训、信息管理、技术支撑以及对下级专业公共卫生机构的业务指导、人员培训、监督考核等。

（4）部门办专业公共卫生机构的主要职责：实施全国各专业公共卫生工作规划或计划，建立和管理相关公共卫生信息网络，参与重特大突发事件卫生应急处置；加强对下级专业公共卫生机构的业务管理、技术指导、人员培训和监督考核；开展公共卫生发展规律、策略和应用性科学研究，拟定国家公共卫生相关标准和规范。

二、机构设置

专业公共卫生机构要按照辖区常住人口数、服务范围、工作量等因素合理设置。加强区域公共卫生服务资源整合，鼓励组建综合性公共卫生服务中心，10 万人口以下的县原则上只设 1 所公共卫生服务机构。专业公共卫生机构实行按行政区划，分级设置，县级及以上每个行政区划内同类专业公共卫生机构原则上只设 1 个。县级以下由社区卫生服务中心（站）、乡镇卫生院（妇幼保健计划生育服务站）和村卫生室、计划生育服务室承担相关公共卫生工作。

1. 疾病预防控制中心的设置　依据原卫生部《关于疾病预防控制体制改革的指导意见》按行政区划，分级设置，县及以上每个行政区划内原则上只设 1 个疾病预防控制机构，分别为国家、省级、计划单列市 / 地市级和县级。

2. 卫生监督机构的设置　县级及以上政府要根据工作职责，规范卫生健康综合监督执法机构的设置，由其承担卫生健康综合监督执法任务。农村乡镇的卫生监督执法工作，由县级监督执行机构负责。

3. 妇幼保健机构的设置　各级妇幼保健机构，按行政区划，省、自治区、直辖市设妇幼保健院（所）；市（州、盟）设妇幼保健院（所）；县（市、区、旗）设妇幼保健所。少数有条件的县级上级卫生行政部门经批准可设妇幼保健院。

省级可以分设或整合妇幼保健机构和计划生育科研机构。市办和县办妇幼保健机构与计划生育技术服务机构原则上应当予以整合，分别成立市办、县办妇幼保健计划生育服务中心。整合乡办计划生育技术服务机构与乡（镇）卫生院的妇幼保健职能。保留村卫生室和村计划生育服务室，共享共用。

4. 血站的设置　省级人民政府根据国家有关规定，结合本行政区域人口、医疗资源、临床用血需求等情况规划血站设置，1 个城市内不得重复设置血液中心、中心血站。血液中心和中心血站难以覆盖的县可以依托县办综合医院规划设置 1 个中心血库。

5. 精神卫生专业机构的设置　以专业精神卫生机构为主体、综合性医院精神科为辅助、基层医疗卫生机构和精神疾病社区康复机构为基础，建立健全精神卫生服务体系和网络。《全国精神卫生工作规划（2015—2020 年）》规定，健全省、市、县三级精神卫生专业机构，服务人口多且地市级机构覆盖不到的县（市、区）可根据需要建设精神卫生专业机构，其他县（市、区）至少在1所符合条件的综合性医院设立精神科。

6. 急救中心（站）的设置 以市办急救中心（站）为龙头，县急救中心和院前急救网络医院共同建成比较完善的急救网络，每个地市必须设置1个急救中心（站），在有核电站、核设施、大型核辐射装置的重点省份可以建设核辐射应急救治基地。

三、资源配置

（一）人力资源配置

公共卫生人力资源指从事具有公共卫生性质工作的专业人员和按照相关公共卫生方案办事的管理干部及对公共卫生事业作出贡献的人员。专业公共卫生机构作为公共卫生服务的提供主体，其人力资源的数量和配置情况影响着机构的服务能力和水平，是公共卫生事业可持续发展的关键因素和基础条件。

依据社会发展加强公共卫生机构人员的合理配置，通过经济手段提高专业公共卫生机构人力资源的数量和质量，优化卫生人力资源配置结构。按照《全国医疗卫生服务体系规划纲要（2015-2020年）》，2020年，每千常住人口公共卫生人员数达到0.83人，各级各类公共卫生人才满足工作需要。

1. 疾病预防控制中心 疾病预防控制机构的科室设置，要按任务功能定位，根据上分细、下综合、分级管理的原则规划；人员编制标准和结构，应根据岗位的需要合理配置。疾病预防控制中心岗位分为管理、专业技术和工勤技能等类别。岗位应当具有明确的名称、职责任务、工作标准和任职条件。疾病预防控制中心人员原则上按照各省、自治区、直辖市常住人口1.75/万人的比例核定；地域面积在50万平方公里以上且人口密度小于25人/平方公里的省、自治区、直辖市，可以按照不高于本地区常住人口3/万人的比例核定。其中，专业技术人员占编制总额的比例不得低于85%，卫生技术人员不得低于70%。

2. 妇幼保健机构 应当根据当地服务人口、社会需求、交通状况、区域卫生和计划生育事业发展规划及承担的功能任务等合理配置人员。市、县、乡级妇幼保健计划生育服务机构中卫生技术人员比例应当不低于总人数的80%。

3. 专业精神卫生机构 应当按照区域内人口数及承担的精神卫生防治任务配置公共卫生人员。

4. 血站 卫生技术人员数量应当根据年采供血等业务量进行配置。

5. 急救中心（站） 人员数量应当根据服务人口、年业务量等进行配置。

（二）设备资源配置

各公共卫生专业机构设备资源的配置，应依据有限保障原则，注重“保基本”，依照各机构的行政管理、业务开展等的需要配置必要的设备资源。例如，省级疾病预防控制中心的业务包括卫生应急、传染病防治、免疫预防、慢性非传染性疾病防治、微生物检验、理化检验和毒理检验等，为了保证这些业务的开展，必须配置必要的仪器设备，同时随着业务的扩展及科学技术的进步，仪器设备要及时增加与更新换代。未来要加强公共卫生机构的基础设施建设，合理建设业务用房，并将仪器设备配置到位，对于重点设备要配置专业人员定期检查，及时更新维护，保证设备的正常运行。

（三）信息资源配置

公共卫生信息是制定、实施、评价公共卫生防控策略与措施的重要依据，良好的信息资源配置是专业公共卫生机构履行其公共卫生职能的基础。

《国家卫生计生委、国家中医药管理局关于加快推进人口健康信息化建设的指导意见》（国卫规划发〔2013〕32号）强调，加快推进业务系统应用和协同，统筹建设公共卫生等六大业务应用系统。

加强公共卫生信息系统建设，实现分级管理，数据同步，协同应用。完善疾病防控、健康教育、妇幼健康、食品安全、血液管理、综合监督、卫生应急决策信息系统，提高业务能力，加快卫生计生门户网站和服务热线建设，推动实现基本公共卫生服务均等化。目前，已全面建立覆盖城乡的传染病与突发公共卫生事件报告网络，但尚需重点完善以疾病防控网络为主体的中西医协同的公共卫生信息系统；建立完善覆盖城乡的公共卫生、医疗服务、计划生育等的综合监督信息系统；建立妇幼卫生监测、孕产妇及儿童保健管理、生殖健康服务等的妇幼健康服务信息系统等，以实现从基于业务的疾病信息管理向着面向信息整合的个人全生命周期健康信息管理的转变。

第五节　卫生服务整合

当今，人类面临传染病等重大公共卫生事件时有发生、慢性病日益高发的双重挑战，人群健康服务需求出现新趋势、新变化。在这一背景下，必须重构服务载体，创新服务模式，提高有限资源的宏观配置效率，构建起优质高效的整合性医疗卫生服务体系，提供预防、治疗、康复、健康管理和促进一体化的连续性服务。

一、卫生服务整合概述

（一）卫生服务整合的概念

WHO 认为，卫生服务整合（medical service integration）是对卫生服务进行组织和管理，确保居民获得所需的卫生服务，服务提供方式为患者 / 居民易于接受，提供的服务能够达到预期效果并物有所值。

国外学者认为，卫生服务整合是在组织结构上建立医疗资源的纵向整合和分工协作机制，在功能上强调以健康需求为导向，整合医疗、预防、保健、康复、健康教育和健康促进等服务，以提供系统、连续、全方位的卫生服务。

国内学者认为，卫生服务整合指以人群健康需要为依据，以改变卫生资源的不公平、不均衡分布及利用效率不高为出发点，对提供的医疗卫生资源和服务进行整合，构建一体化卫生服务体系。

（二）卫生服务整合的作用

1. 提高卫生服务系统效率　卫生服务整合可提高医疗卫生服务体系整体效率，减少医疗机构的重复建设，防止医疗服务机构过度扩张。因此，未来要不断强调整合型卫生服务体系在提高卫生服务系统效率、控制医疗费用中的独特作用，加快各部门的理念转变，坚定整合发展方向，并形成合力，共同向正确整合的逻辑方向推进。

2. 推进分级诊疗　通过调整政策、技术、医保支付等合理方式，在各类卫生服务机构之间建立顺畅的分工合作机制，使医疗卫生服务系统内每个单元都能发挥其特定的功能，各司其职，促进分级诊疗。

3. 有利于“强基层”　通过自上而下的资源整合，带动基层医疗卫生机构实现医技质量和服务水平的全面提升。加强整合要素建设，夯实高度整合基础，推动基层医疗机构发展，尤其是做好基层卫生人才队伍建设。

4. 有利于提供连续性卫生服务　整合型卫生服务强调以患者为中心，提供连续性卫生服务，使居民能够获得以健康为中心的均等化、同质化、一体化的卫生保健服务。

（三）卫生服务整合原则

1. 以人为本　卫生服务整合强调以人为本、基于健康状况提供个性化服务。

2. 卫生资源的协调　由“以治病为中心”向以“以健康为中心”转变，通过较低成本的卫生资源协调来达到提供居民高质量卫生服务的目的。

3. 多部门的协调 在公共卫生部门、卫生监督部门、财政、医保等多部门协调配合下，建立起由健康促进、医疗服务、康复护理等组成的多元合作体系。

4. 全生命周期服务 卫生服务整合将包括健康促进、疾病预防、治疗和临终关怀在内的各种卫生服务的管理和服务提供整合在一起，根据健康需求，协调各级各类医疗机构，为患者提供终身连贯的服务。

（四）我国卫生服务整合的形式

我国在卫生服务整合实践上已开展了多种形式的探索，如由医院之间的兼并以及合并向托管、分级诊疗和集团化等形式发展，出现了“紧密型医联体”“医共体”“健康保健集团”等模式，主要表现为建立各级医疗机构的医疗协作体，或专科医院联盟；整合的层次主要为组织管理体系和机构整合，服务整合多为支持性功能整合，松散型联合体主要是技术输出和上下转诊。本节主要对医联体进行简要介绍。

二、医 联 体

（一）医联体的概念

医疗联合体（integrated health care system，integrated care organization）简称医联体。关于医联体的概念，我国学术界尚未达成共识，存在多种描述。在国家层面，《国家卫生计生委关于开展医疗联合体建设试点工作的指导意见》（国卫医发〔2016〕75号）、《国务院办公厅关于推进医疗联合体建设和发展的指导意见》（国办发〔2017〕32号）都对医联体进行了界定：“医疗联合体是指由不同级别、类别医疗机构之间，通过纵向或横向医疗资源整合所形成的医疗机构联合组织。”同时，《关于印发医疗联合体管理办法（试行）的通知》（国卫医发〔2020〕13号）指出，我国医疗联合体的组织模式主要包括城市医疗集团、县域医疗共同体（或者称县域医疗卫生共同体，下文简称县域医共体）、专科联盟和远程医疗协作网。城市医疗集团指设区的市级以上城市，由三级公立医院或者业务能力较强的医院牵头，联合社区卫生服务机构、护理院、专业康复机构等组成的组织，形成资源共享、分工协作的管理模式。县域医共体指以县级医院为龙头、乡镇卫生院为枢纽、村卫生室为基础的一体化管理组织。专科联盟指以专科协作为纽带形成的区域间若干特色专科协作组织。远程医疗协作网指面向基层、边远和欠发达地区建立的远程合作网络。

（二）医联体的类型

按牵头单位与成员单位之间整合紧密程度，成员单位经营权是否独立，资产所属关系是否变化，可将医联体划分为三种类型：①紧密型，如深圳市罗湖医院集团、江苏康复医疗集团、安徽天长县域医共体、三明市医疗联合体等。②半紧密型，如上海瑞金医院集团。③松散型，如江苏江滨医疗集团、北京世纪坛医院医疗联合体。

按形态结构，可将医联体分为横向型医联体与纵向型医联体。

（三）医联体的作用

1. 有利于分级诊疗服务体系的构建 医联体可以改变区域内不同层级医疗机构之间的相互割裂的局面，实现基层医疗机构与三级医院之间的合作与沟通。一方面，医联体内的基层医院可以在大医院带领下提升服务质量和水平，达到“强基层”的目标；另一方面，医联体内部“双向转诊”的渠道更加顺畅，能使康复期或普通病患者及时转到二级及以下医院诊治，使大医院能够集中更多力量救治患者，特别是重症患者，减轻大医院的人流和病床压力，以节省患者的就医时间、缓解错位就医问题。

2. 提高基层医疗卫生机构的卫生服务能力 充分发挥三级公立医院技术辐射和带动作用，利用技术帮扶、人才培养等手段，推动优质资源下沉基层，加强基层医疗卫生机构的服务能力建设，提高居民对基层医疗卫生机构的信任度。同时，在医联体内充分发挥信息系统对医联体的支撑作用，推进电子健康档案和电子病历的连续记录和信息共享，方便对城乡居民的慢性病管理，满足广大群众的健康需求。

（四）医联体的建设原则

根据国家卫生健康委、国家中医药管理局制定的《医疗联合体管理办法（试行）》，医联体建设应遵循以下原则：①坚持政府主导。城市医疗集团和县域医共体建设应当坚持政府主导，根据区域医疗资源结构布局和群众健康需求实施网格化管理。②坚持政府办医主体责任不变，按原渠道足额安排对医联体各医疗卫生机构的财政投入资金，切实维护和保障基本医疗卫生事业的公益性，有效提升医疗服务、公共卫生服务和突发公共卫生事件应急处置能力，体现公立医院的社会责任。③坚持医疗、医保、医药联动改革，逐步破除行政区划、财政投入、医保支付、人事管理等方面的壁垒和障碍，引导医联体内建立完善分工协作与利益共享机制，促进医疗联合体持续健康发展。④坚持以人民健康为中心，引导优质医疗资源下沉，推进疾病预防、治疗、管理相结合，逐步实现医疗质量同质化管理。

（张冬梅）

思　考　题

1. 简述卫生服务体系的概念与结构。
2. 公立医院资源配置应遵循什么原则？
3. 简述基层医疗卫生机构的构成与作用。
4. 专业公共卫生机构的构成与作用。
5. 什么是卫生服务整合？

第十五章　卫生服务研究

第一节　概　　述

卫生服务研究（health services research）是社会医学与卫生事业管理学科的一个重要分支。卫生服务研究是从卫生服务供方、需方和第三方（如医疗保险机构和政策制定者）及其关系出发，研究卫生系统为一定目的合理使用卫生资源向居民提供预防、保健、医疗、康复、健康促进等卫生服务的过程。系统来看，需要将卫生服务需要和提供作为一个系统过程，研究人群卫生服务需要、卫生资源投入及卫生服务利用之间的关系，综合分析人群卫生服务需要量是否得到满足、卫生资源配置是否适度、卫生服务利用程度是否充分等问题，从而提出卫生服务的方向和重点、卫生资源合理配置与使用的原则和方法。

一、卫生服务研究目的

随着医学模式转变，单纯依靠生物医学技术已不能保证取得满意效果，必须调整卫生服务系统的组织结构和功能，进行卫生服务计划、实施和评价，才能提高卫生服务效果。卫生服务研究的目的是科学合理组织卫生事业，以有限的卫生资源尽可能地满足广大居民的卫生服务需要，从而提高居民健康水平，改善社会卫生状况。它重点研究卫生服务需要、卫生资源供给、卫生服务利用三者之间的关系，研究人群卫生服务需要量和利用率水平及其影响因素，从而实现卫生资源的合理配置和有效使用。

在卫生服务研究领域，世界各国普遍关注的问题包括：①提高卫生服务的普及程度和居民接受卫生服务的能力，即保证卫生服务利用的公平性；②控制医药费用，提高卫生服务的社会效益和经济效益；③改进卫生服务质量，提高居民健康水平。保证公平、提高效益、改善质量是卫生服务研究的永恒主题。

二、卫生服务研究内容

（一）卫生服务需要测量

了解人群觉察到的和潜在的卫生服务需要及其影响因素是卫生服务研究的重要内容。人口学特征及人群健康水平是决定卫生服务需要量的基本因素，社会、经济、文化、行为因素和医疗保障制度对卫生服务需要量具有重要影响。随着医学模式转变、社会经济发展和健康观念更新，人们对卫生服务不断提出新的需要。研究人群卫生服务需要量未能满足的程度及其影响因素，可以为改善卫生服务指明方向和重点。

（二）卫生资源合理配置

结合人群的卫生服务需要和需求，合理配置与有效使用卫生资源是卫生计划的基本任务。卫生资源包括卫生人力、财力、物力及技术和信息等。卫生人力是最宝贵的卫生资源，需要长远规划、规范培训和加强管理才能有效使用。卫生经费的来源、数量、分配、使用及其构成，是卫生决策的重要依据，也是卫生服务研究的重要内容。

（三）卫生服务评价

卫生服务评价包括过程评价和效果评价。卫生服务过程评价，利用实施科学来评价卫生服务计划的进展和工作成效，探讨新技术、新方法的应用和推广。效果评价以人群健康状况作为卫生服务效果的最终指标，通常对单项卫生服务项目进行评价，如预防接种的效果评价通过考核接种率、传染病发病率、死亡率的变化等即可做出评价，但对综合性的卫生服务项目，需要通过建立综合评价指标体系才能做出科学评价。

（四）卫生系统研究

卫生系统研究将卫生服务需要和提供作为一个系统过程，评估人群卫生服务需要，合理配置卫生资源，组织卫生服务，通过提供卫生服务来实现卫生服务的利用。这涉及卫生服务投入量、服务过程、产出量及其效果，从投入到产出的转化需要卫生系统来保障，卫生系统包括卫生系统的组织、结构及功能等。从更广泛角度讲，需要将卫生系统纳入社会系统之内来分析，从宏观上探讨社会系统与卫生系统的关系，探讨卫生系统内部各个部门之间的相互协调，以提高卫生事业的社会效益。

一个国家卫生系统的组织形式取决于其历史传统、社会制度、政府组织结构及所处的社会经济发展阶段，是不同时期根据社会经济环境和任务进行改革的产物。卫生部门提供服务的数量和质量在很大程度上受科学技术、医疗保健制度及付费方式的影响。建立健全的卫生服务体系和工作网络，理顺卫生系统内部、外部、纵向和横向的分工与联系，有助于挖掘卫生服务系统的潜力和提高效率。

（五）行为医学研究

行为医学研究指研究行为心理因素对卫生服务的影响，如研究健康者与患者的行为心理特征，医务人员的行医行为，医患关系，医护关系，个人、家庭、社区和卫生机构之间的协调和利益分配等。

三、卫生服务研究方法

（一）描述性研究

描述性研究的目的在于阐明卫生服务及健康状况的社会人群分布，了解分布趋势及其规律。通过回顾分析卫生服务的变化趋势，明确卫生服务的变化规律；通过国家、省市及地区间的卫生服务比较，了解不同国家及地区卫生服务的现状，比较不同地区卫生服务状况及水平；按卫生部门的不同领域或系统分门别类地研究卫生事业的特点，揭示卫生服务的特征。一般利用常规卫生信息统计资料，有时为了弥补常规收集资料的局限性，需要采用家庭健康询问调查的方法来收集人群健康状况、卫生服务需要量、卫生服务利用率等资料。

通过家庭健康询问调查，可以对调查人群的社会经济、人口学特征、健康状况、卫生服务需要与利用及其影响因素、社会卫生状况、卫生费用等进行深入了解，并据此对目标人群的特征做出准确推断。通常将家庭健康询问调查划分为一次性横断面调查、重复性横断面调查和连续性横断面调查，这三种调查方法均属回顾性调查的范畴。多数发展中国家采用一次性横断面调查方法，少数发达国家采用连续性横断面调查方法。一次性横断面调查的主要缺陷是不能充分、准确地反映疾病和患者就诊的季节性变动差异。若通过扩大外延抽样调查的结果来推断目标人群全年患病率和卫生服务利用的特征及其水平，可能会出现较大的偏差。重复性横断面调查是一次性横断面调查的扩展，即在一段时间内重复进行若干次调查，调查结果比一次性横断面调查具有说服力。为进一步减少系统误差，提高样本推断总体的准确性，更好的方法是采用连续性横断面调查，即雇用一批调查员，在一段时间内连续不断地进行调查。

（二）分析性研究

分析性研究用于明确人群健康和卫生服务的影响因素。例如，国家卫生服务总调查研究两周患病率、门诊就诊率、住院率，探讨其与年龄、性别、居住地区、职业、文化、医疗保健制度、人均收入、人均住房面积、饮水类型、卫生设施和吸烟方式等因素的关系，可采用单因素或多因素分析方法，阐明哪些因素对疾病和卫生服务有重要作用。流行病学研究中常用的病例对照研究和队列研究也可以在卫生服务分析性研究中得到广泛应用。

（三）实验性研究

实验性研究以社区人群作为实验研究对象，评价卫生服务效果。例如，在缺氟地区采用饮水加氟措施预防龋病、在缺碘地区通过供应加碘食盐措施预防地方性甲状腺肿等，都是干预性实验研究取得成效的范例。对于已经明确的诱发疾病的危险因素，采取社会预防措施降低危险因素，同样可以取得明显的社会效果。

（四）数学模型方法

数学模型方法指通过建立数学模型从理论上阐述卫生服务与有关因素的联系及规律性，是一种定量研究的方法，主要用来阐述各变量间的函数关系。结合当地过去和现在的具体情况，通过建立数学模型预测未来卫生服务的变化规律；或按照既定的目标，通过建立数学模型预测本地区实现卫生服务计划目标的进程和控制指标。常用的有人口预测模型、疾病分布概率模型、卫技人员需要量及病床需要量预测模型等。

（五）系统分析法

系统分析法是一种运用系统思想分析问题和解决问题的方法，已在卫生服务计划的制定和评价中得到广泛应用。卫生服务系统是一个复杂的系统，运用系统分析技术，综合分析卫生服务系统内部各要素之间的联系，提出若干备选方案，进行可行性评价和优化选择。

（六）投入产出分析法

投入产出分析法主要用来研究卫生服务投入量（卫生资源）与产出量（卫生服务利用量、人群健康水平）之间的关系，借以评价卫生资源配置或使用的效益和效果。卫生经济学广泛使用的成本-效果分析、成本-效用分析和成本-效益分析等方法均可应用于卫生服务研究领域。

四、我国卫生服务研究进展

我国较系统的卫生服务研究始于1981年，中美两国科技人员在科技合作项目中对上海地区县卫生服务状况进行了描述性研究。该研究系统考察了上海地区县卫生服务，并将某些有代表性的、综合性的居民健康和社会卫生状况指标与美国华盛顿地区县进行了对比分析。上海地区县卫生服务研究开创了我国卫生服务研究的先例，研究经验以及所采用定性与定量结合的快速评估技术与方法，尤其是家庭健康询问调查方法，具有十分重要的示范与指导作用。此后，我国卫生服务研究发展迅速，研究广度和深度不断扩展。

在总结、吸收以往国内外卫生服务调查经验的基础上，国家卫生健康委员会（原卫生部）自1993年起每五年在全国范围内开展一次国家卫生服务调查。国家卫生服务调查是我国规模最大、唯一通过需方调查全面获取居民健康状况、卫生服务需求及利用信息的综合性调查，该调查是根据我国卫生服务的特点并借鉴国际经验而设计的，得到国际组织和众多国家的广泛关注和认可。这些研究信息为各级政府有关部门制定卫生事业发展规划、方针政策，调控卫生服务的各种供求关系，进行科学管理和评价提供了客观依据。

迄今，分别于1993年、1998年、2003年、2008年、2013年和2018年进行了六次国家卫生服务总调查。六次国家卫生服务总调查均采取多阶段分层整群随机抽样的方法，在全国范围内以户为单位抽样，进行入户询问调查。家庭健康调查内容包括：①城乡居民人口与社会经济学特征；②城乡居民卫生服务需要，主要包括健康自我评价、居民两周病伤情况、慢性病患病情况等；

③城乡居民卫生服务需求与利用，主要包括疾病治疗情况、需求未满足程度及原因，居民利用基本公共卫生服务情况，门诊和住院服务的利用率、服务水平及费用，居民的就医体验等；④城乡居民医疗保障，主要包括不同医疗保障制度的覆盖程度、补偿水平、居民对医疗保障制度的利用等；⑤妇女、儿童、老年人等重点人群的卫生服务利用情况等。

第二节　卫生服务需要、需求与利用

一、基本概念

（一）卫生服务要求

卫生服务要求（health service want）反映居民要求预防保健、增进健康、摆脱疾病、减少致残的主观愿望，不完全由自身的实际健康状况决定。居民的卫生服务要求可以从两方面来体现：一是公众对卫生部门和机构给予的希望、要求和建议等，二是可以在健康询问调查中收集居民的卫生服务要求。

（二）卫生服务需要

卫生服务需要（health service need）主要取决于居民的自身健康状况，是依据人们的实际健康状况与理想健康水平之间的差距而提出的对医疗、预防、保健、康复等卫生服务的客观需要，包括个人觉察到的需要和由医疗卫生专业人员判定的需要。个人觉察到的和医疗卫生专业人员判定的需要有时是一致的，有时是不一致的。只有当一个人觉察到有卫生服务需要时，才有可能去寻求利用卫生服务。如果某人实际存在健康问题，但尚未被觉察，通常不会发生寻求卫生服务的行为，这种情况对健康极为不利。发现未觉察到的卫生服务需要，最有效的方法是进行人群健康筛检，以确定哪些是已经发现了的需要，哪些是还没有被觉察到的潜在需要，这无论对于医疗服务还是预防保健工作都具有积极的意义。

（三）卫生服务需求

卫生服务需求（health service demand）是从经济和价值观念出发，指在一定时期内、一定价格水平上人们愿意而且有能力消费的卫生服务量。卫生服务需求是健康需求的派生需求，即人们实际上需要的是健康，卫生服务需求由人们对健康的需求派生而来。一般可分为两类：

1. 由需要转化而来的需求　人们的卫生服务需要只有转化为需求，才有可能去利用卫生服务。但在现实生活中，并不是所有的卫生服务需要都能转化为需求。需要能否转化为需求，除了与居民本身是否觉察到某些卫生服务需要外，还与其收入水平、社会地位、享有的健康保障制度、交通便利程度、风俗习惯、健康意识以及卫生机构提供的服务类型和质量等多种因素有关。例如，某个人由于未觉察到自己已存在异常或患病，就不会有求医行为，需要不可能转化为需求；或者一名患者由于收入低、支付不起医药费用而看不起病，或者虽有支付能力但鉴于交通不便、医疗卫生人员服务态度差、服务质量差等原因不愿意去看病而得不到所需的服务，需要难以转化为需求。当卫生服务需要不能或难以转化为需求时，居民卫生服务需要不能得到满足，应促进卫生服务需要向需求的转化。

2. 没有需要的需求　没有需要的需求通常是由需方的不良就医行为和供方的不良行医行为所造成。一方面，有时居民提出的一些卫生服务需求，可能经医学专家按服务规范判定后认为是不必要的或是过分的需求。例如，有些医保患者就医时要求医生多开药、开高价药、延长住院时间，甚至出现代家人开药等过度利用卫生服务的行业。另一方面，受紧张医患关系影响或经济利益驱动，由医疗卫生人员诱导出来的需求，往往给患者做一些不必要的检查、治疗和开大处方等。上述求非所需和供非所求的两种情况均可导致没有需要的需求量增加，具有这类需求的人又常常与真正需要卫生服务的人竞争有限的卫生资源，造成卫生资源的浪费和短缺。

（四）卫生服务利用

卫生服务利用（health services utilization）是需求者实际利用卫生服务的数量（即有效需求量），是人群卫生服务需要量和卫生资源供给量相互制约的结果。卫生服务利用直接反映了卫生系统为居民提供卫生服务的数量和工作效率，间接反映了卫生系统通过卫生服务对居民健康状况的影响，但不能直接用于评价卫生服务的效果。

（五）卫生服务需要、需求、利用之间的联系

卫生服务需求是由需要转化而来。理论上讲，如果人们的卫生服务需要都能转化为需求，需求就有可能通过对卫生服务的实际利用得到满足，但是现实情况并非如此。一方面，人们可能鉴于前述的种种主观和客观的原因，不能或没能使需要转化为需求而未去寻求卫生服务利用；另一方面，由于卫生资源有限、配置不合理以及存在服务质量差、效率低、资源浪费的现象，无论是由需要转化而来的需求还是没有需要的需求，都难以得到完全满足，实际满足与否及其满足程度取决于卫生服务的供给量。当供给量大于需求量(供大于求)时，需求将会得到满足;但供大于求时，卫生资源往往会利用不足，如人员、床位、仪器设备等因闲置造成利用效率低下。当供给量小于需求量（供不应求）时，需求不可能得到全部满足，就会出现等待就诊、等待住院及得不到规范服务的现象。为了改善卫生服务利用的能力和公平性，政府有关部门需要在发展整个社会经济大环境的同时，通过采取建立适宜的健康保障制度、合理配置卫生资源、开源节流，控制医疗卫生服务价格、提高服务效率和质量、杜绝不良的就医和行医行为、开展公众健康教育和健康促进活动等措施和方法，使人们的卫生服务需要能更多地转化为需求，这样才能在卫生资源投入不变的前提下最大限度地满足人们真正的需求。

二、卫生服务需要的测量与分析

卫生服务需要是居民实际健康状况的客观反映，通常可以通过对人群健康状况的测量与分析来掌握人群的卫生服务需要，包括需要量的水平、范围和类型等。反映人群健康状况的指标很多，包括疾病指标、死亡及其构成指标、残疾指标、营养与生长发育指标、心理指标、社会指标，以及由这些指标派生出来的一些复合指标，如生存质量指数、健康预期寿命、无残疾期望寿命、伤残调整生命年等。常用疾病指标和死亡指标来反映人群的卫生服务需要。

死亡指标中，婴儿死亡率、孕产妇死亡率和平均期望寿命是综合反映社会发展和居民健康水平的敏感指标，常用这三项指标反映一个国家或地区的卫生服务需要量水平。此外，死因顺位及构成也是反映居民卫生服务需要量的重要指标。通过对死因顺位及构成的分析，可以找出主要危害居民健康的疾病和卫生问题，从而确定居民的主要卫生服务需要。

与疾病指标相比，死亡指标比较稳定、可靠，资料也比较容易通过常规登记报告或死因监测系统收集，并且可获得连续性资料。但是，死亡是疾病或损伤对健康影响的最严重结果，因而用死亡指标反映居民健康问题不敏感，还需要结合疾病指标进行分析。反映医疗服务需要量和疾病负担的指标主要由疾病发生的频率（度）和严重程度两类指标组成，通常需要通过调查方法得到，如家庭健康询问调查。

（一）疾病频率（度）指标

家庭健康询问调查所定义的“患病”是从居民的卫生服务需要角度考虑，并非严格意义上的“患病”，主要依据被调查者的自身感受和经培训的调查员的客观判断综合确定。常用指标有：

（1）两周患病率：两周患病率＝调查居民中两周内患病人数（次）/ 调查总人数（次）×100%。我国卫生服务总调查将患病的概念定义为：①自觉身体不适，曾去医疗机构就诊、治疗；②自觉身体不适，未去医疗机构诊治，但采取了自服药物或一些辅助疗法；③自觉身体不适，未去就诊治疗，

也未采取任何自服药物或辅助疗法，但因身体不适休工、休学或卧床 1 天及以上者；上述三种情况有其一者为患病。

（2）慢性病患病率：慢性病患病率 = 调查前半年内慢性病患者人数（次）/ 调查人数（次）×100%。我国卫生服务总调查将慢性病的概念定义为：①被调查者在调查前半年内，经医务人员明确诊断有慢性病；②半年以前经医生诊断有慢性病，在调查前半年内时有发作，并采取了治疗措施，如服药、理疗等；两者有其一者为患“慢性病”。

（3）健康者占总人口百分比：即每百调查人口中健康者所占的百分比。健康者指在调查期间无急慢性病、外伤和心理障碍，无因病卧床及正常活动受限制，无眼病和牙病者等。

（二）疾病严重程度指标

医疗服务需要不仅反映在患病频率的高低上，同时还表现在所患疾病的严重程度上。通常家庭健康询问调查了解的疾病严重程度不是临床医学上的概念，而是通过询问被调查者在过去某一个时期内病伤持续天数和因病伤卧床、休工、休学天数来间接了解疾病的严重程度、对劳动生产率的影响及推算因病伤所造成的经济损失。常用指标有：

（1）两周卧床率 = 调查前两周内卧床人数（次）/ 调查人数（次）×100%。

（2）两周活动受限率 = 调查前两周内正常活动受限人数（次）/ 调查人数（次）×100%。

（3）两周休工（学）率 = 调查前两周内因病休工（学）人数（次）/ 调查人数（次）×100%。

（4）两周患病天数 = 调查前两周内患病总天数 / 调查人数（次）。

此外，疾病严重程度指标还有失能率、残障率及两周卧床天数、休工天数、休学天数等。

（三）预防保健需要量指标

对于预防保健的需要量，通常可用传染病的发病率来反映。一般来说，传染病发病率高的地区居民对预防保健的需要量高；反之则低。传染病发病资料一般可以通过疾病登记获得。

表 15-1 比较了我国 2003 年、2008 年、2013 年和 2018 年国家卫生服务总调查中的城乡居民卫生服务需要量。2003 ～ 2018 年我国居民两周患病率、慢性病患病率呈上升趋势，反映了居民医疗服务需要量的快速增长。

表 15-1　我国城乡居民医疗服务需要量

指标	2003 年		2008 年		2013 年		2018 年	
	农村	城市	农村	城市	农村	城市	农村	城市
两周患病率（%）	14.0	15.3	17.7	22.2	20.2	28.2	32.2	32.2
慢性病患病率（%）	15.3	27.7	21.0	32.0	29.5	36.7	35.2	33.5
人均年休工天数（天）	5.7	2.2	2.5	1.5	4.6	2.4	6.7	3.9
人均年休学天数（天）	1.4	0.9	1.2	0.8	0.8	0.5	0.8	0.7
人均年卧床天数（天）	4.4	4.6	5.0	4.3	4.7	4.1	8.5	6.3

需要指出的是，各种衡量卫生服务需要量的指标反映真实需要水平的能力不尽相同。例如，两周患病情况是调查人口自报的，没有明确的诊断证明，比较强调患者自身的主观感受。因此，是否报告两周患病受被调查者年龄、记忆力和对疾病认知程度的影响而导致该指标不稳定。国内外的研究均显示，知识水平高、对自身健康关注的人群自报两周患病率高，而知识水平低或者有特殊风俗禁忌的人群自报两周患病率低；然而，以死亡率或期望寿命来衡量同样这两个人群时，两个人群中前者的健康水平往往高于后者。慢性病患病率和失能、残障率相对客观一些，能够比较真实地反映卫生服务需要情况。

三、卫生服务利用的测量与分析

卫生服务利用资料主要来源于常规的卫生工作登记及报表。这类资料通常较易收集，是长期积累的，较易系统观察，但由于居民常常在不同的地点利用卫生服务，仅仅根据卫生部门登记报告资料不易判断人群利用卫生服务的全貌。对家庭进行抽样询问调查可以比较全面地了解与掌握人群健康和卫生服务利用的状况。卫生服务利用要依靠卫生人员和公众双方的主动性来实现，医疗服务的主动性主要在于公众，预防保健服务的主动性则主要在于卫生人员。卫生服务利用可分为医疗服务利用（包括门诊服务利用和住院服务利用）、预防保健服务利用等。

（一）门诊服务利用

掌握居民就诊的水平、流向和特点，分析其影响因素，可以为合理组织门诊服务提供重要依据。居民门诊服务利用的指标主要有两周就诊率、两周就诊人次数或人均年就诊次数（可根据两周就诊人次数推算得到）、两周患者就诊率及两周患者未就诊率等，用来反映居民对门诊服务的需求水平和满足程度。

（1）两周就诊率 = 调查前两周内就诊人数（次）/ 调查人数（次）×100%

（2）两周患者就诊率 = 调查前两周内患者就诊人数（次）/ 两周患者总人数（次）×100%

（3）两周患者未就诊率 = 调查前两周内患者未就诊人数（次）/ 两周患者总人数（次）×100%

（二）住院服务利用

反映住院服务利用的指标主要有年住院率、人均住院天数及未住院率，可用于了解居民对住院服务的利用程度，还可以进一步分析住院原因、需住院而未住院的原因、住院机构级别、辅助诊断利用等，从而为确定医疗卫生机构布局、制定相应的病床发展和卫生人力规划提供依据。

（1）年住院率 = 调查前一年内住院人数（次）/ 调查人数（次）×100%

（2）人均住院天数 = 总住院天数 / 总住院人数（次）

（3）未住院率 = 需住院而未住院人数（次）/ 需住院人数（次）×100%

表 15-2 比较了我国 2003 年、2008 年、2013 年和 2018 年国家卫生服务总调查中的城乡居民卫生服务利用量。2003 ～ 2013 年，我国城乡居民两周就诊率无明显变化，至 2018 年两周就诊率明显上升；2003 ～ 2018 年，年住院率呈持续上升趋势，因病需住院而未住院率明显降低。这些指标表明居民卫生服务利用率在提高，卫生服务需要得到满足的程度在改善。

表 15-2　我国城乡居民医疗服务利用量

指标	2003 年		2008 年		2013 年		2018 年	
	农村	城市	农村	城市	农村	城市	农村	城市
两周就诊率（%）	13.9	11.8	15.2	12.7	12.8	13.3	24.8	23.2
年住院率（%）	3.4	4.2	6.8	7.1	9.0	9.1	14.7	12.9
住院者平均住院天数（天）	10.2	18.1	10.1	16.6	10.7	12.5	10.3	10.7
需住院而未住院率（%）	30.3	27.8	24.7	26.0	16.7	17.6	21.3	20.4

（三）预防保健服务利用

预防保健服务包括计划免疫、健康教育、传染病控制、妇幼保健等。与医疗服务相比，测量预防保健服务利用比较复杂。预防保健服务利用常常发生在现场，资料登记收集有一定困难。有些预防保健服务利用率低，且有一定的季节性，对少数人群进行一次性横断面调查常常不易获得满意结果。一般采取卫生机构登记报告和家庭询问调查相结合的方法收集资料，通过比较居民实际接受的服务与按计划目标应提供的服务量进行测量与评价。

预防保健服务通常询问一定时期内接受服务的种类和数量。如果服务项目是全年内经常开展的工作，如计划生育、妇女保健、儿童保健、健康教育和家庭访问等，以询问两周（或 1 月或半年）结果来推算全年是可行的。预防接种、妇女病普查和某些传染病防治等只发生在某一年中特定的若干月份，这时应询问在 1 年或几年内接受服务的次数，而不应询问在短时期内接受服务的次数，这一点在调查设计时应引起注意。

表 15-3 比较了 2003 年、2008 年、2013 年和 2018 年国家卫生服务总调查中的妇幼保健服务利用情况。可以看出，城乡妇幼保健服务存在明显差别，但是这种差别在不断缩小。

表 15-3 我国城乡居民妇幼保健服务利用

指标	2003 年		2008 年		2013 年		2018 年	
	农村	城市	农村	城市	农村	城市	农村	城市
产前检查率（%）	85.6	96.4	93.7	97.7	97.3	98.4	98.9	99.3
平均产前检查次数（次）	3.8	7.8	4.5	8.1	5.4	7.4	7.7	10.1
住院分娩率（%）	62.0	92.6	87.1	95.1	95.7	96.8	98.5	98.7
产后访视率（%）	51.7	59.6	54.3	61.0	63.5	64.9	71.4	77.0
低出生体重率（%）	3.8	3.1	2.9	2.1	3.3	3.4	4.1	3.6
儿童预防接种建卡率（%）	87.3	94.7	97.8	98.4	99.4	99.4	99.4	99.2

四、卫生服务需要与利用指标的应用

（1）测算目标人群卫生服务需要量和利用量。假设两周内一次性横断面调查的结果对全年有代表性，通过采用两周指标平均值乘 26（1 年按 52 周计），再除以调查人数，就可得出全年患病、休工（学）及卧床人数或天数，因病伤门诊和住院人次数，医药费用等。两周抽样调查结果从时间上延长可以测算全年卫生服务需要量和利用量，从调查人群可以推论一个区域内总人群的卫生服务概貌。但是，由于疾病与就诊指标存在明显的季节性变动，用两周抽样调查结果来推算居民全年疾病发生的频率、严重程度及医疗卫生服务利用情况会存在一定偏差。如果采用连续性抽样调查，一年内由调查员连续进行资料收集，计算得出的数据更能准确测算全年目标人群卫生服务需要量和利用量的水平及其变动规律。

（2）为合理配置卫生资源提供依据。根据患病人数可以估算门诊服务需要量，根据因病伤休工及卧床人数可以推测需住院人数，为分析医疗服务需要量提供依据。人群患病率、休工率及卧床率指标不仅可以计算医疗服务需要量，还可以进一步计算病床需要量和医务人员需要量，其作为设置病床、配备人员和分配经费的依据。

（3）计算疾病造成的间接经济损失。每人每年因病伤休工天数乘以人均产值或利税，再乘以该地区总人口数，可以得出因病休工而引起的间接经济损失数。

需要指出的是，现阶段在制定卫生规划时，应同时考虑需要和需求，要区别对待不同地区、不同时期、不同领域及不同类型和层次的卫生服务，既要保证城乡居民获得基本的卫生保健服务，体现社会公平，又要适当地引入市场机制，提高卫生资源的配置效率和效益。例如，对于基本医疗卫生服务，在农村地区尤其是贫困地区，群众支付能力较差，需要难以转变为需求，主要靠国家提供保障，在制定卫生规划时要更多地考虑需要；对于超出基本医疗卫生服务的一些特殊服务，可以依据需求制定卫生规划。此外，制定不同时期卫生规划的依据也应有所侧重。一般来说，短期卫生发展规划可相对多地考虑需求，而长期卫生发展规划则应更多地考虑需要。

第三节 卫生服务的影响因素和模型

一、卫生服务的影响因素

研究影响卫生服务需要与利用的因素对于发现高危人群（包括患者）、确定疾病防治重点、有针对性地开展健康教育和健康促进活动、合理地组织卫生服务、有效地利用卫生资源、提高卫生

服务公平性有重要意义。居民自身的健康状况是影响卫生服务需要与利用的决定因素。凡是影响居民健康和社会卫生状况的各种因素，都可直接或间接影响居民的卫生服务需要和利用。卫生服务需要与利用的影响因素主要有以下几个：

1. 人口数量及其年龄性别构成 在其他因素不变的情况下，服务人口数越多，卫生服务需要量和利用量越大。一般来说，老年人的患病率高，其卫生服务利用量也大；由于女性有月经期、妊娠期、产褥期、哺乳期和更年期等特殊生理，女性对卫生服务需要的时间跨度以及对门诊和住院的利用量要大于男性。

2. 婚姻与家庭 有配偶者对医疗服务的需求少于无配偶者，即使患病住院，有配偶者可以减少住院次数或缩短住院时间。有时家庭的护理照料可以代替一部分医院治疗，多人口家庭可以减少医疗服务需求，特别对缩短住院天数更为明显。

3. 社会经济因素 不但可以直接影响居民健康状况，而且可以通过卫生服务间接对居民的健康产生影响。不同的社会经济发展水平是造成不同国家或地区居民健康水平差异的一个重要原因。第六次国家卫生服务总调查结果显示，2018 年低收入人群两周患病率和慢性病患病率均高于全人群，特别是在城市地区；低收入人群两周就诊率和因病住院率高于全人群，需住院未住院比例（26.2%）显著高于全人群（20.9%），并且更倾向于利用基层医疗机构。可见，低收入人群卫生服务需要和利用程度高，但是未被满足的需要相对也较高。

4. 文化教育 受教育程度高的人群的预防保健意识、疾病自我认识能力及有病早治的愿望要强于受教育程度低的人群。从短期看，这会增加卫生服务需要，但最终仍将会降低卫生服务需要和利用程度。家庭健康询问调查中，城市居民自报的患病率往往高于农村居民，这与城市居民的受教育程度相对较高、对疾病的自我认识能力相对较强有关。

5. 行为心理 对疾病的发生发展及转归有明显作用，吸烟、饮酒是两个最为突出的实例。同样，行为心理因素对就诊、住院也有影响。

6. 气候地理条件 某些疾病往往具有明显的季节性和地域性，从而影响居民的卫生服务需要和利用。例如，夏秋季易发消化系统疾病，冬春季多发呼吸系统疾病和心脑血管疾病，克山病、甲状腺肿、血吸虫病、龋齿等地方病和寄生虫病也只有在特定的气候地理条件下容易发生。

7. 医疗保险 国内外许多研究结果都表明，享受不同程度医药费减免者在利用的医疗卫生机构级别及其利用量方面存在明显不同。医保者利用较高级别医疗卫生机构服务的比例、就诊率、住院率、住院天数及医药费用均明显高于自费医疗者，而且医保者能够获得定期的免费健康检查或疾病普查的机会，有助于及时发现潜在的不良健康问题，从而认识到有卫生服务需要。我国 2018 年城镇职工医保、城乡居民基本医保和大病保险参保人群的卫生服务需要和利用率均高于无社会医保人群（表 15-4）。

表 15-4 2018 年我国不同医疗保险参保居民的卫生服务需要和利用

医疗保险类型	两周患病率（%）	两周就诊率（%）	慢性病患病率（%）	住院率（%）
城镇职工医疗保险	35.7	22.8	35.2	14.8
城乡居民基本医保	31.5	24.6	34.4	13.7
大病保险	33.2	25.5	34.2	14.9
无社会医保	22.2	17.4	21.7	7.4

8. 卫生服务质量及设施 提高服务质量可以缩短医疗时间，提高治愈率，进而减少患者对卫生服务的需要和利用。积极开展预防保健服务的成效在短期内可能不会明显改变人群总的卫生服务需要量，但从长远来看，预防保健工作奏效了，疾病得到控制或减少了，就势必会减少卫生服务需要量和利用量。此外，在一个缺医少药的落后地区，居民获得规范的卫生服务量势必也是很低的。

当然，影响卫生服务需要与利用的因素远非以上所述，还包括生物遗传、职业、社会地位、卫生政策、人口流动、交通、宗教信仰、风俗习惯、生活方式等众多因素。另外，我国紧张的医患关系也是影响卫生服务的一个重要因素。恰当运用多因素分析方法，将有助于从众多可能的影响因素中找出主要因素，认识它们内在的多元性联系，从而实施有效的干预措施，改善卫生服务状况，提高人群健康水平。

二、医患关系与卫生服务

1. 医患关系的概念　医患关系等执业环境是影响卫生服务提供的一个重要因素。医患关系是在医疗服务过程中客观形成的医患双方以及双方利益有密切关联的社会群体和个体之间的互动关系。随着医疗服务内容和范畴不断扩大，医患关系不再是简单的医务人员与患者及其家属的关系，而是整个社会关系在医患双方缔结关系过程中的一种体现。

医患关系是以技术性关系为核心形成的特殊人际关系。医患之间的技术性关系指医疗过程中，医务人员提供医疗技术、患者接受医疗诊治的互为纽带的医患交往关系。除医学技术问题外，医患关系也体现为医疗过程中医生与患者之间特殊的人际关系，是陌生人之间信息不对称、地位不平等和不可逆转的交流。这些因素导致医患之间的互信具有风险性、不确定性、困难性和复杂性的特点，最终使得医患信任极其脆弱和不稳定。这种特殊性要求医务人员和患者都有更高的伦理标准和行为准则，医疗过程中应该遵循医学伦理学的基本原则，如最佳无害原则、知情同意原则和独立选择医疗原则。大多数患者对医院及医务人员是否满意并不在于诊疗和手术操作的正确和熟练程度，而是患者感知到医务人员是否耐心认真、尽最大努力进行诊疗，即医务人员是否有良好的服务态度和高尚的医德。良好的交往和真诚的情感互动对建立相互的信任关系，消除医患间的矛盾和不理解甚至纠纷有着重要意义。同时，医务人员和患者都受到相关法律法规的约束和保护，双方都应该在法律范围内行使自己的权利和义务，这就形成了医患法律关系。

2. 医患关系的影响因素　医患关系受到医方、患方和医疗体制等多方面的影响。从医方角度来看，医疗服务质量有待提高，存在过度医疗等问题，医方为避免医疗风险和责任而采取的防御性医疗行为增加了患者负担、医务人员的沟通意识和技能不强、医德医风问题，这些都可能导致医患关系紧张。从患方角度来看，由于患者对医学知识和医疗活动缺乏了解，患者被动地接受治疗方案，对治疗效果期望过高，认为疾病治疗效果不好就是医院的过错，从而迁怒于医院和相关医务人员。从医疗资源分配和体制方面来看，我国医疗资源分配不平衡，资源过度集中在城市等发达地区，基层医疗资源匮乏，群众对其缺少信任；医疗机构强调经济利益、不能很好实现公益性，医疗费用过快增长，这些会致使医患关系恶化。

另外，随着社会进步和科学知识普及，人们开始质疑医务人员在医患关系中发挥主导作用的传统观念，而将医患关系视为平等的供求关系，并希望有更多的医疗选择，医患共同决策成为一种趋势。互联网也成为主要的医学信息来源，患者通过互联网获得了以前仅靠与医务人员接触才能获得的信息，医务人员在决策中的主导地位和权威逐渐降低。同时，互联网技术的发展提供了更多医患沟通的平台，有利于增加医患沟通时间，改善沟通效果，有助于提升医疗质量和医院管理水平。

3. 医患关系对卫生服务的影响　近年来，我国医患关系较为紧张，医疗纠纷频繁发生，甚至产生一些伤医、杀医等暴力事件。医疗纠纷及暴力事件不仅扰乱正常的医疗秩序，还威胁到医务人员的人身安全和心理健康，大大增加了医务人员的医疗责任风险。较差的医患关系会导致医务人员降低责任心、道德标准和利他主义精神。在这样的执业环境下，为了避免医疗风险、规避医患纠纷和法律责任，医务人员往往采取最保守的治疗方案或是偏离规范化医疗准则的防御性医疗行为，增加不必要的诊疗服务，最终患者也得不到最佳治疗方案。这些防御性医疗行为往往是一些不必要的检查检验，造成医疗资源浪费和医疗费用的不必要增长，也会给患者带来伤害。除了医务人员，医院也会采取避险行为，如拒收病情不确定性较强的危重症患者、贫困患者等。

患者由于对医务人员的不信任，更倾向于去大医院治病、挂专家号，或找关系、塞红包为自己的就医过程加一层“保险”。一些患者不信任医务人员，担心医务人员过度治疗和高昂的诊疗费用，有病也不敢去医院，采取自我医疗或者拖延治疗，结果小病拖延为大病。此外，一些不良医疗结果是由医疗水平的局限性等不可控因素造成，但鉴于医患之间的信息不对称、患者对医疗不确定性风险认知不足等原因，医患之间容易产生不必要的医疗纠纷，从而损害医院和医生的社会声誉，给医务人员带来长期的精神和心理压力。

总之，不良医患关系会导致卫生服务数量和质量的扭曲，一方面增加不必要的卫生服务，另一方面也会产生推诿患者等无法利用卫生服务的情况，最终损害医患双方和社会总体的利益。因此，应采取有力措施改善医患关系，为卫生服务提供和谐的社会环境。从医方角度，应为医务人员提供医患沟通技巧相关的培训，提升其医患沟通能力；注重医务人员的情绪和心理状态，为经历不良医患关系的医务人员及时提供心理支持；加强医院管理者的媒介素养，与外界进行良好沟通，维护医务人员和医院的公信力和社会声誉。从患方角度，可普及医疗知识，提升患方对医疗不确定性风险的认知。从法律和社会角度，完善医疗纠纷处理机制，妥善处理医疗纠纷案件。

三、卫生服务利用模型

为了实现卫生服务的公平可及，需要研究影响卫生服务利用的因素。罗纳德·安德森（Ronald M.Andersen）教授于 1968 年创建了安德森卫生服务利用行为模型（the Andersen’s behavioral model of health care utilization），用于解释影响卫生服务利用的个人和环境因素。该模型最初用于分析家庭医疗服务利用的影响因素，历经多次调整和完善，模型解释力不断增强，能够更加全面地分析卫生服务利用行为，现广泛应用于卫生体系评价和卫生服务研究。

安德森卫生服务利用行为模型认为，个人在决定是否进行卫生服务利用时受三个维度的影响，包括倾向特征（predisposing characteristic）、能力资源（enabling resource）和需要（need）（图 15-1）。其中，倾向特征表示卫生服务利用的倾向，是患病或寻求卫生服务利用前个人的社会文化倾向特征，不与卫生服务利用直接相关，包括人口学特征（性别、年龄等）、社会结构（民族、职业、受教育程度等）和健康信念（对医疗卫生服务的态度、认知等）。能力资源指个人和家庭获得卫生服务的能力以及卫生资源在社区的可获得性，是卫生服务利用的间接影响因素，包括个人 / 家庭资源（收入、医疗保险等）和社区卫生资源（社区卫生资源可及性、卫生服务价格、候诊与就诊时间等）。需要指个人基于健康需要的特征，是导致医疗服务利用的前提和直接影响因素，包括个人对卫生服务的感知需要（对自身疾病状态和健康状况的主观判断）与专业人员的评估需要（医务人员对患者健康状况的客观测量与专业评估）两个方面。倾向特征依次通过需要和能力资源因素影响卫生服务利用。该模型提示，决策者和卫生服务研究者可以从这三个维度优化卫生服务利用行为，改善卫生系统绩效。

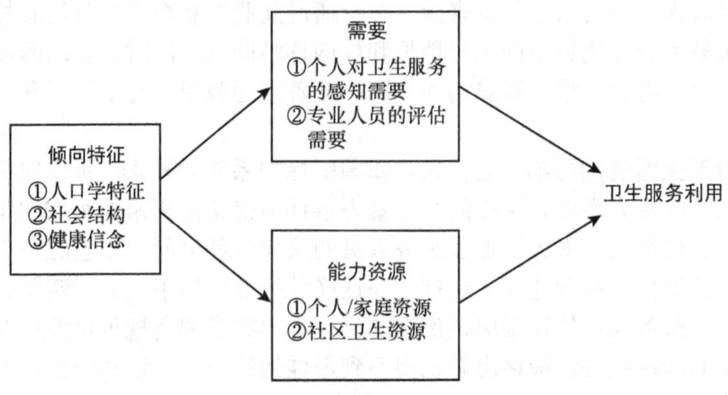

图 15-1　安德森卫生服务利用行为模型

第四节　卫生服务综合评价

一、卫生服务综合评价概述

综合评价是将反映评价对象特征的多项指标进行系统加工、有机汇集，从整体上认识评价对象的优劣；或将多个单项评价指标组合成一个包含各个成分的综合指标，以反映评价对象的全貌。卫生服务综合评价指围绕特定的评价目标、评价对象和评价阶段，对卫生服务的计划、进展、成效和价值进行评判的过程。从卫生服务的社会需要、卫生资源投入、提供的服务量及其效率、产生的社会效益和经济效益等方面进行评价，才能全面反映卫生服务的成效及其影响。

卫生服务综合评价是一项社会性、政策性、连续性很强的系统工作。对于一项完整的卫生服务评价，在项目实施前，首先应对其做社区需求诊断与计划评价，即评价项目是否符合卫生改革与发展的社会需要、制定的计划目标和指标的可操作性、实施时可能遇到的障碍等。在项目实施的不同阶段，要对其做进展评价，即评价工作进程是否按预定的实施方案执行、检查计划目标和指标完成的情况、探讨存在的问题及相应的改进策略等。在项目实施结束阶段，要对其做结果评价，即通过比较实施前后结果的变化，评价项目取得的社会效益和经济效益。

二、卫生服务综合评价内容

开展卫生服务综合评价，需要建立科学合理的综合评价指标体系，内容应该全面系统。派克（Parker）根据系统分析的观点，从卫生服务系统各个要素的特征及相互关系出发，提出从人群卫生服务需要量、资源投入量、服务产出量、工作过程、结果、效益、效果等七个方面对其进行评价。劳埃姆（Roemer）根据卫生服务的内容，建议从八个方面对其进行评价：项目目标评价、医疗服务需要量评价、卫生服务利用接受能力评价、卫生资源评价、工作活动和态度评价、工作过程评价、结果与效果评价、费用与效益评价。综合来看，应该包括以下内容：

1. 适宜程度　所制定和执行的各项卫生服务计划是否适应社会、经济、文化、卫生发展水平和卫生政策，提出的目标和措施、配置的卫生资源是否适应居民的健康需要或需求，在经济、技术、民意支持方面是否可行，由此评价计划、政策、活动、措施和卫生服务机构及其功能的合理性。

2. 足够程度　所制定的卫生服务计划对重要的卫生问题及其应对措施是否明确、是否给予足够重视，并在卫生资源配置上给予足够保障。

3. 进度　卫生服务计划实施的进展程度，即根据预期目标检查计划的实施与落实情况，卫生资源提供与利用状况，总结成功经验，提出需要引起重视的问题，并及时向决策者或项目组织者反馈，必要时对计划和工作活动进行调整，以保证计划的顺利实施。

4. 效率　卫生服务计划实施后，提供的卫生服务在数量和质量方面的产出与卫生资源投入之间的比值，即投入每单位资源所产出的服务量。效率评价的目的在于改善卫生服务系统的工作效率，提高管理水平。

5. 效果　卫生服务计划在实施中或结束阶段，对解决某个卫生问题所取得的成效或计划预期目标实际达到的程度。效果评价的目的是对一项卫生服务计划的价值做出科学评判，尽量采用定量或半定量指标对目标实际达到的程度进行测量，以确切地反映评价目标，便于比较和分析。

6. 影响　一项卫生服务计划的实施对社会、经济、卫生发展和居民健康的贡献和影响，或对其结果的可持续性作出评价。

三、卫生服务综合评价模式

卫生服务研究的目的不仅是要了解居民利用卫生服务的数量和质量，还要研究卫生服务需要、卫生资源和卫生服务利用三者之间的关系，分析“供求矛盾”的现况及其变动趋势，以此作为卫生资源配置的决策依据。卫生服务利用应以适度为佳：过度利用会造成浪费，利用不足又会使人群卫生服务需要（求）量得不到满足。WHO 通过对美国、加拿大、阿根廷、英国、荷兰、芬兰和前南斯拉夫等7国12个地区近十年的卫生服务抽样调查，于1976年提出一个值得借鉴的综合评价模式（表15-5）。其基本思路是将人群卫生服务需要量、卫生服务利用和卫生资源三个方面有机联系起来，以人群卫生服务需要量、卫生服务利用量和卫生资源投入量三类指标的平均数作为划分高低的标准，组成八种组合，以此对一个国家或地区的卫生服务状况进行综合评价，为制定卫生服务发展规划、合理配置卫生资源提供参考依据。我国的国家卫生服务总调查已成为每五年一次的常规工作，得出的卫生服务指标体系及结果，为评价全国及地区卫生服务综合状况提供了客观依据。

表15-5 卫生服务综合评价模式

	人群卫生服务需要量大		人群卫生服务需要量小	
	卫生资源投入量高	卫生资源投入量低	卫生资源投入量高	卫生资源投入量低
卫生服务利用量大	A型（平衡型） 资源分配适宜	B型 资源利用率高	C型 资源过度利用	D型 资源利用率高
卫生服务利用量小	E型 资源利用率低	F型 资源投入低	G型 资源投入过度	H型（平衡型） 资源分配适宜

A型：人群卫生服务需要量大，卫生资源投入充足，卫生服务利用量大，三者之间在高水平状态下保持相对平衡。

B型：人群卫生服务需要量大，卫生资源投入不足，卫生服务利用量大，低资源与高需要不相适应。资源利用紧张，可通过提高利用率保持平衡，但不能持久，应向A型转化。

C型：人群卫生服务需要量小，卫生资源投入充足，卫生服务利用量大，很可能存在人群过度利用卫生服务、浪费卫生资源的情况。

D型：人群卫生服务需要量小，卫生资源投入不足，卫生服务利用量大，虽然服务效益良好，但建立在低资源与低人群卫生服务需要量相适应的基础上。

E型：人群卫生服务需要量大，卫生资源投入充足，卫生服务利用量小，需要研究人群卫生服务利用的障碍因素，提高卫生服务的效益。

F型：人群卫生服务需要量大，卫生资源投入不足，卫生服务利用量小，不能充分满足人群卫生服务需要，应增加卫生资源投入，提高卫生服务利用量，以适应人群卫生服务需要。

G型：人群卫生服务需要量小，卫生资源投入充足，卫生服务利用量小，卫生资源投入过度，应向H型转化。

H型：人群卫生服务需要量小，卫生资源投入不足，卫生服务利用量小，三者之间在低水平状态下保持相对平衡。

（侯志远）

思 考 题

1. 试述卫生服务研究的概念和内容？
2. 试述卫生服务需要、需求和利用的概念及其相互关系？
3. 如何测量卫生服务需要和利用？
4. 在进行卫生资源配置时，应该以卫生服务需要为依据还是以卫生服务需求为依据？
5. 如何开展卫生服务综合评价？

第十六章 社区卫生服务

随着社会经济的发展和人口老龄化，人群健康状况呈现出多重健康影响因素交织、多种疾病负担共存的复杂状况，社区卫生服务作为卫生服务体系的最基础和重要的组成部分，也是守护人民群众健康的第一道防线，承载着满足社区居民就近享有多层次、多样化便捷的健康服务需求的功能。

通过持续的社区建设和卫生改革，改善基层医疗卫生机构基础设施条件，提供适宜的社区卫生服务，是实现优质医疗资源扩容和区域均衡布局的重要途径，有利于加快建设优质高效的医疗卫生服务体系，提升基层防病治病和健康管理能力，促进建立分级诊疗体系，更好地满足人民群众基本医疗卫生服务需求。

第一节 概 述

一、社区的概念

（一）社区的概念

“社区”（community）一词源于拉丁语，原意是共同的东西和亲密的伙伴关系，由著名的社会学家费孝通于 20 世纪 30 年代将“community”翻译成中文“社区”引入国内，并将其定义为“若干社会群体（家庭）或社会组织（机关或集体），聚集在某个地域里所形成的一个生活上相互关联的大集体”。此后，这个译名成为社会学专业概念并一直沿用至今。

1974 年，WHO 结合社区卫生护理界专家的共同界定，给出了适用于社区卫生服务工作的社区定义，即“在一固定的地理区域范围内的社会团体，其成员有着共同的兴趣，彼此认识且互相来往，行使社会功能，创造社会规范，形成特有的价值体系和社会福利事业。每个成员均经由家庭、近邻、社区而融入更大的社区”。

（二）社区的要素

社区由四个要素构成。第一是人，社区是由聚集与互动、相互满足彼此需求的人组成，形成利益互惠与生活维持的团体；第二是地域，社区一般是以地理的范围来界定疆界的大小，在我国城市是以居委会、街道办事处为划分范围，农村地区是以乡镇为划分范围；第三是社会互动，由于在衣、食、住、行、育、乐等生活上的相互联系，社区内居民彼此互动，产生互赖与竞争等关系，形成社区不同的社会系统，建立规范，发挥协调功能，满足居民生活的必需；第四是社区认同，社区居民之间形成相互认可的习惯，在社区内互动，以社区的名义与外界沟通，形成自己的社区防卫系统，产生归属感及社区情结。同一社区居民有相似的健康问题，或不同社区的健康问题的差异，是社区卫生服务关注的焦点。

（三）社区的类型

社区通常分两种类型：地域型社区和功能型社区。

1. 地域型社区 是以地理范围为基础，由不同的个体或家庭生活在彼此相邻近的空间，可形成共享公共资源及相互依存的关系，如市（县）、街道（乡镇）、居委会（村）等，但它与行政区域并不完全等同，有时其边界不像行政区域那样清晰，这种类型的社区也称生活社区。

2. 功能型社区 不是因生活空间的邻近，而是不同的个体因某种共同特征，包括共同的兴趣、利益、职业或价值观等而形成相互联系的机构或组织，如企事业单位、非政府组织等。一个或几个功能型社区可以嵌套在一个地域型社区内。社区卫生与全科医疗可以分别服务其中一类社区，也可以同时涵盖两类社区。

（四）社会福利与社区服务

追溯国内外的社区卫生服务的发展，其与社会福利和社区服务密不可分，随着社会和经济发展，目前中国社会福利制度经历着从“补缺”到“适度普惠”的变迁，社区服务与“适度普惠”型社会福利具有服务目标和特征的一致性、服务对象和内容上的契合性及运作机制上的融合性的特点，可成为“适度普惠”型社会福利实现的依托主体。

“适度普惠”型社会福利的目标是提高全体社会成员的物质生活和精神生活水平，保障社会的正常发展。而社区服务的目标在于通过提供服务，使每个居民都能达到生活自由、生活自立，同时，营造和谐的生活和居住环境。从特征来看，“适度普惠”型社会福利具有服务对象全民性、服务内容福利性的特征。不论是各种公共福利设施还是各种形式公共社会服务，都是国家或社会团体免费或优惠提供的。社区服务属于社会服务，但又不同于一般的社会服务，具有区域性、互助性和福利性的特征，因此社区服务在某种程度上可以称为社区福利服务。

二、社区卫生服务概念

（一）社区卫生服务的概念

社区卫生服务（community health service，CHS）是在政府领导、社区参与、上级卫生机构指导下，以基层卫生机构为主体，全科医师为骨干，合理使用社区资源和适宜技术，以人的健康为中心，以家庭为单位，以社区为范围，以需求为导向，以妇女、儿童、老年人、慢性病患者、残疾人等为重点，以解决社区主要卫生问题、满足基本卫生服务需求为目的，融预防、保健、康复、健康教育、计划生育技术服务和一般常见病、多发病的诊疗服务等为一体的，有效、经济、方便、综合、连续的基层卫生服务。

（二）社区卫生服务的对象

社区卫生服务的对象为社区、社区居民及其家庭，包括辖区内的常住居民、暂住居民及其他有关人员。具体的服务对象包括：

1. 健康人群 指社区居民中生理、心理和社会良好状态的人群，重点在于健康人群的健康维护、健康教育及其自我保健能力的培养、健康行为的养成。

2. 高危人群 指明显暴露于某种或某些影响健康危险因素下的人群，其发生相应疾病的概率显著高于其他人群，包括具有明显的健康危险因素的个体和其家庭的成员。

3. 重点保健人群 指鉴于各种生理和其他等原因，健康相对处于弱势状态，需要在社区得到系统保健的人群，如妇女、儿童、老年人、慢性病患者、康复期患者、残疾人、低收入群体等。

4. 患者 一般为社区里有常见健康问题的居民，包括患有慢性病和其他常见疾病的人群，需要门诊医疗服务、上门服务、家庭护理、院前急救、住院治疗或临终关怀的患者。

（三）社区卫生服务的性质

社区卫生服务是社区服务的重要组成部分，社区卫生服务是卫生服务体系的基础部分，属于公共服务的范畴，社区卫生服务属于公共产品，保证社区卫生服务的公益性非常重要，因此，社区卫生服务作为公共服务必须由政府提供，但提供形式可以有多种渠道。

社区卫生服务主要包含基本公共卫生服务和基本医疗服务，其在具有公共产品特征的同时还具有介于公共产品和私人产品之间的特征，大多数社区卫生服务可以看作是属于准公共产品的范畴。其中，公共卫生服务包括慢性病管理、健康教育与促进、传染病防治等内容，属于公共产品。

而基本医疗服务由于具有消费的排他性和竞争性，属于准公共产品，但由于其具有很强的外部性，所以由公共部门提供。

综上所述，社区卫生服务是社区内的卫生机构及相关部门根据社区内存在的主要卫生问题，合理使用社区的资源和适宜技术，主动为社区居民提供的基本卫生服务。目的是促进健康和预防疾病。服务对象是所有社区成员，需要各领域的全体成员共同参与实施。社区卫生服务是社区建设和基层卫生工作的重要组成部分，是公共卫生和医疗服务体系的基础，是逐步解决群众“看病难、看病贵”的重要基础工作，是实现人人享有初级卫生保健的基本途径。社区卫生服务的主体是基层卫生机构，以全科医师为骨干，涉及多方面、多领域的协同，提供基本的公共服务。

三、社区卫生服务发展

（一）全球社区卫生服务的起源与发展

社区卫生服务于20世纪50年代最早起源于英国，之后美国、新加坡、芬兰、澳大利亚等相继开展社区卫生服务及研究。20世纪70年代，WHO在总结英国等开展社区卫生服务经验，并对世界卫生状况和有关社会经济问题及其发展趋势进行系统分析的基础上，提出了“社区卫生服务”这一预示全球卫生服务发展方向的概念。

由于社区卫生服务是实现人人享有基本卫生保健目标的最基础环节，世界各国开始大力发展初级卫生保健，通过加强社区卫生服务等措施促进人群健康，如美国自20世纪70年代后，健康服务重点逐步转移到社区。通过大力发展社区卫生服务，构建以社区卫生服务为基础、社区卫生服务机构与医院和预防保健机构分工合理、协作密切的新型卫生服务体系，对优化卫生服务体系，方便居民利用卫生服务，减轻医疗费用负担，建立和谐医患关系具有重要意义，之后几十年间，社区卫生服务在全球各国得到迅速发展。

（二）中国社区卫生服务的发展历程

1. 社区卫生服务萌芽阶段 早在20世纪30年代，河北省定县（现定州市）、山东省邹平、南京市晓庄、北京协和医学院开始了社区试点。中华人民共和国成立后，许多医学院校建立了城乡社区医学教学基地，大批师生根据教学计划参加了社区卫生实践活动。

中华人民共和国成立后，党和政府十分重视广大群众健康，但当时经济水平落后，人口众多，缺医少药现象非常普遍。我国通过建立三级医疗卫生保健网，多部门协作发展卫生事业，在基层培养一支赤脚医生队伍，动员群众广泛参与。1978年，WHO把我国卫生发展模式作为初级卫生保健的典范向世界推荐。20世纪80年代，政府对卫生服务领域的投入曾一度下降，基层卫生机构迫于生存压力，以提供医疗服务为主，居民通过支付费用来获得相应的医疗服务，“看病难、看病贵”问题逐渐凸显出来。

2. 社区卫生服务起步与全面布点阶段 1996年，我国首次正式提出“发展社区卫生服务”设想。1997年，《中共中央 国务院关于卫生改革与发展的决定》（中发〔1997〕3号）发布，首次提出城市卫生服务改革要走社区卫生服务道路，逐步形成功能合理、方便群众的卫生服务网络，明确把发展社区卫生服务作为此后卫生改革重要内容，开启了我国在城市开展社区卫生服务试点、框架搭建与全面布点工作。

2000年，《卫生部关于印发城市社区卫生服务机构设置原则等三个文件的通知》指明了社区卫生服务机构的基本功能、人员配备、基本设施、科室设置和管理制度等。自此，社区卫生机构建设有章可循，发展模式日益清晰。2003年和2011年，我国两次发起“创建全国社区卫生服务示范区活动”，为机构标准化建设起到了示范作用。2005年，全国95%的城市、86%市辖区建成了社区卫生服务，共有17 128家社区卫生服务中心（站），103 564位工作人员。我国城市社区卫生服务体系框架初步形成。

2006年，《城市社区卫生服务机构设置和编制标准指导意见》和《关于印发城市社区卫生服务中心、站基本标准的通知》（卫医发〔2006〕240号）的出台，明确了社区卫生服务机构的设置原则、编制标准等。社区卫生服务队伍得到发展，服务功能日益健全，运行效率得以提升。2007年，我国启动社区卫生服务体系建设重点联系城市工作，进一步推动社区卫生服务标准化建设。2008年底，我国所有地级以上城市、98%的市辖区都建设并开展社区卫生服务，它们成为卫生服务体系的重要组成部分。

3. 社区卫生服务成长与日臻完善阶段 2009年，《中共中央 国务院关于深化医药卫生体制改革的意见》的颁布，党和政府作出了“完善以社区卫生服务为基础的新型城市医疗卫生服务体系”的重要决策，把健全基层医疗卫生服务体系作为新医改的五项重点任务之一，提出了“保基本，强基层，建机制”的基本原则，使社区卫生服务成为实现改革目标的重要载体。社区卫生服务有了更加坚定的政策支持和充足的经费保障，从此，在新医改指引下社区卫生服务进入快速发展轨道。

2010年，《以全科医生为重点的基层医疗卫生队伍建设规划》出台，提出到2020年，培养30万名全科医生，逐步形成一支数量适宜、质量较高、结构合理、适应基本医疗卫生制度需要的基层医疗卫生队伍，基本满足“小病在社区”的人力资源支撑要求。同年，我国全科医师规范化培养工作启动，全科医生队伍在发展数量的同时，开始实施质量提升工程，以改变全科医生学历低、技能低、职称低的状况。2011年，《国务院关于建立全科医生制度的指导意见》（国发〔2011〕23号）颁布，决定建立全科医生制度，计划到2020年，初步建立充满生机和活力的全科医生制度，基本形成规范的全科医生培养模式和“首诊在社区”的服务模式，基本实现城乡每万名居民有2～3名合格的全科医生，对社区卫生服务提出了更高的要求，要实现“首诊在社区”的目标，就需要主动全面提升社区医疗质量和服务理念，逐步增加社区卫生服务的吸引力，赢得社区居民信任和认同。

2015年，《国务院办公厅关于推进分级诊疗制度建设的指导意见》（国办发〔2015〕70号）颁布，指出到2020年，要基本形成“基层首诊、双向转诊、急慢分治、上下联动”的分级诊疗模式。政府对社区卫生服务的诊疗水平和功能定位提出了更高要求，促使其与上级医疗机构建立稳定的联动关系和动态的合作机制。同年，《社区卫生服务提升工程实施方案》和《关于进一步规范社区卫生服务管理和提升服务质量的指导意见》（国卫基层发〔2015〕93号）出台，指引社区卫生服务不断增强居民的获得感和认同感。2016年，《关于推进家庭医生签约服务的指导意见》发布，在媒体的宣传与社区卫生服务的引导下，越来越多的居民有了自己的家庭医生服务团队。同年的全国卫生与健康大会上，习近平同志强调要努力全方位、全周期保障人民健康。对社区卫生服务的全面性和持续性提出了更高的要求。家庭医生团队在追求签约服务数量的同时，也在努力提高服务质量，扩展服务维度与领域，延伸服务的持续性。

4. 服务能力和质量持续提升阶段 2018年后，我国城市社区卫生服务网络逐步健全，人员配备、设施设备条件不断提升，但仍存在社区医疗卫生服务能力相对薄弱的问题，国家卫生健康委员会联合国家中医药管理局颁布了《社区卫生服务中心服务能力标准（2018年版）》以及2018年国务院办公厅发布了《国务院办公厅关于改革完善全科医生培养与使用激励机制的意见》（国办发〔2018〕3号），以优化医疗卫生资源配置，完善基层医疗卫生服务功能，不断提升基层医疗卫生服务能力，进一步推动分级诊疗制度建设。

2019年2月，国家卫生健康委办公厅印发《国家卫生健康委办公厅关于开展社区医院建设试点工作的通知》（国卫办基层函〔2019〕210号），提出在河北省等20个省份开展社区医院建设试点工作。2020年国家卫生健康委印发《国家卫生健康委关于全面推进社区医院建设工作的通知》（国卫基层发〔2020〕12号），以及2021年国家卫生健康委办公厅和国家中医药局办公室联合印发《关于加快推进社区医院建设的通知》（国卫办基层函〔2021〕317号），提出要加快推进社区医院建设，进一步完善基层医疗卫生服务体系。自开展社区医院试点工作以来，国家紧密出台相关政策文件，体现了社区医院建设的紧迫性和重要性。社区医院建设是新时期满足群众基本医疗卫生服务需求的重要举措，是推动构建优质高效医疗卫生服务体系的关键环节，是提升基层医疗卫生服务能力的有力抓手。通过社区医院和全科医生能力建设，促使社区卫生服务综合能力和质量明显提高，增加居民对社区卫生服务的信任度，对服务的满意度也将持续上升。

第二节 社区卫生服务内容、特点和功能

一、社区卫生服务内容

社区卫生服务机构具有公益性质，不以营利为目的，是提供公共卫生服务和基本医疗卫生服务的国家卫生服务体系中的基层机构。其服务内容包括基本公共卫生服务和基本医疗服务。

（一）基本公共卫生服务

（1）卫生信息管理：根据国家规定收集、报告辖区有关卫生信息，开展社区卫生诊断，建立和管理居民健康档案，向辖区街道办事处及有关单位和部门提出改进社区公共卫生状况的建议。

（2）健康教育与健康促进：普及卫生保健常识，提高居民健康素养，实施重点人群及重点场所健康教育，帮助居民逐步形成利于维护和增进健康的行为与生活方式。

（3）传染病、地方病、寄生虫病预防控制：负责疫情报告和监测，协助开展结核病、一些性传播疾病（特别是艾滋病）、其他常见传染病以及地方病、寄生虫病的预防控制，实施预防接种，配合开展爱国卫生工作。

（4）慢性病预防控制：开展高危人群和重点慢性病筛查，实施高危人群和重点慢性病病例管理。

（5）精神卫生服务：实施精神病社区管理，为社区居民提供心理健康指导。

（6）妇女保健：提供婚前保健、孕前保健、妊娠期保健、更年期保健，开展妇女常见病预防和筛查。

（7）儿童保健：开展新生儿保健、婴幼儿及学龄前儿童保健，协助对辖区内托幼机构进行卫生保健指导。

（8）老年保健：指导老年人进行疾病预防和自我保健，进行家庭访视，提供针对性的健康指导。

（9）残疾康复指导和康复训练。

（10）生殖健康的技术咨询和指导。

（11）协助处置辖区内的突发公共卫生事件。

（12）政府卫生行政部门规定的其他公共卫生服务。

（二）基本医疗服务

（1）一般常见病、多发病的诊疗、护理和诊断明确的慢性病治疗。

（2）社区现场应急救护。

（3）家庭出诊、家庭护理、家庭病床等家庭医疗服务。

（4）转诊服务：上下等级和不同机构的转诊协调工作

（5）康复医疗服务。

（6）定期体检和疾病筛查服务。

（7）中医药（民族医药）服务。社区卫生服务机构应根据中医药的特色和优势，提供与上述公共卫生和基本医疗服务内容相关的中医药服务。

（8）政府卫生行政部门批准的其他适宜医疗服务。

二、社区卫生服务特点

社区卫生服务是以提供基本公共卫生服务和医疗服务为主，也是实现“健康中国”的基础工作，体现了以下特点：

1. 以健康为中心 社区卫生服务是以健康为中心，而不仅仅重视疾病治疗或以患者为中心，融合基本医疗与基本公共卫生技术，以社区为基础，根据居民的群体健康状态和健康影响因素做

出社区卫生诊断，发现重点和高危群体，制订社区保健计划，针对性开展健康促进服务。

2. 以需求为导向 不同于传统的院内医疗服务，社区卫生服务是为整个社区居民提供服务，因此其提供的医疗和公共卫生服务是针对全体居民的健康问题，以满足居民的健康需求为导向，不仅关注重点人群和患者的疾病和健康问题，也需要满足不同群体的健康需求。

3. 以家庭为单位 家庭是社区的基本构成单元和开展社区服务的重要场所，而家庭成员也是社区卫生服务的对象，家庭因为血缘关系、社会经济条件和相近的生活行为习惯，在健康问题和健康危险因素上常常存在家庭聚集性，以家庭为单位开展社区卫生服务，可以及时发现家庭成员的健康问题，同时根据家庭成员生命周期阶段不同，关注重点健康问题，并可利用家庭的功能，做好健康教育和引导，由家庭成员共同进行家庭保健。

4. 以预防为导向 社区卫生服务重视服务对象的整体健康，服务对象除了患者之外，还包括高危人群和健康人群，重视预防工作。开展“生命全周期”的保健服务，根据服务对象生命周期的不同阶段中可能出现健康危险因素和问题，提供预防保健服务。通过开展“预防为主”的服务，如社区健康促进与教育、健康筛查、及早诊断和治疗，以提高居民群体健康。

5. 人格化照顾 社区卫生服务将人作为整体看待，对于服务对象的健康问题不仅仅寻找发生疾病的器官，更注重人的整体健康，视服务对象为重要的合作伙伴。全面考虑人的各种因素，采用生理 - 心理 - 社会医学模式，调动居民的主动性积极参与健康维护和疾病控制全过程，从而达到良好的服务效果。

6. 综合性服务 社区卫生服务的综合性体现在对居民的“全方位”服务，涉及所有健康问题，服务对象包括全体社区居民，不论年龄、性别和疾病类型，做到全覆盖，服务内容包括医疗、预防、康复和健康促进等，服务层面满足生理、心理和社会文化各个方面，服务范围涵盖个人、家庭和社区，照顾好社区所有单位、家庭和个人，无论种族、社会文化背景、经济情况和居住环境有何不同，服务手段也是综合性的方式，包括现代医学、传统医学等。

7. 连续性服务 社区卫生服务是从生前到死后的全过程服务，其连续性包括人生各个阶段（婚前咨询—妊娠期—分娩期—新生儿期—婴幼儿期—青春期—中年期—老年期—直至濒死期），当患者去世后，社区家庭医生还要顾及其家属居丧期的保健。其连续性包括“健康 - 疾病 - 康复＂的各个阶段，社区卫生服务对服务对象的健康有一、二、三级预防的不间断。

8. 协调性服务 社区卫生服务作为社区服务和卫生服务体系的一部分，能根据需要协调患者及时便捷地进入其他级别或种类的医疗或社区服务机构。家庭医生是动员各级、各类资源服务于患者的枢纽，掌握各级、各类专科医疗的信息和转会诊专家的名单，以便为患者提供全过程“无缝式”的转会诊服务。掌握了解社区各类健康资源，如社区管理人员、健康促进组织、志愿者队伍、托幼托老机构、营养食堂等，需要时可为患者联系有效的社区支援。

9. 可及性服务 社区卫生服务提供的是可及的、方便的基本卫生服务，体现了地理上、技术上、经济上的可及性，即“接近、方便、亲切、有效、便宜”。

10. 团队合作式服务 社区卫生服务立足于社区，主要实施地点是在社区的场所，包括社区卫生服务中心、社区卫生服务站、护理院（养老院）、患者家庭或单位等场所。社区卫生服务多采取团队工作的模式，以全科医生为核心，结合公共卫生医师，由心理、康复、保健、中医、营养、口腔等医师和其他专科医师为支持，社区护士、公共卫生护士、社会工作者、护工、志愿者等人员相互配合，对服务对象提供立体网络式健康照顾，围绕全面改善个体和群体健康状况和生命质量的目标共同工作。

三、社区卫生服务的功能

社区卫生服务中心为社区全体居民提供基本医疗和公共卫生服务，成为社区各部门合作的枢纽，也是实现健康中国目标的重要基础和医养结合的平台。社区卫生服务主要有以下功能：

（1）社区卫生服务是社区健康服务体系的重要组成与服务主体，是医疗卫生服务和公共卫生应急管理体系的网底，也是政府提供基本卫生服务职能的平台。社区卫生服务中心以街镇为单位设置，按照服务人口、服务半径等因素设置分中心、服务站与村卫生室。探索与符合条件的社会办全科诊所（含中医）、康复和护理医疗机构等社会资源的合作，构建便捷可及、安全高效的社区卫生服务体系，成为提供居民“家门口”健康服务的重要载体。

（2）构建以家庭医生签约服务为基础的分级诊疗制度，推进社区医院建设，促进居民常见病、多发病等基本诊疗需求在社区得到解决，将符合指征的患者及时转诊至适宜医疗机构。以家庭医生团队为核心，整合基本医疗、公共卫生服务与康复护理、中医药服务，向居民及其家庭提供全生命周期健康管理。实施健康促进，对社区居民健康自我管理小组活动提供指导和支持，向学校、园区、楼宇等功能社区提供针对性卫生健康服务。

（3）由社区卫生服务站与村卫生室向居村委提供社区卫生服务中心的延伸服务功能。

社区卫生服务站是由社区卫生服务中心设置的非独立法人的卫生服务机构，医务人员由社区卫生服务中心派出。村卫生室是涉农地区村级卫生服务机构，一般为独立法人医疗机构，承担农村基本医疗和公共卫生服务职能，医务人员由乡村医生和社区卫生服务中心派出人员组成，村卫生室接受社区卫生服务中心的统一管理。

第三节　社区卫生服务的工作方式与运作管理

一、社区卫生服务的工作方式

社区卫生诊断是开启社区卫生服务工作中非常重要的第一步，在社区开展卫生服务之初，需要基于社区人群做好社区卫生诊断，是重要的工作基础。根据社区卫生诊断的结果，制订切实可行的社区卫生计划，治理社区卫生问题，所以社区卫生诊断是开展社区卫生服务工作的前提。

（一）社区卫生诊断

1. 社区卫生诊断的概念和目的　社区卫生诊断是借用临床诊断这个名词，通过一定的方式和手段，收集必要的资料，通过科学、客观的方法确定，并得到社区人群认可的该社区主要的公共卫生问题及其影响因素的一种调查研究方法。

社区卫生诊断是医学模式发展的一个标志。在传统的生物医学模式下，人类注重临床诊断，即以疾病的诊疗为目的，以患者个体为对象；流行病学诊断则以群体为对象，以疾病的群体防治为目的。而社区卫生诊断是生物 - 心理 - 社会医学模式下的产物，以社区人群及其生产、生活环境为对象，以社区人群健康促进为目的。社区卫生诊断的目的包括确定社区的主要公共卫生问题，寻找可能的原因和影响因素，确定本社区应优先解决的健康问题，为社区卫生服务提供优质服务奠定基础。

2. 社区卫生诊断的内容

（1）社区和人口学诊断：包括社区特点（类型、地理、自然资源等）、经济状况（收入和消费支出的构成）、人口学特征（人口的数量、年龄、性别、文化程度、民族、职业、就业情况）等。

（2）环境与行为诊断：包括①自然环境、地理、气候、生态、自然灾害等；②生活环境、居住条件、卫生设施、工作环境、大气污染等；③社区居民对疾病的认识、态度、行为现状；④与慢性病有关的危险因素的分析，如吸烟、饮酒、不合理膳食结构、生活与工作的紧张度等。

（3）流行病学诊断：包括社区特殊健康问题（心理健康状况等）、传染病、慢性病的情况，社区主要健康问题及分布特征，居民疾病的现患情况，对社区卫生服务满意度的评价等。

（4）教育与组织诊断：卫生服务提供系统的诊断，包括卫生服务机构、疾病机构的人员现状分析，固定资产、经济状况、服务量分析等；社区行政管理组织、机构及分工。

（5）教育与文化环境诊断：宗教、受教育水平与行为特征等。

（6）管理与政策的诊断：包括宏观社会经济发展政策、卫生事业改革和发展政策、社区发展政策、卫生系统内部的政策和管理问题，如弱势人群（老人、妇女、儿童）的医疗保障，城市流动人口的医疗服务需要、需求和保障等。

3. 社区卫生诊断的工作步骤

第一步——确定所需要的信息：社会人口学，流行病学，环境与行为，教育与组织，管理与政策。

第二步——信息的收集：利用现有资料（整理与分析），以定量方法收集资料（抽样调查、普查）等，以定性方法收集资料（专题小组讨论、访谈、咨询）。

第三步——分析所获的信息：卫生统计分析，流行病学分析，归纳综合分析。

第四步——社区卫生诊断报告：社区优先卫生问题，社区重点干预对象，社区重点干预因素，社区综合防治策略与措施。

4. 资料的整理分析

（1）数据的整理：对收集到的社区卫生诊断资料，首先评价其可靠性，评价原收集资料的目的与本次社区卫生诊断的目的是否一致、资料是否完整等。对于定量资料，在应用时应注意对调查工具的设计、调查员的质量、被调查者态度和调查环境四方面进行评价。对于定性资料，应注意访谈对象的合作态度、主持人的访谈技巧、访谈环境及记录质量等，以此评价访谈资料的质量。

（2）将所收集的资料进行分析，针对不同的人群进行诊断。通过多种途径与方式，将初步结果展示或反馈出来，以引起相关人员对问题的关注。

5. 确定社区的疾病防治重点和健康优先问题

（1）利用社区卫生诊断所获得的资料发现本社区的主要健康问题：①引起大量死亡的疾病或死亡顺位中的前几位。②潜在寿命损失的主要原因和疾病。③本社区发病、死亡情况严重于全国平均水平的疾病。④与这些疾病和死亡相关的主要危险因素，包括行为和非行为危险因素。

（2）依据以下原则，确定优先干预的内容。

1）普遍性：所确定的优先干预的健康问题在社区的人群中普遍存在，而不仅限于某一区域的人群。

2）紧迫性：该健康问题已经引起强烈关注，须近期解决，如儿童的预防接种等。

3）严重性：该健康问题对社区居民的健康状况影响很大，造成的后果较为严重，如某种传染病造成的终身残疾等。

4）可干预性：该因素是可预防控制的，且有明确的健康效益，该因素的干预措施是对象所能接受的，操作简便的，干预成本低的。

综上所述，社区卫生诊断是摸清社区情况、开展社区卫生服务工作的前提。作好社区卫生诊断是制订社区卫生服务计划的依据，是社区卫生服务实现持续性服务的保证，是有针对性地满足居民社区卫生服务需要和需求的关键环节。

（二）基本卫生服务开展方式

1. 基本医疗服务　开展形式为门诊、家庭病床和住院医疗服务，主要针对常见病和多发病开展基本医疗服务，门诊由全科医生提供服务包括中西全科医学在内的诊疗服务，同时根据各社区人群健康状况和服务需求，开设专科科室门诊，如康复、口腔、儿科等临床科室；家庭病床是根据患者需求，经家庭医生评估后根据患者基本情况和医疗护理需求，建立监听病床，提供相应的上门服务；住院提供对常见病的住院诊疗、上级医院转诊的康复期患者和临终关怀等服务。

2. 基本公共卫生服务　按照国家规定提供基本公共卫生服务，如卫生信息管理、慢性病管理、重点人群保健等服务，同时依据社区卫生诊断的人群主要健康问题，开展基本公共卫生服务和社区特定健康问题的健康促进和干预工作，由全科医生、公共卫生医师、社区护士、公共卫生护士、社会工作者、护工、志愿者等人员团队协作，社区居民主动参与，社区卫生服务中心和社区其他机构协调工作，以实现降低人群健康风险，解决社区居民的主要健康问题，满足社区居民的基本卫生需求，保障健康，提高生活质量。

二、社区卫生服务的运作管理

随着各地开展社区卫生服务，特别是农村地区探索原有卫生机构转型开展社区卫生服务，我国各地因地制宜地发展了不同的具有中国特色的社区卫生服务运行管理模式。

（一）整合网络模式

整合网络模式指以区域的医疗预防中心、社区卫生服务中心和社区卫生服务站为组织网络，向社区居民家庭提供卫生服务网络，即"区医疗预防中心—街道社区卫生服务中心—居民委员会的社区卫生服务站—家庭"的四级网络模式，这是目前社区卫生服务的主要模式。该模式的城市区属医疗中心、疾病控制中心或医院集团或医联体内设立社区卫生服务管理机构，对所辖的社区卫生服务中心（站）进行管理，街道医院转制成为社区卫生服务中心，卫生所转制为社区卫生服务站，按照行政区域的街道办事处和居委会进行隶属划分，社区卫生服务中心下设社区卫生服务站。该模式有较好的社会经济效益。

（二）医院派出模式

医院派出模式指以医院、社区卫生服务中心和社区卫生服务站为组织网络，向社区居民家庭提供医疗卫生服务。这是目前社区卫生服务的主要服务网络模式，也是中等城市采取的主要模式。城市社区卫生服务机构隶属于医院，形成"医院社区卫生服务管理科室—社区卫生服务中心—社区卫生服务站—家庭"的模式。该模式具有独特的优势和运作机制，社会经济效益越来越明显。该模式的优势在于医院的直接参与，充分利用医院的医疗资源为社区服务，双向转诊工作容易落实，可以得到医院的扶植。

（三）资源互补网络模式

资源互补网络模式指依托企业卫生机构与地方卫生资源形成互补，共同承担区域内的社区卫生服务工作。这是目前大企业较多的城市主要采取的模式，形成"企业医院社区卫生服务管理科室—社区卫生服务中心—社区卫生服务站—家庭"的模式。该模式可以充分利用企业的卫生资源，提高了区域内的社区居民健康水平。

（四）家庭病床网络模式

家庭病床网络模式指通过二、三级医院或职工医院内部的家床科进入家庭，采用家庭病床的形式进行社区卫生服务，对需要在家庭进行连续治疗的患者，由社区卫生服务机构派出医务人员，制订治疗方案，医务人员遵医嘱上门护理、治疗、档案记录，为患者提供集医疗、保健、康复、健康教育与促进、预防等为一体的综合性、连续性服务。

（五）信息网络模式

信息网络模式指社区卫生服务机构直接服务于最终用户，必要时可将服务对象直接转交给上级医疗服务机构，实行双向网络。主要的服务方式和内容包括通过录入的患者和医疗信息，自动提供各类报表和业务统计查询，支持科研管理和服务，提高医疗质量；为全科医生提供患者相关资料，全面提高社区门诊的医疗质量；提供儿童保健、计划免疫、孕妇保健、精神病、慢性病等系列管理资料，建立社区居民电子档案并动态更新等。

（六）乡镇一体化模式

在我国的快速推进的城乡一体化进程中，城镇化的原乡镇卫生院开始转型为社区卫生服务中心，乡镇一体化模式是充分利用原乡镇卫生院的医疗和公共卫生服务资源，成立社区卫生服务管理机构，将村卫生室转制为社区卫生服务站，根据卫生服务站点需求派出全科医生、护士和公共卫生护士等专业人员，为农村居民提供基本医疗服务和基本公共卫生服务，全面提高农村居民的健康水平。

第四节 社区卫生服务可持续发展

一、社区卫生服务发展面临的问题

虽然我国的社区卫生服务发展至今不断完善和提高，但在积极应对人口老龄化、全面推进健康中国建设、全面推进乡村振兴等国家战略的新形势下，还存在短板和差距，其可持续性发展仍然面临很多问题。

（一）我国社区卫生服务的发展不平衡

我国地域辽阔，东中西部、城乡之间经济发展差异较大，因此，全国社区卫生服务机构的发展具有较大的差异。不同地区社区卫生服务机构数量、社区卫生机构的服务能力、公益性建设和人员素质地区差距较大。在经济发达的地区，社区卫生服务机构体系完善、设备齐全，但落后地区，不仅机构数量少，而且设备落后。我国2016年省际社区卫生服务评价结果显示，我国东、中、西部区域间社区卫生服务水平存在较大的差异，东部省区整体社区卫生服务水平明显高于中、西部省区。除此之外，城乡差异也较大，80%的卫生资源集中在城市地区，而农村只占有20%的医疗卫生资源，并且所有的投入中，80%投入在了大医院。

（二）社区卫生服务机构持续性发展受到制约

政府投入经费不足，政策落实不到位，有效合理的社区医疗卫生服务筹资和补偿机制尚未完善，社区健康教育经费、人员培训经费及设备更新等资金不足，制约其持续性发展。

社区卫生服务中心标准化建设中受考核等因素影响，倾向于推动购买设备、扩建场所等“显性”标准化建设。而相对于医务人才培养等“隐性”标准化建设则缺乏足够动力。对于长远发展目标而言，其在一定程度上相对弱化了对社区卫生服务人才等“软实力”的提升，从而影响了服务质量，使服务能力不能满足居民需求。

（三）社区卫生服务总体供给力不足，缺乏吸引力

社区卫生服务中心总体上提供的基本医疗相对二三级医疗机构种类少、服务质量不高等问题并存，在医疗市场中处于相对劣势，无法满足居民的需求，也缺乏对专业人员的吸引力，进一步制约着社区卫生服务人才的引进。因社区卫生服务专业人员缺乏，部分地区每万名居民签约家庭医生不足1人，而且专业人员学历、职称层次普遍有待提高，需要加强其专业素质及综合能力，否则无法为居民提供综合性高质量服务。

居民对社区卫生服务满意度、信任度低，因而形成恶性循环，使社区卫生服务体系利用率低，社区卫生服务中心的功能和作用未得到充分有效发挥。

（四）社区卫生服务相关政策和制度得不到合理落实

各级不同医疗机构定位不明确，由于存在利益冲突，市场竞争大于合作。基层首诊制度属于非强制性，分级诊疗、双向转诊、上下联动还未能完全有效开展。患者由社区转向上级医院多于从上级医院下转至社区，而上级医院、专业医院的人力资源向下进入社区的较少。

公共或准公共卫生服务经费缺乏或未落实到位，使得社区医疗卫生服务的公益性未得到充分体现，尚未形成较为成熟并适合我国各地社区卫生服务特点的管理模式、绩效管理制度。

二、社区卫生服务的可持续发展策略

（一）关注低水平地区，合理分配卫生资源，减少地区差距

对各地社区卫生服务中心提供的基本医疗和国家基本公共卫生服务的成本及人员成本进行全面测算，根据各地经济发展水平，确定合理的政府投入水平，适当对低水平地区和乡村增加投入，

并形成长效机制，转变以硬件投入为主的方式，重视对人员经费和运行成本的投入。合理分配卫生资源，提高服务覆盖率，并考虑对低水平地区的政策倾斜，促进形成不断提升的良性循环。

（二）完善人才培养和管理制度

应进一步提高对社区卫生服务机构及工作人员的重视程度，同时加强对专业人才的培养、培训与聘用，通过定向免费医学生培养、人员培训、对口支援这样的综合措施，为基层提供更多人才保障，积极组织发动城市公立医院在职医生和退休人员到基层医疗机构开展服务。以人才为核心，持续加强人才队伍建设，以此全面提升社会卫生服务的综合水平。

完善社区卫生服务体系，让家庭医生确实起到健康守门人的作用，通过全科医生培养、绩效考核和监管，提高卫生服务质量，通过家庭医生签约实现社区卫生服务在分级诊疗的定位，达到可持续发展。

（三）提升社区卫生服务质量，增加基层卫生服务的吸引力

目前，社区居民愿意接受社区首诊的原因主要是距离近、候诊时间短、价格合理和服务态度好，不愿意接受社区首诊的原因主要为医务人员技术水平低、医疗设备少、药品种类少。分级诊疗制度对家庭医疗经济负担的积极影响，尤其对慢性病和有住院经历居民影响更明显。而在上海等地试点实施“1+1+1”签约模式（即居民可自愿选择一名家庭医生签约，同时从全市范围内选择一家区级医院和一家市级医院进行签约）有助于提高居民的社区首诊意愿，家庭医生可以协调多方面的关系和资源，为居民提供整体性服务，提高居民对社区卫生服务的利用率。

要丰富家庭医生签约服务的内涵，完善服务方式，积极推进医养结合服务，更好提升签约服务的吸引力和满意度。不断优化基本公共卫生服务，推动电子健康档案的规范化并加大应用，更好促进医防融合。深入推进老年人、儿童、孕产妇等重点人群的健康管理。

要提升综合服务能力。继续加强服务体系建设，提升服务能力，使社区卫生服务中心能够普遍达到能力基本标准。深入推进城市医联体、农村县域医共体的建设，加快社区医院建设，更好地推动形成上下联动、医防结合、分级诊疗的新格局。通过改善资源配置，推动公共卫生服务项目的执行，以及提高社会效益、医务人员工作满意度、社区居民满意度等方面，增加社区卫生服务的吸引力。

（四）完善社区卫生服务的保障政策和治理体系

需要探索和制定出利于社区卫生服务健康发展的相关政策保障制度，理顺各医疗机构的功能与职责，形成有序竞争。开展社区首诊、健全双向转诊制度，上下联动，杜绝医疗资源的浪费。同时，采取适宜基层的绩效管理及各种激励机制，包括与评优评先和晋级挂钩等。

完善卫生健康基层治理体系，推动形成全社会支持基层卫生发展的合力。大力推进村居民委员会公共卫生委员会的建设，协同民政等相关部门，使得公共卫生委员会能够在卫生宣教、服务评议、防疫应急等工作中更好地发挥作用，为促进基层治理现代化、推动实施健康中国、积极应对老龄化及全面推进乡村振兴等国家战略打下坚实的基础。

（赵新平）

思考题

1. 社区的概念和类型？
2. 社区卫生服务的概念和功能？
3. 社区卫生服务的内容和特点？
4. 我国社区卫生服务可持续发展面临的挑战有哪些？

第十七章 社会病及防治

进入21世纪以来，现代化和全球化在全世界范围内进行得如火如荼，社会经济快速增长，科技的进步使人们的生活更加便利，健康水平也不断提高。但是，局部战争、社会动荡、经济危机、恐怖活动、宗教和种族冲突、自然灾害、贫困与社会不平等、重大公共卫生事件、人口老龄化、违法犯罪、自杀、酗酒、吸毒、性交易等各个层面的社会问题仍然存在，其中一些还有继续恶化的态势，对人类个体和群体的健康产生直接或间接的影响。我国正处于经济社会转型时期，如何尽可能地减少社会问题对社会经济发展和人群健康的影响，是值得关注的重大课题。作为医学与社会科学之间的交叉学科，研究与健康相关的社会问题，为解决社会病作出努力，是社会医学义不容辞的责任。

第一节 社会病概述

一、社会病的概念

早期的社会学家，特别是埃米尔·杜尔凯姆（Émile Durkheim）借用医学中的疾病与病理学概念，用社会疾病（social disease）类比社会中的越轨现象与社会问题，提出研究越轨与社会问题产生根源的社会病理学（social pathology）。目前“社会病”（sociopath/social pathology）这个词用得较少，与精神病态（psychopathy）和反社会人格障碍（antisocial personality disorder）同义。我国社会医学界使用“社会病”这一术语，用于描述“主要由社会原因造成的，与社会发展和进步方向相违背、与人群健康有着密切联系的社会性现象”。

与社会病相关的社会学术语有两个，一个是社会问题（social problem），另一个是越轨行为（deviant behavior）。社会问题从社会功能和社会发展的角度出发看问题，其外延很广，涉及所有需要动员社会力量来解决的问题，有社会基本要素之间的关系失调而导致的人口问题、生态问题、环境污染问题、贫穷问题、民族和种族问题、社会文化冲突问题等；也有人们的社会关系失调导致的社会问题，如婚姻家庭问题、老年人问题、独生子女问题、残疾人问题、青少年犯罪问题等；还有制度和体制失调带来的社会问题，如物价问题、教育问题、劳动就业问题、社会保障问题等。越轨行为主要是从个体与社会的关系角度来看，其外延比社会问题要小得多。一般来说，凡是违背群体标准或期望的行为都可以称为越轨行为，如各种违法危机行为、犯罪行为等。如果越轨行为影响了社会的稳定和发展，就有可能成为社会问题，很多社会问题都与越轨行为有关。如果成为社会问题的越轨行为主要由社会的原因引起的，而且与躯体和心理健康相关，就构成了所谓的社会病。应该指出，不是所有的社会问题都可以称为社会病，也不是所有的社会问题都与越轨行为有关。例如，老龄化问题可以说是标准的社会问题，需要社会努力加以解决，却不能称其为社会病，因为老龄化现象是社会发展、社会进步的结果，是符合社会期望的。

二、社会病的特点

根据上述关于社会病概念的讨论，社会病一般具有以下5个方面的特点：

第一，社会病必须具有社会性。这一点将社会病与个人烦恼区别开来。每个人都会有烦恼，它的产生与个人的心理状态、心理特征和价值观念等因素密切相关，也可能与个人有限的社会联系相关，但个人烦恼不会影响社会发展和社会稳定。在一个社区中，当只有个别人酗酒，且没有严重影响社会其他成员的生活时，可以将其看作是个人问题，可通过分析个人的生理和心理状态，或者还需要分析其家庭关系，来了解其酗酒的原因。但是，如果这个社区中相当比例的成年人或青少年经常酗酒，并且其逐渐成为家庭暴力、危险驾驶、消耗大量医疗资源的原因，就不得不对这个社会问题进行政治、经济和社会体制的分析了。

第二，社会病的产生根源非常复杂，但主要在于社会。社会病可能与个人行为、个人的生物学特征有密切的联系，但个人行为或特征不是产生社会病的主要的、决定性的原因。在这一点上常常存在很大的争论。例如，如果有人说吸毒、青少年犯罪是社会造成的，马上就会有人反对：毕竟只是一小部分人吸毒或者犯罪，这些人吸毒或者犯罪的原因不是来源于社会，而是来源于他们个人，或者是价值观念有问题，或者是心理不健康，或者是其大脑生理、生物化学有问题。如果有人说性传播疾病、艾滋病是社会病，与性开放、性道德观念的改变密切相关，很多人都能够接受；但是，如果说结核病是社会病，恐怕很少有人接受了。人们通常认为，结核病与个人不良的卫生习惯或个人躯体素质差有关，却不知或者不愿意将结核病与社会不平等、贫穷等社会原因联系在一起。

第三，社会病对社会具有严重的危害性。这种危害性可以表现为破坏社会稳定，阻碍经济的发展，也可以表现为对社会生活质量的直接影响。从社会医学的角度看，随着人类健康状况的转变，在全世界范围内，社会病对人群健康状况的影响已经越来越重要。例如，据 WHO 估计，全球每年约 800 000 人死于自杀，是 15 ～ 29 岁年龄组的第二位死亡原因。又如，酒驾、醉驾是导致交通事故的主要原因之一。

第四，社会病的防治需要全社会综合施策、共同努力，包括改变不合适的社会公共政策，建立健康的社会文化等。中华人民共和国成立初期，采取一系列强有力的社会措施，较好地解决了卖淫、吸毒等问题，就很好地说明了这一点。

第五，社会病既是社会问题，又是健康问题或公共卫生问题。一方面，社会病会直接或间接影响人群健康。另一方面，社会病是导致其他健康问题的重要根源，需要从医学特别是公共卫生角度进行干预。社会医学对社会病研究的主要目的在于揭示社会病产生的根源，为降低社会病的产生和发展提供依据和政策建议。

三、社会病的研究内容

从社会医学的角度研究社会病，其主要研究内容包括：①社会病在人群中的发生率、发展变化规律和人群分布特征。相关研究的难点在于如何界定各种社会病并用可靠的手段进行测量。②社会病对个体和群体健康的影响，包括社会病导致的经济与社会负担。由于社会病的产生、形成和发展通常有一个相当长的过程，研究的难点在于如何确定社会病与健康、经济与社会负担之间的因果关系。③导致社会病产生的根源，特别是社会文化根源。这方面的研究需要大量借用社会科学的理论和方法，包括如何确定和测量社会文化因素，如何解释社会文化因素与社会病产生、形成和发展之间的关系等。④社会病的防控措施。社会病的防控需要采取广泛的社会行动，难以进行规范的社会实验研究。

第二节　暴　　力

一、暴力的概念与分类

暴力（violence）是全球导致死亡、疾病和残疾的一个主要因素，也是其他健康和社会结局的主要原因之一。暴力是一个极为重要的公共卫生问题，但到目前为止我国学者还没有对其给予足够的重视。暴力对健康的影响，不仅包括暴力导致生命和健康损失（受害者和施暴者），而且暴力事件导致的间接损失，如孩子因为暴力事件失去父母的照顾，暴力事件对旁观者、知情者的心理影响，以及公众对暴力事件的担忧和恐惧等。

WHO 将暴力定义为蓄意地运用躯体的力量或权利，对自身、他人、群体或社会进行威胁或伤害，造成或极有可能造成损伤、死亡、精神伤害、发育障碍或权益的剥夺。暴力主要分为三类。第一类称为人际暴力（interpersonal violence），即日常社会生活中发生的暴力行为，其施害者和受害者是家庭成员、亲密伴侣、朋友、熟人及陌生人，涵盖虐待儿童、青少年暴力（包括与帮派有关的）、针对妇女的暴力（如亲密关系暴力和性暴力）和虐待老人。第二类称为自我指向性暴力（self-directed violence），即作用于自身的暴力行为，如自伤和自杀行为。第三类称为群体性暴力（collective violence），指的是国家、军队、恐怖组织为实现政治、经济和社会目标而实施的暴力行为。

本节主要讨论人际暴力。根据施暴形式的不同，人际暴力可以区分为躯体暴力和非躯体暴力两类。前者在躯体上损害受害者，包括性暴力在内。后者则常称为心理或情绪暴力，包括以侮辱、威胁、忽视、剥夺等形式表现，尽管不直接导致伤害或死亡，但给受害者带来的心理压力和负担，会严重损害受害者的健康。需要注意的是，任何躯体暴力都会对受害者的心理产生不良影响。

根据施暴者和受害者关系的不同，人际暴力又可以分为家庭与亲密关系暴力和社区暴力两类。前者通常（但不完全）发生在家里，施暴者和受害者都是家庭成员或亲密伴侣，包括亲密关系暴力、虐待儿童和虐待老人等。后者通常发生在家庭以外的社区，施暴者和受害者没有亲密关系，可能认识也可能不认识，包括青年暴力、被陌生人强奸或性攻击、随机暴力事件，以及发生在学校、工作场所、监狱、养老院等机构中的暴力。

二、暴力的发生率与分布特征

（一）暴力的测量

暴力及其健康后果的相关资料主要有三个来源。其一，是暴力事件导致的死亡。死亡事件较容易引起政府和公众的关注，因此世界上大多数国家都有相关的统计数据，但这些统计数据仍然可能低估了实际的暴力死亡情况。其二，是接受过医学治疗或司法处置的暴力所致伤害，可以从医疗和司法记录中获取。但在大多数发展中国家，不但原始数据的记录不完整、不符合规范，而且获取数据的过程存在各种各样的阻力。其三，是通过人群调查获取的暴力行为数据。这类调查获取的数据相对较全面，可以涵盖从严重的暴力伤害事件到心理和情绪暴力，但很少有设计严谨、能代表一个国家或地区的资料。而且，即使是精心设计的人群调查，受访者仍有可能选择不报告自己经历的暴力伤害。表 17-1 列举了暴力相关数据类型、来源及举例。

表 17-1　暴力相关数据类型、来源及举例

数据类型	可能的数据来源	收集的数据举例
死亡	死亡证书，生命统计，医生、验尸官或太平间的报告	死者的特征、死亡原因、死亡时间、死亡地点、死亡方式
患病及其他健康资料	医院、诊所或其他医学记录	疾病，伤害，与躯体、精神和生殖健康相关的信息
自我报告	普查，专题研究，专题讨论，媒体	态度、信念、行为、与文化相关的活动，欺诈与犯罪，暴露于家庭或社区的暴力
社区	人口档案，当地政府或其他机构的档案	人口数，人口密度，收入和教育水平，失业率，离婚率
犯罪	警察和司法档案，犯罪研究机构档案	犯罪的类型，犯罪者的特征，施暴者和受害者的关系，暴力发生的情境
经济	项目、机构、组织档案，专题研究档案	用于健康、住房或社会服务的支出，治疗暴力相关伤害的费用，服务利用情况
政策与立法	政府和法律档案	法律，政策和行动

（二）暴力所致死亡情况

全球疾病负担（global burden of disease，GBD）研究显示，2019 年全球有 41.5 万人死于人际暴力，占全球死亡率的 0.73%，死亡率为 5.37/100 000。高收入国家的人际暴力死亡率低于低、中等收入国家。所有人际暴力死亡者中，男性约占 82%，死亡率为女性的 4 倍。青壮年男性（20 ～ 39 岁）是暴力死亡的高危人群。女性谋杀受害者中，38% 是被其伴侣杀害的，而这个比例在男性只有 6%。全球发生的谋杀死亡中，约 1/2 的手段是火器，1/4 的手段是钝器，另外 1/4 是通过其他手段实现的。

（三）非致死性暴力的发生情况

1. 儿童虐待　WHO 将儿童虐待定义为对 18 岁以下未成年人的虐待和忽视行为，包括各种形式的躯体和非躯体暴力，如性虐待、忽视、不当照顾、商业或剥削等形式，对未成年人健康、生存、发展、尊严等方面造成实际或潜在伤害，其影响可能持续一生。儿童虐待是一个全球性问题，目前全球性估计数因各国家研究使用定义和研究方法不同而差异极大。据 WHO《2020 年关于预防暴力侵害儿童行为的全球状况报告》，全球范围内 2 ～ 17 岁的儿童及青少年中，每 2 名就有 1 名遭受过某种形式的暴力行为；2017 年全球有约 4 万名儿童死于凶杀；全球 0 ～ 17 岁人口的凶杀死亡率为 1.7/10 万，其中男孩凶杀死亡率是女孩的 2 倍。另有国际研究显示，25% 成年人自述儿时遭受过身体虐待，大致 20% 的女性和 7% 的男性自述儿时经历过性虐待。

2. 青少年暴力　WHO 将青少年暴力定义为发生在 10 ～ 29 岁人群的暴力，其形式从霸凌、斗殴到更为严重的躯体攻击甚至凶杀，通常发生在相互不认识的青年之间。在世界范围内，估计这个年龄组每年有 20 万人死于暴力，占全部凶杀总数的 43%；凶杀是 10 ～ 29 岁人群的第四大死亡原因；在因谋杀死亡的青年中，80% 是男性，同时男性也是主要的犯罪者；需要医学处理的严重伤害比死亡数高 20 ～ 40 倍。

3. 亲密关系暴力　亲密关系中或前亲密关系中发生的暴力行为，包括躯体攻击、强迫性的性行为、心理虐待（如侮辱、贬低、羞辱等），以及操控行为（如社会隔离、限制受害者获取信息或获得帮助、监视受害者的行动等）。亲密关系暴力可以发生在同性伴侣、异性伴侣或非性伴之间，通常只有少数受害者寻求帮助。据 WHO 估计，全球 35% 的妇女在一生中曾遭受亲密伴侣的身体和（或）性暴力或者非伴侣的性暴力，而且大多数的暴力是亲密伴侣所为，全球高达 38% 的妇女谋杀由男性亲密伴侣所为。对于很多妇女而言，受到躯体攻击不是一个孤立事件，而是长期的虐待。而且，躯体攻击常常伴随着强迫性的性行为和心理伤害。遭受躯体攻击后，多数妇女选择不求助或仅仅求助于朋友和家庭成员，选择向警察求助的比例相对较低。此外，同性伴侣的亲密关系暴力获得越来越多的关注。有综述报道，11.8% ～ 45.1% 的男男性行为者遭受过同性伴侣的暴力，同性伴侣间亲密关系暴力，增加受害者发生酒精滥用、HIV 感染、抑郁症状和不安全性行为的危险性。

4. 性暴力　是一方违背另一方的意愿，实际的或未遂的强迫性性行为，其形式从强奸到各种形式的性骚扰，无论双方是否认识，是否存在亲密关系，也无论是否发生在家里。《世卫组织有关妇女健康和家庭暴力多国研究》中，3% ～ 24% 的被调查妇女称她们的初次性经历是被迫发生的。此外，据 WHO《暴力对待妇女行为的全球及区域概况：伴侣暴力和非伴侣暴力的现状及其健康影响》估计，全球有 7% 的妇女遭受过非亲密性伴侣的性暴力。性暴力的表现形式包括强奸（婚内强奸、约会对象强奸、陌生人强奸、轮奸）、性骚扰、以性行为作为代价、与精神或躯体残障的人发生性行为、儿童性虐待、强迫婚姻或同居、童婚、不许避孕或采取措施以预防性传播疾病、强制流产、处女检查、伤害生殖器、强制卖淫、性剥削等。

5. 虐待老人　指不适当的行为，或者在需要的时候缺乏相应的合适行为，导致老年人躯体伤害或烦恼。虐待老人包括躯体暴力、性暴力、心理或情绪暴力、经济或物质剥夺、故意忽视与抛弃以及导致老年人失去自尊和不尊重老年人等形式。2017 年，一项对全球 28 个国家 52 项研究项目的系统综述显示，在过去一年中，估计有 15.7% 的 60 岁以上老人在社区环境中遭受了某种虐待。在医院、养老院及其他长期护理中心等机构，老人遭受虐待的比例更高；机构中的虐待行为可能包括：①从身体方面限制患者；②通过诸如给他们穿不洁衣物等方式使他们失去尊严和在日常事务上的选择权；③故意不提供足够的护理（如任凭他们长出褥疮）；④过度给药或给药不足及扣留患者的药物；⑤在情感上加以忽视和虐待。WHO 预计，在快速老龄化的国家，虐待老人的情况将会继续增加。

6. 工作场所暴力 是发生于工作场所的各种暴力行为，施暴者和受害者可以是同事或上下级关系，也可以是服务提供者与服务接受者的关系。世界范围内缺乏工作场所暴力的准确数据，而基于自我报告的研究报道，工作场所的躯体暴力发生率为 1% ～ 5%，而非躯体暴力的发生率为 9% ～ 70%。近年来，医疗机构内的暴力事件已成为社会焦点。一项在中国 16 省县级以上医院的 15 970 名护士调查研究发现，65.8% 的护士经历过医疗机构暴力事件，包括语言暴力（64.9%）、躯体暴力（11.8%）和性骚扰（3.9%）等。

（四）暴力的非致死性健康影响

尽管暴力导致的死亡和躯体伤害更容易受到关注和重视，但实际上，暴力对心理健康、行为改变、性与生殖健康、慢性躯体疾病和社会影响更大。所有类型的暴力都会对受害者整个人生的健康产生强烈的影响，而暴力对妇女和儿童的影响更大（表 17-2）。例如，东欧一项多国合作研究表明，较之没有报告儿童期不良经历的受访者，自我报告遭受过 4 种及以上儿童期不良经历（如虐待、忽视、家庭暴力、父母分居等）的受访者出现问题饮酒行为的可能性高 10 倍，药物滥用的可能性高 6 倍，吸烟的可能性高 3 倍，有 5 个及以上性伴侣的可能性高 4 倍，16 岁以前发生性行为的可能性高 3 倍。WHO 的一项研究估计，儿童性虐待对儿童一生的影响可造成约 6% 的忧郁症病例、6% 的酒精和药物滥用 / 依赖、8% 的自杀未遂行为、10% 的惊恐障碍和 27% 的创伤后应激障碍；相较于没有受到过亲密关系暴力的妇女，遭受过亲密关系暴力的妇女发生酒精使用障碍和抑郁的可能性高 2 倍，自杀未遂的可能性高 4.5 倍；相较于没有遭受过非性伴侣暴力的妇女，遭受过非性伴侣暴力的妇女发生酒精使用障碍的可能性高 2.3 倍，发生抑郁症或焦虑症的可能性高 2.6 倍。

表 17-2 暴力的非致死性健康影响

躯体伤害	精神健康与行为问题	性与生殖健康	慢性病
腹部损伤	酒精与药物滥用	意外妊娠	关节炎和哮喘
胸部损伤	抑郁和焦虑	妊娠并发症	癌症
脑损伤	创伤后应激障碍	不安全流产	心血管疾病
烧伤和烫伤	进食障碍	妇科疾病	糖尿病
骨折	睡眠障碍	复杂的疼痛综合征	肾脏疾病
撕裂伤	注意缺陷障碍	慢性盆腔疼痛	肝脏疾病
残疾	多动	HIV 感染	脑卒中
	外化行为问题*	其他性传播疾病	
	吸烟		
	自杀意念和自杀行为		
	不安全的性行为		

注：* 外化行为问题指未成年人针对环境的消极行为，如斗殴、咒骂、偷盗、损坏财物、离家出走、纵火、饮酒、不遵守纪律等

三、暴力的社会根源

人际暴力的形式、施暴者和受害者的特征、发生暴力行为的情境多种多样。对于一个人对另一个人施暴力的原因，以及特定社区、特定人群的暴力行为发生率高于其他社区或其他人群的原因，目前没有也不可能有简单的解释。暴力行为的发生，是个体、人际、社会、文化和环境因素复杂交互作用的结果。理解这些因素之间的相互作用，是应用公共卫生方法预防暴力行为的重要步骤。

从 20 世纪 70 年代晚期开始，研究者逐渐在儿童虐待、青少年暴力、亲密关系暴力、虐待老人的研究中引入了生态学模式（图 17-1）。该模式探索个体与环境因素之间的关系，并认为暴力行

为是多水平因素交互作用的产物。

1. 个体　生态学模式的第一个层面是指从个体的生物学特征、心理特征和个人史等方面寻找产生暴力行为的原因，涉及因素包括神经系统疾病、冲动性、低教育水平、精神障碍和物质滥用、攻击行为史等。值得注意的是，不仅施暴者可能在个体水平存在一些特征，受害者特别是多次受害者同样可能有一些特征性的人格或行为。

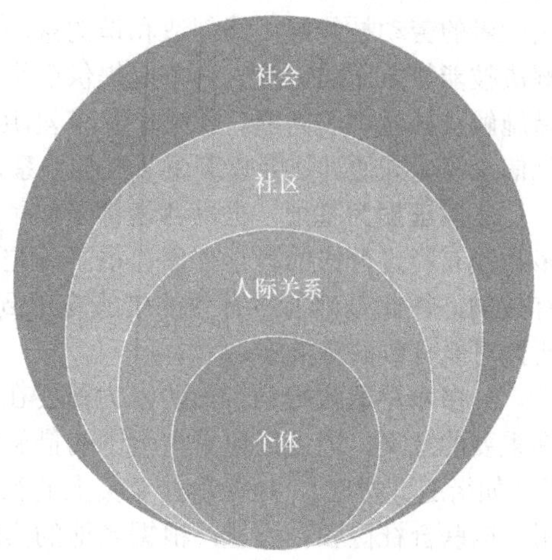

图 17-1　理解暴力行为的生态学模式

2. 人际关系　生态学模式的第二个层面探索人际关系（如同伴、亲密伴侣、家庭成员）对暴力行为的影响。例如，在亲密关系暴力和儿童虐待中，受害者和施暴者居住在一起，增加了暴力行为特别是反复发生的暴力行为的可能性。又如，在青少年暴力方面，有研究表明，如果朋友鼓励和认可暴力，则青少年更容易产生暴力行为。

3. 社区　生态模式的第三层面是社区，个体的大多数社会关系都在社区，如学校、工作场所和邻里，其特征可能与个体成为施暴者或受害者有关。社区的人口流动性大、异质性高（居住者特征不同，社区居民之间的社会联系度很低）、人口密度大、存在某些社会问题（如贩毒、高失业率等）、隔离程度高（如居民之间互不认识、缺乏对社区事务的参与）、贫穷、社区基础设施缺乏或破旧、对暴力行为缺乏约束机制和管治力量等因素都与暴力事件的发生有一定的关系。

4. 社会　生态学模式的社会层面主要探索影响暴力行为的更为广泛的社会因素，包括对暴力行为的接受性氛围、缺乏对暴力行为的有力控制及制造和维持不同群体间距离的因素。例如，支持通过暴力手段解决问题，强调父权、男权文化，支持警察和其他执法人员过度使用暴力，支持政治冲突，教育、经济、健康和社会政策等。

尽管特定类型的暴力行为可能有一些特别的根源，但所有类型的暴力行为都是个体、人际关系、社区和社会4个层面的因素交互作用的结果。从整体上看，影响的方向是远端（社区和社会）层面影响近端（个体和人际关系）层面。一般而言，近端的相关因素（个体、人际关系等）相对容易被理解和接受，但要将更为广泛的远端因素（社区、社会的因素）与个别的暴力事件联系起来则较为困难。例如，我国近年来备受关注的医患之间的暴力事件，人们更倾向于从医务人员和患者、家属的特征角度进行解释。事实上，医务人员、患者、患者家属、媒体、社会上的其他参与者都是更为广泛的社会、文化和医疗制度的产物。不能正确理解这一点，就难以提出全面的、有效的预防和控制策略。又如，个别精神障碍患者的暴力行为，固然与患者的精神症状有关，但也是社会缺乏对精神障碍治疗和救助机制缺失的结果，与对精神障碍患者存在社会歧视等更为宏观的社会因素有着非常密切的联系。

四、暴力行为的预防与控制

预防暴力的公共卫生策略，传统上分为一、二、三级预防。一级预防是在暴力发生前预防其发生；二级预防是对暴力事件的即时反应，如院前急救、临床治疗、被强奸者性传播疾病的预防和治疗；三级预防则重在对暴力受害者的长期照护，如康复训练、恢复社会功能、缓解心理创伤等。近年来，暴力预防更多地转向为目标人群制订预防策略。其中普遍性预防是针对特定群体或一般人群而不是有危险的个体进行干预，如对低收入的单亲父母进行培训；针对性预防是对曾经有过暴力行为的人进行治疗、监管和控制等。

1. 多管齐下措施　因为暴力行为是个体、人际关系、社区和社会四个层面多种因素综合作用的结果，所以预防暴力行为必须采取多管齐下的措施。这些措施包括：①通过各种手段矫正个体的危险因素，如通过培训降低个体的冲动性、系统治疗和管理精神障碍患者、通过职业培训提高失业者的劳动技能等。②创造和谐的家庭和人际关系，如以伴侣和家庭为单位的沟通技能、问题解决技能等方面的训练、为家庭提供咨询服务。③监测家庭、工作场所和邻里等社区环境，采取措施解决社区中的问题。④缩小贫富差距，降低社会不平等程度，改变与暴力行为发生相关的文化信念等。⑤通过社会政策调节社会关系，缓解社会矛盾等。

2. 以证据为基础 世界各地都采取了很多措施来预防和控制暴力事件的发生，但这些措施大多数没有经过严格的科学评估，很难确定其有效性。因此应通过科学评估，确定哪些措施是确实有效的，在此基础上将有效的措施应用到更大的范围。与此同时，应鼓励根据当时当地的情况，研究可能有效的新措施。

3. 多水平联合行动 预防暴力需要在本地、国家和全球水平上的联合行动。本地行动具有特别重要的意义，因为任何更大范围的措施都必须在局部落实才能起作用。无论是地理意义上的社区（如街道、村庄），还是功能意义上的社区（如学校、工作单位），都可在暴力预防上发挥重要作用。应联合社区各种力量，根据当地的实际情况，确定具体的暴力预防措施。在国家层面上，应以适当措施，联合多部门制定暴力预防的法律、政策和规划，并采取强有力的措施，包括对暴力预防行动给予足够的人力和经费支持。在全球层面上，则应加强国际合作，在全球范围内推动暴力预防工作。目前包括 WHO 在内的联合国机构、国际非政府组织、各种基金会都在不同程度上参与全球暴力预防的组织、咨询、资助、研究活动。

针对暴力预防，2014 年 WHO 发布了《2014 年全球预防暴力状况报告》，向成员国提出了 10 项建议：①加强数据收集工作，查明问题的实际严重程度；②在数据的基础上制定全国综合行动计划；③将初级和二级预防暴力工作纳入其他卫生平台；④加强领导和协调机制；⑤确保预防规划基于证据，并具有全面性和一致性；⑥确保在证据基础上向受害者提供全面服务；⑦进一步支持开展结果评估研究；⑧执行现有法规和评审其质量；⑨针对多种暴力制定和实施相应政策和法规；⑩建立预防暴力能力。

第三节 自 杀

自杀是一个重要的全球公共卫生问题和社会问题。据 WHO 估计，全球每年因自杀死亡人数约 80 万人，自杀未遂的人数更是这个数字的 8 ～ 10 倍。预防自杀已成为许多国家公共卫生的优先事项之一。联合国可持续发展目标要求到 2030 年全球自杀死亡人数降低 1/3。

一、自杀的概念与分类

自杀（suicide）指个人在意识清醒的情况下，自愿地（而非被别人逼迫）、有意地采取结束自己生命的行为。国际上一般按结局的不同，将自杀分为自杀死亡、自杀未遂和自杀意念三类。我国学者从自杀预防的角度考虑，提出将自杀分为以下五类。

1. 自杀意念（suicidal ideation） 指有明确的结束自己生命的意愿，但没有付诸任何导致结束生命的实际行动。尽管自杀意念是自杀和自杀未遂的必备条件，但绝大多数自杀意念并不导致实际的自杀行动。一个人的自杀意念属于内部心理活动，可能是清晰的，也可能是非常模糊的。自杀意念持续的时间有长有短，有些持续数年，有些则仅是一闪而过的念头。通过观察当事人的语言、行动可以对其是否存在自杀意念及其频度、强度进行评估。

2. 自杀计划（suicidal plan） 指在自杀意念的基础上，形成了如何结束自己生命的计划，但没有进行任何实际的准备，更没有采取任何实际的行动。自杀计划虽处于心理活动层面，但对自杀的方法、时间、地点已经清晰化，通常意味着实际发生自杀行为的可能性较大。

3. 自杀准备（suicidal preparation） 指在自杀意念和自杀计划的基础上，做了自杀行动的准备，但没有采取导致结束生命的行动。包括实际准备了用于自杀的物质、工具、方法，或者到自杀现场做了实际的考察等。自杀准备不仅体现在内心心理活动层面，而且已经体现在行动层面，意味着高度的自杀危险性。

4. 自杀未遂（suicidal attempt/attempted suicide） 指在自杀意念的基础上，采取了结束自己生命的行动，但该行动没有直接导致死亡的结局。自杀未遂者通常存在躯体损伤，但躯体损伤不是自杀未遂的必备条件。例如，当事人卧倒在铁轨上试图自杀，但火车快到时因种种原因离开铁轨（自行离开或被他人阻止），虽没有造成任何躯体伤害，仍属自杀未遂。

5. 自杀死亡（completed suicide） 指在自杀意念的基础上，采取了结束自己生命的行动，该行动直接导致了死亡的结局。死者在采取行动时，必须有明确的自杀意念，才能认为是自杀死亡。一般而言，如果死者生前通过口头交流或文字明确地表达死亡愿望，可以作为判断自杀死亡的证据；但是没有这些证据，并不能充分排除自杀死亡的可能性。对任何疑似自杀的案例，应采用心理解剖法（psychological autopsy）做进一步分析判断。

自伤（self-injury）或蓄意自伤（deliberate self-harm）、类自杀（parasuicide）、自杀姿势（suicide gesture）等类似的术语，指在个人意识清醒的情况下，自愿地采取自我致伤、致残的行为，但完全没有结束自己生命的主观意愿。常见的自我损伤形式包括切伤皮肤、用锋利的东西刺伤自己的身体等。有些自伤者知道不应该这样做，但是控制不住自己要进行自我伤害的冲动，伤害自己后有一种轻松的感觉。另有少数自伤者希望通过这种行为来求得同情和理解，或解决自己的人际关系问题。虽然自伤行为不是自杀行为，其目的不是导致死亡，但研究显示，蓄意自伤是发生自杀行为的重要高危人群。而且如果自伤后得不到及时的医疗救助，也可能会导致死亡。因此，在自杀预防工作中，一般把自伤行为当作“准自杀行为”而予以重视。

二、自杀的发生率与分布特征

据 WHO 估计，2019 年年龄标准化后的全球年自杀率为 8.96/10 万，比 2010 年自杀率下降 18.9%，其中男性为 12.61/10 万，女性为 5.44/10 万。其中，2019 年中国自杀死亡人数为 11.6 万，年龄标准化后的年自杀率为6.67/10万，男性为8.63/10万，女性为4.8/10万。一半以上自杀者（52.1%）小于 45 岁，其中 90% 自杀死亡青少年来自低、中收入国家。我国学者对《中国卫生健康统计年鉴》公布的 2002 ～ 2015 年自杀率数据进行分析，2002 年以来，我国城市人群、农村人群、男性及女性人群的自杀率均呈现下降趋势；2012 ～ 2015 年的平均年自杀率为 6.75/10 万。

1. 地区分布 全球大多数自杀事件发生在低、中收入国家（79%），但是高收入国家的自杀率高于低、中收入国家。2019 年，高收入国家自杀率为 10.95/10 万，中低收入国家为 10.07/10 万，低收入国家和高中收入国家的自杀率分别为 9.91/10 万和 7.28/10 万。

2. 性别分布 全球年龄标化自杀率男女性别比为 2.3 ∶ 1，绝大多数国家男性自杀率高于女性。高收入国家中，男女性别比例超过 3 ∶ 1，而在低、中收入国家男女自杀率比例较低（低收入国家 2.9 ∶ 1；中低收入国家 1.8 ∶ 1；中高收入国家 2.6 ∶ 1）。

3. 年龄分布 世界范围内，58% 的自杀者小于 50 岁。自杀是 15 ～ 29 岁人群的第二位死亡原因（仅次于交通事故）。在世界上大多数国家和地区，自杀死亡率随年龄的增加而升高。这些年来，青少年自杀死亡率有升高趋势。但在各年龄段中，仍以 60 岁及以上老年人自杀死亡率为最高。有关统计数字表明，我国自杀死亡的年龄分布有两个高峰，一个与世界上大多数国家和地区一致，即老年人的自杀死亡率是最高的；另一个是其他国家和地区少见或不明显的，即在 25 ～ 34 岁年龄组有一个小高峰，在女性尤为突出。

4. 种族分布 据美国人口统计系统数据显示，2015 年和 2016 年非拉美裔白人的自杀率是非拉美裔黑人的 3 倍，是拉美裔的 2.5 倍。

5. 城乡分布 在大多数发达国家，农村人口的自杀死亡率高于城市人口。最新一项系统综述发现，在加拿大、美国、英国和澳大利亚，农村人口比城市人口自杀死亡风险更高 [相对危险度 RR=1.22，95% 置信区间（95%CI）1.11 ～ 1.33]。2017 年，美国最农村的地区自杀死亡率（20.0/10 万）约为最发达城市（11.1/10 万）的 2 倍。我国的研究非常一致地表明，农村居民的自杀死亡率高于城市，但农村与城市之比正在减小。

6. 婚姻状态分布 婚姻状况与自杀率之间的相关性在绝大多数研究中都得到了证实。已婚者的自杀率大大低于离婚者、丧偶者和适婚未婚者。有系统综述显示，非已婚状态者（离婚者、丧偶者和适婚未婚者）的自杀风险高于已婚者（OR=1.92，95%CI：1.75 ～ 2.12）。

7. 就业状态与职业分布 许多研究发现失业与自杀危险增加相关。关于不同职业人群的自杀行为分布，曾有研究表明，医务人员的自杀率高于其他职业人群，但目前已有的资料还不足以得出肯定的结论。

8. 精神障碍 精神障碍是自杀死亡的重要原因之一。西方国家的许多研究表明，自杀者中精神障碍的患病率高达 90%。我国的心理学解剖研究表明，大约有 60% 的自杀死亡者有精神障碍诊断。

9. 自杀手段 在不同的社会和文化背景中，可见到各种各样的自杀手段。一般来说，自杀死亡者，特别是男性多采用暴力性自杀手段，如枪击、炸药、刀伤、自焚、坠落、投水等；而自杀未遂，特别是女性多采用非暴力性手段，如服毒、服药等。但在我国，超过半数的自杀死亡是服毒导致的，特别是在农村地区，服剧毒农药是一种常见的自杀手段。

最近 10 年以来，我国自杀死亡率呈现明显下降趋势。其中，农村女性居民的自杀死亡率下降得更为明显。有关学者认为，导致这一趋势的原因很复杂，可能与农村社会文化的变迁、农村居民经济收入水平的提高、农村医疗卫生条件（包括精神卫生）的改善、剧毒农药生产和销售的减少、农药使用的专业化及自杀预防工作的开展等诸多因素有关。但在自杀率下降到一定程度后，这一趋势将会减缓甚至停止，自杀率将会在较长时间内稳定在一定的范围内，甚至出现全面反弹。未来仍应继续开展自杀预防，重点关注地区为农村，重点干预人群为老年人和青年男性。

三、自杀的社会根源

自杀行为在个体层面与个人性格、价值观念、人际关系、个人所遭受的社会心理压力、个人的应对方式、获得的社会支持及精神、躯体健康状况等多种因素有密切的联系。然而，个体层面的影响因素无法解释为什么不同国家和地区的自杀率差别很大，为什么同一个国家和地区不同历史时期的自杀率存在变化。世界各地的研究显示，自杀率随人口结构、文化信念、对自杀的态度、医疗保健制度、社会动荡、社会经济状况的变化等诸多社会因素的变化而变化。

1. 社会关系 埃米尔·杜尔凯姆根据一个团体或社会中社会整合（social integration）的程度与社会规范对个人的影响，将自杀死亡分为以下四大类：

（1）自我性自杀：多见于社会整合程度低、个人取向强、情感淡薄的社会中，如个体为了使自己从痛苦中解脱出来而自杀。

（2）利他性自杀：多见于社会整合程度高、集体取向强的社会中，如为国家利益、集体利益、家庭利益而牺牲自我。

（3）失范性自杀：多见于在高度动荡的社会中，旧的社会规范被打破，新的社会规范还没有建立起来，个人由于突然失去社会规范的引领和控制而自杀，如美国经济大萧条期间人群自杀率上升。

（4）宿命性自杀：在社会规范力量过强的情况下出现的自杀，如监狱中犯人的自杀。

2. 应激 应激既被学术界也被民间用于解释自杀行为的发生。在中国文化背景下，常常将个体的自杀归因于受了刺激。应激理论认为，自杀行为被自杀者当作一种应对精神紧张状况、心理冲突的一种手段，是一种危害健康和生命的应对方式。应激机制也被许多学者看作社会、文化和心理因素导致自杀行为的中介机制。

3. 文化 将文化因素与自杀行为联系起来，相关的假说主要涉及三个方面：①文化对自杀行为、对自杀者的态度；②文化源性应激，即与某一特定文化因素相关的应激；③社会文化变迁对社会关系、生活方式和个人行为产生重大影响。

4. 自杀手段的可及性 有关统计显示，自杀者一般倾向于采取容易获得的自杀手段实施自杀。例如，美国民众通过一定的手续可以获得枪支，所以枪支就成为一种重要的自杀工具。在我国农村地区，因为缺乏对剧毒农药、鼠药的严格管理，所以服毒是最主要的自杀手段。中国、印度、斯里兰卡等国家的研究表明，控制农药的可及性可以有效地降低自杀率。

5. 医疗卫生服务及其可及性　医疗卫生服务主要可以从两个方面影响自杀行为的发生及其结局：①提供基本的精神卫生服务，可及的精神卫生服务有可能预防精神障碍患者自杀；②对自杀者的急救服务，可及的急救服务可以挽救死亡意愿非常强烈的自杀者的生命；而缺乏急救条件可能使本来死亡意愿并不强烈的自杀者，甚至没有死亡意愿的自我伤害者死亡。

四、自杀的预防

研究自杀的最终目的在于预防自杀。遗憾的是，到目前为止，尽管在个别项目上取得了一些成功的经验，但从总体上来看，世界各国在自杀预防方面还没有取得突破性的进展。主要原因有三个方面：①自杀是一类极为复杂的社会行为，许多因素还没有弄清楚或者不能有效控制；②自杀率相对较低，即人群中自杀者与非自杀者比例差别太大，一方面使得一般性的自杀预防措施针对性不强，另一方面又难于寻找高危人群采取重点措施预防；③有效的干预措施还有待发展。

一般认为，必须根据不同人群的不同情况，采取综合性的自杀预防措施。目前，自杀预防工作可以从以下几个方面进行努力。

1. 建立国家自杀预防战略　自杀预防是一项系统的工程。联合国呼吁世界各国重视自杀预防工作，倡议成员国建立国家层面的自杀预防战略，以统领、规划和组织社会各个部门共同努力，预防自杀。2014 年，全世界只有 28 个国家建立了自杀预防战略，而 2019 年已有 40 个国家建立了自杀预防战略。我国到目前为止尚没有启动国家自杀预防战略工作。

2. 提高人群的心理健康素质　尽管从宏观的层面上看，左右自杀率的因素主要是社会、经济和文化因素；但具体到个案来看，自杀者总是存在某些医学或心理学的问题，或者说宏观因素总要通过个体的心理反应才能导致自杀。因此，应该把提高社区人群的心理健康水平作为预防自杀的第一个层次。其措施主要包括普及心理卫生常识，在学校开设针对性较强的心理卫生课并开展心理技能训练，建立社区心理咨询和心理保健系统等。

3. 普及有关自杀和自杀预防知识　目前，社会上还对自杀存在许多危险的误解，这些误解甚至在医务人员中也广泛存在。主要有：①认为想自杀的人不会向别人暴露自己的自杀企图，向别人谈起自杀不过是想威胁别人。事实上，大约 50% 的自杀死亡者在自杀前清楚地表达过自己的自杀意念。表露自杀意念是心理处于困境、需要寻求心理支持的重要信号。即使仅仅是威胁要自杀，也应予以足够的重视。②认为不能与有自杀可能性的人谈自杀。实际上，和可能自杀的人讨论自杀问题，可以及时发现其自杀意念，对其自杀的危险性进行正确评估，使其感觉到被关心、理解、同情和支持，这在自杀预防工作中具有重要的意义。③认为有自杀意念、自杀未遂的人不需要精神医学干预，特别是不需要使用精神药物。这种危险的观点广泛存在于家属和部分非医学、非精神医学专业出身的心理咨询工作者中。他们认为个人采取自杀行为有其现实的理由，没有症状可以不诊断为精神障碍。事实上，自杀者即使不能被诊断为精神疾病患者，但其心理状态也是极为不稳定的。在进行危机干预和心理治疗的同时，适当地使用一些精神药物是有益的。④认为危机的度过意味着自杀危险的消失。事实上，如果现实问题仍然存在，则仍要提高警惕性，因为自杀高危险人群表面上的“平静”正是自杀最危险的时机。⑤认为自杀未遂者并没有真正的死亡意愿而放松警惕。即使死亡意愿不强烈的自杀未遂者，日后发生自杀的可能性也比一般人群高很多。

4. 指导媒体有关自杀事件的报道　近年来，媒体报道与人群自杀的关系得到了广泛的关注。在发达国家，已有资料表明，媒体对自杀事件不合适的报道将导致一定时间、一定范围内自杀率的上升；而在规范了媒体对自杀的报道后自杀率会下降。媒体报道影响人群自杀率的机制目前仍不十分清楚，推测可能与模仿和社会学习机制有关。WHO 要求媒体平衡报道自杀问题，积极宣传自杀预防知识，减少对自杀案例（特别是名人自杀案例）的渲染，避免对自杀方法进行详细的报告和对自杀的原因进行简单的推断。

5. 减少自杀的机会 有了自杀意念后，还必须有一定的手段才能实施自杀。在自杀意念出现到实施自杀行为之间，还有一个准备自杀的阶段。因此，很多学者提出加强对常见自杀手段的管理，以达到减少自杀的目的。这方面的措施包括加强武器管理，加强对有毒物质的管理，加强对危险场所（如多发自杀的大桥、高楼、风景名胜地）的防护和管理等。

6. 建立预防自杀的专门机构 许多国家成立了各种专门的预防自杀的机构，如自杀预防中心、危机干预中心、救难中心、生命热线等，利用便利的电话、互联网络进行危机干预和自杀预防。据北京心理危机干预热线资料显示，在向生命热线求助的个案中，19.4% 有既往自杀未遂，54.6% 报告目前有自杀意念或行为。虽然没有足够的证据表明这些机构的工作降低了当地的自杀率，但对于处于危急状况的个体提供支持和帮助的作用是肯定的。

7. 对医务工作者和心理咨询工作者进行培训 许多研究表明，自杀死亡者在实施自杀前曾求助过初级卫生保健机构或综合性医院，发展中国家的情况尤其如此。然而，大多数医务人员对自杀行为缺乏必要的了解，甚至对自杀有关的精神障碍（如抑郁障碍等）也缺乏认识，更谈不上进行危机干预和心理治疗了。对自杀未遂的处理模式，也是以躯体治疗为主。部分医务人员甚至在抢救和治疗自杀未遂者的过程中，用言语表示对自杀未遂者的厌恶和鄙视，成为医源性自杀的重要诱因之一。在我国广大农村地区，自杀手段以服用有机磷农药最为普遍，但许多基层医生缺乏救治有机磷农药中毒的必要技术培训。此外，由于我国心理咨询专业发展较晚，专业队伍结构不合理，许多从事心理咨询工作的人员同样缺乏关于自杀行为的必要知识，尤其是非医学专业出身的心理咨询师对与自杀有关的精神障碍缺乏必要的认识。因此，加强对相关医务人员和心理咨询师的培训已成为预防自杀的当务之急。

8. 提供完善的精神卫生服务 精神障碍（特别是抑郁症、精神分裂、酒瘾、药瘾）患者是自杀的高危人群之一，是自杀预防的重点。尽管不是每一个自杀者都有精神障碍，但提供完善的精神卫生服务是预防自杀必要的和有效的途径。

9. 加强学校和工作场所的自杀预防工作 相对而言，学校和工作场所的自杀预防比较容易组织和实施。近年来，我国的大专院校建立了心理卫生服务网络，推动了针对大学生的自杀预防工作。2010 年，富士康员工集聚性自杀事件后，部分企业也开始重视员工心理卫生和自杀预防工作，并取得了一定的成效。推动学校和工作场所的自杀预防，关键有两点：其一是建立一个相对完整的心理卫生服务网络，通过这个网络及时发现和转诊可能处于自杀危险中的个体；其二是形成对有自杀危险性的个体的理解、关爱和支持的氛围，降低对自杀行为的歧视，促使处于自杀危险中的个体积极寻求帮助。

10. 关注自杀死亡者的亲人 自杀对家庭成员和亲人产生巨大的心理影响。有研究表明，自杀死亡者亲人的自杀率远高于普通人群，其原因主要有两个方面：其一是作为家庭成员，自杀者的亲人和自杀者具有类似或相同的自杀危险因素；其二是自杀死亡比其他原因导致的死亡给亲人带来更大的打击和压力，包括更严重的自责及来自社会的误解和歧视。因此，必须特别关注自杀死亡者亲人的心理调适和自杀预防，对他们进行定期随访和评估，为他们提供及时有效的心理社会支持，帮助他们建立互助性组织等。

第四节　非故意伤害

一、非故意伤害的概念

因为伤害原因的复杂性，对伤害的分类不仅不统一，而且并不完全符合分类逻辑。全球疾病负担研究将伤害分为三大类：第一类是交通伤害，包括行人道路伤害、自行车道路伤害、摩托车道路伤害、机动车道路伤害、其他道路伤害和其他交通伤害；第二类是非故意伤害，包括跌倒、溺水、火或热物质、中毒、暴露于机械外力、医疗事故、动物伤害、异物、冷热环境暴露伤害、自然力量伤害；第三类是其他非意外伤害。

非故意伤害（unintentional injury）指无意识的、意料之外的突发事件造成的人体损伤。因为对“故意”这个词的理解差异，学术界目前对非故意伤害理解并不一致。例如，2013 年全球疾病负担研究将交通伤害从非故意伤害中分列出来，是否完全合理还有争议。本节所谓的非故意伤害仍包括交通伤害在内。非故意伤害是人类社会与自然环境有关的各种变量之间相互作用的结果，除了引起人体损伤外，也可能造成精神创伤或心理障碍。非故意伤害研究的先驱哈顿（Haddon）医生套用传染病流行病学的理论，提出非故意伤害是由宿主、环境和致伤害因子三个相互作用的因素导致的。其中，宿主是受伤害的人，某些人口学、心理、行为特征使个体或群体更容易受到伤害；环境是伤害发生的背景，包括社会环境、自然环境、生产环境等；致伤害因子指导致伤害的能量，包括动能（或称机械能）、热能、电能、辐射能、化学能等，其中机械能的不正常传递导致的伤害占比超过 2/3。

二、非故意伤害的研究现状

从人类社会存在开始，便有非故意伤害的发生。但人们重视非故意伤害对人类健康和生命的威胁则是最近几十年的事情。目前，世界各国都对伤害开展多学科的研究，这些研究可以大致概括为以下三个方面。

1. 流行病学研究　流行病学方法强调研究伤害的类型、在人群中的分布、受伤者的特征、伤害的环境、伤害的原因等。例如，对伤害的类型研究发现，道路交通事故是非故意伤害的主要原因；对伤害的年龄分布研究发现，学龄前儿童伤害的主要原因是跌倒和吸入毒物，学龄儿童伤害的主要原因是步行被机动车撞伤，青少年伤害的主要原因是作为驾驶者或行人遭受道路交通事故，老年伤害的主要原因是跌倒。这些研究对制定伤害控制的策略及具体措施具有指导意义。

2. 行为分析　心理学利用行为分析技术研究“前因 - 行为 - 后果”链以确定伤害是如何产生的。例如，应用行为分析，可通过对儿童的安全行为予以奖励，或对不安全的行为加以惩罚，以强化儿童的安全行为。对伤害发生的认知心理学研究则侧重于人们如何认识、分析和评估伤害危险性，指导人们重视和注意安全标志等。

3. 个性特征分析　虽然研究和常识都表明，某些类型的人比其他人更容易遭受伤害，但有关个性特征和行为类型的分析不能确定事故倾向的特定类型。一般认为，儿童、青少年和男性更容易受到某些类型的伤害。某些性格特征也可能与更高的伤害危险性相关。从预防策略的角度，可以考虑将某些易受伤害的人群作为重点，但这不能取代对全人群预防伤害的努力。

三、非故意伤害的发生率与分布特征

据 2019 年全球疾病负担研究估计，我国 2019 年包括交通伤害在内的非故意伤害总计导致约 59 万人死亡，其中交通伤害死亡率为 18.17/10 万人，除交通伤害外的非故意伤害死亡率为 22.07/10 万人，较 1990 年均有所下降。非故意伤害的整体分布特点有：①非故意伤害死亡率随年龄的增加而上升，但伤害死亡在低年龄组中相对较为重要，这是因为低年龄组因其他原因导致的死亡率较低，且低年龄组非故意伤害死亡导致潜在寿命年损失较大。②农村非故意伤害死亡率较城市高；③男性的非故意伤害死亡率大约是女性的 2 倍。

四、非故意伤害的预防与控制

从社会的角度来说，非故意伤害不但可以控制，而且能够预防。重大的非故意伤害事件可能影响到一个国家的声誉，社会的安定，家庭的幸福和个人的安危，如客机坠毁、邮轮触礁、房屋起火和倒塌、集体中毒等。而一些小的非故意伤害事件，如道路交通伤害、工伤事故、溺水、消费品安全、医疗事故等，因其常见、多发，所以总体影响和损失远大于那些重大事件。

非故意伤害的控制与预防的根本在于设计、装备、立法、监督和教育。目前，比较成熟的干预理论为“四 E 干预”，即工程干预（engineering intervention）、经济干预（economic intervention）、强制干预（enforcement intervention）和教育干预（educational intervention）。工程干预指通过经济鼓励或罚款的手段来影响人们的行为，如对未按规定系安全带的汽车驾驶员处以罚款。强制干预指国家通过法律措施对增加伤害危险的行为进行干预，如我国出台的《中华人民共和国道路交通安全法》。教育干预指通过健康教育增强人们对伤害危险的认识，改变人们的行为方式，如对司机和公众的道路交通安全知识的宣传。

非故意伤害一般分三个阶段：伤害前阶段、伤害阶段、结局阶段。因此，非故意伤害的预防措施应包括预防伤害发生（一级预防）、院前急救与医院治疗（二级预防）、社区康复（三级预防）。只有把健康促进、自救速救、临床救护、功能恢复和基础研究结合起来，建立起地区间和学科间的合作，才能使非故意伤害得到有效控制。

第五节　成瘾行为

一、成瘾行为的概念与分类

（一）成瘾行为的概念

成瘾行为（addictive behavior）是一个松散的概念，可以定义为因沉溺于其中，导致躯体、心理和社会功能损害的任何活动。人类成瘾的对象范围非常广泛，可以是某类物体、某类活动或某类物质。

成瘾行为的主要特点在于其成瘾性或依赖性。与依赖性联系密切的有 4 个方面的表现。

1. 心理依赖　表现为对完成成瘾行为的强烈欲望和渴求，导致成瘾行为后可获得暂时的满足体验，焦虑和紧张情绪暂时缓解，但停止该行为一段时间后，随着焦虑和紧张情绪的增加，重复这一行为的欲望又逐渐加强。

2. 躯体依赖　在成瘾行为重复一段时间后，中枢神经系统对这一行为产生一种适应状态，导致必须重复该行为才能维持内部神经电化学活动的平衡和稳定。

3. 耐受性　表现为成瘾行为出现的频率和强度必须逐渐增加才能达到所追求的效果。

4. 戒断症状　停止成瘾行为一段时间后出现特殊的心理生理症状群。

（二）成瘾行为的分类

根据成瘾对象的不同，可以将成瘾行为大致分为两大类：一类称为精神活性物质成瘾，指不是出于医疗需要而成瘾于摄入某种合法的化学物质（如烟草、酒精）或非法的化学物质（如各类毒品）；另一类称为非精神活性物质成瘾，指成瘾于进行某项活动，如上网、赌博等。

1. 精神活性物质成瘾　在医学上，能够影响人类心境、情绪、行为，或者改变意识状态，并具有致依赖（成瘾）作用的物质称为精神活性物质（psychoactive substance），也称为成瘾物质或药物。使用这些物质的目的在于获得或保持某种特殊的心理、生理状态。《美国精神障碍诊断与统计手册（第 5 版）》（DSM-5）将精神活性物质成瘾称为物质相关障碍（substance-related disorder），导致物质相关障碍的精神活性物质主要包括以下十大类：酒精，咖啡因，大麻，致幻剂，吸入剂，阿片类物质，镇静剂、催眠药和抗焦虑药，兴奋剂，烟草和其他（或未知）物质（表 17-3）。

表 17-3　精神活性物质分类

种类	举例
酒精	啤酒、葡萄酒、白酒、威士忌酒等
咖啡因	咖啡、茶、含咖啡因的饮料、非处方镇痛药和感冒药等
大麻	大麻制品（如大麻烟卷）、含大麻成分的电子烟油、食品等
致幻剂	苯环利定、麦角酸二乙酰胺（LSD）、3,4-亚甲基二氧基甲基苯丙胺（MDMA，“摇头丸”的主要成分）等

续表

种类	举例
吸入剂	汽油、胶水、燃料、油漆等
阿片类物质	海洛因、吗啡、美沙酮、可待因、芬太尼等
镇静剂、催眠药和抗焦虑药	苯二氮䓬类、巴比妥类等
兴奋剂	苯丙胺类、可卡因等
烟草	卷烟、水烟、雪茄等
其他（或未知）物质	一氧化二氮（“笑气”）、槟榔、合成类固醇等

2. 非精神活性物质成瘾　或称为行为成瘾，DSM-5 称其为非物质相关障碍（non-substance-related disorder），其中仅列入赌博障碍一个亚类。此外，在破坏性、冲动控制和品行障碍（disruptive，impulse-control，and conduct disorder）大类下，纵火癖、偷窃狂两个亚类与行为成瘾也密切相关。

随着信息科技的发展，近年来沉溺于计算机和网络使用的行为引起了社会的广泛关注，有学者提出了计算机成瘾、网络成瘾、视频游戏成瘾、信息成瘾等诸多概念，其概念和分类交互重叠。在一般意义上，这些概念指过度地、强迫性地使用信息技术终端（包括计算机、手机、游戏机等）和互联网获取信息、阅读、交流、玩游戏、浏览色情图片和视频等，以致影响了学习、工作、社交、日常生活的行为。根据这些概念，有些学者制定了相关的量表，提出了诊断标准，并进行了大量的研究。但到目前为止，学术界对是否需要将这类行为贴上一个标签进行分类、诊断和干预尚存在很大的争议。DSM-5 尚未将网络和其他相关行为成瘾列入诊断分类。“游戏障碍”（gaming disorder）在 2018 年被 WHO 首次列入《疾病和相关健康问题的国际统计分类（第十一次修订本）》（ICD-11）的草案，但该诊断被纳入其中的依据仍不确定且受到高度争议。

目前，计算机和网络逐渐成为人类生活的重要组成部分。计算机等终端和互联网的过度使用已经对很多人特别是青少年的社会功能及其发展产生了不良影响，网络成瘾、互联网成瘾、游戏成瘾等的发生水平和分布情况，因研究者使用的概念、诊断标准和研究方法等方面的不同而差异很大。社会医学应关注和重视这类行为产生的原因、其对身心健康的影响及其预防和控制的策略。

二、吸　毒

吸毒和毒品都不是科学术语，而是一种通俗说法。毒品指法律禁止拥有和使用的精神活性物质，主要指阿片类、大麻、苯丙胺、可卡因等，又称为非法药物（illicit drug）。

（一）吸毒的发生率和分布特征

全球范围内的吸毒现象呈上升趋势。据联合国发布的《2021 年世界毒品报告》，2020 年全球约有 2.75 亿人吸毒（过去一年内至少使用过一次毒品），相比 2010 年增加了 22%，预计到 2030 年吸毒人口会继续增加 11%。据《2020 年中国毒情形势报告》，截至 2020 年底，我国现有吸毒成瘾人员 180.1 万名，同比下降 16.1%；戒断三年未发现复吸人数 300 万名，同比上升 18.4%。海洛因、冰毒等滥用品种仍维持较大规模，大麻吸食人数逐年上升，新型毒品增多，识别查处难度增加。目前，我国约一半吸毒成瘾者为 35 岁以下青年，男性多于女性，文化程度低、无固定职业者的吸毒率相对较高。

（二）吸毒的社会根源

一般认为，吸毒的原因不能用单一的模式来解释，生物因素、心理因素和社会文化因素都与吸毒行为的产生、维持、戒断以后的复发有着密切的关系。近年来，神经科学家已经在中枢神经系统发现了一些与吸毒相关的神经生物学机制。在此，主要讨论社会文化因素的影响和作用。

1. 毒品的可获得性 在所有精神活性物质中，合法的、广泛可以获得的精神活性物质的使用是最广泛的。中华人民共和国成立初期，我国政府对种毒、吸毒、贩毒采取了一系列打击措施，使吸毒现象在20世纪50～70年代几乎绝迹。20世纪70年代末以来，随着“金三角”地区成为国际海洛因类毒品生产的重要基地，国际毒贩千方百计利用我国开放国门的机会，开辟了毒品走私“中国通道”，吸毒现象首先沿毒品走私路线死灰复燃，然后逐渐向周边地区扩散，目前已几乎扩展到全国所有地区。尽管我国政府在打击毒品方面做出了巨大的努力，但毒品危害依然十分严峻。国外对吸毒者的职业调查也说明了毒品的可获得性对吸毒有重要影响。许多被定义为毒品的化学物质，曾经用作临床药物，有些现依然应用于临床，因而医务工作者比其他职业者有更多机会接触这些物质，导致医生成为吸毒的高危人群之一。据估计，美国医生中吸毒成瘾者占比达1%以上。而同期官方的数据是，吸毒者大约占整个人口的0.1%，只是医生吸毒率的1/10。

2. 同伴影响和团队压力 青少年通常受到同伴的引诱和影响，出于好奇、追求刺激等动机而开始第一次吸毒。在一些亚文化的青少年团伙中，吸毒行为是成为团队成员的一个标志，团队对其成员保持一种压力，使其成员维持吸毒行为。同样，一个人戒毒以后，如果仍然回到戒毒前所在社会环境，没有戒毒的同伴会继续给他形成这种压力，使他在很短的时间内重新吸毒，这是目前脱毒治疗后复发率居高不下（90%以上）的一个非常重要的原因。

3. 成长环境的影响 成长环境是否良好，是影响青少年是否走上吸毒道路的又一个重要的社会因素。有研究表明，吸毒者大多出身于社会的底层，其家庭成员之间缺乏交流、家庭经济条件差、父母文化程度低等。

4. 社会文化对毒品的容忍程度 世界上所有的国家都制定了控制毒品生产、销售和消费的法律、法规。但是鉴于种种原因，并非所有国家都以严厉的态度对待毒品犯罪。在文化层面上，不同文化对毒品的容忍程度不一。政策和文化对毒品和吸毒行为容忍度较高的国家，吸毒率较高。

（三）吸毒的预防与控制

人类与吸毒做斗争的历史已有几百年之久，但根除毒品危害的目标可谓任重道远。吸毒的预防与控制主要包括三个方面：第一是减少供给，主要是通过法律，禁止和打击毒品的生产、运输和销售。第二是减少需求，主要是通过各种措施预防吸毒，脱毒治疗和治疗之后的康复。第三是降低危害，对于难以戒除毒瘾的个体，用替代治疗、针具交换等措施，降低吸毒对个人和社会的危害。在不同国家和同一国家的不同时期，对这三方面措施的侧重点会有所不同。但是，目前公认，应该从这三个方面采取综合性措施。

三、吸　　烟

吸烟/烟草流行（smoking/tobacco use）是全球面临的最重要公共卫生问题之一。烟草制品是完全或部分用烟叶作为原料制成的产品，用于抽吸、咀嚼或鼻吸。吸食卷烟制品（cigarette）是全世界最常见的烟草使用形式，其他烟草制品包括水烟烟草、各种无烟烟草制品、雪茄、手卷烟、烟斗烟草等。尼古丁是烟草中主要的依赖性成分。所有类型的烟草都有害无利，且烟草没有安全暴露水平。吸烟是导致一系列慢性病（包括癌症、肺部疾病、心血管疾病等）的主要危险因素之一。

（一）吸烟的发生率和相关疾病负担

据WHO估计，全球有13亿烟草使用者，每年约800万人死于吸烟相关疾病，其中700多万人为吸烟者，约120万人为接触二手烟雾的非吸烟者。2019年因吸烟所致的伤残调整生命年占所有伤残调整生命年的9.07%，因吸烟所致死亡占所有死亡的15.41%。

我国是全球最大的烟草生产国和消费国，也是世界上吸烟人数最多的国家。《2021年中国成人烟草调查》显示，我国15岁及以上人群现在吸烟率为27.7%（现在吸烟者人数3.16亿）；女性现在吸烟率维持在较低水平，为2.7%；男性现在吸烟率居高不下，为52.1%，即平均每两名男性中就有一名现在吸烟者。据估计，中国每年超过 100 万人死于烟草相关疾病，而且如果不加以控制，到 2050 年这个数字将上升至 300 万。据第四次国家卫生服务调查的数据显示，我国 35 岁及以上成人归因于吸烟的经济负担已超过 2000 亿元，其中直接经济损失占 17.5%，间接经济损失占 82.5%，而构成间接经济损失的主要原因就是因吸烟导致的提前死亡。

（二）吸烟的社会文化因素

任何人类行为都是社会和文化的产物，吸烟行为也不例外。有研究者认为，我国与吸烟行为密切相关的社会文化因素主要包括以下几个方面。

1. 香烟的生产与销售　烟草行业是我国部分地区的经济支柱产业，烟草行业的发展在部分地区获得地方政府支持。大多数专家认为，通过提高税收最终提高烟草零售价，是控制吸烟的有效措施之一。我国目前的烟草税率大约为 41%，远低于发达国家的水平。此外，我国香烟的获得非常便利。尽管有规定不得向未成年人出售香烟，但这项规定在很多地方形同虚设。

2. 香烟宣传与推广　有研究证明，香烟产品采用简单包装，并附有健康警告的大图标志，有利于控制吸烟。然而，我国众多香烟品牌名称大多将吸烟与美好的事物或想象结合起来，加上赏心悦目的香烟包装，使得香烟包装上的"吸烟有害健康"之类的警告语，对吸烟者几乎不产生有意义的影响。

3. 吸烟相关的"榜样"文化　很长时间以来，吸烟在我国被认为是一种"优雅的"、"有男子气概的"行为。这与名人吸烟、影视和文学作品中具有正面形象的男主人公吸烟有密切关系，对处于心理发展阶段的青少年尤其具有错误的"榜样"作用。

4. 敬烟、送烟与香烟的代币价值　在我国存在敬烟文化，即社会交往中敬烟或相互分享香烟被视为一种礼貌行为。如果不接受他人分享的香烟，或不与他人分享香烟，可能被视为不礼貌，甚至可能影响社交。此外，香烟也是普遍的礼品之一。在部分农村地区，香烟甚至可作为代币，间接用于劳务支付。敬烟、以香烟作为礼品和代币，都是中国社会文化背景下较为独特的现象。这种社会现象对诱导吸烟、阻碍戒烟和控烟行动的成败具有重要的影响，可能需要较长时间才能改变这种文化现象。

5. 吸烟相关的环境刺激　环境中香烟、吸烟工具（如烟灰缸、打火机等）的存在及其他环境线索都对吸烟者有强烈的刺激作用，促使其吸烟量增加，消磨戒烟者的控烟意志。

6. 公众对吸烟危害的知晓度　虽然绝大多数人都知道吸烟有害健康，但关于吸烟引起的具体危害、影响健康的途径、影响健康的程度却知之甚少。此外，公众对吸烟危害仍存在错误的认识。例如，吸烟者认为过滤嘴或低焦油量的可以降低烟草的危害，因此放弃戒烟，转而选择长过滤嘴和低焦油量的香烟。又如，有些吸烟者认为戒烟会引发肥胖或躯体疾病，从而打消戒烟念头。关于二手烟相关危害的知晓率更低。

（三）吸烟的预防与控制

2003 年，WHO 成员国一致通过了《世界卫生组织烟草控制框架公约》（下文称公约）。公约自 2005 年生效以来，现已拥有 182 个缔约方，覆盖世界 90% 以上人口。2007 年，WHO 为帮助各国实施公约的减少需求措施而推出 MPOWER 工具。MPOWER 包括六项措施：监测烟草使用与预防政策（M）；保护人们免受烟草烟雾危害（P）；提供戒烟帮助（O）；警示烟草危害（W）；确保禁止烟草广告、促销和赞助（E）；提高烟税（R）。

《健康中国行动（2019—2030 年）》将烟草控制列为专项行动之一，明确制定了我国控烟行动的主要目标：到 2022 年和 2030 年，15 岁以上人群吸烟率分别低于 24.5% 和 20%。为了实现我国烟草控制目标，国家应结合国际成功经验和我国文化特点，规范烟草的生产和销售，提高香烟及相关产品的税收；严格禁止烟草广告和推广，加大力度宣传吸烟和二手烟的危害；考虑规范香烟品牌用词以及在香烟包装上更有力地警示吸烟危害；研究和改变分享香烟、以香烟作为礼品的文化现象，推广健康的社交和礼品文化；在公共场所不仅应禁止吸烟，而且要撤除与吸烟相关的环境刺激物等。

四、问题饮酒行为

（一）问题饮酒行为的概念和发生率

任何对个人和社会产生不良影响的饮酒行为都可以称为问题饮酒行为（problem drinking behavior），或称为有害使用酒精（harmful use of alcohol），不论是社交性饮酒还是酗酒。饮酒可以导致一系列的个人健康和社会问题，如急性酒精中毒、酒精性肝硬化、酒精性脑病、营养不良、情绪失控、人际冲突、酒后错误决策、交通肇事等，甚至暴力行为、自伤、自杀和违法犯罪等。

据 WHO 报道，全球每年由问题饮酒行为导致 300 万例死亡，占所有死亡数的 5.3%；用伤残调整生命年来衡量，由酒精导致的全球疾病和损伤负担比例为 5.1%；在 20 ～ 39 岁年龄组中，所有死亡者中约有 13.5% 是由酒精造成。《2018 年酒精与健康全球状况报告》显示，2016 年全球 43% 的年龄 15 岁以上的人口为现在饮酒者（在过去 12 个月饮过酒者），饮酒者人均纯酒精消费总量为 15.1 升 / 年；现在饮酒者中，39.5% 为重度饮酒者（过去一个月内至少一次消费≥ 60g 纯酒精）。我国 2016 年饮酒率为 55.9%，饮酒者人均纯酒精消费总量为 12.9L/ 年（男性 17.0L/ 年，女性 6.0L/ 年）；其中 40.7% 的现在饮酒者为重度饮酒者（男性 52.9%，女性 20.1%）。

（二）问题饮酒行为的预防与控制

问题饮酒行为的预防与控制主要应从以下方面入手：①广泛宣传饮酒可能导致的个人健康与社会后果，使公众了解酒精对人体特别是中枢神经系统可能产生的影响；②制定和严格执行与饮酒相关的法律和法规，如严格禁止未成年人购买和使用酒精、禁止酒后驾车等；③通过征税和价格机制减少酒精需求；④倡导不饮酒、少饮酒的文化，改变劝酒、比酒量的不良风气；⑤针对问题饮酒行为广泛实施筛查规划和简单干预措施；⑥加强对酒依赖患者的早期诊断和治疗，提供有效的戒酒治疗和康复服务。

五、行为成瘾

许多行为并不涉及精神活性物质的摄入，但有证据显示这类行为激活犒赏系统与物质使用障碍相似，且产生的行为症状与物质使用障碍类似。这种过度的行为模式称为行为成瘾，或称为非物质相关障碍。目前，DSM-5 中在非物质相关障碍中只纳入赌博障碍，而 2018 年 WHO 发布的 ICD-11 的草案中纳入了赌博障碍和游戏障碍，但游戏障碍被纳入其中的依据仍是不确定且受到高度争议的。其他一些亚群，如性成瘾、运动成瘾或购物成瘾也被描述过，但目前缺乏充足的证据来建立诊断标准和病程描述，有待进一步研究。

DSM-5 将赌博障碍定义为持续和反复的有问题的赌博行为，在 12 个月内导致明显的损害和痛苦，需要符合九条诊断标准中的四条或四条以上：①需要加大赌注去赌博以实现期待的兴奋；②当试图减少或停止赌博时，出现坐立不安或易激惹；③反复失败地控制、减少或停止赌博的努力；④沉湎于赌博（例如，持久地重温过去的赌博、预测赌博结果或计划下一次赌博、想尽办法获得金钱去赌博）；⑤感到痛苦（如无助、内疚、焦虑、抑郁）时经常赌博；⑥赌博输钱后，经常在另一天返回去想赢回来（“追回”损失）；⑦对参与赌博的程度撒谎；⑧因为赌博已经损害或失去一个重要的关系、工作或教育或事业机会；⑨依靠他人提供金钱来缓解赌博造成的严重财务状况。全球每年有 3.5 亿赌徒表现出有问题的行为模式，赌博障碍 12 个月患病率为 0.1% ～ 5.8%。赌博障碍在年轻人和中年人中比在老年人中更常见。在青少年和年轻成年人中，该障碍在男性中比在女性中普遍。青春期开始赌博的个体经常是与家人或朋友一起赌博。早年生活出现赌博障碍似乎与冲动性和物质滥用有关。

ICD-11 将游戏障碍定义为一种有问题的游戏行为模式，其诊断特征包括：①对游戏行为的控制受损；②游戏优先于其他兴趣和日常活动；③尽管发生负面后果，玩游戏的活动仍在继续或升级。尽管游戏障碍涉及在线或离线的复发性游戏行为，但其临床症状必须在 12 个月内进行评估，并且其严重程度要足以影响包括个人、家庭、社会、教育、职业和其他领域。在 ICD-11 对游戏障碍的诊断标准发布之前，有研究者对游戏相关问题进行了调查研究，但因评估方法及调查人群不同，患病率估计差异很大（1.3% ～ 9.9%）。此外，男性比女性患病率高，年龄与游戏障碍呈倒“U”形关系，发生风险在青春期达到高峰，在近 30 岁时降低。

目前，行为成瘾的相关研究尚匮乏。社会医学应关注和重视这类行为产生的社会文化原因、对身心健康的影响及其预防和控制的策略。

第六节　与性行为相关的社会病

一、与性行为相关的社会病的概念与分类

在现代社会中，除了繁衍后代外，性行为还具有许多功能，如取乐、解闷、巩固配偶关系、调节社会关系、追求刺激等，是满足人们生理、心理和社会功能的重要手段。历史上，性行为是人类最为关心、在认识上最统一、在道德规范方面最具争议的行为之一。千百年来，社会对性行为的态度虽因时代和文化背景的不同而有所改变，但总体上可以形容为一条“光谱带”，在这条“带”上，以性禁锢、禁欲主义、严格控制性行为为一端，以性放纵、性解放、赞成性自由为另一端。

与性行为相关的社会病指不符合社会道德和法律规范的性行为导致的健康和社会问题，可以大致分为以下三类：①各类与性行为相关的违法犯罪行为，如强奸、卖淫、嫖娼、制造和传播色情物品等；②不安全性行为导致的各类问题，如性传播疾病（特别是艾滋病）、意外妊娠（特别是青少年妊娠）等；③与性禁锢相关的各类问题，如对人性的摧残、性无知导致的种种问题等。

二、与性行为相关社会病的社会根源

从社会医学角度看，与性行为相关的社会病的发生和发展的主要社会原因有以下四个方面。

1. 性禁锢　一般认为，现代社会中的性禁锢观念最初起源于原始社会中的各种性禁忌。这些禁忌有些是合理的，如禁止近亲之间的性行为和在月经期间性交；而另一些则是不合理的，如基于月经血是不干净的，禁忌处于月经期的妇女与人交谈，甚至禁忌她们与别人见面，这是人类性禁锢的开始。直到今天，主张与反对性禁锢的斗争已经持续了几千年，但性禁锢的现象还远远没有绝迹。性禁锢不但导致性无知和对人性造成摧残，而且会阻碍了人们获得必要的、正确的性知识和性传播疾病防治知识，从而形成了社会对性功能障碍和性传播疾病的严重歧视，这种社会歧视使得很多人得了性传播疾病之后羞于去医院就诊，结果又把疾病传染给别人。

2. 性放纵　是对性禁锢的反动，具有相反的文化观念和行为取向。性放纵者在观念上主张完全的性自由，在行为上表现为随时随意地进行性活动。自中世纪性禁锢过去以后，许多西方人的性观念逐渐开放，在 20 世纪 30 年代和 60 年代兴起了两次大规模的“性解放”运动。这种运动一方面对打破性禁锢起了积极的作用，另一方面也为主张性放纵的人提供了保护伞。很多人在“性解放”的旗帜下，要求打破现代的家庭婚姻制度，实行群婚、试婚、未婚同居、夫妻互换、卖淫嫖娼、一夜情等淫乱行为。性行为的放纵是严重危害健康的性传播疾病（如梅毒、淋病、生殖器疱疹、艾滋病等）流行的主要根源。

3. 人口流动　从国际上看，经济的全球化和交通的便捷化导致了世界范围的大规模人口流动。从国内看，我国目前正处在社会转型时期，商业、服务行业、旅游行业快速发展，使国内流动人

口的规模大幅度扩大。流动人口通常是性行为相对活跃的人群，在性传播疾病的传播中具有重要的影响。

4. 医疗条件 在很多发展中国家，性传播疾病患者因为医疗条件的限制在患病后得不到及时的治疗。例如，在一些农村地区，由于基层医务人员技术水平的限制，不能正确诊断和治疗性传播疾病，而到具有诊断和治疗技术的大医院则路途遥远，费用昂贵。与此同时，各地都存在打着治疗性传播疾病招牌的游医，他们对性传播疾病造成许多误诊误治，对性传播疾病的防治产生不利的影响。

三、性传播疾病的预防与控制

性传播疾病（sexually transmitted disease，STD）是主要由性行为接触或类似性行为接触为主要传播途径的一组疾病，过去称为性病，1975 年 WHO 常任理事会确定改用现名。由于通过性行为传播的疾病很多并无自觉症状，故有学者建议使用性传播性感染（sexually transmitted infection，STI）这一术语。尽管在最近几十年间，人类有了更多的控制性传播疾病的手段，然而性传播疾病对人类的危害仍然非常严重，尤其 20 世纪 80 年代艾滋病的出现，更使性传播疾病成为备受关注的全球性问题。目前已经发现，能通过性行为途径传播的疾病多达 30 余种，其中一些（尤其是艾滋病和梅毒）还可能在妊娠和生育期间由母亲传播给孩子，其可通过血液制品和组织移植来传播。据 WHO 估计，全球每天有 100 多万人获得性传播感染；每年估计有 3.57 亿人新感染以下四种性传播疾病病原体中的一种：衣原体、淋病、梅毒和滴虫；到 2019 年底，全球估计有 3800 万 HIV 感染者。

预防和控制性传播疾病，主要应从以下方面入手。

1. 倡导健康的性观念和安全的性行为 防治性传播疾病（包括 HIV 感染）目前已成为了一项重要的公共卫生课题，世界各国都投入了大量的人力、物力和财力。但性传播疾病的传播主要与性行为有关，对于性行为的干预措施是树立健康性观念，提倡安全的性行为。所谓健康性观念，既不是对性的禁锢，又不是对性的放纵。安全的性行为应遵循以下四个基本条件：①对自己的性欲望，既不过于压制，也不过分地追求满足。人的性欲望的强弱有很大的个体差异，不能硬性地规定只能有多少性行为或必须有多少性行为。②对性行为所造成的社会后果，要有充分的心理准备。在不能担负起社会责任时，对性行为要采取谨慎克制的态度。③个体的性行为要符合社会法律和道德规范，违反这些法律和道德对个体健康的发展不利。④健康的性行为必须以正确的性卫生知识为基础，要防止疾病的产生与传播，保持对性伴侣的忠诚，使用安全套对预防性传播疾病具有极为重要的意义。

2. 采取适当的形式，广泛宣传性传播疾病防治知识 让人们了解各种常见性传播疾病的传播途径和临床表现及其防治方法，推荐正规的治疗机构为性传播疾病患者服务。通过宣传，消除社会公众对性传播疾病的各种错误认知，改变社会公众对性传播疾病患者的歧视，使性传播疾病患者能够正视自己的疾病，接受及时有效的治疗。对于 HIV 感染者和艾滋病患者，尤其需要给予充分的关爱，使他们融入社会，接受治疗，预防传播。

3. 加强对性传播疾病的监测 监测是防治工作的一个重要组成部分，其目的在于及时掌握性传播疾病的流行动态，考核防治效果，为制定社会性的干预措施提供依据。监测的内容至少要包括以下方面：①根据流行病学资料，对高危人群进行重点监测；②针对重点疾病（如梅毒、淋病、艾滋病）进行重点监测；③对性传播疾病的治疗情况进行监测。

4. 对性传播疾病高危人群进行有针对性的预防工作 性传播疾病高危人群（如性工作者、同性恋者、吸毒者、特殊服务行业人员、流动人口等）常与主流社会存在一定的社会和心理距离，各种常规传播媒介难以介入他们中间。因此，要采取特殊的措施，向他们介绍性传播疾病预防知识，使他们能够自觉地接受监测，主动使用预防性传播疾病的安全措施，拒绝不安全的行为。

四、青少年妊娠

青少年是一个动态的概念，因文化和社会背景的不同，世界各国对青少年的界定并不一致。青少年妊娠（adolescent pregnancy）可以定义为法定结婚年龄以前发生的所有妊娠现象，包括有意妊娠和意外妊娠。

青少年意外妊娠后进行人工流产，会给这些少女带来诸多健康隐患：易造成子宫疾病和感染；有可能影响今后的妊娠；少数人因非法人流、私自堕胎等造成终身后遗症；对其造成严重心理创伤等。此外，妊娠青少年更可能辍学，从事低收入工作或失业；产下的婴儿面临的健康危险性更高，受教育的程度更低。

预防和控制青少年妊娠可以从以下几个方面入手。

1. 提高全民族的文化教育水平 有研究表明，父母文化程度与青少年适应不良行为（包括青少年妊娠）有着密切关系。提高父母文化教育水平，可以使其子女有较好的成长环境，有机会接受较多的学校教育。与此同时，要强化义务教育，尽量降低青少年的失学率。

2. 要在全社会形成健康的性观念和性道德 培养良好的社会道德风尚，鼓励健康向上的精神文化，清楚色情文化对青少年的影响。随着互联网的普及，要加大对色情网站的打击，以免色情文化对青少年产生冲击。父母要对青少年的行为起表率作用，树立严肃对待生活的榜样。要充分认识同辈团体和亚文化对青少年不良行为的影响，教师和家长要通过积极的教育，主动引导青少年的社交活动向健康的方向发展。

3. 打破性禁锢，推动针对青少年的性健康教育 通过教育，让广大青少年了解自己的生理发育规律，了解过早性行为可能导致的后果，促进青少年的心理和社会成熟，掌握安全性行为的基本知识和技能。

4. 加大对妊娠青少年的帮助力度 青少年妊娠后，由于缺乏相应的知识和害怕社会的歧视，往往得不到正确的处理，从而对其将来的躯体和心理健康产生严重的影响。近年来，我国各地相继成立了各种各样的援助中心帮助妊娠的青少年。今后应继续加大这方面工作的力度，努力提高援助人员的专业素质，尽量降低不良后果的发生率。与此同时，社区、学校和家庭对妊娠的青少年应正确对待，不能粗暴处理。

第七节 精神障碍

一、精神障碍的疾病负担

精神障碍（mental disorder）是一类具有临床意义的行为或心理综合征，伴随痛苦体验和（或）功能障碍，对健康造成危害并影响整个社会的发展。关于精神障碍的发病率和患病率，因为分类体系、诊断标准和研究方法不一致而存在较大的差异。据《2021 年中国卫生健康统计年鉴》显示，2018 年我国居民精神病两周患病率为 3.5%，其中城市地区为 3.7%，农村地区为 3.4%。《中国精神卫生调查》发现，所有精神障碍终身患病率为 16.6%，12 个月患病率为 9.3%；情感障碍、焦虑障碍、物质滥用障碍和精神病性障碍的 12 个月患病率分别为 4.1%、5.0%、1.9% 和 0.6%。2019 年全球疾病负担研究表明，2019 年，全球疾病负担排行前 20 个疾病中，精神障碍排第 7 位（1990 年排第 13 位），其所致伤残调整生命年占全部的 4.92%；在我国，精神障碍所致疾病负担排第 5 位（1990 年排第 9 位）。

二、精神障碍的社会根源

（一）社会文化因素与精神障碍的确定

1. 文化信念的影响 所有社会都对正常与异常、健康与疾病有一套范围广泛的社会规范，它是由人们共同拥有的文化信念所决定的。在不同的文化背景中，这些社会规范并不统一，即使在同一文化背景下，在不同的场合、对不同的人群也不尽一致。例如，附体、替神讲话、与神灵通话、听到祖先的声音、看到鬼神等现象，在现代世俗社会中，会被看作妄想、幻觉之类的症状为诊断精神障碍的依据。相反，在笃信宗教的人群中或在某些传统社会中，在特定场合下这些行为表现是完全可以接受的，是宗教观念、民间信念中一个正常的组成部分。在普遍相信恶神或魔法附体可以招致灾难的地方，如果不相信神灵或巫师的法力，便成了明显的异常，是对正常价值的一种“排异性”的拒绝。

2. 社会发展的影响 纵观精神病学的发展历史，不难发现精神障碍的界定有一个随社会发展而逐渐增加的过程。总的趋势是被定义的精神障碍种类越来越多，分类越来越细。当然，这个过程反映了精神病学知识的扩展和深入，但无疑也与社会经济发展和人们生活水平的提高有密切的联系。一般来说，在经济收入低、社会发展落后的人群中，一些轻微的情绪和躯体障碍算不上是疾病现象；而在生活较为宽裕、社会发展水平较高的社会中，其则会被认为是需要治疗的疾病表现。典型的例子是老年期大脑退行性变化所导致的人格改变和认知能力下降，曾长期被认为是生命周期的正常表现，而现在则越来越多地被认为属于精神不正常疾病的范畴。

3. 医学化的影响 近年来，不断有学者提出医学化的概念，主要指医学界将原来不属于医学问题的现象纳入自己研究和服务范畴的倾向。这些现象有的是生理性的，如老龄、月经、妊娠、生育等；有的是社会问题或行为问题，如社会隔离、贫穷、失业、不幸福、孤独感、有害物质滥用、自杀等。在精神病学领域，医学化最初指一些社会和行为问题被当作精神卫生问题来研究。

（二）社会结构因素与精神障碍的分布

社会结构指社会整体的构成要素以及他们之间相对稳定的关系。大量研究表明，在不同的社会结构群体（如不同的社会阶层、种族、婚姻状况、文化程度等）中，精神障碍的分布是不同的。其中，关于精神障碍与社会阶层和婚姻状况关系的研究结果是最一致的。一般说，处于社会劣势的群体（如低社会阶层）精神障碍患病率较高，而处于社会优势的群体（如高社会阶层）精神障碍患病率较低，尽管在个别精神障碍的分布方面存在相反的表现。

对各社会群体精神障碍分布不同的原因，目前倾向于用多元的理论来进行阐释。主要有以下方面。

1. 不同群体对应激的耐受性，或者说对应激致病的易感性存在差异。影响耐受性或易感性的因素主要有生活经历、躯体和心理素质、应对方式、经济状况和社会支持等方面。其中，社会支持受到了特别的重视。

2. 社会分层与社会流动的影响。例如，在解释社会阶层与精神障碍的关系时，有学者提出，在较开放的社会中，素质较低的个体总是倾向于向较低的社会阶层流动，而素质较高的个体则倾向于向高社会阶层流动，其结果必然是低阶层群体的精神障碍患病率较高。

3. 不同社会结构群体对精神卫生服务的利用不同。一方面，处于劣势的群体对自己的精神健康状况缺乏必要的了解。另一方面，由于受到资源的限制，处于劣势的群体较少利用或难以利用精神卫生服务，导致失去疾病治疗的时机，使病程迁延，从而使整个群体的精神障碍患病率较高。而处于优势群体的情况则正好相反。

（三）社会动荡与精神障碍

社会动荡和社会动乱的主要原因包括社会经济萧条或经济状况激烈震荡、政治动荡、战争、种族迫害、重大自然灾害（如严重的地震、飓风、大规模的火灾）等。社会动荡导致精神健康损害的机制主要有三个方面。

1. 原有社会、经济、文化和心理基础的破坏 例如，原有价值观念、信仰系统和行为准则的破坏，新的系统短时又难以建立起来，使人们产生一种价值失落感和精神沮丧；原有生活基础遭受破坏，失业导致经济安全感的缺乏，犯罪行为增加导致社会安全感的缺乏；原有社会支持系统遭到破坏，个体应对精神应激的能力下降；原有卫生保健系统遭到破坏，精神障碍患者不能得到及时有效的治疗。

2. 精神应激的增加　如遭遇动乱造成的财产、亲人和人际关系的损失、角色定位困难、人身自由失去保障、痛苦场面等强烈刺激都会导致应激水平的升高。

3. 被动移民和难民增加　一般来说，较大规模的社会动乱总伴随着被动移民和难民的增加。这些移民和难民在新的生活环境中，必须面对经济困难、价值观念冲突、语言不同等导致的社会隔离、不安全感和适应性焦虑。

（四）文化源性应激

心理社会应激作为精神障碍的病因已得到公认。人类学研究表明，某些文化信仰、价值观和惯例可能增加对个体的刺激数量，由此导致的应激可以看作是文化源性的，主要有以下方面。

1. 有些信念可以直接引起应激　例如，因相信超自然力量导致的鬼神附体、灵魂出窍或相信遭到了现实中具有某些特征的人的“诅咒”或被“施以魔法”，或相信因为违反某些禁忌而遭到惩罚，都可以导致焦虑、惊恐和抑郁情绪，在有些情况下甚至可以造成受害者在短期内死亡，如缩阳症（koro）等。

2. 特殊的文化期望可能导致人们遭受更多的压力　例如，在现代社会中，人们期望男性有一种所谓的“男子气概”，包括期望男性在事业、社会声望、经济等方面取得更大的成就，在困难和挫折面前更坚强，鼓励或容忍男性更多地进行冒险行为。同时，在女性越来越注重独立和追求成就的今天，仍要求她们保持贤妻良母的传统角色，给她们带来双重的压力。父母对子女学业和事业成就的期望，常常使青少年遭受巨大的压力，尽管近年来社会各界的呼声不断升高，但这种现象并没有得到根本的改变。

3. 某些文化标签带来的刺激　现代社会通过制度化的形式给人们贴上各种各样的标签，如各种“先进”“标兵”“英雄”“罪犯”等。在绝大多数情况下，这些标签都会给当事人带来压力，消极的、歧视性的标签，以及某些积极性的、赞扬性标签也不能例外。在一个标签使用泛滥的团体中，缺乏必要的标签也会造成归属感的危机，因而造成巨大的压力。在医学实践中，一个常见的事实是，像癌症、心脏病、HIV 感染之类的问题在没有被给予诊断标签以前，可以保持良好的精神状况，也没有明显的心理社会功能损害的表现。但一旦诊断标签被证实，其良好精神状况可能会立即遭到破坏。疾病的标签不仅意味着减轻社会责任，而且很可能带来社会歧视和其他的社会压力。例如，个体一旦被贴上精神障碍的标签，其他人对他履行责任和完成工作任务的能力就会持怀疑甚至否定态度，即使他的疾病已经治愈也是如此。

（五）对精神病患者的歧视

不论在东方环境还是西方环境中，都有相当一部分人对精神疾病患者持歧视的态度。有研究表明，男性和文化程度较低者对精神疾病患者的歧视比女性和文化素质较高者更为强烈。对精神疾病患者的歧视主要有以下几种表现。

1. 不尊重精神疾病患者的人格，剥夺精神疾病患者的基本权利　在许多社会中，对精神疾病患者进行围观、调笑、谩骂是一种普遍的现象。精神疾病患者常常被赶出家门，成为无家可归者，过着悲惨的生活。这与社会的文化信念和价值观念有关。精神疾病患者的社会功能在疾病的发作期间会不可避免地下降，即使治愈以后，社会功能也难以恢复到病前水平。对追求个人价值和发展的人来说，精神疾病患者不仅不能为社会作出贡献，而且会给家庭和社会带来沉重的经济和心理压力。这些人只看到了精神疾病患者的病态对社会的影响，看不到他们应享受的基本权利，对精神疾病患者缺乏基本的同情。

2. 将精神障碍裁定为非道德的行为而加以歧视和谴责　在现代精神卫生运动开展以前，精神疾病患者常常被当作犯人关押和惩罚。即使在今天，还有不少人认为精神障碍是思想问题和道德问题，酒瘾、药物滥用者普遍被认为是不负责任、道德品质低下的人。

3. 对精神疾病患者进行社会隔离 尽管近几十年来，西方国家大力倡导社区精神卫生运动，但住院治疗仍然是一种主要的治疗手段，而精神疾病患者住院的病房常常实行对外界的严格隔离。部分精神疾病患者在疾病影响下，丧失理智，丧失对自身行为正当与否的辨认能力和控制能力，可能出现攻击行为。但并非所有的精神疾病患者都有这样的行为，对同一个患者，也只是在病程的某一个阶段会出现这样的反应。然而，由于缺乏对精神障碍的认知，大多数人害怕与精神疾病患者接触，尽量避免与他们进行交往。

毫无疑问，社会歧视是导致精神障碍慢性化的一个重要原因。首先，社会歧视使他们感到自己是社会的异类，是社会的负担和包袱，低人一等，因而形成巨大的心理压力。其次，社会歧视使精神疾病患者不能有效地、及时地利用卫生服务资源和其他社会资源。例如，由于害怕社会歧视，相当一部分精神疾病患者的家属极力隐瞒自己亲人患病的事实，在病程的早期不送患者到专业机构就诊，以躯体疾病、鬼神附体等可以为社会文化所接受的理由接受患者的怪异行为，从而耽误了精神疾病患者的治疗和康复。在很多社会中，在精神障碍治愈后，仍然存在对精神疾病患者的刻板印象，继续将他们当作社会和家庭的负担，拒绝接受他们的正常居民角色，不合理地否定他们的工作能力和社会功能。

三、精神障碍的预防与控制

目前，我国正在建设精神障碍的预防和控制体系，重性精神障碍的治疗管理已列入基本公共卫生范畴，国家精神卫生立法已在 2013 年 5 月开始执行。预防和控制精神障碍是一项系统的社会工程。根据国际上的经验和我国的实际情况，需要解决的问题主要有以下几个方面。

（1）全面落实精神卫生法提出的要求，加大对精神卫生服务的投入，切实保护精神障碍患者的权益。

（2）精神障碍患者，特别是严重精神障碍患者是弱势人群，需要完善社会保障制度，发展社会救助机制，为他们的生活提供基本保障。

（3）建立和完善精神卫生服务体系，完善医疗保障制度，使精神障碍患者能够接受基本的治疗和康复服务。

（4）营造理解和接纳的社会氛围，降低社会歧视，使精神障碍患者有一个较好的社会生活环境。

（5）大力开展社区精神卫生服务，促进精神障碍患者的社区康复。

（6）采取有效措施，预防精神障碍患者的危险性行为，如暴力、自杀、意外伤害、走失等。

（7）加强精神卫生知识的普及，提高人们的精神健康素养，预防精神障碍的发生，促进全民心理健康水平的提高。

（8）支持和推动精神卫生领域的科学研究。

（牛　璐　肖水源）

思考题

1. 社会病的主要特点是什么？如何理解社会病与社会问题、越轨行为的关系？

2. 人际暴力的主要表现形式有哪些？如何预防人际暴力？

3. 简述自杀预防的主要措施。

4. 简述精神障碍发生与发展的社会根源。

第十八章　健康老龄化

健康老龄化是现代经济社会和医疗卫生事业综合发展的必然结果，也是社会进步的重要表现。由于身体健康状况的特殊性，老年群体在资源配置上处于劣势地位，卫生服务的可及性较差，国际社会把保持老年人口的健康作为响应联合国倡导的一项基础性战略。本章在介绍老龄化概念及现况的基础上，介绍了老年健康特征及其评估，以及健康老龄化的策略。

第一节　人口老龄化

一、人口老龄化的内涵

人的正常生命过程从出生开始，包括婴幼儿、儿童、青少年、中年、老年和死亡，这是一个不可逆转的单向过程。老年指人类正常生命历程的最后一个阶段，即中年到死亡这段时间。一般来讲，老年人会表现出新陈代谢放缓、抵抗力及生理功能下降、毛发变白、记忆力减退等特征。从生物学角度来说，人的老化是个持续渐进的衰老过程；从社会经济学角度来说，一般是按照从生产或工作岗位上退休作为界限，采用退休年龄作为老年的操作定义。但是，退休或不工作并非衰老，生物年龄与生物学衰老及社会经济状况间的关系十分复杂，要给老年下一个具有普适性的定义并不容易。

划分“老年人”年龄起点与“人口老龄化”的标志是人们判断人口年龄结构特点的重要参数。WHO 专家委员会倾向于继续使用时间年龄定义老年，选择 65 岁作为老年的标志，这与许多国家的退休年龄一致。事实上，一些发展中国家，即使到 20 世纪中后期，人口的年龄结构还比较年轻，退休年龄多为 60 岁。因此，1982 年，联合国在国际老年行动计划（the International Plan of Action on Aging，IPAA）中把老年的年龄下限定为 60 岁。《中华人民共和国老年人权益保障法》第 2 条，将 60 周岁以上的公民称老年人。

老龄化是人口结构状况的一种动态变化，反映一个国家（或地区）总人口中因年轻人口数量减少或者老年人口数量增加而导致的老年人口比例增长的动态过程。它是指总人口年龄结构发生变化的过程，一般包括两个含义：一是指老年人口相对增多，在总人口中所占比例不断上升的过程；二是指社会人口结构呈现老年状态，进入老龄化社会。按照联合国的标准，一个国家或地区 60 岁及以上老年人口比例达到 10% 以上，或 65 岁及以上老年人口比例达到 7% 以上，称该国家或地区进入老龄化社会，也称老年型国家或地区。2000 年前后，按照上述 2 个标准中国已进入老龄化社会。鉴于数据获取的年龄分组情况不一，以下在描述各地区老龄化情况时，参考联合国标准，数据采用 60 岁或 65 岁及以上老年人口数据。

衡量人口老龄化的主要指标：①老年人口系数（coefficient of aged population），又称老年人口比例（%），即 60 岁或 65 岁及以上老年人口占总人口的百分比；②老龄化指数（index of aging）又称老少比（%），即 65 周岁及以上老年人口数与少年儿童（0 ～ 14 周岁）人口数的比值，反映人口年龄构成上下两端的相对变化趋势；③年龄中位数（median age），又称中位年龄或中数年龄，指将全体人口按年龄大小的自然顺序排列，居于中间位置的人的年龄数值，它将总人口分成两半，一半在中位数以上，一半在中位数以下，反映了人口年龄分布的集中趋势；④少年儿童系数（children's coefficient），是指少年儿童（或 0 ～ 14 周岁）人口占总人口的百分比；⑤老龄化率（aging rate），即老年人口增长率与总人口增长率之比，反映老年人口的增长速度，该值大于 1 时，说明老年人口比总人口增长快，老龄化程度加深；⑥老年抚养比（elderly dependency rate），指非劳动年龄人口数中老年部分与劳动年龄人口数之比，用以表明每 100 名劳动年龄人口要负担多少名老年人。

对于同一国家或地区人口而言，上述指标判定的结果趋向往往相同，但并不完全一致。目前，国际社会判定老龄化社会，或者老年型国家的标准，一般以老年人口系数为主。以中国七次全国人口普查的年龄结构为例（表 18-1），在 1990 年第四次人口普查时，中国人口结构处于老龄化边缘；在 2000 年第五次人口普查时，基本进入老年型国家，说明老龄化进程是一个连续的过程。

表 18-1　中国七次全国人口普查的年龄结构

年份	65 岁以上老年人口系数（%）	老龄化指数（%）	年龄中位数（岁）	少年儿童系数（%）
1953	4.4	12.2	22.7	36.3
1964	3.6	8.8	20.2	40.7
1982	4.9	14.6	22.9	33.6
1990	5.6	20.1	25.3	27.7
2000	7.0	30.4	30.9	22.9
2010	8.9	53.7	35.0	16.6
2020	13.5	—	—	17.95

二、全球人口老龄化概况

全球人口老龄化进程最初发展比较缓慢。欧洲工业革命前，世界上所有国家 65 岁及以上老年人口系数未曾超过 3%。19 世纪中叶，法国成为世界第一个老年型国家。40 年以后，瑞典和挪威才相继进入老年型国家行列。20 世纪初期，也仅有欧洲的英国、德国、爱尔兰等加入老年型国家行列。到 20 世纪末，全球 202 个国家和地区中，已有 72 个达到联合国老年型国家标准。其中，欧洲 41 个，拉丁美洲和加勒比地区 14 个，亚洲 12 个，北美洲 2 个，大洋洲 2 个，非洲 1 个；人均国内生产总值在 10 000 美元以上的老年型国家或地区占 36.1%，人均国内生产总值介于 300 ～ 1000 美元的占 27.7%。显然，在过去的 100 年间，全球老年型国家已由个别成为普遍现象，由欧洲扩散到各大洲，由发达国家蔓延到发展中国家。老龄化不仅成为一种全球“流行”现象，更是一种全球“力量”，不可逆转。

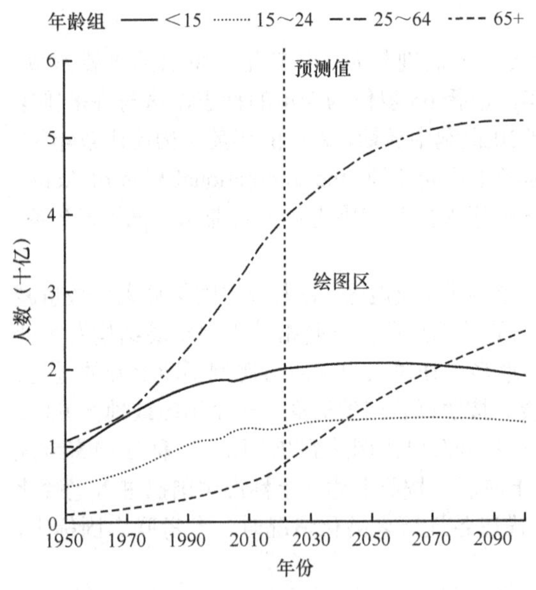

图 18-1　按年龄组估算和预测的全球人口（1950 ～ 2100 年）

联合国经济和社会事务部人口司预测表明（图 18-1），65 岁及以上的人口将成为增长最快的年龄组，2019 ～ 2050 年，预计全球 65 岁及以上的人口数将增加一倍以上，而 5 岁以下儿童的人数预计将保持相对不变。此外，预计到 2050 年，全球 65 岁及以上人口（15 亿）将超过 15 ～ 24 岁的青少年人口（13 亿）。

世界各州人口老龄化的趋势呈阶梯形发展，欧洲、北美洲和大洋洲最严重，亚洲、拉美和加勒比地区次之，非洲最“年轻”，如表 18-2 所示。根据联合国《世界人口展望：2017 年修订版》，全球 60 岁及以上老年人口系数由高到低依次是欧洲（25%）、北美洲（22%）、大洋洲（17%）、亚洲（12%）、拉丁美洲和加勒比地区（12%）和非洲（5%）。

表 18-2 全球主要地区 60 岁及以上老年人口和比例

地区	60 岁及以上人口数（百万）			60 岁及以上老年人口系数（%）		
	1950 年	2006 年	2017 年	1950 年	2006 年	2017 年
全球	205	688	982	8	11	13
非洲	12	49	63	5	5	5
亚洲	94	375	541	7	9	12
欧洲	66	152	186	12	21	25
拉丁美洲和加勒比地区	10	51	77	6	9	12
北美洲	21	57	79	12	17	22
大洋洲	1	5	7	11	14	17

在老年人口数量及其构成上，不同区域间有着显著的差距，且各国老龄化的途径、进程和转变模式也表现出明显的不同。据此可将世界各国人口老龄化模式归结为以下四类。

（1）早期老年型国家：早在 1950 年老年人口所占比例已经很高的国家，其老龄化程度在此后继续上升，到 2025 年将达 25% 左右的水平。属于这种模式的大多为发达国家，其中捷克、瑞典、美国在最近这 25 年中老龄化的进程有所停顿。

（2）较早老年型国家：在 20 世纪 50 年代仍属于人口年轻国家，此后开始迅速老龄化，古巴和海地等大部分岛屿小国的人口遵循这一模式。这种模式不仅是由生育率下降所造成的，其年轻人移居外地对其也有一定的影响。

（3）较迟老年型国家：老龄化过程较迟发生的如巴西、埃及、中国等发展中国家，其老龄化过程在 2000 年以后才开始加速。其中，部分国家的老龄化进程在 1950 ～ 1975 年下降，然后保持在较低水平，到 2000 年以后才开始突然上升。

（4）老龄化程度较低国家：若干发展中国家如东非、西非国家，其出生率较高，人均寿命低，人口老龄化程度很低。

尽管不同国家各有其独特的老龄化趋势，但他们都有一个明确的共同特征，那就是老龄化过程一旦开始便发展很快，如新加坡和日本，从较低的水平迅速发展到 24% ～ 25% 的高水平。

总的来说，人口老龄化已是全球社会发展的必然趋势，经济发展、教育程度提高、健康意识增强、工作和生活环境改善、现代科技进步等因素决定了世界各国的人口发展模式，人口从高出生率和高死亡率转变到低出生率和低死亡率，从而导致了世界人口中老年人口比例和规模的不断上升。了解人口老龄化的基本情况，有助于揭示其分布规律与影响因素，为更好地解决老年人口的健康长寿、生命质量的提高等问题提供科学依据。

三、中国人口老龄化现状

中国自 2000 年开始进入老龄化社会后，由于生育率的迅速下降和平均预期寿命的延长，老年人口的比例和规模逐年递增。根据国家统计局 2021 年 5 月 11 日公布的数据，2020 年，我国 60 周岁及以上人口 26 402 万人，占总人口 18.7%，65 周岁及以上人口 19 064 万人，占总人口 13.5%，相比于 2019 年 60 周岁及以上和 65 周岁及以上分别增加了 1014 万人和 1461 万人。

回顾中国老龄化的进程及趋势，大致可分为以下 3 个阶段。①成年型向老年型的过渡期：从 1982 年到 1999 年，60 岁及以上老年人口由 7663 万增加到 1.26 亿人，老年人口系数从 7.6% 上升到 10.1%。仅用了 17 年的时间走完了发达国家几十年甚至上百年的过渡期，正式进入老龄化社会。②老龄化加速期：从 2000 年到 2010 年，60 岁及以上老年人口由 1.32 亿增加到 1.78 亿人，老年人口系数从 10.3% 上升到 13.3%。这一时期，中国已进入老龄化社会，且老年人口比重平均每年上升 0.1%。③老龄化高速增长期：从 2010 年至今，老年人口比重平均每年上升 0.4%，处于飞速增长的阶段。据全国老龄办预测，2030 年，中国 60 岁及以上老年人口数量将达到 3.7 亿人，占比 25.3%。2053 年前后老龄人口达到峰值时，60 岁及以上老年人口数量将达到 4.87 亿，占比 34.9%。

根据联合国经济与社会事务部人口司 2017 年的数据，与日本、韩国及众多欧洲国家相比，即使到 2050 年中国的老龄化程度仍未进入世界前列（表 18-3）。但是，中国作为老年人口绝对数最多的国家，是在经济还不发达的情况下快速步入老龄化社会的典型国家，与世界其他国家相比，具有以下 5 个鲜明特征。

（1）老年人口绝对数量大：目前，中国是世界上唯一一个老年人口超过 1 亿的国家，且老年人口数还在以每年 3% 以上的速度快速增长，是同期人口增速的 5 倍多。据联合国预测，21 世纪上半叶时中国将一直是世界上老年人口最多的国家。

（2）老龄化发展迅速：65 岁及以上老年人口系数从 7% 提升到 14%，所需时间法国为 116 年，美国为 68 年，英国为 46 年，而中国只用 26 年就完成这个历程，可以形象地称为“跑步”进入老龄化社会，并将继续在老龄社会里“跑步前进”。在 21 世纪的前 30 年内，这种快速人口老龄化的势头不会改变。

（3）老龄化进程地区间不平衡：中国人口老龄化进程由东向西具有明显的区域梯次特征，东部经济发达地区明显快于西部地区。上海 1979 年最早进入老龄化社会，宁夏 2012 年才进入老龄化行列，前后相差 33 年。

（4）城乡倒置显著：由于“城镇化”进程与“农民工”现象，人口流动与迁徙作用凸显，农村老龄化程度高于城镇，且城乡倒置有扩大趋势，预计该状况将一直持续到 2040 年。

（5）老龄化超前于现代化：发达国家是在基本实现现代化的条件下进入老龄化社会，进入老龄化社会时人均国内生产总值一般在 5000 ～ 10 000 美元，属于“先富后老”或“富老同步”。中国进入老龄化的 2000 年，其人均国内生产总值只有 959 美元，是在经济尚不发达时提前进入老龄化社会，应对老龄化的经济实力稍显薄弱。

表 18-3　老龄化程度最高的国家或地区排名（60 岁及以上人口占总人口百分比）

排名	年份					
	1980		2017		2050	
	国家或地区	老年人比例 %	国家或地区	老年人比例 %	国家或地区	老年人比例 %
1	瑞典	22.0	日本	33.4	日本	42.4
2	挪威	20.2	意大利	29.4	西班牙	41.9
3	海峡群岛	20.1	德国	28.0	葡萄牙	41.7
4	英国	20.0	葡萄牙	27.9	希腊	41.6
5	丹麦	19.5	芬兰	27.8	韩国	41.6
6	德国	19.3	匈牙利	27.7	意大利	40.3
7	奥地利	19.0	克罗地亚	26.8	新加坡	40.1
8	比利时	18.4	希腊	26.5	波兰	39.5
9	瑞士	18.2	斯洛文尼亚	263		
10	卢森堡	17.8	拉脱维亚	26.2		
…	…	…	…	…	…	…
对比	中国	7.5	中国	17.3	中国	36.0

人口老龄化不可避免，从世界各国的发展历史看，老龄化都是自然的过程和趋势，对经济、政治和社会既有挑战和压力，也带来转型发展的机遇和动力。从现在到本世纪中叶，既是中国人口老龄化高速发展的时期，又是中国全面建成社会主义现代化强国的关键时期，积极、科学、有效应对人口老龄化至关重要，需要积极、理性、客观、全面地看待老龄化，通过政策选择来扬长避短，实现向“健康老龄化”的转变。

第二节　老年健康特征与评估

一、老年人生理、心理特点及其健康特征

（一）老年人的生理特点

40 岁之后，人体的形态和功能逐渐出现衰老。通常认为，45 ～ 65 岁为初老期，65 岁以上为老年期。老年人的机体组成成分中代谢不活跃的部分比重增加，细胞数量和细胞内液减少，出现脏器萎缩；老年人的器官功能减退，尤其是消化、吸收、代谢、排泄及循环功能减退。

（二）老年人的心理特点

老年人的社会角色发生急剧变化，容易产生一些不良的心理变化。若再有子女分离、配偶生病或去世等情况，常会导致神经精神调节的障碍。例如，老年人容易有动辄发怒、抑郁、焦虑、孤独、悲凉等体验，还可能产生自卑、衰老感、失落感等消极心理状态，并伴有睡眠不宁、血压波动、食欲缺乏和疲劳等各种不适状态。此外，老年人容易出现失落心理、怀旧心理、淡泊心理、自卑心理和童稚心理等。

（三）老年人的健康特征

1. 老年人患病模式发生改变　随着社会的发展，我国人口的疾病谱和死因谱发生了明显变化，由原先的以呼吸系统疾病和传染病为主转变为以心脏病、脑血管病、恶性肿瘤及呼吸系统疾病为主。其中，非传染性慢性病成为影响老年人健康的主要疾病。我国 65 岁及以上老年人非传染性慢性病的患病率高达 65.4%，其中约 2/3 的老年人同时患有两种或两种以上的疾病；其他非传染性慢性病，如脑卒中、老年性痴呆、精神障碍可导致长期残障，这些损伤导致功能性依赖是老年人面临的最主要问题之一。同时，老年人在疾病的表现、诊断、治疗及预后方面均有与一般人不同的特点：多病共存、发病缓慢、临床表现不典型、发病诱因不典型、易发生并发症或脏器功能衰竭、药物治疗易导致不良反应等。“老年病”也是随之而来的一个医学名词，老年病通常可以概括为以下 3 类：①仅仅发生在老年人中的疾病，如阿尔茨海默病、前列腺增生等；②老年期多发病，如高血压、慢性支气管炎等；③各种年龄都有可能罹患的病，由于老年人身体功能降低和免疫功能降低而导致其高发，如感冒、一般性外伤等。

2. 老年医疗卫生服务需求增加　随着老龄化不断加剧，加上生理、心理和社会角色的变化直接影响老年人的身心健康，老年人的医疗卫生服务需要不断增加。据全国第六次卫生服务调查资料显示，老年人两周患病率和慢性病患病率在各年龄组人群中是最高的（表 18-4），说明老年人有较高的卫生服务需要。

表 18-4　我国居民年龄别两周患病率和慢性病患病率

年龄组	2013 年		2018 年	
	两周患病率（‰）	慢性病患病率（‰）	两周患病率（‰）	慢性病患病率（‰）
0 ～ 4	106.0	—	222.0	—
5 ～ 14	53.0	—	131.0	—
15 ～ 24	37.0	16.0	106.0	37.0
25 ～ 34	57.0	42.0	138.0	71.0
35 ～ 44	124.0	135.0	199.0	151.0
45 ～ 54	243.0	295.0	331.0	313.0
55 ～ 64	420.0	526.0	467.0	484.0
≥ 65	622.0	784.0	584.0	623.0

同时，老年人卫生服务利用也较高（表 18-5），但由于社会经济能力较弱、活动受限及心理问题等多方面的原因，老年人未满足的卫生服务需要也较高。

表 18-5 我国居民年龄别卫生服务利用情况

年龄组	2013 年				2018 年		
	两周就诊率（‰）	两周患病未就诊率（%）	住院率（‰）	应住院未住院比例（%）	两周就诊率（‰）	住院率（‰）	应住院未住院比例（%）
0～4	146.0	14.4	86.0	6.6	249.0	130.0	8.7
5～14	62.0	21.8	22.0	11.0	118.0	38.0	11.8
15～24	34.0	31.9	50.0	7.5	80.0	62.0	9.1
25～34	48.0	36.0	73.0	7.5	107.0	111.0	9.1
35～44	85.0	31.4	55.0	19.3	143.0	80.0	20.1
45～54	137.0	29.3	73.0	23.1	233.0	110.0	27.7
55～64	197.0	28.4	124.0	19.7	327.0	174.0	26.4
≥65	264.0	27.6	199.0	17.7	426.0	272.0	19.9

老年人对医疗卫生服务的需求不仅在于疾病治疗。与全人群的医疗卫生需要相比，老年人成为非传染性慢性病的高发人群。非传染性慢性病需要针对周围环境中诱发疾病的危险因素提供更多的疾病预防服务，患病老年人还需要长期的用药指导、康复锻炼、饮食及运动指导等服务。老年人的医疗卫生需要有着因其年龄增长而表现出的多样性和复杂性。

随着年龄的增长，机体功能逐渐衰退，年老体弱或者患病造成行动不便，家庭结构小型化的变化使得空巢老人及空巢家庭的数量不断增加，老年人对医疗卫生人员上门提供医疗、保健等服务需求日益迫切。

身体功能的下降不仅影响老年人的生理健康，同时也影响着老年人的心理健康状况，尤其是空巢老人、无配偶老人及卧床不起老人，常表现出精神抑郁与焦虑或不愿与人交流的现象，提示着老年人对精神卫生服务的广泛需要。

3. 老年人长期照护需求迸发 老年人身体功能的下降增加了其长期照护服务的需求。WHO 调查数据显示，老年人中有相当大的比例是依赖照护的，而且依赖照护的比例随年龄而增加。WHO 认为，长期照护服务是指由非专业护理人员（家庭、朋友或邻居）和（或）专业护理人员（医疗专业人士）进行的照护系统，以保证生活不能完全自理的人能继续享有较高的生活质量，按照其个人意愿，尽可能获得最大限度的独立、自主、参与、个人满足及人格尊严。我国大多数地区尚未建立通过家庭和基于家庭的社区规划提供的正规长期照护服务及支持体系。家庭结构小型化的改变和空巢家庭现象的加剧，均提示大量老年人长期照护需求的社会化和市场化满足是社会发展的必然趋势。随着老龄化的加剧，长期照护需求必然会进一步持续、快速地增长，长期照护服务需求与长期照护资源紧缺之间的矛盾将会凸显。在缺少正式支持系统的情况下，鼓励和支持由家属、亲朋作为无偿护理者对需要照顾的老年人所提供非正式的照护服务，这是至关重要的。

二、老年社会经济特征

所有社会都存在社会分层现象，不同个体和群体处在不同的社会阶层。国际上通常选用社会经济状况（socioeconomic status，SES）衡量个体或群体在社会中所处的阶层，可以使用一系列指标进行测量，包括收入、受教育程度、职业、居住条件和社会资源等。有证据显示，无论过去还是将来，社会经济状况是影响人群健康的重要因素。20 世纪末期，随着疾病谱的转变，非传染性慢性病逐渐占主导地位，经济、教育、环境和行为因素与健康关系更加密切。2008 年 WHO 的调查显示，全球死亡中，50% 归因于行为与生活方式、30% 归因于环境因素、10% 归因于生物遗传因素、10% 归因于医疗卫生服务因素。对于老年人口而言，社会经济状况与健康关系更加密切，研究老年人群的社会经济状况，能够帮助理解老年人口健康特征。

（一）老年人受教育程度

教育是重要的人口社会学指标，与老年人精神和物质生活有着密切关系，直接影响老年人口的健康及健康相关的生命质量。描述老年人口文化教育程度的常用指标有老年人口文盲率、老年人口平均受教育年限等。总体上看，随着社会经济的进步，世界老年人口受教育程度会不断提高，发达国家老年人口受教育程度高于发展中国家，以60岁以上老年人口文盲率为例，发达国家一直处于很低水平，而发展中国家在1980年高达75%，2000年为56%，2010年才降至43%。无论发达国家还是发展中国家，男性老年人口与女性老年人口受教育程度的差异虽然会缩小，但仍然长期存在。其中，发展中国家差异更加明显，女性老年人口受教育程度更低，如2006年中国60岁以上老年人中文盲率为35.8%，而女性老年人中文盲率为52.2%。

（二）老年人婚姻状况

婚姻状况与老年人家庭生活、精神慰藉和长期照护等有着重要关系。描述老年人口婚姻状况的常用指标有老年人口有配偶率、丧偶率、离婚率和老年期再婚率等。老年人口婚姻状况的特征是丧偶率高，而且随着年龄的增长而升高，其中女性老年人丧偶更明显。其原因是现实婚姻中，通常妻子比丈夫年龄小，同时女性老年人的剩余期望寿命比男性长，导致老年人口中女性丧偶率更高。2006年我国调查数据显示，60岁以上老年人口有配偶者占64.1%，70岁以上老年人口下降为52.9%，而80岁以上老年人口进一步下降为32.1%。全球发达国家和发展中国家，以及主要地区均表现出男性老年人口有配偶的比例大大高出女性老年人口（表18-6）。

表18-6　2006年全球主要地区60岁以上老年人口社会经济状况（%）

	有配偶		独居生活		参加经济活动	
	男性	女性	男性	女性	男性	女性
全球	80	48	8	19	42	17
非洲	85	39	6	11	65	32
亚洲	81	50	5	9	48	18
欧洲	80	47	13	35	15	7
拉丁美洲	74	42	7	10	47	19
北美洲	75	48	15	34	30	19
大洋洲	76	50	16	34	27	14

（三）老年人经济状况

老年人经济保障与经济来源，与老年人独立、医疗服务和健康密切相关。衡量老年人经济状况的常用指标包括老年人口年平均收入和老年人口经济来源统计指标。其中，老年人口经济来源主要有养老（退休）金、子女赡养费、个人劳动收入、社会救济等。老年人养老（退休）金覆盖率、老年社会保障费用总额占国内生产总值比重等指标，也常用作衡量一个国家或地区老年人口经济保障状况的指标。多数发达国家的男性法定退休年龄为65岁及以上，女性为55～59岁，并且拥有较好的社会保障与社会福利体系。在发展中国家，退休年龄往往低于发达国家，且养老（退休）金制度覆盖率低，城乡差别大。退休年龄标准的差异反映了地区之间人口期望寿命的差异，退休金制度反映国家或地区社会经济发展水平。

（四）老年人家庭状况

家庭功能与成员健康关系密切，家庭功能失调主要通过破坏提供物质及文化生活的微环境对人的健康产生不良影响，尤其是老年人在缺乏家庭支持的情况下将会出现更多健康问题。特别在发展中国家，城镇化使得年轻人大规模迁移到城市工作，传统家庭规模缩小，妇女成为正规劳动力，意味着老年人需要照料的时候，能够照料他们的人越来越少，空巢家庭和空巢老人增多。描述老年人家庭状况的常用指标主要如下：①老年人家庭规模（人 / 户），指平均每个老年人口家庭中拥有的常住人口数，即老年人口家庭的平均常住人口数。②老年人家庭结构指标。一般按照代际结构划分，老年人口家庭结构可以分为单身户、一对夫妇户、两代户、三代户等。反映老年人家庭结构的指标还有空巢家庭比例、独居家庭比例等。其中，空巢家庭包括老年人独居家庭和老年人夫妇家庭。2006 年中国 60 岁以上老年人家庭中，老年人的老父亲或老母亲尚健在的家庭约占 7%，空巢老人家庭接近老年人家庭的 1/3。统计资料显示，由于人口平均期望寿命延长，老年人口大家庭三代同堂、四世同堂比例增多，但是老年人口与子女共同生活、居住的人口比例在减少，这种现象在发达国家更加明显。女性老年人独居比例普遍高于男性，发达国家更加明显。发展中国家女性老年人与发达国家不同，因照顾孙子、孙女，有 10% 以上与孙子 / 女“隔代同堂”，这是发展中国家女性老年人独居比例偏低的原因；独居老年人与亲戚、朋友或者子女虽然保持联系，甚至子女或孙子 / 女就居住在附近，但是这些老年人比其他老年人更需要生活上的帮助，患病或伤残时缺乏照料。

（五）老年人社会交往

老年群体通过广泛地参与社会民间组织、志愿性社团等自由结合的集体组织，参与其中的各种活动和交流，从中获得的信任、尊重与认同能帮助他们增加自信，树立积极健康的生活态度，恢复对生活的希望和激情，维护他们的自尊，进而有助于他们赢得社会尊重和有社会价值的满足感。由于老年人活动范围的变窄，以及年龄、体能的关系，人际交往会逐渐减少，有数据显示，老年人的交往圈子以 1 ～ 5 人为主，规模小于青年和成年人，家庭逐渐成为老年人人际交往的主要场所。2006 年中国城乡 60 岁以上老年人口调查显示，“常常感觉孤单”的城市老年人比例达 20.8%，农村老年人为 34.4%。从世界范围看，老年人群孤独现象发生率较低的国家有比利时、丹麦、芬兰、德国、爱尔兰、挪威、瑞典、瑞士和英国。即便如此，在英国，近期一项调查显示约 80 万老年人处在长期孤独状态，另有 500 万老年人将电视视为自己唯一的“伴侣”；在芬兰，萨维科（Savikko）调查了 6786 名老年人，其中，有孤独体验的也高达 39%。

因此，老年人口社会经济特征，往往表现出受教育程度相对偏低、婚姻中丧偶比例高、经济困难、社会资本弱。特别是在大多数发展中国家，由于老年人口的社会保障和社会支持系统薄弱，大多数老年人缺乏基本的养老和医疗保障来源，出现“因老致贫、因病致贫和因贫致病”的恶性循环局面。

三、老年综合评估

（一）老年综合评估简介

老年综合评估（comprehensive geriatric assessment，CGA）起源于 20 世纪 60 年代，近 20 年得到较快发展。其在老年人多种病共存、疾病症状不典型、并发症多、疾病易反复、不良生活方式影响康复等背景下产生。它是通过将传统的问诊、体格检查、功能检查和治疗方法与功能评估、智力测验法等评估内容相结合，结合不同学科的内容，来建立观察老年患者整体情况的实用方法。老年综合评估强调从社会、经济、精神、躯体、自理能力等多个维度测量老年人整体健康水平，克服了只从单一方面进行研究的局限性，可以全面深入地反映老年人群的健康状况，对老年综合保健服务起到了重要的指导作用，为制定卫生政策提供科学依据。

老年综合评估又称老年健康综合评估，也称老年综合健康功能评估（comprehensive functional assessment，CFA）等，是医疗保健机构对老年人的健康进行全面、综合的评价过程，利用多学科团队评估，以确定其有无功能缺损，以及医疗、心理和社会问题，从而建立适当的保健（治疗、护理）

计划，帮助解决和改善其整体功能及生活质量。

老年综合评估主要包括日常生活功能评估、跌倒风险评估、认知功能评估、心理状态评估、多重用药评估、社会支持系统评估、经济状态评估、健康目标评估、健康保健需求评估。其他的评估还包括营养状况评估、尿失禁评估、性功能评估、视 / 听觉评估、口腔状况评估、生活状态评估、宗教信仰评估。

（二）老年人功能状态评估

功能状态评估包括基本或躯体的日常生活活动（basic or physical activity of daily living，BADL or PADL）功能、工具性日常生活活动（instrumental activity of daily living，IADL）功能和高级日常生活活动（advance activity of daily living，AADL）功能等。

评估老年人功能状态的常用量表有日常生活能力评定（activities of daily living，ADL）量表、卡茨（Katz）日常生活功能指数评价量表、巴塞尔（Barthel）指数评定量表、工具性日常生活功能量表和肯尼自我照顾评估等。这里只介绍 ADL 量表和 Barthel 指数评定量表。

ADL 量表由美国的劳顿（Lawton）和布罗迪（Brody）于 1969 年制订。评定内容共有 14 项，包括两部分内容，一是躯体生活自理量表，共 6 项——如厕、进食、穿衣、梳洗、行走和洗澡；二是工具性日常生活能力量表，共 8 项——打电话、购物、备餐、做家务、洗衣、使用交通工具、服药和自理经济。ADL 量表受多种因素影响，年龄、视听或运动功能障碍、躯体疾病、情绪低落等均影响日常生活功能，对 ADL 量表结果的解释应谨慎。

Barthel 指数（Barthel index，BI）评定量表是目前广泛用于测量老年人的基本日常生活活动的量表之一。评定内容包括 10 个项目，其中 7 项测量自我照顾能力（进食、淋浴、个人卫生 / 修饰、如厕、穿衣、大便控制和小便控制），3 项测量行动能力（转位、行走及爬楼梯）。

（三）老年人心理健康状况评估

老年人心理健康直接影响躯体健康和社会功能，心理健康是实现健康老龄化不可缺少的要素之一。以下从幸福度与生活满意指数测量、孤独感与抑郁焦虑测量和认知能力测量三个方面来介绍。

1. 幸福度与生活满意指数测量　幸福度是老年人对其健康、生活状况乃至生存质量的自我评价和期望，是基于自己的心理体验而非他人的评价，幸福度的提出是对“健康”内涵的有力补充。常用幸福度与生活满意指数量表有纽芬兰纪念大学幸福度量表（Memorial University of Newfoundland scale of happiness，MUNSH）、费城老年中心心境量表、生活满意度量表（life satisfaction scale）和总体幸福感量表等，以下介绍纽芬兰纪念大学幸福度量表和生活满意度量表。

纽芬兰纪念大学幸福度量表的理论结构是情感平衡理论，这一理论把幸福理解为两种对立且同样重要又彼此独立的情感间的平衡，即正性情感与负性情感的平衡；正性情感增加个人幸福度，负性情感降低个人幸福度，总的幸福度是两者平衡的结果。该量表的信效度均高，已在许多国家广泛应用，总分作为评定老年人心理健康状况的间接指标。我国 1985 年首次引进并广泛应用于老年人精神卫生研究。

生活满意度量表适用于 50 岁以上人群测量，包括三个独立分量表，可单独使用；其一是他评量表，即生活满意度评定量表（life satisfaction rating scale，LSR）；另两个分量表是自评量表，分别为生活满意度指数 A（life satisfaction index A，LSIA）和生活满意度指数 B（life satisfaction index B，LSIB）。

2. 孤独感与抑郁焦虑测量　孤独感是个体对交往的渴望与自身交往的实际水平间产生差距而引起的一种主观心理体验，常伴有寂寞、孤立、无助、郁闷等不良情绪反应和难耐的精神空虚感。中国处在社会转型期，空巢家庭大量出现，孤独感已成为老年人的通病。最常用孤独感测量量表是加州大学洛杉矶分校（University of California at Los Angels，UCLA）孤独量表，该量表由拉塞尔（Russell）、佩普劳（Peplau）和弗格森（Ferguson）（1978）编制，Russell 等（1980）修订，偏重个体主观体验。

依据焦虑症状理解和评估的重点不同，焦虑评定量表大致可分为侧重于主观体验及行为生理反应的量表和侧重于主观焦虑体验与行为表现的量表。前者的代表有焦虑自评量表（Self-rating anxiety scale，SAS）、交往焦虑量表（IAS）、状态 - 特质焦虑量表（STAI）；后者的代表有汉密尔顿焦虑量表（HAMA）和贝克焦虑量表（BAI）等。这里主要介绍焦虑自评量表，该量表由宗氏（Zung）于 1971 年编制，用于评价被试者的主观焦虑感受情况，现已作为了解焦虑症状的常用自评工具，广泛用于心理咨询及临床心理学等领域。

抑郁是个体失去某种重视或追求的东西时产生的情绪体验，显著特征是心情低落，典型症状为失眠、悲哀、行动受限、自责、性欲减退。老年人常因退休、孤寂、慢性病等出现情绪低落、失眠。常用的抑郁量表有老年抑郁量表（the geriatric depression scale，GDS）、贝克忧郁量表（Beck depression inventory，BDI）和抑郁自评量表（self-rating depression scale，SDS）等。这里主要介绍老年抑郁量表，该量表由布林克（Brink）等在 1982 年创制，专用于老年抑郁筛查，较其他自评量表更适合老年人，主要用于评价老年人情绪低落、活动减少、易激惹、退缩，以及对过去、现在和将来的消极评价等症状。但是，老年人食欲下降、睡眠障碍等属于正常现象，使用该量表有时易误评为抑郁。

3. 认知能力测量 伴随全球人口老龄化的趋势，阿尔茨海默病患者数量与日俱增。早在 2012 年，WHO 就已经指出“老年失智已经成为突出的公共卫生问题”。2015 年，阿尔茨海默病协会（Alzheimer’s Disease International，ADI）数据显示，全球约有 4680 万阿尔茨海默病患者。认知功能对老年人晚年是否能独立生活及生活质量有着重要的影响。认知反映了个体的思维能力，是人们认识、理解、判断、推理事物的过程，并通过个体的行为和语言表达出来。认知状态的评估范围和内容见表 18-7。

表 18-7　认知状态的评估范围和内容

测量范围	测量内容
外观与行为	意识状态、姿势、穿着、打扮等
语言	音量、速度、流畅性、复述能力等
思考能力	判断力、思考内容、知觉
记忆力和注意力	短期记忆、长期记忆、学习新事物的能力、定向力等
高等认知功能	知识、计算能力、抽象和思考能力、结构能力等

在认知障碍的诊治过程中，强调有记忆力损害的主诉，需要家属、亲友提供患者进行性记忆力下降的病史，一般使用 AD8（ascertain dementia 8）量表配合其他认知功能筛查工具来明确认知障碍的诊断，因此 AD8 量表也被称为知情人报告量表。

认知功能的测评量表可分为用于人群筛查的量表和用于临床诊断的量表。前者研究者经培训后较容易掌握，量表简短，结果易于判断，适合在社区开展大样本流行病学筛查，也可以用于临床诊断的参考；后者更适合神经科专业人员在医院对患者进行诊断，诊断量表包括综合性的认知功能检测量表，也包括检测某一认知领域的量表，如记忆评价量表、语言功能评价量表、执行功能评价量表等，诊断量表通常条目更多，需要专业知识才能正确把握。

常用的筛查量表包括简易智力状态检查（mini-mental state examination，MMSE）量表、蒙特利尔认知评估（Montreal cognitive assessment，MoCA）量表、痴呆简易筛查量表（brief screening scale for dementia，BSSD）、简易操作精神状态问卷（short portable mental status questionnaire，SPMSQ）、长谷川痴呆量表（Hasegawa dementia scale，HDS），布莱斯德痴呆评定量表（Blessed dementia rating scale）等。常用的认知障碍诊断量表包括阿尔茨海默病评估量表（Alzheimer’s disease assessment scale，ADAS）、临床痴呆评定量表（clinical dementia rating scale，CDR）、严重

障碍量表（severe impairment battery，SIB）等。

（四）老年人社会健康状况评估

社会健康（social health）也称社会适应性，指个体与他人及社会环境相互作用并具有良好的人际关系和实现社会角色的能力。老年人社会健康是指老年人人际关系数量和质量及其参与社会的程度和能力。老年人社会健康测评包括如下方面：①婚姻、家庭、受教育程度和家谱；②是否有代理人，是否接受帮助；③家庭及社会支持系统和社会联系；④社会功能；⑤老年人的社会适应能力、压力应对能力、社会交往能力、与周围环境接触、人际关系、处理周围发生的问题等能力。下面主要介绍家庭及社会支持系统和社会适应能力的测量。

家庭支持系统测量评估方法主要有观察、交谈、量表测定等。交谈量表测量为家庭关怀指数问卷，是一种以主观方式来评估对象对家庭功能满意程度的工具。该问卷于 1987 年由西雅图华盛顿大学的一位医生根据家庭功能设计，适用于任何年龄组成年人。

社会支持系统测量中，社会支持（social support）是指个人可以感受、察觉或接受到来自他人的关心或协助。社会支持量表可以了解社会支持的来源、存在的问题，并对影响因素进行分析，对构建和完善老年人社会支持网络、促进其身心健康具有重要意义。使用的量表有社会支持评定量表（social supportive rating scale，SSRS）和领悟社会支持量表（PSSS）。其中，社会支持评定量表由肖水源于 1986 年参照国外社会支持量表，结合国情编制，国内有很多研究已证明该量表具有很好的内容效度，是国内公认的量表，已被用来评价各种人群的社会支持。

老年人社会适应就是老年人对身体功能下降及老年期一系列生活事件的适应，通过心理调适改变生活方式，与生活环境达成协调关系的过程，以及这种协调关系呈现的状态。常用量表有普费弗功能活动量表（Pfeffer outpatient disability questionnaire，POD）、社会功能障碍评定量表（SDRS）和 Katz 适应量表等。其中，普费弗功能活动量表编制于 1982 年，能更好地发现和评价功能障碍不太严重的老年患者，即早期或轻度痴呆患者。该量表具有良好的信效度，被应用到社区调查或门诊工作中。

第三节　健康老龄化及其策略

一、健康老龄化全球策略：联合国和 WHO

老龄化不是一个简单的生理学概念，而是一个复杂的人口、社会经济现象。全球人口老龄化正在对家庭、社会、国家，以及国际政治、国际经济产生深刻的影响。例如，发达国家面临人口老龄化造成劳动力短缺问题、发展中国家面临财政负担问题。老年人口寿命延长、自身的医疗保健、生活与生活照顾、精神慰藉等需求愈发突出。联合国前秘书长安南，在 1998 年 10 月 1 日“国际老年人年”发起日献辞中说道，我们正在经历一场静悄悄的革命，人口老龄化大大超出人口学的范围，给经济、社会、文化心理和精神都带来重大影响，可能会比 21 世纪任何一个挑战都能够着实地重组人类共同的未来。

因此，2002 年联合国召开第二次老龄问题世界大会，制定了《2002 年老龄问题国际行动计划》，以回应 21 世纪全球人口老龄化的挑战，推动“建设不分年龄人人共享的社会”，呼吁改变态度、改变国家和国际政策，以及改变社区、公司和其他组织的做法，确认老年人是家庭、社会、国家的财富和资源，发挥 21 世纪内老年人口的巨大潜力。国际社会把保持老年人口的健康，作为响应联合国倡导的一项基础性战略，以便他们有足够好的健康体能参与社会发展，既能解决当前人口老龄化面临的一系列社会问题，更能改善老年人口的健康与生命质量，造福老年人，实现老龄化“新常态”下的社会经济持续繁荣、进步。一些经济发达国家，亦纷纷从国家层面响应这些策略，努力保障老年人口的权益与健康，适应老龄化社会需要。

（一）联合国老龄化策略

国际社会为应对全球老龄化带来的问题和挑战，制定了一系列全球策略。目的在于将解决老龄化问题的集体行动和公共政策纳入全球主流议程，呼吁各国政府和人民对老龄化问题的关注，加强国际合作，从全球范围治理老龄化问题。在宏观战略制定方面，联合国一直扮演了重要角色，其中，以 1982 年举办的“第一届老龄问题世界大会”和 2002 年举办的“第二届老龄问题世界大会”为重要标志，全方位阐释了全球老龄化的内涵及其应对策略。

1. 第一届老龄问题世界大会与《老龄问题维也纳国际行动计划》 20 世纪上半叶，许多工业化国家和地区生育率下降，许多重大传染性疾病得到了控制，平均期望寿命快速延长，老年人口数量和比例快速增加，1950 年全世界 60 岁及以上的老年人口达到 2 亿，1975 年达到 3.5 亿。国际社会开始注意到由大规模老龄现象引起的社会、经济、政治和科学问题。1969 年，马耳他驻联合国常任代表致信联合国秘书长，提议在联合国大会上增列“年长与老年人问题”这一项目，这是以国家名义提请国际社会重视老龄问题的第一个正式文件。此后，在联合国经济及社会理事会的进一步提议下，联合国认识到需要唤起世界注意人口老龄化，以及被数目日益增长的老年人口所受困扰的严重问题，1978 年第 33 届联合国大会决定，在 1982 年主办一次老龄问题世界大会。目的是提醒各国政府充分认识到他们的人口中有越来越多的人进入老龄阶段，需对人口老龄化所涉及的社会经济问题及老年人口的具体需要作出充分响应，包括人口老龄化对生产、消费、储蓄、投资、保健及其政策所起的影响。从老龄问题的人道和发展方面，制定一项全球行动纲领，保证老年人得到经济和社会保障，在和平、健康和有保障的情况下，自由地安享晚年，并保证他们有机会对本国的发展作出贡献。

1982 年 8 月，联合国第一次老龄问题世界大会（First World Assembly on Ageing）在奥地利首都维也纳召开，120 多个政府代表团参加了会议，共同讨论了他们对老年问题的关注，研究了人口老龄化发展及发展与老龄化的相互影响，发挥老年人的潜力、减轻老龄化带来的任何消极影响的措施，包括老年人保健与营养、住房与环境、家庭、社会福利、收入保障与就业及教育等主题，并通过了《老龄问题维也纳国际行动计划》（The Vienna International Plan of Action on Ageing），该行动计划是这次大会的重要成果。

《老龄问题维也纳国际行动计划》由导言、原则、行动方面的建议、执行方面的建议 4 个部分组成，是应对老龄化问题的国际战略方案，旨在加强各国有效处理其人口老龄化和老年人特殊问题的能力，通过建立新的国际经济秩序、增强国际技术合作，促进处理老龄问题和需求的适当国际行动。《老龄问题维也纳国际行动计划》认为：①老年人的生活、安全、健康及福利政策的制定和执行是每个国家的主权权利与责任，各国有各国的特定需要和目标，但也是世界发达地区和发展中地区新的国际经济秩序范围内整体协同发展、努力的一个必要部分，国际和区域合作也应发挥重要的作用。②发展的目标是在全体居民充分参与发展过程并公平分配所得利益的基础上，改善全体居民的生活，实现所有年龄的人融为一体、代际之间团结的社会。发展过程必须提高人的尊严，使不同年龄的人平等分享社会资源、权利并且平等分担责任。③老龄不仅是经验与智慧的象征，老年人在精神、文化、社会和经济方面对社会所作的贡献是宝贵的，应当予以承认，并应进一步加以促进。老年人应当积极参与政策的制定和执行，包括对他们特别有影响的政策。用在老年人身上的花费应被视为一项持久性投资。④老龄化是贯穿整个人生的过程。为全体人民安度晚年做好准备，应当成为社会政策的一个组成部分，包括身体、心理、文化、宗教、精神、经济、保健等方面。⑤老年人的各种问题只有在和平，安全，停止军备竞赛，各种专制、隔离和歧视不再存在，充分尊重人权的条件下，才能得到妥善的解决。

《老龄问题维也纳国际行动计划》把老年人视为独特的、活跃的人口组别，具有多种能力，具有特殊需求。因此，在就业与收入保障、健康与营养、住房、教育与社会福利等方面提出了政策倡议。其中，在老年人健康与营养方面：及早诊断和适当治疗并采取积极预防措施，以减少老年人的失能和疾病；对老年人的照料应当超越疾病的治疗，考虑到体力、智力，社会、精神和环境诸因素之间的相互依存关系，促进他们的全面身心健康；重申《阿拉木图宣言》精神，制定包括基本医疗卫生服务在内的社会体系，满足老年人口需求，阻止和扭转老年人口医疗卫生费用日趋昂贵的现象等。随后的20年内，《老龄问题维也纳国际行动计划》一直主导着国际社会和各国政府解决老龄化问题的思维和行动方向，包括1991年联合国大会通过的《联合国老年人原则》，强调"独立、参与、照顾、自我实现和尊严"的原则。

2. 第二届老龄问题世界大会与《马德里政治宣言》及其行动计划　1982年以来，全球老龄化发生了显著变化，人口老龄化不再仅仅是发达国家的共性问题，也正在成为发展中国家的一个主要问题。全球的人口老龄化已经在各个方面对个人、社区、国家和国际生活产生深刻的影响，是一种全球性力量，同全球化一样，足以改变未来。因此，必须将全球老龄化发展过程纳入更大的社会经济发展框架之中，从比较广泛的生命历程和社会发展的角度审视各项关于老龄化的政策，把老龄化问题纳入全球的主流议程，以迎接21世纪人口老龄化所带来的挑战与机遇。2000年第54届联合国大会决定，在2002年纪念维也纳第一届老龄问题世界大会20周年之际，召开第二届老龄问题世界大会，以帮助各国政府和社会进行政策规划，确保老年人继续各尽其能，为社会作出有益贡献。

2002年4月，第二届老龄问题世界大会在西班牙首都马德里开幕。与第一届老龄问题世界大会相比，参会代表人数规模更大，参与的国家更多，还邀请了非政府组织代表团、学术界代表团和私营部门参加，更具广泛的代表性。大会的主要任务是根据1982年后世界人口老龄化新形势、新问题，并把新世纪的社会、文化、经济和人口方面的实情考虑进去，修改1982年的《老龄问题维也纳国际行动计划》，制定了面向21世纪的《2002年老龄问题国际行动计划》，并通过了《马德里政治宣言》。

政治宣言主要是要表达各国政府在全球人口日趋老龄化的今天如何去迎接挑战、如何去解决困难的政治使命，重申促进发展一个不分年龄人人共享的社会，承诺致力于包括国家、国际的各个层面，在老年人与发展、促进老年人的健康和福祉，以及确保建立有利的支助性环境三个优先方向采取行动。将老龄问题纳入社会和经济的战略、政策与行动中，并进行国际合作，创建有利的国际和国内环境，促进老年人融入和参与社会。

《2002年老龄问题国际行动计划》是引导联合国各成员国处理老龄问题的一个政策蓝本，呼吁各方面改变态度、政策和做法，充分认识老年人不仅有能力带头改善本身的情况，而且有能力带头改善整个社会，从而发挥21世纪内老龄化的巨大潜力，确保老年人有保障、有尊严地进入晚年，并增强他们本身参与家庭和社区生活的能力，对社会作出贡献。《2002年老龄问题国际行动计划》共遴选出三大优先行动方面，分别是老年人与发展、促进老年人的健康和福祉、确保建立有利的支助性环境，涵盖了老年人问题和发展问题的各个方面，反映了国际社会和各国政府在处理人口老龄化进程中的共识。其中，促进老年人的健康和福祉的行动方向，罗列了6个方面的主要问题：终身促进健康和福祉、人人享有卫生保健、老年人和HIV/AIDS、培训老年护理和保健人员、老年人的心理健康、老年人与失能。

（二）WHO老龄化策略

WHO作为国际健康专业组织，为了积极响应联合国的倡导，于1990年，以老年人口的需求为基础，提出了实现"健康老龄化"的目标，对于维护全球老年人口的基本健康和提高其生活质量，具有积极的社会意义；1999年，WHO进一步以老龄化过程和老年人社会权利学说为基础，提出了"积极老龄化"的理念。该理念改变了人们长期形成的消极老龄化观点——尽管老年人曾经为社会进步做出巨大贡献，但进入老年后成为社会负担——强调老年人是被忽视的社会资源。倡导以老年健康为目标和出发点，使人们认识到在自己的一生中能够发挥体力、社会、精神方面的潜能，按自己的权利、需求、爱好、能力参与社会活动，并得到充分的社会保护和保障。在生命历程的各个阶段，避免或减少有害于人体健康的危险因素，增加健康保护因素，就会大大推迟人体功能衰退和患病时间，提高老年阶段的健康水平。毕生投资于健康，就会成为家庭和社会的财富。

健康老龄化指发展和维护老年健康生活所需的功能发挥作用的过程。其中，“功能发挥”指使个体能够按照自身观念和偏好来生活及行动的健康相关因素，它由个人内在能力与相关环境特征及两者之间相互作用构成；“内在能力”指个体在任何时候都能动用的全部身体功能和脑力的组合；“环境”包括组成个体生活背景的所有外界因素，从微观到宏观层面，包括家庭、社区和社会，还包括建筑环境、人际关系、态度和价值观、卫生和社会政策、支持体系及服务。2015 年，WHO 在《关于老龄化与健康的全球与报告》基于健康老龄化的角度指出，通过增强及维护内在能力和使功能衰减的个体能够做其认为重要的事情的方式可以很大限度上改善老年人功能发挥并促进健康老龄化发展。WHO 认为可以采取某些干预措施促进老年人健康，其中最主要的方式是通过卫生系统向老年人提供医疗和照护服务，同时也应发动全社会力量为老年人创造友好的生活环境。WHO 认为现有的卫生系统和长期照护系统都存在明确的特点：为了适应健康老龄化需求，系统亟待发展整合。以急症模式建立的卫生体系与多数老年人的医疗需求不相符，卫生系统的最佳改进方案是将老年人作为卫生服务的中心，实施整合性服务计划。在临床照护层面，是指根据人们生命历程中的需求，整合卫生服务和长期照护系统（包括家庭照护）中不同水平和地点的资源，持续性地提供卫生服务，如表 18-8 所示。从患者的角度来说，则是跨越疾病、地点和时间的无缝集成。

表 18-8　传统卫生保健服务与以老年人为中心的整合性服务的比较

传统卫生保健服务	以老年人为中心的整合性服务
重视健康问题	重视老人本身及其目标
目标是治疗疾病	目标是使内在能力达到最大化
老年人是卫生保健服务被动的接受者	老年人是卫生保健规划和自我管理的参与者
不同条件、地点下，不同生命阶段中，不同医务人员提供的卫生保健服务是分散的	不同条件、地点下，不同生命阶段中，不同医务人员提供的卫生保健服务是综合的
与卫生保健和长期照护之间没有关联或关联有限	与卫生保健和长期照护之间有很强的关联
认为老龄化是病理状态	认为老龄化是生命历程中正常且重要的部分

为了满足日益增长的老年医疗卫生需求，WHO 提出应当将改善功能发挥、提升内在能力作为共同目标，构建综合性卫生保健服务，应当采取措施对卫生系统进行改革，确保下列三项措施。①建立以老年人为中心的卫生保健体系，并确保老年人能够得到有效服务。重点措施包括保证所有老年人都得到综合性评估，并获得统一的、旨在提高功能的综合性卫生保健计划；尽可能在老年人居住地就近提供服务，包括开展上门服务及社区服务等。②将内在能力提升作为体系的工作重心，包括改造信息系统，以收集、分析、报告与内在能力相关的数据；转变效果监测、融资和激励机制，以促进改善功能的卫生保健服务；建立旨在提升内在能力的临床指南，更新已有指南，以强化其功能改善作用。③保障一支训练有素、可持续的工作队伍，包括以执业前培训和继续教育课程形式，向所有卫生从业人员提供老年学及老年病学的基础培训；将老年学及老年病学专业能力纳入所有卫生教学体系中等措施。

2019 年，WHO 在《2020—2030 年健康老龄化行动十年》中继续指出，为了促进健康老龄化并改善老年人及其家庭和社区的生活，必须需要做出根本性的转变，并提出了以下四个具体行动领域。①改变我们对年龄和老龄化的想法、感觉和行为：WHO 呼吁开展全球反对年龄歧视运动，通过改变基于年龄的成见（想法）、偏见（感觉）和歧视（行为），为所有年龄的人创造一个共同的世界。②确保社区提高老年人的能力：行动应在政府的多个层级开展，包括国家、次国家和地方政府之间的合作与协调，通过了解需求，确定优先事项，规划策略，使用可得的人力、财力和物力资源并利用技术来予以实施，可在城市和农村地区的任何地方创建此类环境。③确保为老年人提供以人为本的综合照护和初级卫生保健服务：为应对个别急性健康状况而不是老年病而建立的多数卫生系统都没有做好为老年人提供高质量卫生保健的准备，这些服务应把提供者和医疗机构整合起来，并与可持续的长期护理联系起来（图 18-2）。④为有需要的老年人提供长期护理：每个国家都应该有一个系统来满足老年人的长期护理需求，使得老人在适合自己的地方老去，如日间护理、临时照护和家庭护理，而且这些服务必须与卫生保健服务及广泛的社区网络和服务联系起来。

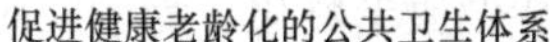

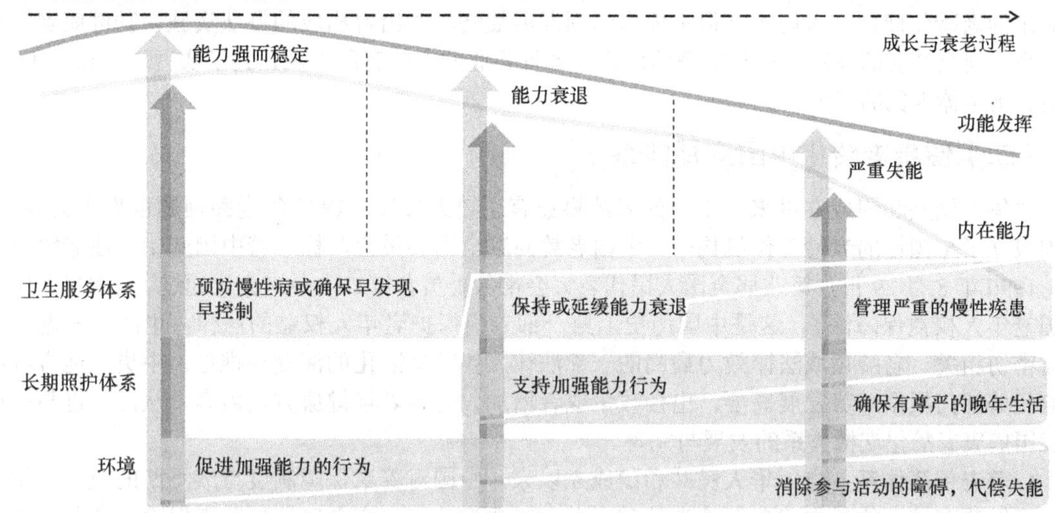

图 18-2　促进健康老龄化的公共卫生体系：生命历程中的公共卫生行动时机

二、健康老龄化中国策略

（一）中国健康老龄化的内涵和意义

在我国，健康老龄化已经引起政府的高度关注。在 20 世纪 90 年代，我国著名专家邬沧萍便已将“健康老龄化”这一概念引入我国，并且学者们对健康老龄化战略进行了积极探讨。随着健康老龄化研究的深入展开，鉴于我国人口老龄化的严峻现状，政府对我国健康老龄化问题十分关注，并作为一项长期策略纳入未来的发展中。在 2014 年，由国家卫生和计划生育委员会牵头成立了以解决人口老龄化问题为目的的专项工作小组，将“健康老龄化”这一概念作为核心问题，开展了关注生命健康全过程、提高老年人生活质量的战略部署工作。到 2016 年 10 月，中共中央、国务院下发了《“健康中国 2030”规划纲要》，文件明确提出了将推行老年人卫生服务体系等多项措施列为下一步发展工作的重要内容。2017 年 3 月，国家卫生和计划生育委员会印发《“十三五”健康老龄化规划》，这预示着健康老龄化已经成为我国社会主义发展宏观战略中不可或缺的一部分。

面对我国存在的老年群体日益增长、“国未富人先老”等问题和我国人口疾病由原来的重大疾病转变为以慢性病为主、不同地区的老年人数量不均衡等一系列问题，我国健康老龄化的概念和内涵需建立在我国人口老龄化的具体国情及总结自身经验的基础上。围绕这两个着力点，我国现阶段强调的是维护健康公平和贯穿生命全过程的视角。《“健康中国 2030”规划纲要》强调，全民健康是建设健康中国的根本目的，须立足于全人群和全生命周期这两个着力点。在全民健康的政策框架下，《“十三五”健康老龄化规划》明确指出，健康老龄化，即从生命全过程的角度，从生命早期开始，对所有影响健康的因素进行综合、系统的干预，营造有利于老年健康的社会支持和生活环境，以延长健康预期寿命，维护老年人的健康功能，提高老年人的健康水平。

为了科学合理地将健康老龄化政策实施下去，我们要关注以下几点。①该政策面对的老年群体不仅要实现整体的健康长寿，更要提升寿命质量。寿命质量有客观的、可量化的标准。②健康老龄化不仅强调强化老年人的内在能力和最大化功能发挥，也强调社会环境对两者的影响。实现健康老龄化的前提是确保年龄超过 60 岁的老年群体整体趋向健康，这就要求国家给他们提供舒适、健康的居住环境。③健康老龄化不是一朝一夕能够完成的，这是一个长远的计划，要从人们的幼年时期就开始实施，在人们年龄不断增长的过程中，确保人们在每个阶段都能在健康的环境下生活，保持强健的体魄。该计划实施的最终成果可通过人们老年时期的身体表现体现出来。在不同的生命阶段打好健康基础是实现健康老龄化的前提。④要用科学的眼光看待健康老龄化。为了应对日益突出的老龄化问题，人们才不得不提出这项发展战略，并出台相应的办法实施。⑤健康老龄化是一个面向全社会的问题，参与的群体广泛，各行各业的人都有所涉及，为了实现这一伟大工程，需要我国全体人民的努力。

（二）健康老龄化中国支撑体系

中华人民共和国成立以来，中国的老龄事业有了较大发展。1982 年老龄问题世界大会以后，中国成立了全国性的老龄工作机构——中国老龄问题全国委员会，标志着中国开始关注老龄化问题。1996 年 8 月 29 日，第八届全国人民代表大会常务委员会第二十一次会议通过了《中华人民共和国老年人权益保障法》。这是中国历史上第一部专门保护老年人权益的法律，也成为与老年人权益密切相关、老龄领域法律效力最高的一部法律。伴随老龄化的演变与推进，中央及地方各级政府相关部门根据形势发展需要，出台政策或者增加、完善老年健康方面内容，从而促进与推动了我国健康老龄化支撑体系的发展与完善。

1. 养老保障体系 自中华人民共和国成立以来，中国对养老保障制度持续不断的改革，初步建立了以政府统一的基本养老保险为基础，企业年金为补充，个人储蓄性养老保险和商业养老保险为提升的三支柱养老保障体系。第一支柱是社会统筹和个人账户相结合的基本养老保险。从 20 世纪 80 年代开始，我国政府在进行试点和总结实践经验的基础上，建立了社会统筹和个人账户相结合的基本养老保险。基本养老保险是整个社会保险体系的基础，资金来源于国家、企业和个人三方。国家立法或通过行政手段要求企业必须强制参保，由企业和个人共同缴费形成基本养老保险基金，其中社会统筹基金由企业缴费的一部分形成，职工个人账户基金由个人缴费的全部和企业缴费的一部分形成。第二支柱是近年来逐步明确的企业年金。企业年金由企业和职工共同负担或是完全由企业负担，是企业按照其经营效益自愿参加的，政府给予参保企业以一定的优惠政策，由国家宏观指导、企业内部决策执行。企业年金是企业在缴纳社会保险费义务之后的附加保险，它主要是企业根据其自身经营情况为职工出资投保的旨在解决企业职工退休后在基本养老保障外取得的养老金。第三支柱是个人储蓄性养老保险。个人储蓄性养老保险由个人根据其自身需要，自愿投保，保险费由投保人全部负担，主要包括自愿的个人储蓄和个人购买商业养老保险。

2. 医疗和护理保障体系 我国老年医疗保障从属于全民医疗保障，没有相对独立的专门针对老年人口的医疗保障制度，现行的医疗保障体系包括城镇职工基本医疗保险、城乡居民医疗保险（由城镇居民医疗保险和新型农村合作医疗整合而成），加上公务员医疗补助、大病医疗保险等制度作为补充，实现了基本建立覆盖城乡全体居民的医疗社会保障体系的目标。

（1）城镇职工基本医疗保险：1998 年 12 月，国务院发布《关于建立城镇职工基本社会医疗保险制度的决定》，使得城镇所有用人单位的职工纳入保险体系，为退休职工基本医疗需求提供了保障。基本医疗保险基金由社会统筹和个人账户构成，实行属地管理，保险费用由用人单位和职工双方共同负担。职工个人缴纳的基本医疗保险费全部计入个人账户，用人单位缴纳的一部分用于建立统筹基金，一部分划入个人账户。

（2）城乡居民基本医疗保险：我国政府于 2003 年和 2007 年分别针对农村人口和城镇非从业人员（中小学生、少年儿童、老年人、残疾人等群体）推行了新型农村合作医疗制度和城镇居民基本医疗保险制度。为了迅速扩大覆盖面，新型农村合作医疗和城镇居民基本医疗保险在试点之初就确立了“政府财政补贴为主、个人缴费为辅”的定额筹资方式，历年财政补贴占比保持在 70% ～ 80% 的高水平。2016 年 1 月，《国务院关于整合城乡居民基本医疗保险制度的意见》要求整合这两项制度，建立统一的城乡居民基本医疗保险制度。城乡医保一体化进入加速发展阶段，城乡待遇差距被逐步缩小，基金的互济功能得到进一步增强。

在护理保障方面，随着我国人口老龄化进程加快尤其是高龄化时代的到来，2016 年人力资源社会保障部印发《关于开展长期护理保险制度试点的指导意见》，选择青岛、长春等 15 个城市及吉林、山东 2 个重点联系省份统一组织开展试点，探索建立长期护理保险制度。截至 2019 年 6 月底，15 个试点城市和 2 个重点联系省份的参保人数达 8854 万人，享受待遇 42.6 万人，且以重度失能老年人为主，资金总体报销比例达 80% 以上，年人均基金支付达 9200 多元。2020 年 5 月 6 日，国家医疗保障局就《关于扩大长期护理保险制度试点的指导意见》公开征求意见，新增试点城市 14 个，长期护理保险制度在我国将进一步扩面。

3. 其他保障体系

（1）改善社区为老服务环境：近年来，政府大力发展社区为老服务，不断改善老年人居家养老的支持环境。2001 年民政部颁布《“社区老年福利服务星光计划”实施方案》，2001 ～ 2004 年实施，形成了社区居委会有站点、街道有服务中心的社区老年人福利服务设施网络。2011 年，全国老龄工作委员会办公室组织编写了《老年友好型城市建设指南》《老年宜居社区建设指南》《老年温馨家庭建设指南》，在规范老年宜居环境建设的目标、内容、评估标准等方面提出了具体的指导建议。

（2）积极促进医养结合：为解决老年人在养老过程中长期“医养分离”的困局，国务院《关于加快发展养老服务业的若干意见》中，首次提出积极推进医疗卫生与养老服务相结合，推动医养融合发展。在全面推进医养结合养老服务的背景下，各地结合自身条件积极实践和探索医养结合养老服务模式并积累了不少经验，如区分不同养老方式（机构养老、社区养老、居家养老）、不同层级（城区、农村）、不同主体、不同规模的养老服务主体，在充分利用医养资源的基础上，提高医养结合资源配置效率。

（3）鼓励老年人积极社会参与：1996 年 8 月《中华人民共和国老年人权益保障法》以立法的形式保障了老年人社会参与的权利，规定了老年社会参与的条件，推动了老年社会参与的广泛实践。现阶段，随着我国基层民主自治的发展，我国老年人的社会参与也得到了推动，城市地区老年人进行社会参与的积极性有了一定程度的提升，其中社区中的老年人成为主要的参与群体。

可以看出，积极应对人口老龄化已成为我国一项长期性、基础性、全局性的战略任务，经过几十年的努力，中国的老年健康支持体系已日渐成熟，但离真正实现“老有所养、老有所医、老有所为”还有一定差距。老龄化日趋严重的趋势已不可逆转，现有的体系仍需不断完善。在老年医疗保障方面，尽管中国目前建立了基本医疗保险制度，但是现行保障制度门诊报销与住院补偿比例较低，且并无针对老人群体的特殊报销政策，如何更好地完善医疗保险制度，更好地保障“老有所医”，仍需要不断努力。建立老年护理保障制度同样也是有效应对老龄化，确保“老有所养”的重要手段之一。由于老年人需要护理的时间较长，所花费的人力较多，费用更是难以控制，这种需求的特殊性及费用的不确定性，使得我们有必要在老年医疗之外，建立独立的老年护理保险制度。中国的长期护理保险目前还处于试点阶段，经过 4 年多的实践探索，试点地区基本形成了适应当地情况的长期护理保险制度运行模式，有效减轻了失能老人家庭经济负担，改善老年人生存质量，但仍然面临试点筹资医保基金占比较高、评估标准不统一、照护服务体系供给不足等问题，未来还需认真总结试点经验，进一步扩大制度试点，完善相关体制机制，探索符合国情、体现中国特色的制度模式和政策框架。

更为重要的是，根据上述 WHO 实现健康老龄化的具体行动领域，政府在提供长期护理服务的同时，亟须把服务提供者和医疗机构整合起来，并与可持续的长期护理相联系，为老人提供以人为本的综合照护。当下，中国的医疗机构和养老机构互相独立、自成系统，护理保障与医疗保障不能连续。一旦生活不能自理的老年人出现健康问题时，往往不能得到及时有效的治疗，且不得不经常往返家庭、医院和养老机构之间，既耽误治疗、增加费用，也给家属增加了负担。这使得建立整合型的医养结合养老模式尤为迫切。现阶段国情下，单一强调个别主体的作用来满足日益增长的医养结合服务需求是不现实的，必须调动各方面的积极元素，整合多方服务主体的资源，使其各自承担着不同的职责与任务。老龄问题是整个社会需要面对的问题，需要将政府、营利组织和非营利组织等多方主体有机结合起来，共同为实现健康老龄化而努力。

（王　颖）

思　考　题

1. 什么是人口老龄化？
2. 什么是健康老龄化？
3. 老年人的生理、心理及健康特征有哪些？
4. 可以从哪些方面来衡量老年社会经济特征？
5. 为有效应对健康老龄化，医疗卫生体系的三大改革举措是什么？
6. 应对老龄化的策略有哪些？

第十九章　流动人口健康管理

流动人口由于规模庞大、流动性强、文化程度与收入相对较低，给城市管理、基础设施与公共服务等方面带来了较大挑战。当前我国流动人口公共服务体系尚不健全，基本健康管理与服务供给不足、质量不高。在要求实现基本公共服务均等化改革目标大背景下，系统而深入地分析流动人口健康管理问题，寻求适合该群体健康管理办法，对推进健康中国建设具有重要实践意义。

第一节　概　　论

一、流动人口概念与类型

（一）流动人口概念

由于户籍制度的推行，人口流动成为我国较为独特的现象，把人口在地区间或在空间上的移动区分为伴随着户口相应变动的人口迁移和没有户口相应变动的人口流动。虽然“人口流动”“流动人口”概念在国内较为常见，但是对于流动人口的概念，目前尚未有统一的表述。流动人口最初研究时泛指户籍人口之外的所有人口，包括在非户籍地长期居住人口、短期逗留人口。现今大多数学者从时间、空间、户籍、流动目的等方面来界定流动人口概念的内涵。

1. 人口流动（population movement）　是指人们超过一定时间长度、跨越一定空间范围、没有相应户口变动的空间位移过程，并在一定时间内往返于居住地与户口所在地之间的人口移动。

2. 流动人口（floating population）　是指居住地与户口登记地所在的乡镇、街道不一致且离开户口登记地半年以上的人口，但不包括市辖区内人户分离人口，即在同一城市的市区范围内居住地和户口登记地相分离的人口。

3. 国际移民（international migrant）　跨越国界的长久性人口空间移动，主要是指在其原常住国（一般为出生国或国籍所在国）以外居住超过 12 个月的人。由于外国人入境是一种受到控制的活动，所以公民身份自然成为有关部门进行登记的一项主要信息，另外一项关键信息即是入境的目的。这两个因素，即公民身份和入境目的，便确定了不同的停留时间。而依据各个国家的立法和惯例，我们可以根据停留时间的长短将入境人士区分为访问者、游客或移民等。此外，进行移民活动统计所依据的其他重要信息还有居住国和出生国。国际移民组织（International Organization for Migration）对“国际移民”的定义：一般来讲，国际移民是指为了在其他国家定居的目的而跨越国境流动的人群，包括暂时性居住在内；游客和短期商务考察者通常不计入移民之列。

4. 国际上流动人口的概念　国际学术界通常采用一些对偶概念来研究中国的迁移流动，如“永久迁移 / 临时迁移”“户籍迁移 / 非户籍迁移”“正式迁移 / 非正式迁移”等，后一类迁移即人口流动。国际上对流动人口的研究较多使用“人口迁移”“迁移人口”概念。

（1）人口迁移：指在一个地区单位同另一个地区单位之间进行的地区移动或者空间移动的一种形式，通常它包括了从原住地或迁出地迁到目的地或迁入地的永久性变动。

（2）迁移人口：指发生人口迁移活动的人。这个概念强调了两个方面的因素：一是“时间”因素，定义里的“永久性”并非指一旦一次人口迁移发生以后就不能够有第二次人口迁移，而是指人口迁移活动应该有“足够长”的时间；二是“空间”因素，即人们要在两个相距“足够远”的空间位置之间发生位置移动。

我国长期以来实行严格的户口登记制度，因此对于流动人口和迁移人口的界定还需要与人口的户籍所在地联系起来判断，通常所说的“流动人口”与国际上定义的“迁移人口”有所不同。流动人口特指非户籍迁移人口，即离开户籍所在地到外地居住，同时户籍不发生迁移的人口。

5. 流动人口的特点

（1）在迁移方向上，基本上是从乡村到城市、从落后地区到经济发达地区、从中西部地区到东部沿海地区。

（2）在人口的年龄结构上，以青壮年劳动力为主，15 ～ 60 岁的劳动年龄人口占绝大多数。

（3）文化程度不高，受教育年限较少，大部分人只具有初中文凭，健康保健意识淡薄。

（4）从就业情况来看，大多数流动人口在工厂、建筑工地等生产第一线工作，工作环境差、收入低，很多工作还处于有毒、有害的工作环境。

（5）生存状况堪忧。大部分流动人口居住于集体宿舍或临时搭建的简易彩钢房，住处内人员多，基本无卫生设施，不具备消毒设施，建筑工地上食堂无卫生许可证和从业人员无健康证上岗情况普遍存在。

（6）医疗保障体系不足。由于流动人口工作更换频繁，加之各地医疗保障政策的衔接问题，导致许多农民工（年内在本乡镇以外从业 6 个月及以上的人口）丧失了基本医疗保障的权利。当流动人口患上各类传染性疾病时，由于收入低、保险不到位以致得不到及时治疗，很可能造成疫情扩散，严重危害到迁入地人口的健康。

（二）流动人口的类型

流动人口可以分为流入人口和流出人口，流入人口是指来到该地区的非户籍人口，流出人口是指离开该地区到其他地方居住的户籍人口。流动人口根据流动性可以分为常住流动人口和短期流动人口，常住流动人口一般在该地区居住较长的一段时间（如 5 年）。衡量流动人口的基本尺度是流动涉及的空间及其持续的时间。

1. 依据空间尺度划分

（1）按流动距离对流动人口进行分类，或按一个社会的政治、经济活动的空间组织形式——区域，将流动人口按不同等级区域进行划分，如省际、县际、乡际流动人口。

（2）按照户籍身份和流入地城乡类别两个维度，可将流动人口分为乡城流动人口、城城流动人口、乡乡流动人口、城乡流动人口 4 种类型。城乡流动人口，指户口性质为农业，流入地为城镇的流动人口；城城流动人口，指户口性质为非农业，流入地为城镇的流动人口；乡乡流动人口，指户口性质为农业，流入地为乡的流动人口；城乡流动人口，指户口性质为非农业，流入地为乡的流动人口。

2. 依据时间尺度划分 按流动人口的出行规律分为定期和非定期流动人口。在定期流动人口中，又可根据当事人离开常住地在外居留时间的长短，划分为每日流动、季节性流动和周期性流动人口。

3. 依据人口年龄划分

（1）流动儿童、青少年：是指跟随父母外出但不改变户口登记的学龄儿童、青少年，包括学前儿童、学龄儿童和学龄青少年。流动人口中 14 岁及以下儿童比例较高且低年龄儿童随父母流动现象比高年龄更为普遍。

（2）农民工群体：占流动人口中的 90% 以上，发展成为经济建设的生力军。农民工形成三种主要典型类别：城市化程度较高的农民工、长期处于流动状态的农民工、季节性流动的农民工。

（3）随迁流动老年人：随迁流动老年人群同样十分庞大，首先实行计划生育以来的独生子女群体普遍已成人、成家，并且不局限地域地“立业”；其次，当前中国养老机构还不健全、不完善，多数父母需要与子女同住或者就近居住。

4. 依据流动原因划分

（1）经济型流动人口：以谋取经济利益为目的的经济型流动人口，包括因工作调动、分配录用、务工经商、学习培训等原因而流动的人。

（2）社会型流动人口：以非经济利益为目的社会型流动人口，包括因婚姻迁入、随迁家属、投亲靠友和退休退职等原因而流动的人。

5. 国际上人口流动类型 美国地理学家泽林斯基系统地总结了有史以来人口流动的各种类型。随着社会现代化程度的提高，流动人口的规模会不断上升，但类型将不断变化。在一个处于发展前阶段的传统社会中，流动人口数量很小，只限于社会交往、采集食物、宗教活动等有限几种类型。进入发展中阶段后，随着经济活动和城市化的发展，流动人口迅速增长，流动类型大大丰富，流动人口结构开始出现分化。流动人口规模的扩大对尚未充分发达的城市和交通造成巨大压力。到了发达阶段后，由于交通条件的完善，流动将取代迁移的一部分功能，使流动人口规模进一步扩大，人口流动的成因将偏重经济和娱乐成分。

二、流动人口现状及流动原因和变化趋势

（一）流动人口现状

我国经济社会持续发展，为人口的迁移流动创造了条件，人口流动规模进一步增加，并且继续向东部沿海尤其是大城市和城市群集聚。

1. 流动人口规模大幅增加 2020 年我国人口总量达到 141 178 万人，其中流动人口（人户分离且离开户口登记地半年以上人口）数量占全国总人口的 26.0%。人户分离人口为 49 276 万人，其中，市辖区内人户分离人口为 11 694 万人；流动人口为 37 582 万人，其中，跨省流动人口为 12 484 万人。2010 ～ 2020 年是我国自人口普查以来流动人口数量涨幅最大的十年，与 2010 年人口普查 16.5% 的增幅相比，流动人口占总人口的比例增加了 9.5%，十年内流动人口数量年均增长率高达 6.97%（图 19-1）。具体而言，人户分离人口增长 88.52%，市辖区内人户分离人口增长 192.66%，流动人口增长 69.73%。人口大规模迁移流动是改革开放以来我国变化最深刻、最具社会经济影响力的现象之一。

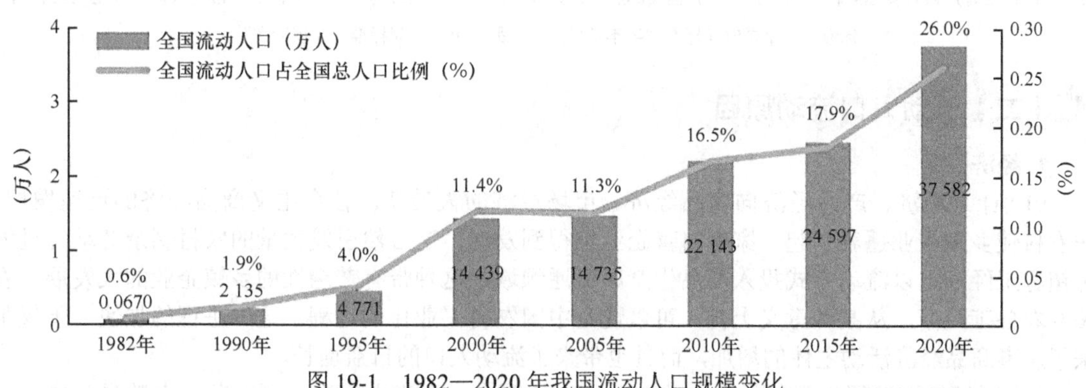

图 19-1 1982—2020 年我国流动人口规模变化

1982 年、1990 年、2000 年、2010 年、2020 年数据来源于国家统计局公布的全国第三至第七次人口普查；1995 年、2005 年、2015 年数据来源于国家统计局公布的全国 1% 人口抽样调查

当前我国城镇化率已达 63.89%，迈进高质量新型城镇化发展的中后期转型提升阶段。在这过程中，流动人口已成为城镇人口增长的主导因素，参与流动的群体自身也发生着全方位、多层次的变化。随着城乡关系的融合演进，流动人口正逐步改变传统认知上主要以农村向城市转移的单一流动模式，流动人口多元化的特征日益突出。

2. 流动方向 长三角地区和珠三角地区仍然是流动人口最活跃的地区。人口持续向沿江、沿海地区和内陆城区集聚，长三角、珠三角、成渝城市群等主要城市群的人口增长迅速，集聚度加大。东部地区人口比重继续上升，中部继续下降，西部人口比重略有上升但比重下降，东北地区人口

比重则明显下降。

2020年，我国流动人口占常住人口比例最高的六个省市依次分别是上海、广东、浙江、北京、福建和江苏。特大城市(如北京和上海)及其他东部沿海发达省份仍旧是流动人口最为活跃的地区，尤其是长三角地区。上海和广东的流动人口比例高达42.1%和41.3%，近乎一半的人口都属于流动人口；浙江省流动人口比例紧随其后，为39.6%，而同属于长三角地带的江苏省流动人口比例则为27.9%，尽管与上海市和浙江省相差超过10%，但仍高于大部分的中部和西部省份。各省市区流动人口的具体情况见图19-2。

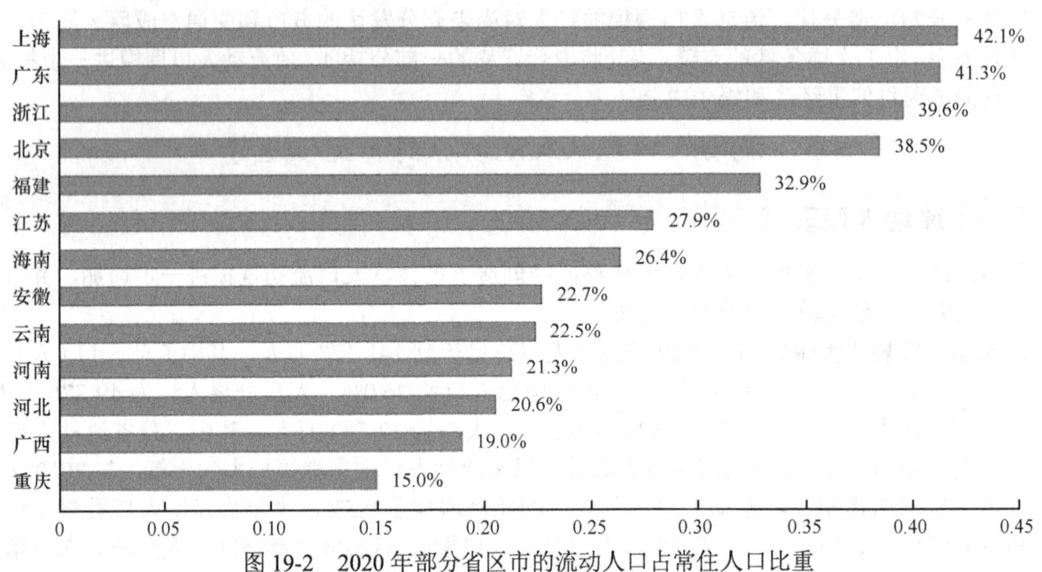

图19-2 2020年部分省区市的流动人口占常住人口比重

数据来源于各地方统计局官方网站公布的本地区第七次全国人口普查信息。常住人口是指经常在某行政区域内居住达半年及以上人口，既包括有户籍且实际居住，也包括无户籍但实际居住的人口，反映的是实际居住人口的情况。常住人口的界定主要有两个标准，一个是时间标准“半年及以上”，另一个是空间标准“乡镇街道”

（二）流动人口流动原因

1. 经济因素

（1）计划经济、产品经济向商品经济、市场经济的大转变。社会主义商品经济的迅速发展，在农村使乡镇企业蓬勃兴起，家庭自营企业也得到发展。这必然引发大量的农村剩余劳动力进城进镇务工经商，以流动方式投入商品生产、流通领域。这种带有普遍性的乡镇企业的大发展、农民弃农务工经商，从某种意义上讲，可以说是中国农村工业化的过程。这一进程的加快，不仅带来了从事商品经济活动主体的增加，而且也带来了流动人口的日益增长。

（2）区域经济发展水平低导致农业劳动力大量剩余。各省之间农业剩余劳动力数量和剩余比重差异很大，中西部农业劳动力剩余率高于东部地区。在人口迁移及劳动力流动主要表现为从中西部向东部和从农村到城市这一基本走向的情况下，农村人口和农业劳动力的高比例及地区分布，以及农业劳动力剩余程度的地区差异意味着这种迁移趋势将是持久的，规模也将越来越大。

（3）地区产业结构升级，促使农村人口就近转移。地区非农产业发展快，不仅农村劳动力异地转移的人数相对较少，而且还可以吸纳其他区域的劳动者来务工经商。推进产业结构调整与供给侧结构性改革，发展高成长性产业，扩大战略性新兴产业规模，均会促使农村人口从农业部门向非农业部门转移。

2. 社会因素

（1）城镇化快速推进，人口流动的规模和强度继续增长。2014年以来，我国大力推进新型城镇化发展。根据国际经验，在城镇化进入中后期阶段，人口流动的整体规模和强度将继续增加。但是，我国户籍人口城镇化率相对滞后，城城流动人口活跃度提升的同时，城乡流动人口依然是我国城镇化的主力军。

（2）中西部省会、首府等城市的快速发展。近十年来，中西部地区经济、交通、科技等快速发展，伴随着大规模迁往省内省会、首府等城市的省内流动人口。省内流动人口占全部流动人口的比重由2010年的61.15%提高到2020年的66.78%，大约2/3的流动人口选择在省内近距离流动，提高了中西部地区人口流动的活跃度。省内流动人口增长快，也意味着跨乡镇街道和跨区县的近距离流动人口增长更快。

（3）随着人们对优质公共服务资源的追求及一些国家战略的实施，出现大量“户迁人不迁”和“人迁户不迁”现象。由于教育资源和质量存在一定的空间错配现象，一些父母为了追求优质教育资源购置学区房，调整家庭户口登记地，推动了市区内人户分离人口增长。随着中国人口老龄化进程的加快，退休移民、“候鸟”养老、异地养老、随迁老人等老年流动人口在我国许多城市快速增长，成为人户分离的新现象。此外，精准扶贫、生态移民等推动一批易地搬迁，出现部分“人迁户不迁”现象，在一定程度上推动了流动人口或人户分离人口的增长。

3. 政策因素

（1）就业政策的完善是增加人口流出的推力。我国对农村人口到城市就业的政策经历了一个从控制到放松、从限制到鼓励的发展过程。1980年8月，中共中央在北京召开全国劳动就业工作会议，提出在国家统筹指导下，实行劳动部门介绍就业、自愿组织就业和自谋职业三结合的就业方针，拓宽了农村人口进城就业渠道。1984年1月，国务院颁布《关于1984年农村工作的通知》，放松了农民自筹资金进入城镇工作和经商的限制，促进了农村人口进城务工经商。进入21世纪，国家合理引导农村富余劳动力转移到城市就业，推动了城乡劳动力市场一体化建设。2000年7月，劳动保障部、农业部、国家发展计划委员会等7部委联合颁布《关于进一步开展农村劳动力开发就业试点工作的通知》，改革城乡分割的就业体制，取消对农民进城就业的各种不合理限制。2006年，国务院颁布《关于解决农民工问题的若干意见》，要求公平对待进城务工人员，保障进城务工人员的权益，增加了农村流出人口在城市的获得感。

（2）户籍制度的改革减少了人口流出的阻力。1958年，我国城乡户籍制度建立，这种二元制的户籍结构限制了农村劳动力向城市的流动。随着改革开放的推进和深化，城乡二元制的户籍制度越来越显现出其弊端。1997年，国务院发布《关于完善农村户籍管理制度的意见》的通知，规定符合一定条件的农村人口，如果已经在城镇就业和居住，可以进行户口迁移，在城镇落户。2014年，国务院发布《关于进一步推进户籍制度改革的意见》，放宽了户口迁移的政策，将农业户口和城镇户口统一为居民户口，消除了城乡身份的差异，逐步实现了居民在城乡之间的融合和一体化。此外，设镇标准的变更，使大批的农村人口进入建制镇或小集镇，成为镇人口，并由此加快了向非农产业转移的步伐。

（3）土地经营制度的改革增加了农村人口流出的数量。1982年1月，中共中央、国务院颁布《全国农村工作会议纪要》，明确指出包产到户和包干到户有强劲的生命力，家庭联产承包责任制由此逐渐形成。通过构建以家庭为基础的农业管理系统，农业生产效率得以提高，农村富余劳动力在进行利益比较之后退出农业，转移到第二和第三产业，使农村人口流向城市。2004年，国务院颁布《国务院关于深化改革严格土地管理的决定》，强调在符合地区发展规划的前提下，农民集体所有用地的使用权可以依法流转。2014年，中共中央办公厅、国务院办公厅印发《关于引导农村土地经营权有序流转发展农业适度规模经营的意见》，推动了农村土地的规模化经营，提高了农村的生产效率，使更多的富余劳动力往城镇转移。

4. 科技因素

（1）农业科技进步，解放农村劳动力。科技进步是农村人口转移的重要推动力，农业和非农业科技的进步都会提高农业的生产效率，释放出更多的劳动力。改革开放以来，农村地区积极推广和应用新技术、新产品，大大提高了农业劳动生产率，增加了农民的收入。农业机械化的推广普及，使农业耕作所需要的劳动力数量减少，大量农村人口就需要转移到非农产业寻求就业机会。

（2）非农业科技进步，提供更多的就业岗位。非农业科技的进步促进了生产力的发展，推动了工业化的进程，带动了新兴产业的发展，为劳动者提供了更多的就业岗位。2005 年，国务院发布《促进产业结构调整暂行规定》，要求推进产业结构优化升级，调整区域产业布局，实现资源优化配置。但新兴产业要求劳动者提升自身的素质，以实现在更高层次岗位的劳动力转移。

5. 主体的内驱力 从流动人口的主体来看，获得实际的经济利益，是人口流动的决定性因素。这个经济利益主要表现在以下两点：一是农村劳动资源的有限性，即土地的数量是有限的，其数量变化是缓慢的，这对农业生产的参与和就业带来限制；二是城乡收益上的巨大差异，经济利益是导致流动个体大流动的基本驱动力。

（三）流动人口变化趋势

1. 人口和劳动力流动规模先升后降，涨幅缓慢，甚至有回落趋势 整体上，2020 年以前我国流动人口规模和外出农民工的规模呈先扩增后缩减的趋势，且波动幅度相对较小。具体而言，2010 年至 2014 年我国流动人口规模从 2.21 亿增加至 2.53 亿人，从 2015 开始逐年缓慢下降至 2019 年的 2.36 亿人；外出农民工规模则从 2010 年的 1.53 亿人开始缓慢上升，2019 年达到 1.74 亿人的峰值后，2020 年降至 1.7 亿人，净减少 4000 万人（图 19-3）。值得注意的是，2010 年至 2016 年外出农民工增长率是持续下降的，在 2016 年至 2019 年后，在 2020 年出现了负增长。外出农民工是流动劳动力的一部分，是流动人口的缩影。外出农民工数量变化节点相较流动人口的情况稍有时滞，但变化趋势和幅度与流动人口基本一致。

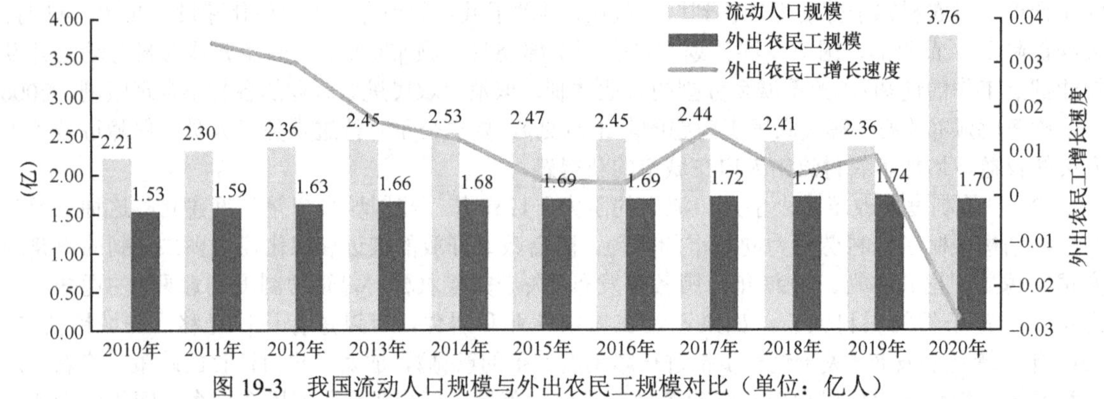

图 19-3 我国流动人口规模与外出农民工规模对比（单位：亿人）

2. 人口流动总体趋势 仍是继续向东部发达省份和城市群都市圈集聚，北方人口向南方迁移。

（1）我国流动人口持续向经济发达省市集聚的总体趋势没变，尤其是向长三角地区和珠三角地区流动的趋势进一步强化。在省级层面，流动人口数量在全国流动人口中的占比，排在前三的是广东省、浙江省和江苏省，而甘肃、内蒙古、山西、辽宁、吉林、黑龙江等 6 省区出现人口萎缩。从地区的层面来看，长三角地区和广东的流动人口数量非常可观，尤其是长三角地区的比例高达 15.9%（图 19-4）。长三角地区、广东、北京市和重庆市的流动人口数量总和，占全国流动人口的 33.3%，即全国 1/3 的流动人口集聚在我国东部沿海地区和部分特大城市，在空间上形成了以长三角地区和广东为主的流动人口集聚地。与此同时，长三角地区相比广东的流动人口吸纳力更强。

（2）中西部地区省会城市吸引力增强。人口流动从原来的向北上广等特大城市的单点集中式流动转变为向经济发达地区的多点集聚式流动。2010 年人口净流入的前 20 位的城市主要为上海、深圳等东部沿海地区城市；2020 年人口流入排名前 20 的城市中，成都、西安、郑州、重庆、长沙等城市的位置大幅上升。城镇化发展叠加人才吸引政策，中西部地区强省会崛起。为实现区域均衡发展，近年来国家政策支持省会城市建设国家中心城市和国家自主创新示范区等，不少省份举全省之力打造强省会，促进了成都、武汉、长沙、郑州等省会城市经济快速发展。同时，西安、武汉等城市大力出台一系列人才引进政策，在落户、购房方面给予优惠政策，吸引了大量人才。

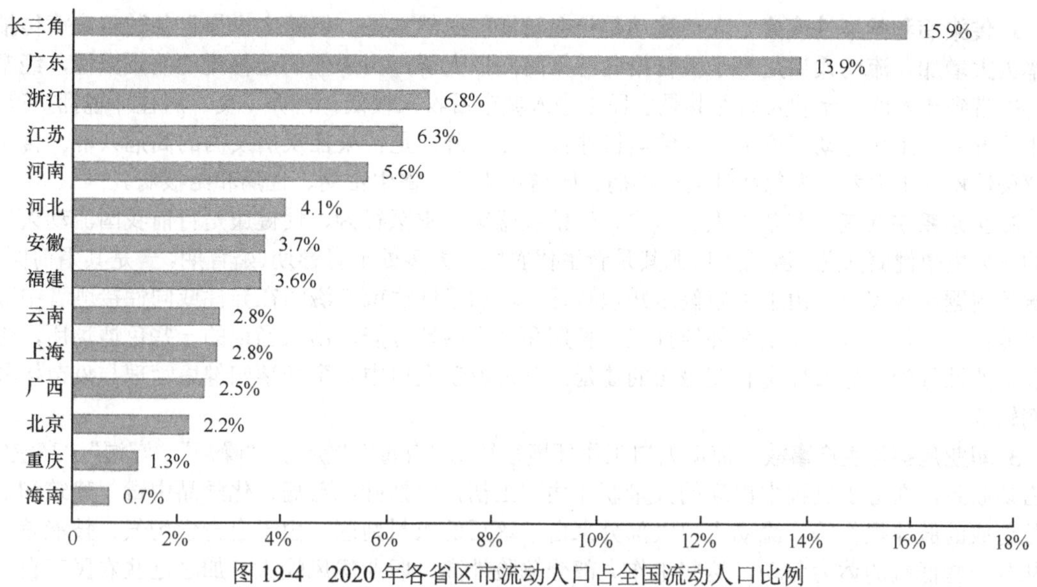

图 19-4 2020 年各省区市流动人口占全国流动人口比例

3. 人口省内流动加快，省内人口流动分化，农民工回流加快

（1）人口流动呈现范围就近化的结构性转变，从原来以跨省流动为主的流动转变为以有利于相关各方的“帕累托式”省内流动为主的流动。虽然人口省内流动和跨省流动的规模都在显著增加，但省内流动占比进一步上升。除了流动人口在长三角地区和珠三角地区高度集聚化之外，近年来，我国人口和劳动力流动的流动范围和流动半径正以“跨省流动为主”转向以“省内流动为主”。

（2）省内流动人口分布存在分化。例如，陕西、四川的省会城市人口大规模流入，而周边部分城市人口净流出，江西、山西、河南等省份也具有这种特点。

（3）以农民工为主的流动人口加快回流。2011 ～ 2014 年，我国农民工跨省流动和省内流动数量同时持续增长，两者之间的比例大约为 46 ∶ 54。自 2015 年开始，我国农民工跨省流动的数量开始持续降低，省内流动的数量却依然在增长，整体来看农民工跨省流动的比例不断降低，2020 年降为 41.5%。这一系列数据表明，近十年我国农民工更倾向于选择在省内就近转移，而非跨省流动。

4. 流动人口的年龄结构分化，职业分布从工业、制造业领域向非生产性服务业转移 第七次全国人口普查数据显示流动人口有 3.76 亿人，同时《2020 年农民工监测调查报告》显示，农民工总量为 2.86 亿人，农民工占流动人口的比重为 76%，因而农民工群体的特征具有代表性。从农民工年龄、教育背景和职业分布来看，一是年轻农民工占比明显下降，农民工老龄化加快；二是农民工受教育程度进一步提升；三是从事制造业的农民比重降低，从事非生产服务业的农民工数量明显增加，同时，农民工从事第三产业的占比上升，如批发零售业、住宿餐饮业等行业；四是流动人口消费“本地化”趋势增强，不同代际间的消费模式差异明显。流动人口在就业地的消费意愿和能力增强，流动人口不再是消费意愿低、向输出地汇款的“迁徙者”。这主要由于年轻人的“悦己”消费潜力释放，新生代农民工的消费方式区别于老一代农民工。

三、人口流动产生的健康问题

（一）主要健康问题

1. 传染病和感染性疾病 人口流动是社会发展的必然结果，但随之也导致各种传染病传播的概率大大增加。流动人口是易于被传染病感染的高危人群，由于他们迁移流动的频繁性，经常将病毒携带到迁入地。流动人口尤其是农民工进入城市后收入较低、营养不良、居住环境拥挤狭小，卫生状况差，工作劳动强度大，导致其机体抵抗力下降，是传染性疾病发病的高危人群。传染性和感染性疾病集中表现为急性呼吸道疾病、肠道传染病、寄生虫病、性病和结核病。

2. 生殖系统疾病 避孕与人工流产、生殖道感染与求医行为、性健康是目前我国流动人口面临的三大生殖健康问题。流动人口尤其是新生代农民工大多处于青春期、婚育期。一是其婚前同居、妊娠等问题比较突出。由于生殖健康知识缺乏，增加了性病或艾滋病在异性或同性接触者中蔓延的可能性。二是很多农民工在外地打工，长期和爱人两地分居，出入当地的一些色情场所，进行无保护的性行为，导致性病和艾滋病的蔓延。三是流动人口中儿童和孕妇健康管理与疫苗接种的比例较低。

3. 职业危害与生产事故 流动人口工作环境往往与“有毒”“粉尘”“噪声”“潮湿”“高空”等有密切联系，在务工过程中出现的大量职业病和工伤，包括硅沉着病、化学品中毒、建筑和机器事故造成的肢体损伤等。流动人口大部分来自于落后的农村地区，由于自身学历低、技能差，只能从事一些低端的体力劳动，这些工作大部分危险性高、职业病风险大。加之这些农民工自身的保护意识淡薄，对自己面临的职业病认识不足，导致流动人口职业病呈高发趋势。此外，由于企业对农民工管理不规范，预警保护措施不完善等，导致急慢性职业危害疾病及突发生产事故时有发生，促使流动人口健康遭受较大威胁。由于职业卫生服务覆盖面有限，职业健康检查率低，职业病诊断难，加之职业病潜伏期长、隐匿性强，实际患病人数大于报告病例。

4. 心理问题与精神疾病 流动人口工作压力大、精神生活缺乏，同时，面临着失业、歧视、社会隔离等多种风险，这些风险可能会给他们带来心理健康的损害，如果得不到及时有效的疏导，极易产生焦虑、抑郁等心理问题，甚至导致犯罪等过激行为。目前，流动人口常见的精神疾病包括精神分裂、精神障碍、失眠症、抑郁症等，还有一些不良心理行为问题，主要有自杀、酗酒等问题。

（二）重点人群健康问题

1. 流动儿童

（1）生命历程视角认为早年生命事件及健康状况对成年期健康仍然有长远影响。保障流动儿童健康对于全生命周期健康服务体系构建至为关键。相对留守儿童，流动儿童在健康方面更具优势。但与城市原住民儿童相比，流动儿童在社会适应、人际关系、抑郁倾向等心理社会健康方面都存在一定差距。在身体健康方面，流动儿童存在免疫接种率较低、传染病发生率高、体质发育落后且先天性疾病患病率高等突出问题。

（2）回流儿童：是流动儿童群体中出现的一个新群体，这是指那些至少有过一次跟随父母在城市生活或求学的经历，但由于各种原因又返回家乡的儿童。在学校教育与家庭支持缺失条件下，回流往往导致流动儿童的认知能力的下降，不利于儿童的长远健康。特别对于出生和成长于城市的二代回流儿童而言，体制阻隔迫使他们返回农村继续接受教育，他们的身心健康状况也往往比留守儿童和回流的随迁儿童更差。

2. 流动老年人 流动老年人疾病发生率远高于其他流动群体，且其在就医主动性、公共卫生资源获得和社会融入方面都处于更加弱势地位，面临着更高的健康风险。由于流动老年人口内部异质性较高，不同类型流动老年人在健康状况上呈现出较大差异性。一般认为流动老年人口健康水平随流动时间推移总体呈现出先“低”后“高”的非线性关系，且其人口学属性、社会网络、社会支持及社会经济地位与其身心健康密切相关。

3. 流动妇女　有关流动女性健康的研究主要集中于生殖健康、职业健康、传染性疾病等方面。

（1）非意愿妊娠、孕产期保健不足、性传播疾病等通常被认为是女性流动人口共同面临的健康问题。在母婴健康指标上，流动人口都比城市人口差，流动人口孕产妇死亡率居高不下成为很多城市孕产妇保健工作的瓶颈。由于受到知识、文化观念和生育推迟等多因素影响，20% 左右的流动女性会经历生育结束的未婚先孕，并呈现出低龄化趋势。因未婚先孕导致的人工流产不仅增加了女性流动人口健康风险，而且在人工流产医疗诊治时也遭受着来自文化、福利制度和社会关系等多方面的社会排斥。由于对性疾病传播认知度普遍不高，新生代女性流动人口中不安全的性行为问题尤其突出。

（2）流动青年女性中还面临职业健康问题。流动青年女性的职业健康体检率低和告知率低，医疗保障不足、维权意识薄弱，且从事的多为中底层职业，工作与居住环境相对较差，由职业带来的健康问题也更加明显。

第二节　流动人口健康管理

一、流动人口健康管理现状及问题

（一）流动人口健康管理内涵

1. 健康管理内涵

（1）产生背景：健康管理于 1929 年起源于美国，该年也是世界性第一次大经济危机起始年，当时医疗卫生需求过度增长，医疗消费给美国经济社会环境带来了极大负担，以健康管理为中心的卫生服务模式由此诞生。美国健康与生产效率管理学会（Institute for Health and Productivity Management，IHPM）针对健康管理论述："健康与生产效率息息相关，健康管理通过管理员工健康，从而影响其工作绩效，它不仅评估健康的干预措施对员工健康的影响，还评估干预措施对企业生产效率的影响。"美国健康管理结论是，它可以让任何单位和个人获益，包括直接医疗费用的降低、健康相关问题的其他获益、卫生资源达到高效合理的配置等。

（2）概念界定：健康管理是指对健康、亚健康、患病等人群的健康问题及健康危险因素进行监测、分析、预测和评估等，并提供健康咨询、指导及进行干预的全过程管理。目的是为有健康需求对象提供针对性的科学健康信息，并为其创造相应条件、采取措施并改善健康服务，提高需求对象的健康质量。根据管理对象不同，可分为个人、家庭、社区及社会等方面，其宗旨是为了调动全社会人群乃至整个社会进行健康管理的积极性，及时有效地利用有限资源实现最佳健康效果。健康管理正在挑战现代以疾病为核心的医疗卫生服务理念，有着巨大发展前景。

2. 流动人口健康管理内涵　以实现流动人口健康公平为目标，整合各部门资源，对流动人口这一特定人群的健康状况及影响因素进行评估、干预与管理，进而提供一种注重成本效果且满足群体需要的预防保健服务，帮助其在生活和工作中减少发病风险，增强健康能力，改善健康状况。宏观层次上主要体现为对流动人口健康相关社会经济政策的改进与完善，微观层次上主要体现为对工作生活环境的管理及职业健康服务与公共卫生保健服务。

（二）流动人口健康管理现状

实施健康管理就是把被动的疾病治疗改变为主动地管理健康，提高健康意识，提高健康管理能力以提高全人群健康水平，提高生存质量以减少传染病传播途径，最终达到节约医疗费用支出、提高健康管理能力与维护健康目的。目前我国健康管理刚刚起步，关于健康管理的研究并不全面，单就我国健康管理模式而言，虽然学者目前的研究相对完整，但是缺乏全民性实践基础。而且研究中所设计的模式主要针对普通居民，缺乏针对流动人口这一特殊群体的健康管理。由于我国普通居民与流动人口无论是在年龄结构、疾病谱、生活行为方式、各种福利待遇等方面均有所差别，因此构建符合流动人口特征的健康管理模式十分有必要。除此之外，在管理模式设计中，还缺乏关于组织实施与人员机制方面的具体研究。总之，我国流动人口健康管理与健康服务基本处于初级阶段或者是起步阶段，还存在诸多问题与不足。

（三）流动人口健康管理问题

1. 健康管理服务政策不完善、管理体制机制创新不足

（1）健康管理未纳入基层组织管理目标：针对流动人口健康管理没有在基层政府任期管理目标中体现。基层组织缺乏具体而明确的流动人口健康管理任务、目标、职责及具体指标，以至于在进行政府目标管理或绩效考核时，约束机制与检查机制的措施与力度不够，无法实现健康体系高效管理。

（2）缺乏长期有效的专职管理队伍：当前流动人口主要在当地公安派出所进行管理，但管理队伍人数不足，专业能力欠缺。流动人口数量多、问题多、经费少，加上地方财政困难，导致有关部门缺乏主动服务意识。

（3）管理主体纷繁复杂：流动人口管理主体涉及公安、民政、工商、城建市容及交通、税务与卫生计生等，管理主体纷繁复杂，针对流动人口健康管理配合与协调度不够，管理效果不佳。

（4）社会保障制度不健全、不完善：流动人口社会保险参保率较低，异地工伤、医疗保险体系不健全，社会保障问题依旧难以得到有效解决。首先，流动人口异地参保，其难以平等享受基本公共卫生服务。客观因素体现在当前制度等顶层设计与现实情况有所脱节，呈现出某种对流动人口“社会排斥”的现象。主观因素上，流动人口自身的某些特征与认知成为参保阻碍，导致社会管理困难，城乡二元分隔的保障制度及主客体障碍是流动人口各项保障水平低的主要原因。其次，从医保的保障范围看，目前我国医保的支付范围集中在诊治领域，缺少引导参保对象关注疾病预防与保健康复的部分，不符合健康中国背景下健康管理“治未病”的要求。

2. 健康素养欠缺，健康知识普及有待推进 在接受健康教育途径上，流动人口主要通过“宣传栏”和“宣传资料”接受健康教育。如果其中内容不是流动人口所关注的，或者关注对象对其中内容理解有限，则健康知识普及与可获得性将是大问题。亟须流入地政府的相关部门或非政府相关组织提供有用的、可及的公共健康服务知识，向流动人口群体传播，使其享有适宜的基本健康服务。

（1）目前流动人口中多数为1980年后出生的年轻人，面对强大的社会竞争压力，他们往往在精神与行为健康意识上表现出明显不足，如容易冲动、健康风险意识匮乏等特点，可能带来不良健康后果。一旦流动人口健康问题被个体、企业和社会所忽视，他们在生活、婚恋、养育子女与职业生涯发展等问题上很容易心理失衡，容易导致情感孤独与精神压抑，最后产生心理问题和精神疾病。

（2）老年流动人口主要由四类人群构成，即劳动迁移者、失能迁移者、健康退休迁移者和家庭供养迁移者。对于老年流动人口而言，空间的迁移可能带来心理、情感、文化、行为等诸多方面的差异和不适，且因年龄的缘故他们可能更难适应；未就业的老年人口获得的社会支持程度较低，难以获得精神慰藉。流入地应加强“适老”公共服务，提供不同的养老支持和服务，加大对老年流动人口服务设施的投入，真正让老年人能够老有所养、老有所依。

3. 信息沟通不畅，难以形成高效管理

（1）当前流动人口有关健康管理存在典型的网络不健全、电子化数据不统一、信息共享意识模糊等问题。此外，在信息过剩时，流动人口自主获取和辨别有效信息的能力较低。

（2）管理部门多，虽然各部门侧重点不同有利于提高管理效率，但也容易导致各部门仅在各自领域内按照自身的管理方式办法和部门工作职责进行管理，没有依据需求群体的实际需求有针对性地实施有效信息交流与沟通管理，从而形成各部门“各管一段、互不干涉、互不衔接”等信息协调与沟通不畅问题，难以形成流动人口健康问题的高效管理。

（3）信息与数据的互通共用。流动人口流动较为频繁，但根据现有的信息技术，相关部门或研究机构针对该人群进行及时监控与管理仍有难度较大。

4. 身份特殊性导致管理异常艰难

（1）流动人口顾名思义是流动，其特点是流动性大、规律性不强、居住分散，何时流动、有多少人流动及流向哪里等有关动态行踪难以全面、及时与准确掌握。

（2）随着城市化进程进一步加快、无障碍信息沟通及市场化的加速推进，对流动人口数据进行准确统计越来越难，社会管理难度也越来越大，这既是流动人口管理的繁重任务，也是工作重点，是导致管理资源短缺的直接原因，更是管理重点难点问题。

（3）流动人口由于成分复杂，跟踪困难，加上有些流窜作案人员隐藏于其中，甚至利用流动方式伺机作案，致使出租屋、城中村与小旅店等流动人口集中地形成新的不安全、不稳定因素，加大了管理难度。

（4）容易失控脱管。按照我国人口管理相关规定，流动人口在一个地方居住超过七天应到派出所进行登记。如果在一个地方只停留两到三天则处于失控脱管状态。少数业主为少缴或不缴社区居委会规定的卫生费和税务部门征收的税费，瞒报、漏报出租房屋和暂住人口。针对不办证人员，公安机关既无法掌握，更谈不上管理，故失控面较大。

5. 公共卫生服务获取情况不乐观　当前面向流动群体的主要卫生服务包括计生服务及一些低价健康服务，仍旧停留在基础水平。部分流动人口对卫生服务机构存在认知误解或信任不足，不愿意前往并接收服务；对公共卫生服务了解不全面，信息不对称；就业单位对流动人口职业健康重视程度低，未将职工健康计划纳入单位发展规划，是影响流动人口获取公共卫生服务的制度性因素之一。受主客观因素的双重作用，在建立健康档案、疫苗接种补种、定期体检、疾病筛查与预防、健康教育等健康管理服务方面，流动人口的服务获取率明显低于户籍人口，成为公共卫生的“边缘性”群体。

二、影响流动人口健康管理的主要社会因素

（一）社会经济状况

社会经济地位是个人或群体在社会中所处的位置，反映了不同人群的社会阶层和地位，是收入水平、教育程度、职业状况、财富及居住地区等指标的综合反映，也是衡量和预测人们行为的一种重要方法和手段。社会经济状况不同导致个人的健康知识水平、卫生服务的可及性、社会歧视等方面存在差异。流动人口的生殖健康、传染性疾病与其收入状况、文化程度与职业环境密切相关。社会经济状况较好的流动人口更加注重自身健康管理，有能力投资自身健康，并且更易于获得更多的卫生资源。

（二）社区环境

社区环境是指个体所居住的社区的环境（包括卫生、治安、教育水平等）与流动人口的健康息息相关。社区的治安、噪声、体育设施及图书馆等社区环境均会对流动人口自身健康产生影响。外来务工人员多从事高劳动强度、低收入的工作，饮食卫生和居住条件差，缺乏基本的卫生知识，不仅影响到他们自身的健康，也易导致疾病扩散和传染病的暴发及流行，并给流入地区带来各种各样的健康管理与卫生问题。

（三）社会组织

（1）随着“强政府、弱社会”关系格局向“小政府、大社会”转变，社会组织正在并将进一步成为承接政府职能转移和参与社会治理的重要力量。参与流动人口健康管理，有助于创新社会管

理方式，改善流动人口生存发展环境，精准把握流动人口健康发展的实际情况，满足流动人口健康发展的差异化、个性化需求，实现公共服务的有效供给，提高流动人口健康发展水平，促进健康公平。

（2）社会组织可通过健康教育、社会支持、关怀关爱等方式参与到流动人口健康发展。社会组织凭借群众性、灵活性及自上而下的运行机制，在流动人口健康发展领域发挥着独特作用。将社会工作理念和方法运用于流动人口健康服务实践可以有效地促进流动人口健康服务政策制定与实施的合理化，能够更加灵活、更加专业，更好地落实社会政策框架下的流动人口健康项目执行，进而使流动人口健康服务政策实施取得良好效果，促进社会治理与社会和谐。

（四）社会歧视与社会融合

（1）社会歧视最先出现在心理学领域，社会心理学家认为社会歧视是指一群特殊社会群体的不公平的、不合理的、排斥性的社会行为或制度安排，由不公正的、具有否定性和排斥性倾向的社会态度所导致。社会歧视容易引发流动人口的心理问题，导致流动人口出现酗酒、吸烟等不良健康行为，是流动人口健康的危险因素。

（2）我国流动人口的社会融合问题主要产生于城乡间。流动人口在流入地的社会融合具有阶段性，首先，流动人口面临的往往是找工作等经济融合问题；其次，随着流动人口逐渐适应流入地生活，以交本地朋友为代表的社会维度融合也逐步完成；再次，流动人口适应流入地文化，形成和流入地居民相类似的价值观，最终完成文化和心理维度融合。社会融合状况改善能改进流动人口经济融合度，伴随其贡献度增加，可有效分担流入地健康管理成本及经济负担。此外，流动人口在流入地融入度增加，能提升流动人口资源可及性，推动流动人口主动获得、享受流入地健康管理服务。

（五）社会支持

社会支持是至少两个个体之间资源的交换，旨在提高或者促进个体的健康。社会支持体系是流动人口应对融合过程压力的重要资源，一方面社会支持可以降低流动人口对融合压力的知觉强度，帮助其形成积极乐观的应对理念，进而减小不良社会环境对于健康的影响；另一方面，社会支持可以帮助个体有效地应对融合情境，从而降低融合压力的危害程度。社会支持对流动人口的健康尤其是心理健康具有保护作用。流动人口作为一个特殊的群体具有高度流动性这一特征，在流动过程中会失去其原有的社会支持与网络，导致自身在适应新环境中可能会出现一系列的心理问题。

（六）社会参与

积极参与社会组织和社区活动既有利于流动人口获取健康信息，又能增强流动人口在流入地的归属感。参加社会活动及与本地人交往者更易于接受随访评估与健康体检，促进流动人口对工作与生活环境各项政策了解，减少各项政策执行阻力，对流动人口的健康行为发挥着促进与激励作用。

（七）社会政策

社会政策在维护人群健康及其公平性方面发挥重要的作用。流动人口数量的增加与工作的不稳定性增加了健康保障管理的工作量和管理难度，给征缴工作带来较大困难。对于流动人口而言，如何能够和户籍居民一样平等地享受到卫生健康政策是实行健康管理需要考虑的重要问题。社会保障部门要从全力维护改革发展稳定的大局出发，加快完善多层次、广覆盖的社会健康保障制度，加快特区流动人口健康保障的立法进程，大力提高流动人口社会保险覆盖面和基金征缴率，切实解决流动人口的基本医疗保障问题。

三、促进流动人口健康管理的策略

加强和规范流动人口健康管理工作，是全面建设健康大中国的一项重要内容。以党的二十大精神为指针，在实现第二个百年奋斗目标新征程中，深入学习贯彻习近平新时代中国特色社会主义思想，坚持围绕中心、服务大局，紧紧围绕流动人口公共服务均等化工作主线，努力提升流动人口服务管理工作水平。根据《"健康中国2030"规划纲要》及习近平同志所倡导的"把人民健康放在优先发展战略地位，努力全方位全周期保障人民健康"中的具体要求，把实现国民健康长寿，作为国家富强、民族振兴的重要标志，努力开创健康中国建设新局面，积极探索流动人口健康管理实践。

（一）提升健康认识，提高健康素养水平

流动人口素质普遍偏低、流动较为频繁，其传播疾病的可能性更大，需要加强对该人群健康水平的持续提升与教育服务。加大对该群体健康教育的投入，同时从根本上提升流动人口受教育水平，从而更有针对性地提高该群体塑造与强化自主自律的健康行为，加强健康意识普及力度，提升健康自我保护能力，提高健康素养水平被公认为当前维持全民健康的最经济有效的策略。

1. 就流动人口个体来说，通过健康管理可以较为清楚地了解、认识和监控自己的生活工作方式与健康状况的关系。首先应提高流动人口对健康的认识，改变传统的、不健康的生活工作模式，应该把个人健康当作一项事业进行管理，从原有关注疾病治疗，到注重疾病预防和治疗，转向注重全面健康管理模式的转变。引导个体形成自主自律、符合自身特点的健康生活方式，强化定期体检，早诊断、早治疗、早康复，有效控制影响健康的生活行为因素。全国性健康管理系统的建立就个体来说，应倡导以家庭健康为主。

2. 就单位来说，针对流动人口群体的健康管理应从原有关注个体健康状况转向注重群体健康服务，提高劳动生产率。全国性健康管理系统的建立就单位来说，应倡导以部门健康为主。

3. 就相关政府部门或国家来说，应将以往只注重疾病治疗投入，逐渐转向注重健康管理与疾病治疗全过程投入。例如，把推进健康管理工作作为疾病控制部门与相关机构工作重点，由"疾病预防"向"管理健康"转变，同时作为疾病控制部门的相关机构未来工作的目的和方向。把强化预防性健康管理作为全国卫生事业发展方向，全民建设健康中国。全国性健康管理系统的建立，应倡导以社区、村级组织健康为主。

4. 提高流动人口健康意识，注重全人群对健康管理理念的认知与接纳，从高危人群、特殊弱势人群及慢性病患者的干预与健康管理服务入手，动员医疗卫生体系全参与，以对重点人群开展全程服务为重点。倡导全人群健康促进，真正贯彻"预防为主"的方针。这不仅可以大大改善全体国民身体健康素质，还可以节约资源与降低相关就医成本，是积极参与全球健康治理、履行2030年可持续发展议程国际承诺的重大举措。

（二）创新健康管理方式，提高健康管理能力

1. 传统的健康管理往往被动且低效。无论是员工基本信息，还是健康体检信息，都应该建立统一档案管理，并且对每次体检结果形成比较客观公正的评价，无论是健康、亚健康还是有某种疾病的人群，都应该在组织里形成系统的、持续的及全过程管理。针对流动人口也应有类似强制性的健康管理，即使流动到异地，也应该带着相关健康信息才能进入新的单位。为此，应建立类似户籍管理的员工健康信息管理平台，并实施信息共享，该平台能成为员工健康的咨询站、管理站和服务站，将成为健康管理部门齐抓共管的有效平台，提高单位、政府部门与个人健康管理能力。

2. 把健康融入所有政策制定中，把全民纳入健康管理，优化健康服务。实施全民健康管理既是个体的任务目标，也是落实党中央、国务院决策部署的重要环节。因此，转变流动人口被动健康管理观念，在全社会打造健康文化，把被动变为主动，就是管理创新的一种模式。无论单位、政府部门还是个体，积极提倡把无形的、珍贵的健康作为资产实施管理，既为领导决策有针对性

地开展健康活动提供可能，也为各项管理创新带来新理念。

3. 流动人口健康管理不仅在于基本信息管理，还应通过数字化把员工健康信息作为可以管理的资源进行特征、问题的分析研究，以更好地找到解决问题的对策。例如，良好的生活习惯养成、科学的生活方式、健康的休闲娱乐、体育锻炼和精神卫生的行为准则等，在流动人口聚集区、厂矿企业生活区、城中村、小旅馆等流动人口密集的地方开展健康宣传与免费讲座，发放简单易懂的健康小册子以提高其健康管理意识与管理能力。把经验管理、制度管理与强制管理内化与升华为文化管理、自我管理，依靠健康素养水平影响与规范人们的思想与行为。

（三）提高健康管理水平与健康服务效率

1. 健康管理与服务是一个多流程复杂的系统工程，既费时费力费神，见效时间又相对较长。可以运用电子商务管理模式，保证信息的精确性与实时性，减少人为环节与错误率，切实提高管理效率。无论是运用社会资本还是财政资金等提供健康管理，都需要进行效率管理，切实提高管理能力与服务效率。依照《“健康中国 2030”纲要规划》要求，到 2030 年健全覆盖全国健康素养和生活方式的监测体系。

2. 针对流动人口可以通过网络平台进行体检预约、排队，最好在周末某个时间段也可以提供相关健康管理服务，这样可以满足部分流动人口因上班时间与健康服务时间出现冲突而忽视健康管理，还可以合理安排专家咨询时间、开通就医绿色通道、开通微信与支付宝支付功能等，不仅可以缩短时间，医务人员还可以按计划进行服务，更好地提高医疗卫生服务质量。

3. 加强流动人口对健康知识获取渠道的多元化，以更有效地提高健康服务效率，流动人口在流入地接受健康教育知识的主要途径是电子屏和宣传栏。随着网络和手机等新媒体的普及，越来越多的流动人口可以通过新媒体增加了解自身健康状况，主动获取健康知识。

（四）把健康融入所有政策，培养健康管理人才

1. 解决健康问题需要多部门政策的支持，“把健康融入所有政策”就是要让所有人享有获得健康的权利，这既是提升居民健康素养的有力抓手，是国家重视保障民生的战略性选择，也是国际上健康事业发展的必然趋势。地方各级政府要建立“把健康融入所有政策”的长效机制，构建“政府主导、多部门协作、全社会参与”的工作格局。

2. 对于经济收入较高的人群、有特殊需求的人群等都希望获得个性化健康服务，希望能够有属于自己的专业健康管理顾问。健康管理师在欧美一些发达国家早已家喻户晓，然而我国目前的健康管理师仅为几千人，可见该职业缺口很大。健康管理人才紧缺，需要国家有针对性地培养大批健康管理人才，为全社会提供更高质量的健康管理服务。培养健康教育师资作为今后发展中的重要内容。

（五）健全机制，强化跨省流动人口健康管理责任落实

党的二十大报告中指出，在城镇化发展和流动人口服务方面，要健全就业公共服务体系，完善重点群体就业支持体系，加强困难群体就业兜底帮扶。此外，需要统筹城乡就业政策体系，破除妨碍劳动力、人才流动的体制和政策弊端，消除影响平等就业的不合理限制和就业歧视，使人人都有通过勤奋劳动实现自身发展的机会。健全终身职业技能培训制度，推动解决结构性就业矛盾。完善促进创业带动就业的保障制度，支持和规范发展新就业形态。这急需健全机制，将流动人口健康管理责任落到实处。

1. 统筹流入地与流出地健康管理协调机制。流动人口健康管理是一项综合性社会工作，健全该人群健康服务管理统筹协调机制，建立定期会商制度，促进卫生计生资源整合，可以有效利用社会资源，推动政策衔接。将流动人口卫生计生服务管理工作纳入政府目标管理责任制，并作为党政领导任期目标和政绩考核的一项重要内容。同时将流动人口健康管理工作经费列入各级政府

财政预算，建立必要的经费保障机制。

2. 实施由静态管理向动态管理机制转变。流动人口信息获取一般通过身份证、照片、人口数据信息“三对照”后分别录入派出所综合信息和暂住人口管理系统，但该群体“流动”性大，流动人口健康管理核心不是被动静等实施，应主动掌握“动态”发展情况。健康管理工作必须由以往的静态管理向积极主动的动态管理转变。在全面准确掌握流动人口基本情况和相关信息基础上，分析该人群在流入地的特点，并提出有针对性的健康管理服务方式。同时，加强流动人口健康自我教育、自我管理和自我服务能力的机制建设。

3. 建立按照常住人口（或服务人口）配置服务资源制度，将流动人口纳入流入地全面健康管理服务范围。例如，提升流动人口聚集区妇幼保健服务能力，流动孕产妇和0～6岁流动儿童健康服务，流动孕产妇及所生儿童预防艾滋病、梅毒、乙肝母婴传播工作，艾滋病异地抗病毒治疗，结核病患者跨区域信息管理与流动人口聚居地突发公共卫生事件，流动人口心理健康指导和关爱服务，流动人口健康档案建立、应用和慢性病管理等。不断创新与完善流动人口健康长效管理工作机制，全面提升服务覆盖面和管理效率。

4. 完善健康管理服务供给机制。重点加强流动人口聚集的城中区、工业园区、集贸市场、城乡接合部等地的服务网络建设，实现与派出所信息共享与互通。有健康需求的地区，逐步为流动人口聚集地配备流动卫生服务车，及时提供必要的健康服务并扩大服务半径。充分利用互联网和信息技术，做好妇幼保健、职业病防治、生殖健康、艾滋病知识、心理健康咨询和避孕药具发放等相关服务。有序推进政府购买卫生计生服务，有条件地允许社会资本进入健康服务，为流动人口提供更加及时便捷高效的健康服务。积极探索进厂矿、进学校、进市场、进社区的健康服务，为流动人口健康需求提供主动与上门服务。

5. 完善流动人口信息动态采集机制，加强人口流动变动调查，建立健全监测和预报预警制度。加快国家人口基础信息库和人口健康信息化建设，并实现信息共享。

（六）加快大健康产业发展

1. 加快修订各种健康法规，把健康管理明确写入法律，把慢性病预防和管理纳入社会保障体系。尽早制定《健康保险管理办法》，促进健康管理服务与医保合作，保险公司积极发挥健康保险费率调节机制对医疗费用和风险的管控，降低不合理医疗费用支出。

2. 明确把健康管理作为一个蓬勃发展的经济产业。例如，健康APP程序管理个人健康，医用可穿戴设备的流行就是一个新趋势。然而健康管理产业在我国尚处于成长初期，应把健康管理中的巨大消费市场作为经济增长的潜力，引导中国大健康产业蓬勃发展。

3. 大力发展比较优势产业，提高更多产业在国际市场上的竞争能力，在此基础上，增强更多就业岗位，协调当前利益与未来利益，健全科学的健康管理体制，让人口顺利流动并推行健康促进，实现社会融合。

（七）加快推进“互联网+”健康管理模式

随着互联网技术的飞速发展，大数据、可穿戴设备等为健康管理的发展带来了强劲推动力，为开展健康管理的长期监测及更准确地进行个性化健康评估和干预奠定基础，创新了健康管理服务模式。“互联网+”健康管理，需要借助大数据技术整合流动人口各类诊疗服务、公共卫生、健康体检、智能健康监测及疾病预防控制、食品安全、环境卫生等与健康相关的信息，通过建立流动人口电子健康档案和全方位的健康管理服务，利用数据挖掘工具进行主题数据分析，建立多维度数据模型与健康评估模型，发现城市流动人口健康问题。针对流动人口的卫生服务要从“治病”转变为“防病”，提高健康管理服务水平。要根据各城市流动人口健康问题现状，制定该特定人群的健康干预与促进措施，开展健康干预并评估干预效果，这不仅可以降低诊疗与治疗成本，还可以预防相关疾病的暴发。

思 考 题

近年来，我国深入推进以人为核心的新型城镇化，进一步强化顶层设计和政策落实，持续推进户籍制度、居住证制度改革，不断完善附着于户籍之上的教育、医疗、住房、文化等各领域政策。然而，不可否认的是，针对流动人口的基本公共服务供给还存在诸多痛点和堵点。请思考，目前流动人口服务和管理存在最大的短板是什么？并结合所学专业知识，发挥专业优势，请提出相应的解决对策。

（赵　丹　周成超）

第二十章 全球卫生治理

自20世纪80年代，全球经济发展与一体化进程加快，对世界政治、社会文化、环境等的影响亦日益突显。全球化在卫生领域的影响主要表现以下：一方面，频繁的国际贸易、文化交流与人口流动增加了各种健康风险，如新发和继发传染病，不良生活方式与有害产品消费相关疾病的全球蔓延等；另一方面，健康的社会决定因素导致的国家之间及各国内不同社会经济群体的健康公平问题得到更多关注。同时，全球化也为改善人类健康提供了新的资源、渠道和手段，如突破了卫生部门与政府界限，越来越多的政府间国际组织与非国家行为体（包括公私合作伙伴组织、非政府组织、慈善基金会、学术机构、专业协会等）参与到全球卫生发展。全球化对人类健康的综合影响推动了全球卫生事业的发展，也开拓了全球卫生治理的新局面。

本章首先介绍全球卫生的起源与内涵及全球卫生重点议程和卫生行动。在此基础上，介绍全球卫生治理的概念和主要的治理主体，并分析目前全球卫生治理存在的问题与发展趋势。最后回顾中国参与全球卫生治理的历史、发展进程与前景展望。

第一节 全球卫生概述

一、全球卫生发展

（一）全球卫生起源

全球卫生（global health）由国际卫生（international health）演变而来。19世纪初，霍乱、鼠疫等烈性传染病在欧洲各国流行，为了防止疫情的进一步扩散，欧洲各国在港口城市设立了停船检疫制度。为了处理检疫制度和自由贸易之间的矛盾，1851年第一届国际卫生大会在法国巴黎举行，这也标志着国际卫生合作正式拉开了帷幕。直至第二次世界大战结束，1948年WHO成立，逐渐形成了以WHO为核心的国际卫生体系。此后的几十年间，国际卫生体系侧重传染病防控，大多以国境为界，以卫生部门为主，跨部门合作较少，致力于解决发展中国家的卫生问题。

20世纪90年代后，全球化进程加速，原有的国际卫生体系受到挑战，包括健康风险和健康决定因素穿越国界，覆盖面扩大，卫生问题全球化，由此"全球卫生"概念逐渐兴起。与WHO提出的"人人享有卫生保健"的倡议相呼应，全球卫生从地缘政治中脱离出来，强调各国卫生问题，卫生服务提供和应对策略上的共通性与协同性，是全球化在卫生领域的体现。基克布施·伊治娜（Kickbush Ilona）是倡导全球卫生理念的先驱者，提出全球卫生即"那些跨越国家边界和政府需要采取的行动，影响那些对健康起决定作用的全球各种力量来解决的卫生问题"。此处提到的"各种力量"则包括国家及诸多新兴行为体，如非政府组织、慈善基金会、公私合作伙伴组织等（表20-1）。

表20-1 国际卫生与全球卫生属性

	国际卫生	全球卫生
地域范围	多国卫生问题，多以国境为界定	跨国界的卫生问题和健康危险因素
行为主体	国家为主体	包括国家行为体与新兴行为体
关注范围	重点关注低、中收入国家的卫生问题	关注全球性的卫生问题
合作机制	多为国与国之间的卫生合作	需要全球各种力量的参与和合作

（二）全球卫生的内涵

面对国际化与全球化的进程，全球卫生涉及传统公共卫生领域的疾病预防、控制及健康促进，同时也超越了单纯卫生技术范畴，延伸至政治、经济、教育、文化等多方面，其中较为突出地体现在全球卫生与外交的融合。

许多低、中收入国家面临着传染性疾病与非传染性慢性病双重负担。随着全球化不断深入，2007 年《世界卫生报告》指出，“由于国家相互依赖增强，人口流动和交通运输速度加快，致使传染性疾病在全球范围内的扩散能力加强，传播速度增快”。2000 年以来，严重急性呼吸综合征（SARS）、甲型 H1N1 流感大流行及最近新冠感染全球肆虐均威胁着全球公共卫生安全，许多地区经济发展停滞，甚至衰退。除了传染性疾病的威胁，由于人们生活方式改变、生存环境恶化（如环境污染、气候变化等）导致的非传染性慢性病负担也趋向全球化。这些卫生问题已跨越国家边界，需动员各种力量，全球携手应对。

全球卫生与国家安全，经济、社会和环境的可持续发展紧密相连，这也使得卫生在外交中的影响日益凸显。随着各国对全球卫生的认识不断加深，全球卫生在国家事务中越发重要，一些国家制定了全球卫生国家战略，如构建区域性卫生合作伙伴组织，参与全球卫生谈判，提升全球卫生治理的领导力与影响力等。在世界范围内，《世界卫生组织烟草控制框架公约》和《国际卫生条例》则是两大通过外交谈判、协商等手段达成的具有约束力的工具，是全球共识的产物，也是世界公共卫生史上重要的里程碑。

二、全球卫生的重点议程

卫生发展和卫生安全一直是全球卫生领域的重点议程。卫生发展旨在通过改善和加强健康相关的公共服务和社会政策，应对健康的社会决定因素，消除健康不公平，以实现“人人享有卫生保健”的目标。卫生安全则着眼于保障国民健康，维护自身安全。全球化促使各国之间紧密相连，相互依存，则需协调全球卫生行动以实现卫生发展与卫生安全的利益统一。WHO《2019—2023 年第十三个工作总规划》提出了“三个十亿”目标：截至 2023 年，全球健康和福祉得到改善的人口新增 10 亿人；全民健康覆盖受益人口新增 10 亿人；面对突发卫生事件受到更好保护的人口新增 10 亿人，坚持不懈，为实现可持续发展目标而努力奋斗。

（一）卫生发展

健康是经济社会发展的基础条件，也是促进人类全面发展的必然需求。2012 年联合国大会强调“健康是国际发展的一项必不可少的条件”，呼吁各国、民间社会和国际组织将全民健康覆盖纳入国际发展议程，努力减少健康不公平。全民健康覆盖（universal health coverage，UHC）指“所有个体和社区获得所需的卫生服务，而不会陷入经济困境”，通过加强卫生体系建设，提供高质量基本卫生服务（包括预防、治疗、康复、姑息等全方位卫生服务）及财务风险保护，强调多部门参与和合作，增强社会包容与和谐，促进健康公平。

自 2000 年以来，各国基本卫生服务覆盖有了显著增加。在千年发展目标时期，接受艾滋病病毒抗逆转病毒治疗的人数从 2003 年的 80 万增长到 2014 年的 360 万；2004 ～ 2014 年，向撒哈拉以南非洲疟疾盛行的国家发放驱虫蚊帐 9 亿多顶，是此期间增长较快的两项卫生干预。然而全民健康覆盖仍远远不足，全球至少有一半人口未获得基本卫生服务，大约 1 亿人因支付医疗卫生服务费用而陷入极度贫困（即每天生活费不足 1.9 美元）。据估计，2010 年约 12% 的世界人口（超过 9.3 亿人）自付医疗费用超过家庭总消费或收入的 10%，面临灾难性卫生支出的风险。

全民健康覆盖也存在显著的地区、国家间的差异及国家内不同社会经济群组间服务利用的不公平现象。2017 年世界银行和 WHO 发布了“追踪全民健康覆盖：2017 年全球监测报告”，建立了涵盖生殖、孕产妇、新生儿和儿童健康指标，传染病和非传染性疾病防控指标及服务能力和可获得性指标的综合基本卫生服务覆盖指数。全球范围内，欧洲和北美洲、东亚地区基本卫生服务覆盖指数最高，均为 77。然而撒哈拉以南非洲地区和南亚的指数值较低，分别是 42 和 53（图 20-1）。各国间各项基本卫生服务覆盖情况也存在较大差异。总体而言，高收入，中、高收入国家的基本卫生覆盖情况较低收入，低、中收入国家更好（表 20-2）。就孕产妇和儿童保健而言，在低收入和中、低收入国家中，74% 的母婴来自最富有的 1/5 家庭接受了推荐的七项基本干预措施中的至少六项，而这一比例在最贫穷的 1/5 家庭中仅为 17%。2010 年灾难性卫生支出的发生率（即自付医疗费用超过家庭总收入或支出的 10%）在拉丁美洲和加勒比地区最高为 14.8%，南亚次之为 12.8%。自 2000 年以来，非洲则是面临灾难性支出人口增长最快的地区，平均年增长率为 5.9%，亚洲次之为 3.6%（图 20-2）。

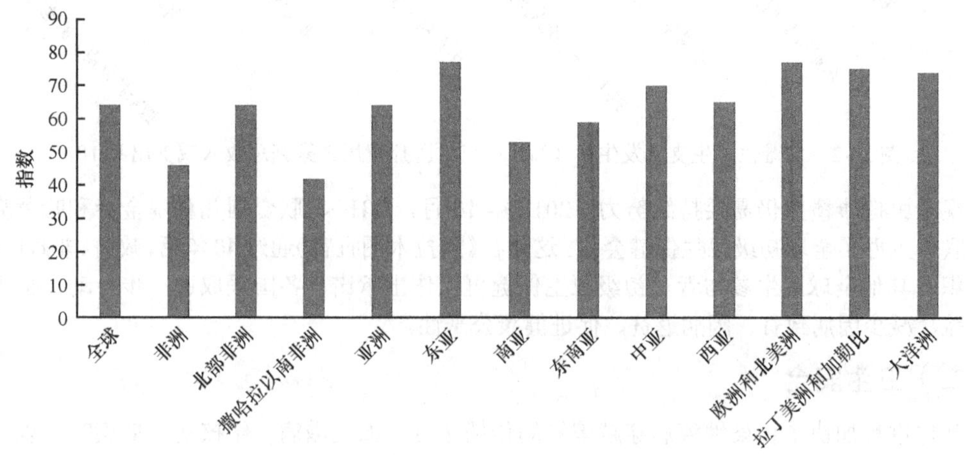

图 20-1 全球、区域全民健康覆盖指数

表 20-2 不同经济发展水平国家基本卫生服务覆盖情况

	高质量计划生育服务（%）	产前保健，4+访视（%）	儿童计划免疫（%）	结核病有效治疗（%）	HIV 治疗（%）	每万人医院床位数	每千人医师人数
低收入国家							
阿富汗	43	18	65	51	5	5	0.3
埃塞俄比亚	58	32	77	63	55	3.1	0.1
莫桑比克	39	51	80	34	44	7	0.1
低、中收入国家							
印度	72	45	87	44	44	6.6	0.7
尼泊尔	65	60	91	69	36	3	0.2
肯尼亚	76	58	89	66	57	14	0.2
中、高收入国家							
泰国	91	93	99	42	61	21	0.4
中国	95	74	99	82	41	42	1.5
巴西	88	90	96	62	57	22	1.9
高收入国家							
澳大利亚	84	95	93	69	79	37.9	3.5
新加坡	77	97	96	68	53	24	3.4
美国	86	97	95	74	72	29	2.6

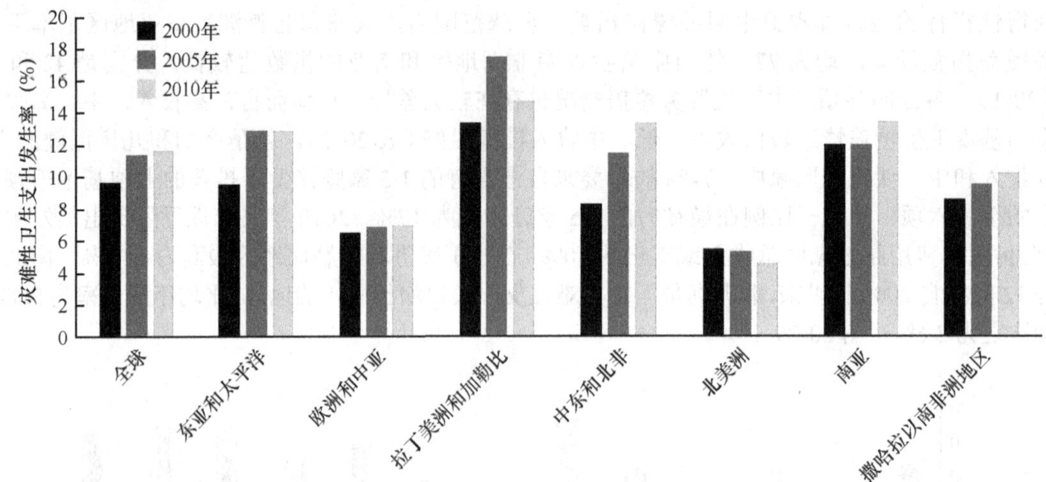

图 20-2 灾难性卫生支出发生率（%）：自付医疗费用占家庭总收入或支出≥ 10

实现全民健康覆盖仍需要持续努力。2018 年 10 月，WHO、联合国儿童基金会和哈萨克斯坦卫生部联合主办了全球初级卫生保健会议。这是在《阿拉木图宣言》通过 40 年后，政府、非政府组织、学术组织及其他全球卫生参与者对初级卫生保健再次作出承诺，各国采取进一步行动，扩大卫生服务覆盖，减少因病致贫、因病返贫，促进健康公平性。

（二）卫生安全

全球化进程加快了传染性疾病穿越国界的传播速度，如艾滋病、结核病、疟疾等，以及新兴传染性疾病，如 2020 年新冠病毒肆虐全球，传播速度快，波及范围广，严重危及全球公共卫生安全，也对国际社会经济发展造成重创。同时，全球气候变化，环境污染，各地自然灾害频发也威胁着人群健康。2020 年《全球风险报告》指出环境风险包括极端天气、自然灾害，将成为可能性最高的长期风险，也是应对全球性问题的重点领域之一。而有害饮酒、烟草使用、不健康饮食和其他不良生活方式密切相关的非传染性慢性病也正在全球蔓延，占据全球疾病谱和死亡谱首位，严重影响人们的生活质量，造成巨大的疾病经济负担。

各国日益认识到，在全球化时代，没有任何一个国家在卫生问题上能独善其身，而是需要协同、协作实现卫生发展与卫生安全的利益统一。2003 年《世界卫生组织烟草控制框架公约》呼吁世界各国开展广泛国际合作，控制烟草流行对健康、社会、经济和环境造成的影响。2005 年《国际卫生条例》旨在应对公共卫生风险和突发事件，尽可能避免或降低国际波及范围。2015 年《巴黎协定》标志着全球开启应对气候变化问题的新纪元。

三、全球卫生行动

国际社会对全球卫生问题日益关注，其广度和深度也不断延伸，全球卫生行动越来越丰富。参与全球卫生的行为体，包括各国政府、联合国组织和其他多边机构、慈善基金会和公私合营机构等。其主要的形式涉及国际发展援助，参与全球卫生决策与倡议及发展全球卫生外交等。

卫生发展援助是各国国际援助的重要组成部分，以人道主义和经济发展为出发点，同时援助国重点考虑维护自身国家安全，并扩大其政治影响力。20 世纪 60 年代是国际发展援助的重要发展阶段，西方国家以资金援助为主，以期加快受援国工业化进程，改善健康、教育等各种社会发展不平等问题。多边发展援助在这一时期逐渐兴起。随着 1978 年国际初级卫生保健大会的召开，卫生援助进入快速发展阶段，大量援助资金涌入卫生领域。进入 20 世纪 80 年代，动荡的国际经济环境、发展中国家债务危机促使国际发展援助以关注投资为核心的外生增长转向以人力资本和技术进步为核心的内生发展，强调民主、自由与良好的治理体制，实现可持续发展。经历了“援助疲劳"期，以2000年"联合国千年宣言"为契机，国际发展援助进入黄金发展阶段，健康、教育和减贫成为援助主题，包括财政援助、技术援助、实物援助、项目援助等多种形式和内容，援助力度大大增加。近年来，卫生援助范围也不断拓展，从针对特定疾病到关注加强卫生体系能力建设，以应对人口、疾病谱的变化而带来的卫生领域的新挑战。随着新兴经济体的快速发展，金砖国家（中国、印度、俄罗斯、巴西和南非）正逐渐从受援国转变成为国际卫生援助的援助国，或兼具受援国和援助国的双重身份，积极推动从"援助有效性"到"发展有效性"的转变，在全球卫生领域的国际影响亦日益突显。

各国政府、多边机构及非国家行为体积极参与全球卫生决策，提出全球卫生倡议，推动全球卫生发展。在联合国系统中，参与全球卫生的主要机构包括WHO、世界银行（The World Bank）、联合国开发计划署（United Nations Development Programme，UNDP）、联合国艾滋病规划署（United Nations Programme on HIV/AIDS，UNAIDS）、联合国人口基金（United Nations Population Fund，UNFPA）、联合国儿童基金会（United Nations Childrendis Fund，UNICEF）等。1948年WHO宣布成立，是联合国系统内负责卫生问题指导和协调的专门机构，也是目前国际上最大的政府间卫生组织，193个会员国通过世界卫生大会等机制参与管理、协商全球卫生政策。此外，非国家行为体主要包括非政府组织、慈善基金会、学术机构和公私合作伙伴关系，也是重要的全球卫生参与者与倡议者。例如，非政府组织（Non-Governmental Organization，NGO）指"那些不是由政府举办、管理或者与政府没有隶属关系的非营利导向的以公共利益为目标的组织"，已经广泛介入全球健康决策和倡议的诸多方面，如烟草控制、母乳喂养、药品价格与质量、患者权利等。同时，国际和国家内非政府组织也与政府和其他双边、多边机构合作，提供适合当地情况的卫生服务，执行、协助执行国家、国际卫生援助项目。在应对埃博拉疫情时，有超过30个国际非政府组织参与其中，从第一线的医疗救助到社区健康促进与动员开展了400多个项目。此外，公私合作伙伴关系，如抗艾滋病、结核和疟疾全球基金（The Global Fund to Fight AIDS，Tuberculosis and Malaria，简称全球基金）、全球疫苗联盟（The Global Alliance for Vaccines and Immunizations）和私人慈善基金会，如比尔及梅琳达·盖茨基金会（The Bill & Melinda Gates Foundation）等在全球卫生发展中也扮演了重要角色，强调决策的灵活性和援助的快速反应。同时，越来越多的学术机构也参与到全球健康的研究、教学和培训中，通过提供证据、人才培养、政策咨询等多种渠道参与全球卫生行动。

尽管卫生问题是外交政策中的一个组成部分，然而在较长的一段时间里卫生相关问题在外交政策框架中占据的分量较轻。全球化的深入发展凸显了卫生与经济发展和国家安全的紧密联系，发展全球卫生外交，构建全球卫生伙伴关系变得愈加举足轻重。2006年，由法国和挪威发起，联合南非、巴西、印度尼西亚、塞内加尔和泰国，形成了一个有关主要卫生议题的非正式磋商框架——"外交政策与全球卫生倡议"（Foreign Policy and Global Health，FPGH）。该框架确定了10个卫生优先领域，包括流行病预防与应对，环境、气候对健康的影响及全民健康覆盖的意义与进程等，旨在为公共卫生领域的重大问题提供政治支持，并推动这些问题在国际议程中的讨论。经合组织中的国家也陆续发布了国家全球卫生战略。瑞士是首个出台全球卫生战略的国家，2006年联邦外交部和内政部联合颁布《瑞士卫生外交政策》，强调卫生与外交的密切联系，提出卫生外交的目标，建立卫生外交政策协调办公室与信息平台及部门间例会机制，并积极进行卫生与外交领域职员交换，协调卫生外交政策与其他领域政策间的关系。美国一直是全球卫生的积极倡议者和行动者，将全球卫生视为国家安全、外交与发展战略的主要组成部分，推动美国广泛和深入参与全球卫生事务，包括领导全球消除天花行动，开展全球疾病监测，为全球卫生发展援助提供大规模捐赠资金等。2008年美国总统大选中，奥巴马提出一系列全球卫生倡议，呼吁加大对全球卫生的应对力度，以"推进美国的领导力"。

在全球卫生纵深发展时代，不同主体通过不同的平台和机制开展全球卫生行动，但也暴露出缺乏国内、国际协调机制影响全球卫生行动效果。例如，在卫生发展援助领域，各自为政、相互竞争、行动重复或缺位的问题已引起国际社会广泛关注与讨论。因此，构建、加强统筹国家、区域、国际和全球力量的互动的全球卫生治理体系成为各界共识，也是实现可持续发展目标的关键步骤。

第二节　全球卫生治理

一、全球卫生治理的概念

"治理"（governance）一词自 20 世纪 90 年代逐渐广泛用于公共事务相关领域。联合国全球治理委员会（Commission on Global Governance）在 1995 年发表的《我们的全球伙伴关系》报告中指出，治理是协调的过程，"是各种公共或私人的个体和机构管理共同事务的诸多方式的总和"。由此可见，全球治理以跨国性的原则、政策、规范、标准、协议、程序等全球治理机制为基础，强调治理主体的多元化和多样性，通过参与、谈判和协调，调适冲突或多元利益并能采取合作行动的持续过程。

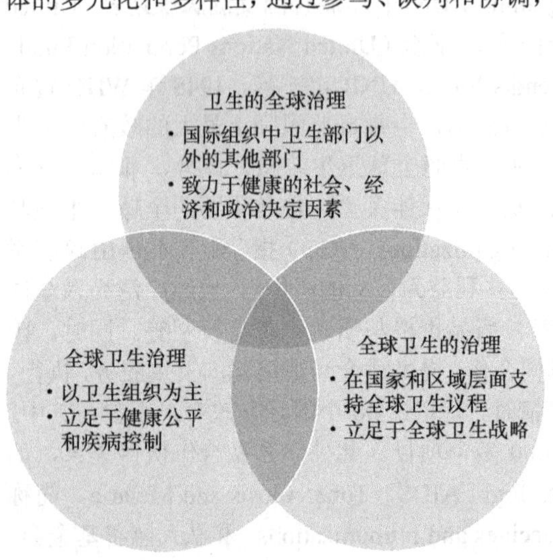

图 20-3　全球卫生治理的三大政治性概念范畴

随着全球卫生行动的蓬勃发展，全球卫生与治理概念逐渐融合。Kickbusch 等学者提出了全球卫生治理（global health governance）、卫生的全球治理（global governance for health）及全球卫生的治理（governance for global health）三个政治性概念范畴（图 20-3）。

全球卫生治理通常指的是与健康相关的组织运用正式和非正式制度、规则和程序应对全球健康挑战的集体行动、过程和相互合作，以维护和促进健康为宗旨，实现健康公平和疾病控制。以 WHO 为核心，其各种卫生联盟和伙伴关系、全球基金、全球疫苗免疫联盟等大多活跃在全球公共卫生领域。

卫生的全球治理指的是卫生部门以外的其他行动体参与到健康相关的全球治理活动中，考虑公平地分配资源，协调各部门政策发展，致力于影响健康的社会、经济和政治决定因素，以促进健康发展。联合国的千年宣言与可持续发展目标的制定过程，则是卫生的全球治理范畴的例子。具有代表性的行动主体包括联合国开发计划署、联合国粮农组织（Food and Agriculture Organization of the United Nations，FAO）、世界银行、世界贸易组织（World Trade Organization，WTO）、欧洲联盟（European Commission，EU）等。

全球卫生的治理则是指建立在国家和区域层面的机构、机制，参与到全球卫生治理和（或）卫生的全球治理，支持全球卫生议程。通常是从国家和地区内部视角，考虑、制定卫生、外交、经济、贸易等全球策略，以应对全球卫生挑战，促进全球卫生发展。

这三个全球卫生领域治理相关的概念范畴高度相关，最终归结于应对政治、社会经济相关的健康决定因素。也只有当这三者相互协调、共同发力，才能最终产出全球卫生公共产品，实现人人享有卫生保健的终极目标。以下我们介绍全球卫生治理的特点、行为主体、面临的挑战与发展趋势。

二、全球卫生治理的特点

全球卫生治理核心强调卫生问题去国界化，主张跨部门、跨领域的协作应对卫生问题，并通过正式、非正式的途径囊括多元化主体参与全球卫生治理（表 20-3）。目前，尚未对全球卫生治理功能形成统一意见。良好的全球卫生治理希望实现全球卫生合作相关的价值取向和原则达成一致，能够包容、动员广泛的行为体参与全球卫生行动，通过制定各种法规、规范以影响、协调各行为体的行动，建立领导、协调机制，合理分配资源，取得长期、稳定、可持续的发展。

表 20-3　国际卫生治理与全球卫生治理

	国际卫生治理	全球卫生治理
价值取向	强调国家安全与国家利益	更具普世性，惠及各国与全人类
行为主体	国家、政府间国际组织为主，较单一	国家、政府间国际组织、新兴行为体等多元主体
治理方式	主要体现在国家间缔结国际条约和国际法	更具多样性，包括国际条约、公约及倡议、指南、宣言、规范等"软法"
治理结构	通过国际政府间组织指导、协调国家层面合作	结构更复杂，层次更丰富，包括全球、区域、区域间、国家、次国家、社区、家庭与个人等

全球卫生治理结构更复杂，层次也更丰富。首先，有高度的政治承诺并达成政策一致是实现全球卫生治理功能的关键。例如，八国集团（G8）是八大工业国美国、英国、德国、法国、日本、意大利、加拿大和俄罗斯的联盟。2008 年的八国集团东京峰会将卫生纳入议事日程，与会首脑作出承诺，加强卫生系统，改善孕产妇、新生儿和儿童健康，并加强传染病防控。随着新兴经济体的快速崛起，原七国集团倡议，邀请中国、巴西、印度等国参加，形成二十国集团（G20），应对国际金融危机、全球卫生挑战。此外，区域的、高层次的政府间论坛、跨政府平台，如欧盟、东盟和拉美的南部国家联盟也发挥着重要作用。此次讨论的焦点是加强全球卫生治理平台。有学者提出 WHO 作为主要的政府间全球性卫生机构，应加强会员国政府、非政府组织和其他全球重要的卫生行动倡议者及利益攸关者的联系，促进全球卫生相关行动的协调和统一。而各种各样的全球卫生行动网络，如全球基金、全球疫苗免疫联盟等则可以在技术运作层面提供支持，国家内部公共部门、公私合作伙伴关系、非政府部门等具体推动全球卫生行动，应对全球卫生问题。

三、全球卫生治理的主体

参与全球卫生行动的主体也是全球卫生治理的行为体，主要包括国家政府、政府间国际组织、公私合作组织、非政府行为体、个人参与等类型。

（一）国家政府机构

自 2000 年以来，以美国、英国、瑞士、法国、德国、挪威、日本等为代表的社会经济发展高水平国家均制定了全球卫生战略，加强全球卫生治理的思想贯穿战略的始终。这些国家卫生战略的制定和实施通常是一个跨部门参与和协作的过程。例如，瑞士的卫生战略体现在巩固和加强日内瓦作为全球卫生"首都"的地位，将卫生纳入国家外交政策，促进 WHO 成为全球卫生领导者地位，并积极推动与欧盟区域卫生组织的合作等，全球卫生治理一直处于其战略的核心位置。同样的，德国则提出协调国内各相关部门及其他援助国和受援国的资源与人力投入，以期协同努力达到共同促进全球卫生安全和发展的目标。同时，德国的卫生战略也强调重视和利用不同政府间国际机构在全球卫生治理与全球治理中的比较优势与作用，以最大化协同资源分配并指导资源的使用。英国则成立了跨政府部门的战略指导小组，领导和监督战略实施情况，并进行调整和重新部署。

随着新兴经济体的崛起，以巴西、俄罗斯、中国、印度和南非为代表的"金砖国家"积极参与到全球卫生治理。"金砖国家"自身面临较大的卫生挑战，因此对全球卫生问题的关注更倾向于本国卫生问题的优先领域间的联系，并逐渐形成了卫生部、外交部、财政部等多部门合作机制。例如，巴西既是卫生发展援助国，也是受援国，1960 年成立卫生发展援助署，援助国主要分布在美洲、非洲、南亚等葡语系国家，以技术援助和分享自身发展经验为主，积极建立与其他发展中国家的卫生合作。俄罗斯通过多边机制参与全球卫生行动与治理，如八国集团峰会，通过 WHO、全球基金等渠道提供资金援助和卫生合作等。印度在生物制药领域有其优势，大幅度降低了艾滋病治疗药物和多种疫苗的价格。印度生产的疫苗占联合国各机构采购的一半以上。

（二）政府间国际组织

联合国系统内参与全球卫生的机构如 WHO、世界银行、联合国开发计划署、联合国艾滋病规划署、联合国儿童基金会等也都参与全球卫生治理。WHO 自 1948 年成立以来，在全球卫生领域发挥着至关重要的作用。然而由于全球卫生挑战的复杂化，参与全球卫生主体的多样化与不协调，国际社会开始重新审视 WHO 的定位和作用。2008 年全球金融危机直接暴露了 WHO 在应对全球卫生问题中的不足，如资金不足且资金分配与各项重点工作和计划脱节、工作重点缺乏战略性、延伸过度等，这也成为 WHO 改革的最直接的原因。2011 年第 64 届世界卫生大会上，WHO 提出了《世界卫生组织：为健康的未来而改革》报告，通过一系列改革措施，旨在发挥 WHO 在全球卫生领域领导作用，加强全球卫生合作伙伴关系，在全球卫生优先事项上达成一致，协调众多行动主体，高效、迅速、客观、透明地推进各项工作，促进全人类健康。

此外，欧盟、东盟、非盟等区域性政府间组织，在推动区域内、区域间卫生合作，应对全球卫生挑战方面起着举足轻重的作用。2020 年，新冠病毒肆虐全球，WHO 和全球卫生行动者联合发起全球协作倡议，以加速开发、生产并公平分享新冠病毒相关的基本卫生技术。为响应这一联合行动，欧盟与法国、德国、英国、挪威和沙特阿拉伯联合主持了认捐活动的开启仪式，并且欧盟将协调“全球响应募捐倡议”资金的筹集，全面协调公共卫生举措，以减缓病毒传播。

（三）公私合作组织

20 世纪 90 年代后期，欧洲兴起了公共部门与私人企业在公共卫生领域的合作，以参与方“双赢”“多赢”为合作基础，逐渐在全球卫生发展援助和全球卫生治理中扮演了重要角色。具有代表性的公私合营组织包括全球疫苗免疫联盟，全球抗击艾滋病、结核病和疟疾基金（以下简称全球基金）。

全球疫苗免疫联盟（GAVI）成立于 1999 年，其成员包括发展中国家和捐助国政府、政府间国际组织（包括 WHO、联合国儿童基金会、世界银行）、发展中国家疫苗产业界、比尔及梅琳达·盖茨基金会、非政府组织和科研及卫生技术研究机构，旨在促进政府与非政府组织合作，推动全球免疫事业发展，促进全球健康。全球基金成立于 2002 年，旨在通过全球范围的融资及药物、医疗产品采购与供应，提供专业技术指导与协调，建立有效的卫生保障和疾病防控体系，协助发展中国家抗击重大传染病。全球基金遵循伙伴协作、国家所有、绩效融资和透明的原则，既有国家政府专项拨款，也有创新型融资工具，其援助范围覆盖了 100 多个国家与地区。

（四）非政府行为体

活跃在全球卫生治理领域的非政府行为体包括慈善基金会、非政府组织、学术机构、私立企业等。

比尔及梅琳达·盖茨基金会是目前全球卫生领域最大的资助者之一，致力于促进健康公平，鼓励卫生技术创新以挽救生命。基金会关注的领域包括传染病防控、妇幼保健、计划生育服务、疫苗发展和烟草控制等。此外，基金会也向科研机构和大学提供科研经费及助学金。

以提供技术、咨询服务为主的非政府组织已较早地参与到全球卫生行动与治理。例如，无国界医生组织（Medecins Sans Frontiers，MSF）于 1971 年在巴黎成立，是由各国专业医学人员组成的国际性志愿者组织，是全球最大的独立人道医疗救援组织。该组织通过卫生倡议与呼吁和项目运作的形式参与全球卫生治理。

学术机构的参与则体现在对政府外交政策、卫生战略的影响，以及全球卫生领域的研究和人才培养。例如，英国皇家国际事务研究所成立于 1920 年，是目前英国规模最大的国际问题研究中心，与政界、学术界、产业界有着广泛联系，在全球卫生领域聚焦卫生服务可及性、卫生安全与卫生治理研究。美国战略与国际研究中心在比尔及梅琳达·盖茨基金会的资助下，成立了全球健康政策研究中心，聚焦全球食品安全、水与健康、金砖国家全球卫生外交、全球卫生政策等问题。

此外，一些跨国的医药、食品、烟草和酒业公司也响应全球卫生倡议，以非营利目的参与全球卫生行动。防治艾滋病形象大使、健康形象大使等则是以个人的形式呼吁对健康的关注，降低社会歧视。例如，彭丽媛女士是 WHO 结核病和艾滋病防治亲善大使，倡导全社会行动起来，为抗击结核病和艾滋病贡献力量。

四、全球卫生治理面临的挑战与发展趋势

（一）存在的问题

目前，全球卫生治理体系初具雏形，但仍面临诸多问题和挑战。

首先，全球卫生治理主体众多，领导权威不明确。如前所述，目前全球卫生治理参与主体既包括国家治理和政府间国际组织治理，也包括公私合作与非政府行为体的参与。WHO 以领导与协调国际卫生问题为己任，其组织宪章《世界卫生组织组织法》明确其在协调、制定并实施国际卫生规范和标准的职能。但随着全球卫生问题的复杂化，参与主体的日益多元化，WHO 在全球卫生领域的领导地位逐渐受到挑战。其他政府间国际组织，如世界银行和世界贸易组织逐渐增加公共健康领域的投入，各种政治联盟，如八国集团倡导的全球卫生议程，再加上公私合作组织、各种非政府行为体在全球卫生领域的投入和国际影响力，使得全球卫生治理领域的领导权威模糊化，影响全球卫生治理的有效性、协调性。

另外，各国对全球卫生议题的优先次序存在不一致性。通常各国对维护国家安全和利益的卫生问题，如高风险的跨境传染病，干预力度更大，协同的集体行动较容易实现。然而对不直接威胁国家安全的问题，如非传染性慢性病、烟草消费等，以及需要更复杂、更昂贵、开放性解决方案应对健康的社会、环境决定因素，如性别平等、环境污染、气候变化等，各国的关注度与投入是不一致的。对全球卫生议题的优先次序不一致也在很大程度上影响着资源的筹集、分配和合理使用。

目前，全球卫生治理基本框架尚不成熟。许多学者指出目前的全球卫生是一种“无序的多元化”，全球卫生治理的结构较松散，碎片化与重叠化并存，缺乏有效的协调机制，较难达成协调的跨国、跨组织集体行动，以致在全球卫生治理方面缺少计划性与长期战略性。

（二）发展趋势

合作、协作是全球卫生治理的主题，也是大势所趋。全球化时代，各国之间联系越加紧密，在卫生安全与发展问题上，更需要全球的共同努力。在全球卫生治理领域，机构调整与改革势在必行，以满足应对全球卫生挑战、促进健康公平的需求。有学者建议巩固、加强 WHO 在全球卫生治理中的领导地位，并在 WHO 框架内探索新机制，加强全球卫生治理效力。例如，在世界卫生大会现有的甲委员会（讨论技术和卫生事项）和乙委员会（讨论财务和管理事项）基础上，成立丙委员会以协调众多伙伴关系，加强应对全球卫生问题的协作力。

从满足健康需求与可持续发展的角度，国际社会也开始从支持特定疾病防控转向重视卫生体系建设、强调整合的卫生服务提供，以确保人人享有基本卫生服务。这也成为全球卫生治理日程中的关键问题，如协调药品采购，探索新卫生筹资、支付方式改革，卫生技术培训等，以期推进全民健康覆盖进程。

此外，很多学者呼吁加强国际立法，解决健康不公平相关的社会、经济和政治等决定因素。《国际卫生条例》与《烟草控制框架公约》是具有里程碑意义的国际法律文书。有学者提出了“全球卫生框架公约”，旨在规范、约束全球卫生发展援助行为，共同探讨减少全球健康不公平的途径。

第三节　中国参与全球卫生行动与治理的实践

一、中国参与全球卫生行动的主要发展历程

中华人民共和国成立初期，中国积极开展“卫生外交”，旨在打破国际孤立，维护国家安全。该时期以单边援助为主，派遣医疗队，提供药品和医疗物资援助等，与亚、非、拉发展中国家广泛建交，建立国际统一战线，支持反帝、反霸和民族解放运动。1963 年中国首次向阿尔及利亚派遣医疗队，自此也揭开了中国政府有组织、持续性的卫生发展援助的序幕。至 1978 年底，中国向

30 个非洲国家派遣医疗队，并援建了 6 所医院。

1978 年改革开放以后，中国在以经济建设为中心的指导思想下，卫生发展援助也更多与外交政策、经贸往来相配合，秉持平等互利、共同发展原则，从单边援助走向双边及多边互利合作。自 20 世纪 70 ～ 80 年代，中华人民共和国陆续获得联合国政府间组织等的合法席位，积极参与国际卫生相关议程商定，致力于传染病防控、改善妇幼健康状况等与卫生相关的千年发展目标。2003 年 SARS 暴发之后，给世界各国敲响了警钟。作为《国际卫生条例》缔约国，中国遵循国际法律法规、条约、准则等，履行国内、国际卫生义务，与各国携手应对重大突发公共卫生事件。通过东盟、大湄公河次区域、中非论坛等区域性卫生发展合作伙伴关系，中国政府提供资金，援建综合性医院、传染病防治中心，开展卫生技术和医疗卫生事业人才培养合作等，促进区域国家的卫生安全与发展。2000 ～ 2012 年中国对 46 个非洲国家提供了 255 个医疗援助项目，总价值高达 30 亿美金。

随着综合国力不断提升，中国在全球卫生行动与治理领域发挥着越来越重要的作用。2013 年中国提出建设"新丝绸之路经济带"和"21 世纪海上丝绸之路"（简称"一带一路"）的合作倡议，逐步建立多边合作基金及银行等金融机构，加大全球卫生领域的投入，融合对外卫生援助与外交战略，增进"一带一路"沿线国家的多边卫生交流与合作。

二、中国参与全球卫生行动与治理的主要方式

（一）中国卫生发展援助

中国卫生发展援助经历了时代性的演变过程，由建国初期较强的政治性的动机逐渐向互利共赢、相互合作转变与演进，旨在构建伙伴关系，谋求共同发展。20 世纪 50 年代，商务部主要负责我国对外援助相关事宜，在发展过程中逐渐形成了以商务部、外交部和财政部为主，其他部委（如国家卫生健康委员会）与驻外管理机构联合参与的国际援助管理体系。2018 年，中国成立国家国际发展合作署，直接隶属国务院管理，整合了外交部和商务部的援外职责。中国卫生发展援助主要包括派遣援外医疗队与公共卫生领域专家，援建医疗与公共卫生基础设施，捐助医疗设备和药品，以及卫生人力培训等。

中国卫生发展援助的特点在于不仅针对突发重大公共卫生事件的人道主义援助和高负担疾病的纵向防控，更致力于加强受援国的卫生体系建设，使其逐步增强应对各种卫生挑战的能力。自 2000 年以来，中国卫生发展援助经费主要用于医疗基础设施援建，包括综合性医院、流动医院、疟疾防治中心、专科诊疗中心等。同时，捐赠了多种先进医疗设备，常用药品及医疗车（包括救护车）和医用电梯等设备，协助受援国逐渐建立现代化医疗体系，还广泛组织、开展医护及公卫人员培训，建立人才梯队与储备，加强科研能力，提高当地卫生服务质量。

卫生人力培训的形式也是多样的。一方面，援外医疗队派遣资深医护人员，以能力建设为中心，参与当地临床诊疗，并通过现场指导培训当地医护人员，解决实际医疗问题。同时，通过特定疾病防控合作项目，如中国与缅甸、老挝、越南等国家开展艾滋病、疟疾、结核病、登革热、鼠疫等疾病的联防联控项目，培训当地医疗和公共卫生人才，加强区域性传染病的防控能力。除了中国专家"走出去"，中国各级政府也设立了大量奖学金资助低、中收入国家的大学生来中国学习。截至 2012 年，中国政府奖学金已经覆盖 184 个国家和地区，据统计 2008 年享受中国政府奖学金的医科生比例约占 12.8%，近年来这一比例逐渐上升。这些留学生在中国高校中接受系统医学类教育，具有扎实的基础和专业知识，将更有利于受援国卫生体系的长远发展。另外，受援国医疗卫生系统的官员也受邀到中国参观，并参加座谈和培训班，以提升医疗卫生体系的管理能力。

（二）全球卫生合作

近二十年来，中国更积极地参与全球卫生领域的议程设定、全球卫生治理与行动。具有代表性的一种形式是通过世界卫生大会，达成全球卫生领域的共识，推进全球卫生行动。例如，中国

是《国际卫生条例》的缔约国之一，赞同并认真履行条例约定，加强公共卫生应急核心能力建设，秉持公开、透明的态度，配合、参与跨部门、跨组织的国际合作，维护全球卫生安全。另一典型的例子是采纳《烟草控制框架公约》，2006 年 1 月该公约在中国正式生效。政府跨部门协作发布了多方位、分层次的相关规定。2012 年由工业和信息化部、卫生部、外交部、财政部、海关总署、工商总局、国家质量监督检验检疫总局和国家烟草专卖局八部门联合编制并负责实施《中国烟草控制规划（2012—2015）》，全面推行公共场所禁烟。2013 年中共中央办公厅、国务院办公厅还联合发布了《关于领导干部带头在公共场所禁烟有关事项的通知》。2016 年国务院发布《"健康中国 2030" 规划纲要》明确提出控烟目标 "到 2030 年，15 岁以上人群吸烟率降低到 20%"。

2008 年 WHO 和中国政府首次联合签署《2008—2013 世卫组织 - 中国国家合作战略》，旨在支持中国医保体系建设，促进中国卫生服务的提供、利用和可负担性，呈现了这一时期 WHO 与中国在卫生优先领域合作的愿景。在《中国 - 世界卫生组织国家合作战略（2013—2015）》中的战略合作重点之一则是 "通过支持中国参与全球卫生合作，为加强全球卫生工作做出贡献"，具体做法包括 "提供技术支持，帮助提炼和记录中国经验教训，并向全世界传播" "支持中国在全球卫生领域发挥更大的作用，包括积极参与制定全球规范和标准以及制定后千年发展目标议程" 和支持中国向其他国家转让适宜卫生技术，以及提供合格的医疗产品等。

自 2015 年 9 月联合国可持续发展峰会上通过了《变革我们的世界：2030 年可持续发展议程》，中国积极推动可持续发展议程落实工作。2016 年 9 月，中国外交部印发了《中国落实 2030 年可持续发展议程国别方案》，并建立了落实可持续发展议程部际协调机制，由外交部牵头，43 个部门参与。同年 10 月国务院发布《"健康中国 2030" 规划纲要》，提出 "共建共享" 的基本路径和 "全民健康" 的根本目标，结合联合国提出的健康可持续发展目标，提出了 "健康中国 2030" 13 项具体指标，这成为国际上第一个落实健康相关的可持续发展目标的国家级方案。

（三）区域性卫生合作伙伴关系

中国一直注重构建、加强区域性卫生合作伙伴关系。中国于 1997 年加入了人口与发展南南合作伙伴组织，先后积极与巴基斯坦、泰国、印度尼西亚等发展中国家开展政策对话、经验分享、人员培训和产品技术交流等多方面合作，为发展中国家提供医疗设备，培训卫生管理和卫生技术服务人员。自 2003 年 SARS 之后，中国开始加强区域性传染病防控，通过高层次首脑会议呼吁整合双边、地区及多边机构资源，增强本国、本地区及全球应对突发重大传染病的能力。例如，中国是东亚峰会初始成员。2005 年，在马来西亚吉隆坡召开的首届东亚峰会上通过了《关于预防、控制和应对禽流感的东亚峰会宣言》，旨在加强区域性卫生合作，应对禽流感疫情，推动地区经济、社会共同发展。2020 年的会议发表了《东亚峰会领导人关于增强共同预防和应对流行病能力的声明》，通过加强公共卫生合作，增强地区应对公共卫生突发事件的能力。

中非合作论坛是中国与非洲国家之间为加强友好合作、促进共同发展而举行的定期对话论坛。自 2000 年，首届中非合作论坛举行以来，中非卫生合作也是讨论与执行议程之一。最近的《中非合作论坛—北京行动计划（2019—2021 年）》中，明确指出中方将继续扩大对非洲国家医疗卫生援助力度，开展公共卫生交流和信息合作，支持非洲全面提升公共卫生水平和自主发展能力，建设有应变力的公共卫生体系。这一计划为未来的中非医疗卫生合作提供了具体的行动指南，其具体的策略包括继续支持中国和非洲医院间合作，加强专业科室建设，并优化援非医疗卫生项目，加强医护人员培训，重点援建非洲疾控中心总部、中非友好医院等，推动中医药和非洲传统医药合作，且继续加强卫生健康领域高层交流，开展机制性的中非卫生领域高层对话。此外，还有针对性地开展新发、再发传染病中非防控合作项目，支持加速消除艾滋病、结核病和疟疾等传染性疾病，实现 2030 可持续发展目标。

2013 年中国提出的"一带一路"倡议旨在促进中国与亚洲、非洲和欧洲总计占全球 75% 的人口，占全球 30% 国内生产总值的 65 个国家之间经济合作发展的长期战略，医疗卫生合作也是战略的主要内容之一。2015年国家卫生和计划生育委员会印发了《关于推进“一带一路”卫生交流合作三年实施方案（2015—2017）》，提出以周边国家和重点国家为基础，面向“一带一路”沿线国家建设卫生合作网络。重点卫生合作领域包括合作机制建设，涉及政府间政策合作、机构间技术交流和健康产业合作等方面，加强传染病防控及卫生体系能力建设，提供卫生发展援助，推动沿线国家传统医药领域的合作。“一带一路”卫生交流合作近期目标在于构建、稳固合作与协调机制，逐步提升我国在地区性、全球性卫生多边治理中的话语权和影响，其远期战略目标则是增强我国地区性、全球性卫生多边治理能力，互利共赢，实现共同安全与卫生发展。

案例：中国参与抗击非洲埃博拉疫情

埃博拉出血热是由埃博拉病毒导致的烈性传染病，自2014年2月西非国家几内亚暴发埃博拉疫情以来，截至2016年3月终止疫情防控的临时应对措施时，WHO通报全球累计出现埃博拉确诊、疑似和可能感染病例28 616例，其中11 310人死亡。疫情暴发的重点区域为西非几内亚、利比里亚和塞拉利昂三国，这些国家公共卫生基础设施落后，民众缺乏卫生知识与意识，疫情蔓延迅速。面对严峻的防疫形势，中国积极参与抗击埃博拉疫情，主要包括中国政府援助，以及通过联合国、WHO等政府间国际机构参与卫生行动与治理。

（一）中国政府组织的援助

中国政府在抗击埃博拉疫情的卫生援助方面充分体现了短期应急与长期能力建设相结合的特点。自2014年3月至2015年11月，中国对疫情严重的几内亚、利比里亚和塞拉利昂及出现疫情的其他非洲国家实施了五轮紧急人道主义救援。在疫情暴发初期和疫情加剧蔓延期，中国政府捐助、运送了大量急需的防疫物资，并派出累计30余批1200余名公共卫生、临床医疗和实验室检测专家，与已在当地的援非医疗队一起参加疫情防控工作。同时，中国也协助疫情国加强应对疫情的自身能力建设，如帮助塞拉利昂建成西非地区第一个固定P3实验室，为利比里亚建成一所大型现代化传染病诊疗中心，并培训当地医护人员和社区防控骨干1.3万余人。在疫情相对平稳期，中国在第四轮援助中启动了中非公共卫生长远合作计划，并在第五轮援助中持续推进和实施，将基础设施援建与人才培养相结合，帮助西非国家提升应对突发公共卫生事件和其他公共卫生挑战的能力。

（二）中国支持和参与国际抗疫行动

中国支持和参与的国际抗疫行动主要是通过资金捐赠的形式，并积极推动政府间国际组织达成应对疫情的协议。联合国为应对埃博拉疫情成立了多方信托基金，截至2015年底中国共捐款1100万美元。2014年9月18日，联合国安理会第7268次会议通过了第2177（2014）号决议，要求各国制定关于防控埃博拉的政策并采取相应行动。这是联合国安理会历史上第一次专门围绕公共卫生议题召开的紧急会议，中国作为共同提案国提出该决议草案，并投票赞成，最终促成决议生效。中国驻联合国代表在发言中，也明确强调抗击埃博拉是全球各国共同的责任，支持联合国在抗击疫情方面的领导协调作用和WHO的专业性作用。另外，中国也派出专家参与联合国行动，如推荐专家赴疫区参加联合国特派团（UNMEER）工作，并积极参加联合国全球应对埃博拉核心小组定期会议，支持非盟组建疾病预防控制中心等。

在抗击埃博拉疫情过程中也反映出中国在参与全球卫生行动与治理的主体以政府为主，非政府组织和企业等参与很少，筹集的资源有限。在应对国际突发公共卫生事件方面，除了“硬援助”，也更重视支持、完善非洲国家公共卫生体系建设的“软援助”，体现我国参与全球卫生治理“维护国家安全，促进共同发展”的理念。

三、中国参与全球卫生治理的发展趋势与展望

中国占了世界人口总量的1/5，当前国内生产总值总量已跃居世界第二。作为拥有庞大人口

的新兴经济力量，中国更加活跃地参与全球卫生行动与治理是发展的必然趋势。中国政府高度重视联合国《2030 年可持续发展议程》提出的进一步消除一切形式的贫困，全面提升健康素质，实现平等和应对气候变化等目标，并承诺中国将与各国一起共同努力，推动可持续发展议程的落实。在全球卫生领域，中国无疑是一个举足轻重的行为体，国际社会也更期待中国与其他各种全球力量一起应对新发和传统传染病、非传染性慢性病挑战，以及环境污染与气候变化带来的健康危害，加强卫生体系建设，推进全民健康覆盖，减少健康不公平性。

尽管中国参与全球卫生治理的积极性、主动性显著增强，其行动范围也明显扩大，但仍以政府行为为主，非政府行为体如非政府组织、学术机构、企业、基金会等参与甚少。总体而言，中国卫生领域非政府行为体众多，但国际化程度不高，具有国际视野与能力参与到全球卫生治理中的力量较薄弱。另外，目前仍缺少国家层面的引领，既没有形成参与全球卫生行动与治理的协调统筹体系，也缺乏全球卫生领域长期发展战略与规划。这在很大程度上影响了中国在全球卫生事务中的领导力和影响力。

中国处于快速发展与经济转型期，随着科技和综合实力的日益增强，国际博弈下的全球治理理念势必将影响全球卫生治理的平台与举措。因此，从国家层面制定全球卫生战略，指导参与全球卫生行动将具有举足轻重的意义与推动作用。中共十七大到二十大的议程中，“以人为本理念”“健康中国战略”都凸显了政府保障人民健康，推动构建人类命运共同体，促进卫生发展，社会、经济、环境可持续发展的责任与决心。这也将是中国的全球卫生战略的最终目标与指导理念。同时，国家全球卫生战略的制定需要全政府部门的通力协作，并动员公私合作伙伴关系和民间广泛社会力量，最大化整合资源，鼓励多元化主体参与，协调国家层面的全球卫生治理的各种力量。

另外，加强、拓展全球卫生行动网络，深化双边、多边全球卫生合作，积极参与全球卫生治理体制化建设。一方面，通过南南卫生合作进一步夯实与发展中国家“共建共享”的合作基础，传播中国经验，提供技术支持，促进全球公共卫生资源和产品在发展中国家的可及性、公平性。另一方面，加强南北卫生合作，学习发达国家在全球卫生行动与治理方面的有益经验，包括相关政策的开发与保障，健康产业的发展与扶持及融资与资源整合等方面的先进理念，以提高中国参与全球卫生事务的能力。同时，各种高级别峰会、首脑会议等会议外交的作用也积极推动着全球治理与全球卫生治理观念的共融。中国也将通过多种渠道和平台，积极参与、推进全球卫生治理机制设计、规划制定，并与实践相结合。

此外，加大全球卫生人才储备，培养具有全球卫生知识与实践经验的优秀人才，增强应对日益复杂的全球卫生挑战的后备力量。我国目前全球卫生的人才选拔、培养和输送主要包括援外医疗人员培训和国际组织人才培养。全球卫生的研究机构发展及高等院校中全球卫生的学科建设尚处于起步阶段。广大学者建议将全球卫生人才培养提高到国家战略高度，实施国家组织人才培养专项计划，并加强医学院校、综合性大学的全球卫生能力建设，参与全球卫生实践，以储备参与全球卫生治理的新生力量，最终发展成有国际影响力、能为政府建言献策的智库。

（龙　倩　江蔚曦　汤玲丽）

思 考 题

1. 参与全球健康行动与治理的行为主体包括哪些？
2. 结合主要的国际公共卫生问题，分析目前全球健康治理机制面临的主要挑战与机遇是什么。
3. 中国参与全球健康行动与治理需如何推进以适应全球健康发展的趋势？

参考文献

崔宏静，2018. 地位消费行为形成机制研究 . 北京：人民出版社 .

代涛，2019. 我国卫生健康服务体系的建设、成效与展望 . 中国卫生政策研究，12(10): 1-7.

邓子如，王伟，郭敏璐，等，2020. 金砖国家卫生外交政策及其参与全球卫生治理的经验 . 中国卫生政策研究，13(8): 50-57.

冯友梅，吴蓓，2018. 老龄化与全球健康（本科 / 全球健康学）. 北京：人民卫生出版社 .

龚幼龙，严非，2009. 社会医学 . 上海：复旦大学出版社 .

国家卫生健康委员会，2021. 中国卫生健康统计年鉴 . 北京：中国协和医科大学出版社 .

李鲁，2018. 社会医学 . 5 版 . 北京：人民卫生出版社 .

梁万年，2019. 构建优质高效的医疗卫生服务体系 . 中国卫生，(1): 78.

卢祖洵，殷晓旭，2022. 社会医学 . 3 版 . 北京：科学出版社 .

秦江梅，林春梅，张艳春，等，2019. 新中国 70 年初级卫生保健回顾与展望 . 中国卫生政策研究，12(11): 6-9.

王陇德，2019. 健康管理师基础知识 . 北京：人民卫生出版社 .

王素萍，2017. 流行病学 . 3 版 . 北京：中国协和医科大学出版社 .

徐丛剑，严非，2020. 医学社会学 . 上海：复旦大学出版社 .

严非，王伟，2020. 卫生服务研究 . 上海：复旦大学出版社 .

Berkman L. F., Glass T., 2000. Social Integration, Social Networks, Social Support and Health . Oxford: Oxford University Press.

Haines A., Ebi K., 2019. The imperative for climate action to protect health. Thw New England Journal of Medicine, 380(3): 263-273.

Husain L, Bloom G, et al, 2020. Understanding China’s growing involvement in global health and managing processes of change. Globalization and health, 16(1): 39.

Jiang B, Liang S, Peng Z R, et al, 2017. Transport and public health in China: the road to a healthy future. The Lancet, 390(10104): 1781-1791.

Marten R, Kadandale S, Nordström A, et al, 2018. Shifting global health governance towards the sustainable development goals. Bulletin of the World Health Organization, 96(12): 798-798A.

Rapkin B. D., Schwartz C. E., 2019. Advancing quality-of-life research by deepening our understanding of response shift: A unifying theory of appraisal. Quality of Life Research, 28(10): 2623-2630.

United Nations University, 2000. United Nations Millennium Declaration. The Wiley-Blackwell Encyclopedia of Globalization, 20(1): 182-221.

United Nations, 2019. World Population Prospects 2019: Highlights: report of UN Population Division.New York: UN.

Vos T, Lim S. S., AbbafaticI C, et al. 2020. Global burden of 369 diseases and injuries in 204 countries and territories, 1990-2019:a systematic analysis for the global burden of disease study 2019. The Lancet, 396(10258): 1204-1222.

World Health Organization, 2020. World Health statistics 2020: Monitoring health for the SDGs, sustainable development goals: report of World Health Organization. Geneva: WHO.